Pl. XXV.

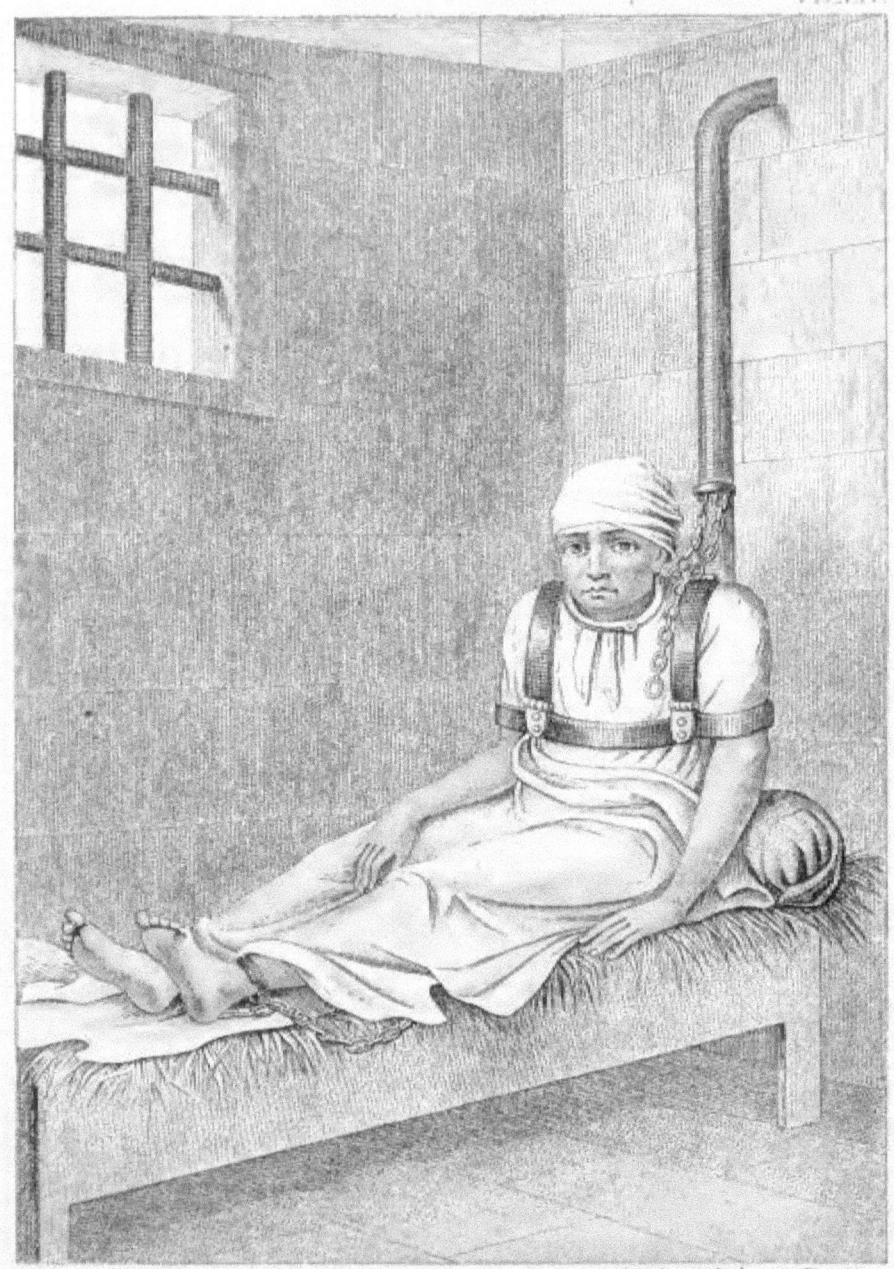

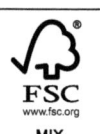

Jakob Landolt

Die Verrückten

Irrsinn in der Geschichte

Pioniere der Anstalts-Psychiatrie

Band 7

Autor: © 2023 Jakob Landolt

Einband: Jakob Landolt

Photo: Aus: Esquirol, Des maladies mentales, 1838
                                Gezeichnet von: Ambroise Tardieu

Herstellung und Verlag: BoD – Books on Demand,
                                Norderstedt

                                www.bod.ch

Printed: Germany

Bibliografische Information der Deutschen Nationalbibliothek
Die Deutsche Nationalbibliothek verzeichnet diese Publikation in der Deutschen
Nationalbibliografie; detaillierte bibliografische Daten sind im Internet über
http://dnb.d-nb.de abrufbar.

ISBN   978-3-7568-8775-0

                                Dieses Buch erscheint auch als E-Book.

Inhaltsverzeichnis:

Band 7: Pioniere der Anstalts-Psychiatrie

Ausblick

Literatur und Quellen

Einführung Band 7:

Um 1800 erwachte die Psychiatrie endgültig und wurde konsequent zu einem eigenständigen medizinischen Zweig. Die Erforschung der Seele, aber auch Volkszählungen, insbesondere Irrenstatistiken sowie neue Armen- und Fürsorgegesetze trieben die universitäre Forschung und den Anstaltsbau voran. Erste gewichtige Lehrbücher über das Fachgebiet der Psychiatrie wurden verfasst, die von Medizinern gelesen und auch für gerichtliche Fragestellungen (Forensik) zurate gezogen wurden. Erste Professuren für Psychiatrie entstanden.

Ab ungefähr Mitte dieses Jahrhunderts (1850) forcierte man vielerorts den Bau von neuen Irren-, Heil- und Pflegeanstalten, flankiert und befördert von Armen-, Fürsorge- und Krankengesetzen und fundamentiert und begründet von landesweiten Irrenzählungen. Konzipiert wurden diese Bauten anfänglich, die oft Monumentalbauten waren, als Verwahrungs- und Aussonderungsanstalten für Psychischkranke, Randständige und z. B. für Alkoholkranke. Anfänglich stand der Verwahrungscharakter dieser Irren im Vordergrund und entsprach der hiesigen Politik und Volksmeinung. Man holte die Irren und Randständigen von der Strasse, entlastete damit finanzschwache Gemeinden und sorgte sich gleichzeitig um einen gesunden und militärisch schlagkräftigen, religiösen und moralischen Volkskörper.

Mit der Zeit erfuhren diese Irrenanstalten jedoch immer mehr den Charakter von therapeutischen und medizinischen Einrichtungen, allerdings blieb ihnen lange Zeit, teils bis heute der Charakter der Arbeitserziehung und Ausgrenzung. Die Mauern, die meistens um solche Anstalten aufgestellt worden waren, wurden teils erst in den 70er Jahren des (nächsten) 20. Jahrhunderts (1970) geschliffen, sprich abgebaut. Meist begleitet von einem festlichen Akt.

Die Versorgung und Therapierung der Irren und Verrückten wurde also immer konsequenter vorangetrieben, obwohl ärmere Gegenden resp. Landesteile sich diesen Luxus lange nicht leisten konnten. So gab es Landesteile, in denen der Bau einer Irrenanstalt erst um 1900 in Erwägung gezogen werden konnte. Bis dahin genügten für die Versorgung von Randständigen, Bettlern, Landstreichern, Nichtsnutzen und Arbeitsscheuen wie auch von Irr- und Blödsinnigen sog. **Korrektionsanstalten** (Armenhaus, Zuchthaus, Arbeits- und Erziehungsheim), die diesen ‚Gestrandeten' mit Arbeitserziehung (Zwangsarbeit), Gottesfürchtigkeit und moralischer Erziehung zu einem rechtschaffenen Leben verhelfen sollten.

Manche bestehende Institutionen hatten bisher sowohl als Arbeitserziehungsanstalten, wie auch als Zuchthäuser und Armenhäuser und Institutionen zur

Versorgung von unsittlichen Randständigen (Bettlern, Taugenichtsen, Arbeits-scheue, Landstreichern und Herumtreibern usw.) gemäss ihrem ‚inhaftiertem' Klientel funktioniert, das damit aus den Gemeinden und aus der Bettelei entfernt wurde. Nun endlich erkannte man immer klarer, dass die eigentlich Irren und Psychischkranken in solchen ‚Multifunktions-Anstalten' im Grunde genommen falsch platziert worden waren. Irresein erhielt endlich den Status der Krankheit.

Viele Psychiater dieser Zeit gelten heute noch als **Pioniere** dieser frühen **Anstalts-Psychiatrie.** Zu erwähnen seien hier - neben den im Band 6 bereits erwähnten Pionieren Pinel, Esquirol, Reil und Langermann - vor allem Heinroth, Jacobi, Nasse, Schneider, Conolly, Roller, Morel, Griesinger und Gudden (Gutachter des kranken und verschwendungssüchtigen bayrischen Königs **Ludwig II.**), um nur einige wenige zu nennen. Gefolgt von namhaften Persönlichkeiten wie Charcot, Mey-nert, Binswanger, Kraepelin, Freud, Bleuler sowie Wagner-Jauregg, Adler, Jung, Jaspers und Schneider.

Eugenisches Gedankengut machte sich früh breit. Einer der ersten Verbreiter solcher rassistischen Gedanken war der britische Anthropologie Francis Galton (1822-1911), der mit seinen Schriften dazu beitrug, dass man nun eine Verbesserung der Eigenschaften der menschlichen Rasse ins Auge fasste. Aber auch Darwin leistete darin seinen Anteil (siehe Band 9).

In diesem Band wird auch Conollys ‚**Non-Restraint-Bewegung'** näher beschrieben. Non-Restraint oder auch No-Restraint meinte zu Deutsch: ‚keine Zwangsmass-nahme'. Es handelte sich dabei um ein frühes und vielbeachtetes **Behandlungs-konzept** resp. um eine **Maxime, die auf jede Form einer mechanischen Zwangs-behandlung von Irren verzichtete.**

Allerdings blieb die Non-Restraint-Bewegung vielerorts leider nur Theorie. Die Psy-chiatrie teilte sich im 19. Jahrhundert auf in Anhänger der Psychiker und der Phy-siker. Die Therapien beider dieser Richtungen jedoch bedienten sich starker, heftig wirkender Formen, ob nun von einem Psychiker oder von einem Physiker verord-net. (Zu den Therapien siehe Band 5 und Band 6 dieser Reihe)

Pioniere der frühen (Anstalts-) Psychiatrie

Wir beendeten Band 6 mit Dominique Esquirol, der ebenfalls zur den Pionieren der Psychiatrie gezählt werden muss. Esquirol, wie sein Ziehvater und Lehrer Pinel ‚befreiten die Irren von ihren Ketten‘, nachdem die Französische Revolution und ihre politisch-gesellschaftlichen Auswirkungen auch das französische Irrenwesen erfasst hatte und dort nun nach politischen und gesetzlichen Neuerungen verlangte. Die Zeit war auch reif geworden für neue, spezifische Anstaltsbauten für Irre, deren Tore fortan nur noch den irregewordenen Patienten (aber auch Alkoholikern und Liederlichen) offen stehen sollten.

Es gab zwar bereits seit längerer Zeit Einrichtungen für Menschen mit einer psychischen Krankheit (Bedlam, Hôpital de la Salpêtrière), doch die Irren darin wurden unter unwürdigen Bedingungen zusammen mit Kriminellen und Asozialen aufgenommen und wie diese, straff und diktatorisch geführt und zum Teil sehr brutal behandelt. Deren Wärter waren oft ehemalige Soldaten, grobschlächtige Haudegen oder, je nach Gebieten auch Landjäger mit polizeilichen Funktionen. Auf ihre seelischen Bedürfnisse wurde wie bei den Strafgefangenen und Schwerverbrechern keine Rücksicht genommen. Im Gegenteil, sie wurden sogar oft genau wie die Schwerverbrecher (Mörder, Vergewaltiger) behandelt.

Das militärisch strenge Regime in diesen Erziehungsanstalten mit ihrem **Verwahr- und Gefängnischarakter**, das in erster Linie den Kriminellen, sozial Randständigen und Asozialen galt und eigens für diese staatsfeindlichen Elemente und Kreaturen eingerichtet und praktiziert wurde, fand selbstverständlich auch Anwendung auf die ebenfalls darin ‚inhaftierten‘ Seelenkranken.

In verschiedenen europäischen Ländern reifte nun, teilweise ausgelöst durch die Französische Revolution und später durch die napoleonische Ära, endlich die Zeit für eine Verbesserung und Spezialisierung des Betreuungswesens für Geistigkranke. Das bedeutete gleichzeitig die Trennung der Irren von den übrigen Verbrechern, Arbeitsscheuen, Bettlern und Armengenössigen. Sie erhielten langsam nun eine ‚irrenspezifische Behandlung‘ in Irrenhäusern, die je nach ideologischer Ausrichtung in dieser Zeit ab 1800 von Psychiatern als ‚Psychiker‘ oder ‚Physiker‘ entwickelt und praktiziert wurde.

Die Zeit war nun geboren für eine Trennung in Armen-, Arbeits-, Zucht- oder Tollhäuser. Dienten früher noch solche **Verwahrungs- und Aussonderungsbauten** der Säuberung bestimmter Stadtteile und Strassen von ‚diebischem und räuberischem Gesindel‘ durch die ‚**medizinische Polizey**‘, erwachten nun politische Kräfte, die immer vehementer eine ‚**Sonderbehandlung**' **für Tolle und Irre** und geeignete Anstalten für die Versorgung dieser Irren forderten.

Vermutlich im **Geiste der Aufklärung** und angetrieben durch die Auswirkungen der Französischen Revolution und der darauffolgenden napoleonischen Ära reifte in vielen, eine Erneuerung des Spital- und Gefängniswesens anstrebenden Köpfen die Einsicht (Regierungen, Gemeinden), dass das ‚Irrenklientel' in diesen althergebrachten Gefängnissen, Armen- und Erziehungsanstalten falsch aufgehoben und darin nichts mehr zu suchen hatte.

Man schlug nun vor, die Geisteskranken, Irren und Tollen in spitalähnliche Anstalten zu stecken, um sie dort **krankheitsspezifischer behandeln** und sie aus der Gesellschaft besser ‚**isolieren**' zu können. Sichtbar wurde dieser Gedanke der Isolierung und gesellschaftlichen Ausgrenzung durch den **Bau von gefängnisartigen Irrenhäusern, umfasst von hohen Mauern** rund um diese Anstalten, die erst viel später endlich einen Rückbau erfuhren. Diese Irrenanstalten hatten lange Jahrzehnte den Charakter von Ghettos (gesellschaftlicher Zitadellen).

Erst rund einhundert Jahre später, ab der zweiten Hälfte des 20.ten Jahrhundert (1970/1980), brüsteten sich dann Irrenhausdirektoren und Politiker damit, diese ‚ausgrenzenden' und inzwischen, wegen besseren medikamentösen Therapien unnötig gewordenen Begrenzungsmauern (die teils über drei Meter hoch waren) geschliffen und dadurch endgültig entfernt und die Psychiatriebauten ‚**entghettofiziert**' zu haben.

Waren die Zucht-, Armen- und Irrenhäuser in vielen Gebieten bisher eine Einheit gewesen (sie standen als Komplex beieinander), so zerfielen sie nun und spezialisierten sich in einerseits Zuchthäuser, Armenhäuser und andererseits in Irrenanstalten. Ob sich die Lage der Irren dadurch verbesserte, mag dahingestellt sein, denn das Irrenhauswesen und die dazugehörige medizinische und teilweise auch universitäre Psychiatrie musste sich erst entwickeln. Sie stand noch ganz an ihrem Anfang, erhielt nun aber Aufschwung.

Seltsamerweise nahm nun die (statistisch eruierte) **Anzahl armer Geisteskranker** in dieser Zeit um 1800 merklich zu, was vermutlich auch einer gesellschaftlichen Umwälzung, einer zunehmenden Industrialisierung mit spezifischer Arbeitsteilung, einer Verstädterung und auch einer Umwälzung in der Landwirtschaft geschuldet war, die zu einer Landflucht führte, also zu einer Abwanderung der Landbevölkerung in die Städte. Darin verarmten die Menschen und verelendeten seelisch.

Aber die ‚Zunahme' der Irren in der Gesellschaft (aus statistischer Sicht) mag auch daher rühren, dass diese Irrenstatistiken ungenau waren und sie nosologische Probleme enthielten. Sie erweckten bei den Politikern aber den Eindruck, als sei in diesen Zeiten eine starke Zunahme von psychisch kranken Personen festzustellen. Dahinter mag auch zum Teil eine veränderte gesellschaftliche Wahrnehmung psychischer Krankheiten stehen.

Zudem wussten nicht alle mit der Exploration beauftragten Ärzte (für einen Bezirk zustehende Mediziner) die vielen Krankheitserscheinungen, die psychischer Natur waren, exakt und genau genug zu unterscheiden und zählten auch Kretine und Blödsinnige und Verwahrloste und Verelendete und sonstige (Alkohol) -Kranke zu den Psychischkranken. (Nosologie: Lehre von den Krankheiten; systematische Beschreibung und Einordnung von Krankheiten)

Auch die Terminologie war keineswegs einheitlich, genauso wenig wie die Pathologie (insbesondere die Psychopathologie) wie auch die Symptomatologie. Über die Ätiologie der psychischen Krankheiten (Ursachen) wusste man noch weniger.

Denn die meisten Mediziner, die sich an der statistischen Erhebung von Irren beteiligten, waren keine ausgebildeten und erfahrenen Psychiater. Die damalige psychiatrische Wissenschaft steckte noch tief in ihren Anfängen.

Die in England beginnende Industrialisierung (ca. ab 1750), die kurz darauf auch das europäische Festland erreichte, forderte einen gesellschaftlichen Tribut. Die Arbeiter waren zu Beginn rechtlos, ohne Altersvorsorge und ohne medizinischen Schutz. Einzig die **Industriepatrone** konnten soziale Sicherheiten einführen, aber man hatte sich als Arbeitnehmer diesen Patronen vollkommen zu untergeben. Diese Unterjochung führte z. B. dazu, dass man den Arbeit gebenden Patron erst um Erlaubnis fragen musste, wenn man beispielsweise heiraten wollte. Ohne das Einverständnis des Industriepatrons ging gar nichts. Dies bot gesellschaftlichen Zündstoff.

Bald tauchte am gesellschaftlichen Horizont auch der sog. **Pauperismus** auf, der sich ca. zwischen 1780 und 1850 immer stärker bemerkbar machte. (Pauperismus: Massenarmut des 19. Jahrhunderts, die zur Verelendung und zu sozialen Unruhen führte).

Einige Psychiater der frühesten Stunde, wie ein Johann Christian Reil, ein Esquirol und Pinel und noch etwas früher ein Battie und Tuke hatten bereits Ideen für **Musteranstalten für Psychischkranke** entwickelt und teils auch erbaut, sodass in den Köpfen von Politikern, Würdenträgern und Räten etc. der Zeit um 1800/1850 alsbald ein neuer Anstaltstypus reifte, der gleichzeitig Männer und Frauen in ihren Mauern einschliessen und darin ‚therapieren' konnte.

Beginnen wir mit dem Pionier Johann Christian Heinrich Heinroth, der bestens dafür geeignet war, solche Ideen für einen modernen Anstaltsbau zu entwickeln und den behördlichen Gremien vorzuschlagen. So etwa wurde die ‚**Heil- und Pflegeanstalt für Irre beiderlei Geschlechts, Schloss Sonnenstein**' im Jahre 1811 ins Leben gerufen und war die zweite Anstalt, neben der vorgängig gebauten in Bayreuth. Sie sollte eine Musteranstalt für das deutsche Sachsen werden. Sonnenstein gehörte damit zu den frühen Anstaltsbauten.

Es war dann eine königliche, staatliche Kommission zur Beförderung der Straf- und Versorgungsanstalten Sachsens, die den Zeitpunkt als gekommen ansahen, endlich eine Verbesserung der Betreuung von Geisteskranken voranzutreiben und diese von den übrigen ‚Pfleglingen' (Zuchthäusler, Arme, Schwache, Erziehungsbedürftige etc.) zu trennen. Dies führte in der Folge dazu, dass am 8. Juli 1811 eine Heil- und Verpflegungsanstalt für Irre beiderlei Geschlechts im ‚Schloss Sonnenstein' eröffnet und in Betrieb genommen wurde. Eine sehr frühe Irrenanstalt in Deutschland.

Es gehörten zum Schloss Sonnenstein ausreichend Ländereien für das Arbeiten der Irren in der Landwirtschaft. Darin stand auch ausreichend Wasser zur Verfügung und sogar eine eigene Poststelle. Diese Irrenanstalt sollte eine Musteranstalt werden, welche weitum bekannt und als Vorbild für weitere Anlagen werden sollte. Sie wurde nach den Ideen von Reil (1759-1813), von Heinroth (1773-1843) und von Esquirol (1772-1840) gestaltet und konzipiert und war für damalige Begriffe eine der modernsten und progressivsten Irrenanstalten.

Man nahm sich Reil als Vorbild bezgl. der Organisation, besonders, was neben dem Personellen auch speziell die pharmazeutischen und psychischen Kurmethoden anbelangte. Erster Direktor wurde Pienitz (siehe dort), gefolgt von Hayner (siehe dort).

Es mag sein, dass in diesem Band nicht alle wichtigen Psychiater dieser Zeit zu Wort kommen oder einige nur kurz erwähnt werden. Man möge dies verzeihen. Es steckt keine Absicht dahinter, die Auswahl der Exponenten ist der Eingrenzung des Werkes (Anzahl der Seiten) geschuldet. Verwiesen wird aber gleichzeitig auf Band 8 dieser Reihe mit weiteren Psychiaterpionieren dieser frühen Stunden.

In diesem Band aufgeführt sind Beschreibungen über die **Non-Restraint-Bewegung**. Es geht um ein mildes und eher abwartendes Vorgehen innerhalb der Therapien. Die Behandlungen im Sinne des Non-Restraint waren eher schonender Natur, man therapierte die Patienten vorsichtiger und geduldiger und möglichst ohne Anwendungen von äusserem Zwang, wenn es irgendwie ging.

Einige Behandlungsformen waren bereits ‚psychotherapeutisch' angelegt oder hatten wenigstens einen psychotherapeutischen Charakterzug. Man verordnete auch vermehrt diätetisch-hygienische Massnahmen und unterstützte auch die eigenen Selbstheilungsfähigkeiten des Körpers.

Bereits Stahl, 1659-1734 (siehe Band 5) plädierte auf seine Weise für ein gewisses Non-Restraint-Denken und setzte gewisse ‚Kontrapunkte' gegen die damals üblichen und weitverbreiteten Rosskuren in der Behandlung von Irren.

Das Non-Restraint war ein Behandlungskonzept in der Psychiatrie, die möglichst auf körperliche Zwangsmassnahmen zu verzichten versuchte. Mehr davon jedoch erst bei John Conolly.

Johann Christian Heinrich Heinroth

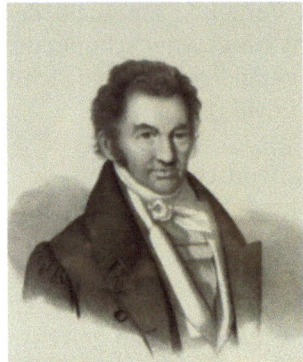

Bild ttps://www.wikipedia.org/

Heinroth, im Jahre 1805 nach Studium und ärztlicher Tätigkeit promoviert, wurde der erste deutsche **Professor für psychische Therapie** (1811). Dieser neu gegründete Lehrstuhl bestand bis 1848. Später wurde er **Professor für psychische Heilkunde** (1819). Im Jahre 1827 wurde er ordentlicher **Professor für psychische Medizin.**

Dieser neue Lehrstuhl in Leipzig ab 1811 war bedeutsam für die Medizingeschichte, insofern, dass dadurch eine starke wissenschaftlich orientierte Entwicklung von Lehre, Forschung und Patientenbetreuung in der Nervenheilkunde in Gang gesetzt wurde. Es war der sächsische **König Friedrich August I.**, der diesen neuen Lehrstuhl einrichten liess. Besetzt wurde diese neu errichtete Professur erstmals von Johann Christian Heinrich Heinroth (1811).

Diese **Lehrstuhlgründung** kann man als den Beginn der akademischen Psychiatrie des Abendlandes einstufen. Die Universitätspsychiatrie wurde möglich durch eine allgemeine Universitätsreform, die der sächsische König befürwortete. Zugleich entstand ein neues Versorgungssystem für die Irren. Heinroths Interesse für psychisch kranke Menschen kam dem Lehrstuhl entgegen, auch wenn er einige **anthroposophisch-theologische Überlegungen** in sein Psychiatriewerk einfügte, die aus heutiger Sicht moniert werden können. Trotzdem machte Heinroth einen Anfang in der europäischen Psychiatriegeschichte.

Heinroth als erster ‚Vollzeitpsychiater‘ unterrichtete in Psychiatrie beispielsweise zum Thema: ‚*Einführung in die Heilung des Gemüts*‘ und verfasste bald auch einige gewichtige Lehrwerke, die nachfolgend angegeben sind. Darunter finden sich Lehrwerke, die eigens für angehende Irrenärzte verfasst wurden oder ein System der psychisch-gerichtlichen Medizin (erste Forensik) beschreiben:

1. *'Heinroth: Lehrbuch der Störungen des Seelenlebens oder der Seelenstörungen und ihrer Behandlung, Teil 1 und 2 (1818)'*

2. *'Heinroth: Lehrbuch der Seelengesundheitskunde zum Behuf academischer Vorträge und zum Privatstudium, Teil 1 (1823) und Teil 2 (1824)'*

3. *'Heinroth: Anweisung für angehende Irrenärzte zur richtigen Behandlung ihrer Kranken (1825)'*

4. *'Heinroth: System der psychisch-gerichtlichen Medizin (1825)'*

5. *'Heinroth: Anti-Organon oder das Irrige der Hahnemanschen Lehre im Organon der Heilkunst (1825)'*

6. *'Heinroth: Die Psychologie als Selbsterkenntnislehre (1827)'*

7. *'Der Schlüssel zu Himmel und Hölle im Menschen; oder ueber moralische Kraft und Passifität. Ein Beitrag zur Seelenheilkunde (1829)'*

Sein Lehrstuhl beförderte die irrenärztliche Ausbildung stark. Die Sachsen hatten in dieser Zeit die Nase vorn, denn ähnliche Entwicklungen folgten in Berlin, Erlangen und in Jena erst in den 1840er Jahren. Nur Bayreuth war noch früher.

Eigentlich war Heinroth, genau wie Reil, Arzt in einem Gefängnis und hatte mit Irren direkt eher wenig Begegnung. Aber dadurch, dass Heinroth auch als Hausarzt in einer städtischen Zucht-, Waisen- und Versorgungsanstalt praktizierte, ermöglichte sich ihm darin auch die direkte Beobachtung und eine von ihm persönlich eher selten praktizierte Behandlung von Irren, wobei auch der klinische Unterricht vor Ort nicht zu kurz kam. Die Entwicklung einer universitären Psychiatrie nahm hier ihren Anfang und über Jahrzehnte ihren Fortgang (bis 1848).

Beeinflusst wurde Heinroth durch den **lutherisch geprägten Pietismus**. Sein psychiatrisches Krankheitskonzept war daher geprägt von einem **christlichen Weltbild der Sünde und Selbstschuld**, welches sich nach Gesichtspunkten der romantischen Medizin orientierte.

Seine **Ideen der moralischen Therapie**, die noch dem Brownianismus verpflichtet waren, beeinflussten die sich in der Gründung befindende Heil- und Pflegeanstalt Schloss Sonnenstein. Das von Heinroth im Jahre 1818 veröffentlichte *'***Lehrbuch der Störungen des Seelenlebens oder der Seelenstörungen und ihre Behandlung'**, galt quasi als Gründungsdokument der (psychischen) Psychiatrie. Heinroth lässt sich darin als **Psychiker** erkennen, im Gegensatz zu den Irrenärzten, die sich zu den **Physikern (Somatikern)** einreihen lassen.

Ab den 1830er Jahren begann nämlich ein vehementer Kampf zwischen Vertretern dieser beiden Hauptgruppen, also zwischen Psychikern und Physikern in der Psychiatriegeschichte. Heinroth zählt man heute zu den Psychikern. Er war der romantischen Medizin sehr nahe. Seine Haltung als Arzt war jedoch nicht psychologischer, wie man der Einteilung nach annehmen könnte, sondern eher **moralistischer Art.**

Die Unterscheidung resp. die Zweiteilung in Psychiker und Physiker ist eigentlich nicht haltbar, denn in der Wahl der Therapien zeigten beide ‚Kontrahenten' eine sehr grosse Übereinstimmung. Und innerhalb beider Standpunkte galt übereinstimmend, dass die Seele eine vom Körper unabhängige Existenz haben müsse.

Aber um diesen Zeitpunkt (1820) erstarkten die ‚Somatiker' (Physiker) und versuchten die Theorien der Psychiker zu torpedieren und infrage zu stellen. Die Somatiker waren der Ansicht, resp. verfochten die These, dass psychische Krankheiten nur **Begleitsymptome oder Folgeerscheinungen körperlicher Defekte** seien. Ein kranker Körper ermögliche einen kranken Geist. Rein geistig-psychologische Krankheitsbilder gäbe es somit keine oder nur wenige. Alles sei körperlich (somatisch) bedingt.

Sie lehnten vehement auch die Meinung der Psychiker (Heinroths) ab, dass bei den Geisteskrankheiten abzuklären sei, ob sie an ihrer **Krankheit eine Selbstschuld** trügen. Die **Somatiker wollten die Irren somit vor jeglicher moralischen Selbstverantwortung befreien** resp. sie vor dem Vorwurf, der eigenen Mitschuldigkeit entlasten. Im Speziellen versuchten die Somatiker die in der Irrenbehandlung der damaligen Zeit praktisch durchgeführten, mechanischen Zwangstherapien zu mildern oder gar ganz abzuschaffen. In deren Praxis sah dies, wie bereits gesagt, jedoch äusserst kontrovers aus, denn auch die Somatiker bedienten sich beispielsweise der grausamen Cox'schen Schaukel, den folterähnlichen Wasserbädern oder den Zwangsjacken.

Selbst die Therapie mittels dem Drehstuhl war in beiden Lagern gerne angesagt. Man dachte, Heilung vollziehe sich vorzüglich per Schocktherapie.

Die damaligen Therapien in den Irrenhäusern (resp. Mehrzweckhäusern) waren genauso wie die frühen Bauten und hygienischen Einrichtungen überaus menschenverachtend. Der Geist der Aufklärung war um 1820 noch nicht angekommen. Das Therapiekonzept (beider Kontrahenten-Parteien) bestand darin, die erkrankten Seelen der Irren durch physische Gewalt zu erschüttern (zu schocken), damit eine Heilung sich vollziehen könne.

Daher kamen sowohl Peitschen, Stöcke, Fixierstühle und Fixierbetten zum Einsatz, wie auch der oben abgebildete, berüchtigte Drehstuhl. Darin drehte man die Irren um ihre eigene Achse so lange, bis sie ohnmächtig wurden und ihnen das Blut aus dem Mund und aus der Nase tropfte. Man drehte sie weiter bis zur Ohnmacht.

Weitere brutale Methoden waren das Eintauchen in eiskaltes Wasser, die Pein des Dauerbades, die Verabreichung von Brech- und Abführmitteln, das lange Auspeitschen mit Brennnesseln und auch das berüchtigte Haarseil. Sogar der Einsatz und die Anwendung von galvanischem Strom, die sich wie eine Elektroschocktherapie anfühlte, fehlte nicht.

Die Psychiker verordneten viele dieser schrecklichen Zwangstherapien im Namen (der Herstellung) der Vernunft, der Ordnung und der Sittlichkeit, therapierten die Irren also in einem bestrafenden und moralistischen Sinne. Die Erkrankung der Seele war ihnen gemäss durch die Irren selbstverschuldet, hatten sich diese doch von Gott abgewandt und sich gegen ihn versündigt. Für deren Heilung verordnete man ‚pädagogische Massnahmen‘. Das waren nichts Weiteres als ‚moralische‘ Behandlungen, die die Form von Züchtigung und Grausamkeit annahmen.

Die Somatiker (Physiker) jedoch nahmen dies so nicht hin und verwiesen darauf, dass Geisteskranke (z. B. in der Rechtsprechung) ebenfalls als **unzurechnungsfähig** zu gelten hätten. In diesem Sinne glaubten viele Psychiker anders als die Somatiker und richteten ihre Therapien und Zwangsmassnahmen darauf aus, dass die Irren als **zurechnungsfähig** anzusehen seien.

Die Physiker (Somatiker) wehrten sich gegen diese Vorstellungen der Psychiker (Heinroth), dass ‚*die Verleugnung der Vernunft und Moral, die ungezügelten Leidenschaften und die Sünde, resp. die Versündigung (gegen Gott)*‘ die Quellen aller psychischen Krankheiten seien. Sie wehrten sich somit gegen die Vorstellung (der Psychiker), dass jeder Wahnsinn ein selbst verschuldeter Zustand und **jeder Wahnsinnige ein Kind des Teufels** sei! So wie das Heinroth proklamierte.

Heinroth selbst zählte sich gerne zu den Psychikern, aber auffällig war doch, dass er in seiner Lehrmeinung doch eine **ganzheitliche Auffassung der Seelenstörungen** vertrat und somit den Psychischkranken (Körper), resp. dessen Seelenstörungen (Seele) als eine ‚**Einheit**‘ betrachtete, die die gesamte Person umfasste. Psyche und Soma als Einheit. Dies hatte etwas Psychosomatisches an sich und fiel bei Heinroth auf. Allerdings kann man ihn deswegen nicht als frühen ‚Psychosomatiker‘ betrachten.

Aber Heinroth pflegte ganz offensichtlich psychosomatische Gedankengänge, die sich offenbarten in seinem **Leib-Seele-Konzept** und auch in den von ihm dargestellten Vorstellungen von der Ätiologie und Pathogenese psychischer Störungen, die in seinen Werken immer wieder thematisiert wurden. Ausgehend von der Psyche anerkannte Heinroth eine gegenseitige Beeinflussung von Körper und Psyche. Eine Lehrmeinung, die heute noch Gültigkeit hat.

Für Heinroth galt der **Leib als ein Instrument der Seele**. Seine Gegner sahen dies konzeptuell anders. Zwar anerkannten beide eine Verknüpfung von Leib und Seele, aber **gemäss den Physikern folgte die (kranke) Seele den (kranken) Funktionen des körperlichen Organismus**. Beide Parteien lokalisierten die psychischen

Grundfunktionen in den Bauchorganen, dies betraf aber nur die niederen, triebhaften psychischen Funktionen.

Man nahm das Vorhandensein eines immateriellen und unsterblichen Seelenanteils an. Dieser Seelenanteil, resp. die Seele an sich, konnte ihrer Meinung nach in ihrem Ursprung (Kern, Wurzel) nicht erkranken bzw. dem Einfluss der schädlichen (körperlich verursachten) Triebe nicht gänzlich erliegen. *Dieser Kern sei die menschliche Vernunft, der Geist des Menschen, der sich am Gewissen orientiere. Dabei argumentierten die „Somatiker" Nasse und Jacobi keineswegs organpathologisch im Sinne einer „Gehirnpsychiatrie" und lehnten sowohl Galls als auch Soemmerrings Gehirnlehren ab.*

Ein wichtiges Anliegen waren die „Freiheit" der Seele und ihre Bedrohung durch die psychische Störung. Damit verbunden war die Schuldfrage. Im Hinblick auf Kants „praktische Vernunft" ging es den Psychiatern beider Lager um eine moralische Bindung der geistigen Freiheit, eine sich selbst beschränkende Freiheit.

Während Nasse und Jacobi in der psychischen Störung einen Ausdruck von biologisch-organismischen Vorgängen erblickten, bestand für Heinroth die seelische „Beschränkung" in einer vernunftlosen Entgrenzung, einer Schrankenlosigkeit der Seelenvermögen, die zur „Unfreiheit" führte.

Heinroth stützte sich (eher implizit) auf die Auffassung, wonach Krankheit als Folge der Sünde zu verstehen sei (wobei der Begriff „Sünde" nur sehr vereinzelt in seinen Schriften auftaucht), und behauptete somit eine Verbindung von Krankheit und Laster. Doch ein solcher moralischer Aspekt ist bei allen psychiatrischen Richtungen festzustellen.' (**Schott&Tölle, Geschichte der Psychiatrie**, Beck Verlag München, S. 54, 55)

Heinroth war somit zur Überzeugung gelangt, dass Geisteskrankheiten aufgrund der **in Sünde gefallenen körperlosen Seele** entstanden seien. Es bestehe ein lebensgeschichtlicher Zusammenhang. Die Seele habe gesündigt und müsse nun dafür bezahlen. Somit war für ihn eine Geisteskrankheit eine ‚reine' **Seelenkrankheit**, die aufgrund einer gottgewollten Unfreiheit entstanden sei. Somit hatten nach ihm Seelenkrankheiten keine entsprechenden körperlichen Ursachen oder solche standen zumindest nicht im Vordergrund. Aber sehr wohl einen lebensgeschichtlichen Zusammenhang.

Diese Meinung Heinroths hat auch heute insofern noch immer eine gewisse Ausstrahlungskraft bei der Frage, ob man durch ungesunde Lebensweisen (Alkohol, Drogen etc.) nicht willentlich in Kauf nehme, nicht nur den Körper, sondern wenigstens indirekt, auch den eigenen Geist zu schädigen.

Immerhin kennen wir bei starken Alkoholikern eine Tendenz, bei übermässigem Gebrauch dieses Suchtmittels eine Form von alkoholischer Demenz zu entwickeln. (Hirnorganische Leistungsverminderung im Sinne einer Beeinträchtigung des Gedächtnisses, kognitive Leistungsverminderung, Nivellierung der Persönlichkeit, Persönlichkeits- und Wesensveränderung, emotionale Stimmungsschwankungen,

Angstzustände, Depressionen, Halluzinosen mit Wahninhalten usw. können durchaus Folgeschäden bei übermässigem Alkoholabusus sein.)

Neben sozialen und somatischen Problemen führt ein ungesunder Lebenswandel nachweislich also auch zu psychischen Problemen. Allerdings kann man hier diese psychischen Probleme als bedingt durch soziale und somatische betrachten, auch als Folge eine körperlichen Suchtgeschehens.

So einfach es klingen mag, war Heinroth der Überzeugung, dass die **Sünder** (sprich: die Seelenkranken) von Gott, dem Allmächtigen, mit dem **Verlust ihrer Willensfreiheit** bestraft worden seien. Somit waren die Irren für ihre sündhaften Taten selbst verantwortlich und hatten entsprechend alle Folgen ihres Fehlverhaltens selbst zu tragen.

Die Seelenstörung der Irren sei, so Heinroth, eine direkte Folge des Abfalls von Gott und der ‚heiligen Vernunft'. Dies war für ihn das Böse und Teuflische schlechthin. Eine **Vererbung von Seelenkrankheiten** (!) lehnte er daher ab und blieb dieser Möglichkeit eher skeptisch gegenüber. Vielmehr war nach ihm jede seelische Krankheit selbst erworben und selbst verschuldet.

Jeder Mensch besitze eine individuelle und einzigartige Seele, die ihm bei seiner Geburt neu vergeben werde, so Heinroth. Eine ‚Seelenwanderung' resp. eine ‚seelische Vererbung' von Geistesstörungen war für ihn somit ausgeschlossen, immerhin eine gewisse körperliche Vererbung vielleicht möglich. Und eine neu vergebene Seele (bei der Geburt) war sicherlich rein und ohne Erbmakel und trug in sich keine Altlasten. (ggs. Karma Gedanken des Hinduismus, Buddhismus und Jainismus)

Was in der heutigen Zeit bei manchen Menschen ein Kopfschütteln auslöst, war in der damaligen gottesfürchtigen Zeit nicht aussergewöhnlich. Dieses ‚Sünden- und Seelendenken' war weit verbreitet, nicht nur innerhalb des Klerus, sondern ganz allgemein im gläubigen Volk. Und als lutherischer Pietist kam Heinroth diesen Gedanken gewohnheitsbedingt nahe. Dies mag man ihm daher verzeihen.

Zugegebenermassen drängt sich der Verdacht auf, dass Heinroth hier in eine Ecke gestellt wird, die ihm nicht gebührt. Heinroth war nämlich auch ein anthropologisch denkender Psychiater der ersten Stunde, der sich vertieft den Gründen psychischer Krankheit näherte, und zwar auf seine moralistisch-religiöse Weise. Ihn leichtfertig auf die Seite der reinen Psychiker zu stellen, wird seinen Schriften somit nicht ganz gerecht.

Mit der Schuldfrage verbunden, war die Frage der „Freiheit" der Seele. Man konnte annehmen, dass die Seele durch eine psychische Störung bedroht wurde. Alles verband man damals recht eng mit der Schuld- und Sündenfrage, was sicherlich dem zeitgeistigen, religiösen Denken geschuldet war. Gleichzeitig könnte man auch für Heinroth sagen, dass er die psychischen Störungen nicht nur als Folge eines Sündeverhaltens, sondern als **Folge einer Schwäche** sah (Charakterschwäche). Zu Heinroths Zeiten, wie auch noch heute, ordnete man eine Schwäche zwar durchaus auch der Sünde zu. Ein sündiger Mensch gilt denn auch in religiösen Kreisen noch heute als schwach.

Er fixierte sich denn auch nicht allein auf die Schuldfrage, oder darauf, Reue und Busse zu tun, sondern auch auf die unterstützende Stärkung der noch vorhandenen guten und gesunden Seelenkräfte. Dazu verwendete er auch viele über das Somatische wirkende Mittel, die indirekt auf die Psyche der Irren wirken sollten.

Um dies zu verdeutlichen, hier ein Auszug aus seinem Werk:

Der sündige Mensch lebt für die Welt, oder für das Ich; und, im Grunde, für beyde. Denn, möge nun das Haben oder das Seyn ihn fesseln: immer zielt sein Habenwollen auf sein Bestehen und Seyn, und dieses ist ohne jenes ebenfalls nicht denkbar. Das Streben aber nach Haben und Seyn, wiefern es nicht Mittel für einen höhern Zweck, sondern Zweck an sich ist, ist darum sündlich und ein menschlichkrankhafter Zustand, weil es im Herabsinken aus dem Kreise der Freyheit, für welchen der Mensch geboren wird, in den gebundenen, thierischpflanzlicher Zustand ist. Das Gewissen, die nur noch lallende, aber das Gefühl und Bewußtseyn des frischen Menschen tief erregende Vernunft, ist bestimmt ihn in den Kreis der Freyheit und Heiligkeit, für welchen er geschaffen ist, einzuführen. Klebt er nun, wider besseres Wissen, oder wenigstens Anmahnen, durch selbst unterhaltene Trägheit und freyen Hang, — denn freyes Wahlvermögen, Willführ, ist ja des Menschen ursprüngliches Eigenthum, — an dem, was ihm als nicht gut und nicht recht, deutlich, von heiliger Stimme, im Bewußtseyn vorgehalten wird: so stört er seine Entwickelung, die durch ihn zur Wirklichwerdung bestimmte Lebensoffenbarung, kurz die Ordnung und Gesetzlichkeit des Seyns und Lebens selbst, und sein Vergehen gegen das höchste Leben ist in Beziehung auf ihn selbst Lebensstörung, Hemmung und Beschränkung, d. h. menschlichkrankhafter Zustand.

Heinroth, Lehrbuch der Störungen des Seelenlebens, 1818, S. 25

Es war in dieser Zeit verbreitet und üblich, das Leben und die Seelenkrankheiten stark unter religiösen und sündhaften Aspekten zu sehen. Diesen Pietismus als Ausdruck eines engen evangelikalen Glaubens sollte man daher per se auch nicht voreilig verurteilen, aber in Betracht ziehen.

Sünde, so die Konsequenz des Denkens vieler Köpfe dieser Zeit und auch noch des nächsten Jahrhunderts, entstand durch **Laster, Abkehr von Kirche und Gott,** durch **unsoliden, morallosen und liederlichen Lebenswandel, sexuelle Entgleisung, kriminelles Vergehen** und **unrechtem Verhalten** etc. Dieses Denken mag man durchaus als **Vorbedingung für die kommenden Lehren der Entartung und des**

Rassismus sehen, wenn man es will. Sie führten direkt in die seelische Krankheit, so die Meinung unserer Urgrossväter. Und gesellschaftlich waren sie wie ein Übergang in die Eugenik.

Um jegliche Sünde zu vermeiden und um seelengesund zu bleiben, hatte man somit ein **lasterfreies Leben** zu führen (durch gute Lebensführung) und eine **positive Einstellung zum Leben** einzunehmen und selbstverständlich - und dies war sehr wichtig - dabei möglichst Gott zugewandt zu sein. Man hatte arbeitsam zu sein, in Dankbarkeit zu leben, selbstbewusst zu sein, in einem gesunden sozialen Umfeld (Milieu) eingebettet zu sein, sich gesund zu ernähren und man hatte körperlich aktiv (sprich: arbeitsam) zu sein.

Um nur einige rechte Verhaltensweisen aufzuführen. Zur gesunden Ernährung gehörte beispielsweise jeglicher Verzicht auf Alkohol, Nikotin und Drogen etc. Man erwartete von den Menschen eine positive Grundeinstellung zum Leben, Freundlichkeit und Hilfsbereitschaft. Alles andere könne zu einer psychischen Instabilität führen.

Heinroth betrachtete geistige Störungen also aus dieser pietistisch-lutherisch-religiösen Sicht. In seinem Lehrbuch der Störungen des Seelenlebens (1818) schrieb er: *[…] denn wenn auch der ganze Leib, der durchaus Seelenorgan ist, Veranlassungen zu Seelenstörungen geben kann: So ist es bey weitem in den meisten Fällen nicht der Leib, **sondern die Seele selbst**, von welcher unmittelbar und zunächst, ja ausschliesslich die Seelenstörungen hervorgebracht und durch diese erst mittelbar die leiblichen Organe affizirt werden.'* (Heinroth, Lehrbuch der Störungen des Seelenlebens oder der Seelenstörungen und ihrer Behandlung. Band 1, 1818, S. 39/40)

Mit ‚affizieren' meinte Heinroth ‚reizen, krankhaft verändern'. Somit war ihm gemäss der Körper bei einer Seelenstörung zwar beteiligt, jedoch nur in dem Sinne, dass die Seele quasi initial resp. anfänglich erkranke und die Störung dann auf den Körper ‚affiziere', resp. diesen befalle. Die Seele selbst also war es, die unmittelbar und zunächst und ausschliesslich die Seelenstörungen hervorbrachte und dann auch den Leib befiel und im Mitleidenschaft zog. Der Leib hingegen funktionierte immerhin als **Seelenorgan**.

Somit outete sich Heinroth eindeutig der Gilde der ‚Psychiker' zugehörig, wie es auch ein **Karl Ideler** tat. Bei seinen Ausführungen berief sich Heinroth auch auf **Melchior Adam Weikard**, der das Werk ‚**Der philosophischen Arzt**' verfasst hatte (1790) und der die Anliegen der Psychiker darin mit seinen Ausführungen bestärkte, auch was die **Assoziationspsychologie** anbelangte. Weikard war wiederum ein Anhänger John Browns (dieser wiederum Anhänger Cullens) und dessen Ansatzes der **Heilungstheorie der asthenischen und sthenischen Krankheiten** (Brownianismus).

> **Brownianismus: Konzept der Erregung.** Die mittlere Erregung galt als gesund und bei Krankheit wurde therapeutisch mittels Reizen entweder stimuliert oder sediert. (Siehe Band 5 dieser Reihe)

Heinroth lobte den brownianischen Ansatz des Gegensatzpaares ‚Aufregung vs. Unterdrückung‘. In Heinroths: ‚Lehrbuch der Störungen des Seelenlebens, 1818‘ steht:

‚Da John Brown wohl Recht hat, dass kein Leben ohne Erregbarkeit, und keine Erregung ohne Reize statt finde: so wäre es thöricht, anzunehmen, dass alles war Reiz, und äusserer Reiz heisst, auch böse sey. (Heinroth, Lehrbuch Art. 176, S. 219)

Mit diesem Spruch versuchte er sich vor den Unterstellungen seiner Gegner zu lösen, dass seine brutalen erzieherischen Züchtigungen nur bösartiger therapeutischer Natur seien. Ein Sturz ins kalte Wasser, die Auspeitschungen mit Brennnesseln, die Zwangsjacken usw. seien therapeutisch also nicht bösartiger Natur, so die Erklärung Heinroths. Er wusste, dass man ihm das vorhielt. Daher meinte er auch gleichzeitig, dass seine Behandlungsmethoden **nur in kurativer Absicht** angewendet würden, auch wenn die erzieherische Natur in ihnen gut sichtbar waren.

Oft wird in der Literatur auch vermutlich fälschlicherweise angegeben, dass der Begriff ‚**Psychosomatik**‘ durch Heinroth gebildet worden sei. Und wirklich findet man bei genauer Durchsicht seiner Werke einen Vermerk, der dies belegt: *‚Gewöhnlich sind die Quellen der Schlaflosigkeit **psychisch-somatisch**, doch kann auch jede Lebenssphäre für sich allein den vollständigen Grund derselben enthalten.‘)* (Heinroth, Lehrbuch der Störungen des Seelenlebens, Band 2, Art. 313, S. 49).

Heinroth zog also den Körper, resp. das Körperliche in seine Überlegungen mit ein. Manche Wissenschaftler sehen ihn daher als ‚**Gründervater der Psychosomatik**‘. Zwar vertrat er die Meinung, dass die Seelenkrankheiten alle ihre Ursachen in der Seele selbst hätten, wobei er auch die ‚Seelengeschichte‘, resp. die **Biographie** des Patienten in das Krankheitsbild einbezog: *‚[...] dass wir eben hier den Blick nicht auf Einzelheiten werfen, sondern auf dem gesamten Menschenleben in allen seinen Beziehungen fest halten müssen. Das Einzelne ist nichts ohne das Ganze, und dieses nichts ohne die bindende Idee.‘* (Heinroth, Lehrbuch der Störungen des Seelenlebens, Band 1, Art. 157, S. 185)

Heinroth ging durchaus bereits heuristisch vorbei seiner Tätigkeit als Seelenarzt. *'Und dieses Geschäft der Technik auf ihrer ersten Stufe, oder das erste Glied der Technik, weil es sich mit Auffindung der Heil- oder vielmehr der Behandlungsmethoden beschäftiget, wird billig H e u r i s t i k genannt.'* (Heinroth, Lehrbuch der Störungen des Seelenlebens, Band 1, Art. 381, S. 60 und 61) *‚[...] und erscheint als Heilmittel-Lehre.'*

Daraus entwickelt sich, so Heinroth, auch die **Gesetzgebung**, die psychisch Kranken gilt (**Nomothetik**). Im Gegensatz zur idiographischen Vorgehensweise, versuchte er mit seiner nomothetischen Methode einen anderen Zugang zur Wirklichkeit (der Psychiatrie). (Nomothetik, gesetzgebendes Recht)

Das Buch, welches er dazu verfasste, hiess *'System der psychisch-gerichtlichen Medizin oder theoretisch-praktische Anweisung zur wissenschaftlichen Erkenntnis und gutachtlichen Darstellung der krankhaften persönlichen Zustände, welche vor Gericht in Betracht kommen'*. Es handelte sich somit um ein frühes forensisches Werk. (Heinroth, System der psychischen gerichtlichen Medizin, Leipzig 1825)

Gewidmet ist dieses Buch *'Dem Allerdurchlauchtigsten, Grossmächtigsten Fürsten und Herrn, Herrn Friedrich August, Könige von Sachsen.'*

Im Vorwort machte Heinroth darauf aufmerksam, dass er Grundzüge seiner im Buch behandelten Ideen bereits in seinem Lehrbuch der Störungen des Seelenlebens 1818 vorgezeichnet habe und er seine Gedanken hier vervollständigen wolle. Die Literatur über die psychisch-gerichtliche Medizin oder wie es auch oft hiess: über rechtliche Erkenntnisse und Gutachten in peinlichen Fällen, oder Beiträge zur gerichtlichen Arzneiwissenschaft, war um die Zeit um 1820 nur spärlich vorhanden.

Gemäss Inhaltsverzeichnis ging es um die Frage, ob jemand persönlich zurechnungsfähig sei und unterschied in persönliche Freiheit und persönliche Unfreiheit bei den Irren. Darin wurden Zeichen beschrieben, die den unfreien, resp. den freien Zuständen zugeschrieben werden. (Psychisch-gerichtliche Zeichenlehre, als Semiotice psychico-forensis). *'Da der Mensch seine Freiheit, als Thatsache nur durch Verstand und Willen behauptet: so sind alle Äusserungen des in seiner Thätigkeit gehemmten Verstandes und Willens, so fern sie nicht erheuchelt und ein Werk der Verstellung sind, Kennzeichen der unfreien Zustände überhaupt, oder allgemeine Zeichen unfreier Zustände.'* (Heinroth, System der psychischen gerichtlichen Medizin, Art 66)

Es ging also um die Frage der Zurechnungsfähigkeit der Irren, die beispielsweise eine Straftat begangen hatten. Darin beschrieb Heinroth auch 'Zeichen' der erheuchelten unfreien Zustände (ab. S. 336) Darin heisst es in Art. 85 *'Nicht selten werden krankhafte Zustände der Person erheuchelt oder simulirt, um der Todesstrafe oder anderen Körperstrafen, oder auch langer Gefangenschaft zu entgehen, auch wohl blos, um gewisser bürgerlicher Verbindlichkeiten überhoben zu seyn. Es werden dann meist solche Zustände erheuchelt, deren Symptome sehr auffallend, und, dem Scheine nach, leicht nachzuahmen sind: nahmentlich Wahnsinn, Verrücktheit, Melancholie und Blödsinn.*

Der Verdacht des Betruges entsteht aber, wenn der angeblich Unfreie schon von Seiten seines verschmitzten oder boshaften Charakters bekannt ist, wenn er sich schon früher irgend ein erwiesenes Verbrechen hat zu Schulden kommen lassen, wenn der Vortheil der gelungenen Verstellung klar am Tage liegt, und wenn die frühere gesunde physische und psychische Beschaffenheit des Individuums erwiesen ist. Auf bestimmte Weise aber verräth sich der Charakter der Simulation theils durch allgemeine, theils durch besondere Zeichen.' (Heinroth, System der psychischen gerichtlichen Medizin, Art 85)

In den von Heinroth beschriebenen allgemeinen Zeichen der (Simulation) steht in Art. 86: *'Die allgemeinen Zeichen sind: wenn sich das, der Simulation verdächtige Individuum gegen Hunger und Durst, Kälte oder Hitze empfindlich zeigt; wenn es bei Ankündigung oder Anwendung schmerzhafter Mittel in Verlegenheit und Angst geräth; endlich, wenn es in der Einsamkeit belauscht, sich ganz vernünftig zeigt, und überhaupt die Rolle der angenommen Krankheit nicht durchzuführen weiss.* (Heinroth, System der psychischen gerichtlichen Medizin, Art 86)

Die simulierte Unfreiheit wird dann von Heinroth vermutet, wenn durch häufige Beobachtungen bestätigt, der Wahnsinnige, der Melancholische, der Verrückte, der Blödsinnige, der Tolle wie auch der Willenlose, einen bedeutenden Grad von Stumpfheit und Unempfindlichkeit gegen alle diese (drohenden, gewaltankündigenden) äusseren Anregungen besitzt, sodass zwar die Wirklichkeit unfreier Zustände nicht immer durch diese Stumpfheit, allein die Erheuchelung solcher Zustände allezeit durch eine lebhafte Erregbarkeit hinsichtlich der Reize, beurkundet (festgestellt) wird.

So sei dies zuweilen der Fall bei Ankündigung (Drohung) von blasenziehenden Mitteln, oder gar bei der **Drohung mit dem glühenden Eisen**. So sei es auch der Fall mit Brechmitteln, von welchen Personen einen besonderen Abscheu hätten. Aus heutiger Sicht erscheinen uns diese Drohungen wie Foltermethoden.

Ein eine psychische Krankheit simulierender Verbrecher könne sein Heucheln nur dann gut spielen und vortragen, wenn er vorgängig den Charakter einer bestimmten Krankheit, die er erheuchelt, sehr gut studiert, resp. schauspielerisch eingeübt habe (Rollenspiel). In der Regel machen das Menschen aber nicht, sodass ihr geheuchelter Wahnsinn, sprich ihr Schauspiel, im Auge der Betrachter meistens als geheuchelt und nachgeahmt und unecht durchfällt. Nicht einmal Ärzte, die sich lange Zeit der Irren annehmen, so Heinroth, könnten diese Krankheitssymptome (Verrücktheit) schauspielerisch überzeugend simulieren und vortragen.

Umgekehrt ist auch gefahren. Ein wirklich Irrer, Verrückter, Melancholiker kann ein vernunftgemässes, gesundes Denken und Handeln auch nicht, wenigstens nicht über einen längeren Zeitraum, vorspielen resp. simulieren. Irgendwann bricht seine Verstellung durch und man erkennt klar seine Verrücktheit resp. seine Depression. Einzig an Schizophrenie erkrankte Menschen können ‚Gesundheit‘ vorgaukeln und haben die Fähigkeit, sich über einen längeren Zeitraum gut zu verstellen. Aber auch sie stehen in Gefahr, sich irgendwann in ihrem kranken Sinne zu äussern, resp. zu verhalten. Etwa durch ihre Paranoia.

'Da die unfreien Zustände aller Art, durch Blicke, Gebehrden und Bewegungen, durch Worte oder Handlungen, in jedem Falle auf bestimmte Weise zu erkennen sind, so dass ein jeder unfreier Zustand gleichsam seine eigenthümliche Physiognomie hat: so ist jeder erheuchelte unfreie Zustand daran zu erkennen, dass die vorgespiegelten Zeichen mehr oder weniger mit

den wirklichen Zeichen bestimmter psychisch-krankhafter Zustände nicht übereinstimmen, sondern ihnen widersprechen. Jeder solcher Widerspruch verräth die Simulation; und es würde die genaueste Kenntniss der persönlichen Krankheiten dazu gehören, ihren wahren Charakter ohne Widerspruch durchzuführen'. (Heinroth, System der psychischen gerichtlichen Medizin, Art 73)

Die psychisch-gerichtliche Medizin, heute Forensik genannt, wurde offenbar zu dieser Zeit um 1800 immer wichtiger. So befasste sich Heinroth im vierten Abschnitt seines Lehrwerkes mit der *‚psychisch-gerichtlichen Ausfertigungslehre, der Ars instrumentaria psychico-forensis'.* Er beschreib die Bestandteile und die Erfordernisse des psychisch-gerichtsärztlichen Gutachtens, den möglichen Fehlerhaftigkeiten eines solchen Gutachtens und wie man mit Akten, mit Zeugen und mit ärztlichen Autoritäten und mit der Ausfertigung von Gutachten umzugehen hatte.

In der Psychiatrie war man damals gespalten zwischen zwei Wissenschaftstypen. Die eine war die Geschichts- und Geisteswissenschaft, die andere die Naturwissenschaft. Die eine **verstand die Dinge**, die andere **erklärte die Dinge** (oder versuchte sie zu verstehen und zu erklären). Heinroth sprach in diesem Zusammenhang von ‚psychisch-ärztlicher Nomothetik'.

Die damalige Problematik, eine **erste Wissenschaft der Psychiatrie** zu entwickeln, soll in unserem Zusammenhang aber nicht weiter verfolgt werden, dies würde die Absicht dieses Bandes sprengen. Heinroth jedenfalls verfügte bei seinem Amtsantritt als Professor für psychische Therapie noch über **kein eigentliches Psychiatriesystem**, sondern musste dafür erst Grundlagen erschaffen, schrieb er doch auf S. 63 desselben zitierten Buches: *‚Es gibt überhaupt bis jetzt kein eigentliches System der Psychiatrie, am wenigsten aber in diesem, von uns aufgefassten Sinne. Wir haben, in dem Standpunkte und den Richtungen, welche wir dieser Wissenschaft und Kunst gegeben haben, zugleich ein Massstab für alle bisherigen Bemühungen, die Seelenstörungen zu erkennen und zu behandeln; und es ist für unsere hier gegebene Ansicht förderlich, ja nothwendig, zu zeigen, wie beschränkt und einseitig, wie oberflächlich und zerrissen, ja wie schief nicht selten die Begriffe von der Erkenntnis und Behandlung des gestörten Seelenlebens bei den Theoretikern und Praktikern alter und neuer Zeit dastehen, und wie es überall nur die Materialien, namentlich die* **Beobachtungen** *sind, die wir für unsern Zweck benutzen konnten.'*

Heinroth stand sozusagen ganz am Anfang der ‚Psychiatrie' und versuchte seinen Beitrag dazu zu leisten. Daher wird man ihm nicht gerecht, wenn man ihn heute einseitig als jenen Arzt betrachtet, der Seelenkrankheit nur als Sünde resp. als Ausdruck eines sündhaften Verhaltens sah und verstand.

Auch **Henry F. Ellenberger** sah es ähnlich, wenn er schreibt: *‚Johann Christian August Heinroth wird heute oft lächerlich gemacht als der Mann, der verkündete, der Hauptgrund für Geisteskrankheiten sei die Sünde. [...] Heinroth war ein sehr gelehrter Mann, ein hervorragender Kliniker und Urheber einer vollständigen Theorie der menschlichen Psyche in gesunden und kranken Tagen.*

Zu seinen vielen Werken zählt auch ein Lehrbuch, das mit einer Beschreibung der menschlichen Seele im Normalzustand beginnt. Er schildert hier die Entstehung der verschiedenen Grade des Bewusstseins, zuerst die des „Selbstbewusstseins" durch die Konfrontation mit der äusseren Realität, dann die des eigentlichen „Bewusstseins" durch eine Konfrontation mit dem „Selbst-bewusstsein" und schliesslich die des Gewissens, dieses „Fremdlings in unserem Ich".

Das Gewissen hat seinen Ursprung weder in der Aussenwelt noch im Ich, sondern in einem „Über-Uns", das Heinroth anscheinend mit der Vernunft und einem Weg zu Gott gleichsetzt. Nach Heinroth ist Gesundheit gleich Freiheit, und Geisteskrankheit ist eine Einschränkung oder ein Verlust an Freiheit. Dieser Verlust der Freiheit ist eine Folge der „Ich-Sucht" und verschiedener Leidenschaften.' (Henry F. Ellenberger. Die Entdeckung des Unbewussten, Diogenes, 2005, S. 300 und 301)

Mit den Begriffen von ‚Ich' oder ‚Über-Uns', von ‚Fremdling in unserem Ich' oder ‚Selbstbewusstsein' und auch ‚Ich-Sucht' könnte man Heinroth als Vater vieler Ideen (und psychoanalytischen Vorstellungen) Siegmund Freuds ansehen, nahm er diesem doch etliche seiner (Freuds) später postulierten Begriffe vorweg.

Die grosse **Diskrepanz zwischen Somatikern und Psychikern** nahm ihren Lauf in der ersten Hälfte des 19. Jahrhunderts. Die **moralischen Positionen der Psychiker**, die sowohl Gott wie die Sünde des Menschen ins Spiel ihrer Argumente brachten, wurden von den Somatikern vehement angegriffen und belächelt. Es entbrannte ein Streit zwischen diesen beiden Auffassungen, was denn eine psychische Krankheit sei resp., wie sie entstünde. Besonders **Friedrich Nasse** und auch **Carl Wigand Maximillian Jacobi** lieferten dem Psychiker Heinroth eine handfeste Polemik. Beide wurden alsbald zu Leitfiguren der Somatiker.

Jene Psychiater, die sich zu den Somatikern zählten, lehnten jedes moralische Herangehen und jeden sündhaften Blick auf die Irren ab, verneinten eine Beteiligung von Sünde und moralischer Schuld am Irresein kategorisch. Sie verwiesen konsequent auf den Körper (das Somatische) des Wahnsinnigen, der erkrankt sein musste und der diese krankhaften, geistigen Symptome hervorbrachte. Sie betrachteten den Irren als rein körperlich erkrankt, somit musste auch sein Körper, resp. seine Biologie in den Mittelpunkt jeder Seelen-Forschung gestellt werden. **Psycho- und soziogenetische Krankheitsbedingungen** lehnten sie ab.

Die heutige medizinisch-pharmakologische Forschung geht übrigens genau diese Richtung. Man versucht geistige Gesundheit durch (chemische) Pharmakologie wieder herzustellen. Psychische Therapien (Psychoanalyse, Gesprächstherapie, Musiktherapie etc.) sollen diese pharmakologischen Bemühungen jedoch assistierend unterstützen. Diese nehmen direkt jedoch keinen Bezug zur Chemie (z. B. keinen Bezug zur Hormonen oder Botenstoffen).

Dieser Blickwinkel war zu einseitig, denn der sog. ‚ganzheitliche Blick' seitens der Psychiker auf die Irren, wie ihn ein Heinroth hatte, also der Einbezug einer möglichen sozio- und psychogenetischen Ursache von Geisteskrankheiten war somit nicht oder nur marginal gestreift Gegenstand des psychiatrischen Denkens der Somatiker.

Die Somatiker diskreditierten somit den moralisch-sündhaften und ganzheitlichen Blick der Psychiker auf die Wahnsinnigen und deren Krankheitsursachen, vergassen gleichzeitig aber, selbst einen solchen (unmoralischen) Blick auf eine mögliche geistige, moralische oder soziogenetische Ursache von psychiatrischen Krankheiten zu werfen. Die Folge war, dass sie diesen möglichen und interessanten Forschungszweig sträflich vernachlässigten. Dies rächte sich später.

Der Lieblingsgegner der Somatiker hiess: Johann Christian Heinrich Heinroth! Aber Heinroth war nicht ein Niemand, sondern damals der wohl bedeutendste lebende Repräsentant des Psychiatriegeschehens in den zehner- und zwanziger Jahren des frühen 19. Jahrhunderts.

Sein ‚**psychosomatischer**‘ **Blick war zu seiner Zeit der wohl Ganzheitlichste**, denn er versuchte den Verrückten sowohl in einem psychischen, somatischen wie biographischen Zusammenhang zu analysieren und zu verstehen. Er forderte dazu auf, sehr aufmerksam zu sein, was den Lebenslauf der Seelengestörten anbelangte.

Melancholie, Wahnsinn und auch Manie waren für Heinroth auch das Resultat seines Gesamtlebens (Biographie) und dieses konnte für den religiösen Heinroth auch diabolischer Art und die kranke Seele somit ‚ausgeartet‘ sein. Heinroth sprach denn auch vom ‚*ausgearteten Seelenleben*‘, welches wieder zur Norm zurückgeführt werden müsse. (Lehrbuch der Störungen des Seelenlebens, Band 1, Art. 56, S. 43)

Diese Betrachtungsweise kannte man von Urzeiten, schon Hippokrates vertrat die Vorstellung von einer Einheit, bzw. Ganzheitlichkeit von Körper, Seele und Geist. Somit war bereits Hippokrates in einem gewissen Sinne ein Psychosomatiker.

Dennoch war Heinroth sehr anfällig, trotz dieses ganzheitlichen Denkens, seine ganzheitlich-medizinischen Vorstellungen in den Dienst gewisser moralischer (frömmlerisch-pietistischer) Vorstellungen zu stellen, gerade was sein religiös gefärbter Blick der ‚Sünde‘, resp. des ‚sündhaften Verhalten und dessen Folgen‘ betraf.

Man kann Heinroth daher durchaus auch missionarischen Eifer unterstellen, weil er im Dienste seiner moralischen Religiosität die Ursache vieler Irrenkrankheiten auf deren sündhaften (biografischen) Lebensvollzug zurückführte. Aber Heinroth war gefangen in seiner (pietistisch-engen) Gläubigkeit und konnte dieser auch als Mediziner und Forscher nicht entkommen. Dies könnte auch ein fragliches Licht werfen auf sog. ‚religiöse' Psychiater oder auf Geistliche, die sich Irren annehmen. Vermutlich ist das Aussenvorlassen von Religion in der psychiatrischen Praxis ein erfolgverprechenderer Weg. Allerdings ist der Mensch auch ein religiöses Wesen mit Hang zu Übersinnlichem (Metapsyche). Vielleicht sollte die Arbeit dahin gehen, gewisse ‚Abhängigkeiten' abzubauen und sich von moralisch-religiösen Anschauungen zu distanzieren.

Dies lässt sich belegen. In seinem Werk (Heinroth, Lehrbuch der Störungen des Seelenlebens, Band 1, S. 379) formulierte er folgenden ominösen Satz: *‚Man sage, was man wolle, aber ohne gänzlichen Abfall von Gott gibt es keine Seelenstörung. Wo Gott ist, ist Kraft, Licht, Liebe und Leben; wo Satan ist, Ohnmacht, Dunkel, Hass, und überall Zerstörung.'*

Nach ihm gab es also ohne gänzlichen Abfall von Gott keine Seelenstörung. Dies wäre eine solche ‚Abhängigkeit', von der sich Heinroth hätte lösen sollen. Nach ihm waren alle Irren somit von Gott abgefallen, und zwar gänzlich. Dies so zu formulieren und auch zu glauben, war wohl seiner Herkunft und seiner pietistischen Gesinnung und Gläubigkeit geschuldet. Heute wirkt diese Meinung religiös befremdend.

Psychiatrische Wissenschaft und enge Gottesgläubigkeit enthalten immerhin also den Keim einer (moralischen) Friktion, wenn Schuldzuweisungen und die Begrifflichkeit von Sünde mit ins Spiel kommen. Immerhin gab und gibt es auch gläubige Psychiater, deren persönlicher Glaube den Wissenschaften der Psychiatrie und Psychologie nicht in den Weg kommen, wenigstens nicht in einem augenfälligen Sinne.

Weiter schrieb Heinroth, ebenfalls auf S. 379: *‚Ein böser Geist also wohnt in den Seelengestörten; sie sind die wahrhaft Besessenen. Es ist schon gesagt, dass diese Ansicht absurd erscheinen wird; sie ist aber nicht absurder als die, welche die aufrichtig in Sinn und Wandel nach der Wahrheit Strebenden, Kinder Gottes nennt. Kurz, wir setzen das Wesen der Seelenstörungen in die Gemeinschaft der menschlichen Seele mit dem bösen Princip, ob individuell geistig oder nicht, bleibe hier an seinen Ort gestellt. […] Und dies ist die **vollständige Erklärung der Unfreyheit der Unvernunft**, in welcher alle Seelengestörte befangen sind.'*

Heinroth versuchte somit den Leser zu warnen vor seelischen Krankheiten als Folge einer schlechten Lebensmoral mit Versündigung. Täte dies heute ein Psychiater oder Priester, gälte dies als Kunstfehler. Im Gegenzug verhiess Heinroth eine seelische Gesundheit, wenn diese moralischen (religiösen) Regeln eingehalten würden.

Heinroth zog einige psychiatrische Praxiserfahrung aus dem ‚**Armen-, Zucht-, Waisen- und Versorgungshaus St. Georgen**' in Leipzig, wo er als Arzt fungierte und war somit keineswegs nur ein Theoretiker der Psychiatrie. Allerdings nahm diese Institution, die sehr früh, nämlich im Jahre 1212 gegründet worden war und eigentlich **Hospital St. Georg** hiess, damals den Charakter einer ausgrenzenden Institution an. Ihre ursprüngliche Funktion, ihr einstiger Zweck wurde insofern umgestaltet, als dass sie zu Heinroths Zeiten gerne auch **Wahnsinnige zur Verwahrung und Versorgung** aufnahm und sie gleichzeitig von der Gesellschaft ausgrenzte. Man kann nur hoffen, dass dahinter keine religiösen Meinungen wirkten.

In dieser Zeit gab es übrigens die weitum verbreitete Meinung, die Irren dieser aufkommenden Psychiatrie in ‚heilbare‘ und in ‚unheilbare‘ einzustufen. Mit fatalen Folgen für die Unheilbaren. Diese Unheilbaren wurden in entsprechenden Häusern oder Abteilungen im eigentlichen Sinne nur noch verwahrt, aus der Gesellschaft ausgegrenzt, nur grundversorgt und ohne die Unterstützung durch psychiatrische Irrenärzte völlig sich selbst überlassen. Damit waren diese ‚Unheilbaren‘ von jeglichen therapeutischen Heilungsversuchen ausgeschlossen und vegetierten vor sich hin.

Die als ‚heilbar‘ Eingestuften erfuhren Pflege und Heilungsversuche durch Irrenärzte und wurden in weniger geschlossenen Einrichtungen und mit mehr persönlichen Freiheiten und Annehmlichkeiten therapiert. Sie wurden meistens auch zu gewissen (Feld- und Haus-) Arbeiten herangezogen und galten dafür als ‚arbeitsfähig‘.

Aber das Georgenhaus, wie man es im Volksmund nannte, war auch ein Arbeitshaus (Arbeitserziehungsanstalt). Den darin ‚untergebrachten‘ psychisch Kranken sowie den ‚unwilligen und ungeratenen Menschen‘ diente es zur Verrichtung verschiedener (Zwangs-)Arbeiten, wie etwa der Farbengewinnung und der Herstellung von Farbhölzern.

Diese Durcheinandermischung des Zweckes den Georgenhauses mochte Heinroth dazu verleitet haben, sich Gedanken über einen neumodischen **Anstaltsbau für Irre** zu machen. Denn in Band 2 seines Lehrbuches von den Störungen des Seelenlebens (1818) beschrieb er in der 4. Abteilung ab Seite 310 von der ‚*Psychisch policeylichen Nomothetik*‘, wie die Organisation der Irrenhäuser zu sein hätte wie auch von der Einrichtung eines solchen modernen Irrenhauses. Ganz speziell referierte er im Kapitel ‚*Von der Irrenanstalt als Heilanstalt*‘ (S. 317):

‚*Insbesondere aber gilt von der Heilanstalt, dass nur solche Kranke in sie aufgenommen oder wenigstens nur solche behalten werden, **deren Heilung noch zu hoffen steht**, und dass zu dieser Heilung, in somatischer und psychischer Hinsicht alle nöthigen Anstalten getroffen werden, wozu besonders die Einrichtungen sowohl zur Beschäftigung als zur Erholung, Zerstreuung und zum Vergnügen der Kranken gehören; in welchen Beziehungen eine weit grössere Mannichfaltigkeit Statt finden muss, als in einer blossen **Versorgungsanstalt**.*‘

Zweierlei Bemerkungen seien hier angefügt. Erstens erstaunt, dass Heinroth - eigentlich als Psychiker eingestuft - hier von einer Heilung ausgeht, die sowohl in somatischer als auch psychischer Hinsicht alles Nötige zu unternehmen hätte. Somit beinhalteten seine Interventionen auch somatische Eingriffe und nicht nur psychische. Und zweitens sprach Heinroth die Unterscheidung zwischen noch heilbaren Irren an, im Gegensatz zu unheilbaren Kranken, die nicht in eine solche Irrenanstalt gehörten. Diese Auffassung entsprach durchaus seiner Zeit, in der man diese beiden Heilbarkeiten voneinander unterschied.

Heinroth sah in einer modernen Heilanstalt auch eine Art von **Erziehungsinstitution**. In ihr verkehrten seiner Meinung nach auch Lehrer und Handwerksmeister, die zuständig waren für Musik, Zeichenkunst, Naturgeschichte, Physik und Gymnastik. Nicht fehlen durften ohnehin die Berufe z. B. des Schneiders, Schuhmachers und der Zimmerleute.

Zu dieser **Idee der Erziehung** gesellte sich bei Heinroth auch der Gedanke, möglichst frühzeitig prophylaktisch (auf die zukünftigen Irren) einzuwirken. Er wollte dadurch verhindern, dass es erst gar nicht zu einer Erkrankung kommen konnte. Daher vertrat er die Meinung, dass durch eine richtige Erziehung von Kindern (zu einer guten Lebensführung) solche Krankheiten abgewendet werden könnten und sprach daher nicht nur die Eltern an oder Erzieher, sondern auch ‚psychische Ärzte'.

Daher verfasste Heinroth auch ein Werk oder eher eine Warnschrift zu diesem Thema mit dem Titel: (Von den Grundfehlern der Erziehung und ihren Folgen, 1828). Auch Heinroth reihte sich in die Reihe der Eltern und Erzieher ein, ganz speziell als psychischer Arzt, denn er war der Meinung, dass sein:

‚Geschäft dem des Erziehers nahe verwandt ist. Allein eine täglich wachsende Erfahrung hat ihn belehrt, dass die Störungen des Seelenlebens um so weniger zu heben sind, je tiefer sich ihr Ursprung zurück in die erste Jugend verliert, je mehr folglich der Mangel an Erziehung oder falsche Erziehung Antheil an ihnen haben.' (Vorwort) *‚Die Seele der Erziehung ist die Religion, und die Seele der Religion das Christenthum.'*

Darin unterschied Heinroth in die erste und zweite Erziehung. Die erste war jene der Eltern, die zweite die religiöse Erziehung, die ihm für die Prophylaxe von Geisteskrankheit noch weit wichtiger war als die erste, auch wenn diese als Urgrund ebenfalls wichtig war. In diesem Werk behandelte er die Pädagogik sehr umfassend. Im vierten Kapitel ‚Von der irreligiösen Erziehung und ihren Folgen (S. 333-374) schrieb er quasi als Schlusswort:

‚[...] und wie noch weit mehr die, welche sich selbst durch thörichtes Leben verwahrloset haben, weil ihnen der Leitstern fehlte, der sie auf richtiger Bahn gehalten hätte: die echte Religion? Wenn die Folgen ihres irreligiösen Thuns und Treibens, wenn Noth, Elend und Schande, wenn Kummer und Verzweiflung über sie hereinbricht, wenn ihr ganzer Lebenshimmel von

Wolken umnachtet ist, durch die kein heiterer Sonnenstrahl der Hoffnung, dieser grossen Trösterin der Menschheit, mehr dringt? Wenn kein Retter mehr da ist?

Dann zeigen sich **die Folgen der irreligiösen Erziehung** *in ihrer grässlichsten Gestalt. Die Noth und die Verzweiflung erzieht* **Verbrecher** *und* **Mörder**, *wenn dies nicht schon die Macht der Leidenschaften und Laster gethan hat; und nicht von Gott gehalten und getragen, - an den sie sich ja nicht halten können – stürzen die Unglücklichen aus dem Lichtreiche der Vernunft in die* **Finsterniss der Vernunftberaubtheit**, *und werden eine* **Beute des Wahnsinns oder der Melancholie, der Verrücktheit oder der Tollheit, und zuletzt des Blödsinnes**, *wenn sie nicht vorher, vom blinden Zerstörungstrieb überwältiget, diese Jammerscene des Lebens durch* **Selbstmord** *geendiget haben.'*)

Nun wird deutlich, weshalb Heinroth polemisch heftig von einem Nasse und Jacobi angegriffen wurde. Auch aus diesen Textzeilen wird deutlich, wie sehr Heinroth die Entstehung von psychischen Krankheiten wie Wahnsinn, Melancholie, Verrücktheit, Tollheit und Blödsinn mit dem Abfall vom richtigen christlich-religiösen Glauben und der Abwendung von Gott verband und sich dadurch als eingefleischter, religiös abhängiger ,Psychiker' outete. Solche Aussagen Heinroths mussten unweigerlich polemisch geführte Reaktionen seitens der Somatiker provozieren.

Kehren wir jedoch nochmals kurz zurück auf das Kapitel ,*Von der Irrenanstalt als Heilanstalt'*. Keineswegs fehlen durfte in einer solchen Irrenanstalt die Gelegenheit zum Spiel. So schlug er eine Kegelbahn oder einen Billardtisch zur Zerstreuung der Irren vor. Zudem musste auch im kalten Winter genug getan werden für die Zerstreuung und Erholung der Wahnsinnigen (S 318, 319). ,*Der wesentlichste Lehrer und Meister aber ist der Arzt, der alle jene Beschäftigungen und Spiele nach Umständen und Bedürfniss anordnen und leiten muss und in dessen Anordnungen sich ein Jeder zu fügen hat.'*

Melancholie (oder Depression)

Heinroth gebührt auch Achtung, weil er eine vielleicht zufällige Neufassung des Depressionsbegriffes versuchte. Er füllte ihn mit einem **psychopathologischen Inhalt**. Die Melancholie definierte er als eine ,Depression' des Gemüts. Die Depression war nach ihm ein Übermass an Passivität (aus brownianischer Sicht).

In seinen nosologischen Ausführungen unterteilte er die Seelenkrankheiten in verschiedene Gattungscharakter:

Erste Ordnung, erste Gattung:	1. Wahnsinn
Erste Ordnung, zweite Gattung:	2. Verrücktheit
Erste Ordnung , dritte Gattung:	3. Tollheit
Zweyte Ordnung, erste Gattung:	4. Melancholie.
Zweyte Ordnung, zweyte Gattung:	5. Blödsinn
Zweyte Ordnung, dritte Gattung:	6. Willenlosigkeit
Zu Punkt 4: **Melancholie.**	

Charakter: Unfreyheit des Gemüths mit Depression der Empfindungen und der Phantasie; schwermüthige Insichselbstversunkenheit.

Heinroth bezeichnet die Depression auch als **Melancholia simplex,** deren:

‚1. **Spezifischer Charakter.** *Gemüthslämung, d. h. Unfreyheit des Gemüths mit Niedergeschla-genheit, Insichversunkenheit, und Brüten über irgend einen Gegenstand des Verlustes, der Trauer, des Schmerzes, der Verzweiflung. Unruhige, ängstliche, hastige Beweglichkeit, oder bewegungsloses Hinstarren mit Unempfindlichkeit gegen jedes andere Interesse als das des be-fangenen Gemüths, unter Seufzen, Weinen und Wehklagen.*

2. **Vorläufer.** *Bey dem Temperament, wovon der kranke Zustand den Namen hat, auch wohl bey sanguinischem und pflegmatischem Temperament, wovon dem ersten die Freund, den andern der Reiz des Lebens genommen ist, im Ganzen: bei einer Gemüthsbestimmung, wo keine Kraft des Widerstandes vorhanden, Niederdrückung des Gemüths durch irgend einen schweren Verlust oder durch die Furcht des Verlustes, und den dadurch entstandenen Kummer, stellt sich allmählig ein stilles, verschlossenes, zurückgezogenes Wesen ein, der Krankheitscandidat ver-liert Appetit und Schlaf, magert ab, wird furchtsam und scheu, oder argwöhnisch, zieht sich von der Gesellschaft seiner Freunde und Bekannten zurück, verliert die Lust zu den gewohnten Ge-schäften, versinkt immer tiefer in sein düsteres Brüten; und so ereilt ihn die Krankheit.*

3. **Verlauf.** *Nach Verschiedenheit der Individuen ist das erste Stadium verschieden. Einige beginnen mit einer Art von Stumpfsinn oder Erstarrung. Bey Einigen sollte man, nach dem Beginnen des Anfalls, glauben, die Krankheit gehe auf Manie aus; bei Andern auf Wahnsinn; bey Andern auf Narrheit: so sehr sind Einige, nachdem der Moment gänzlicher Unfreyheit ein-getreten, ungestüm, zänkisch, zum Schlagen geneigt; Andere in Träumen, die ihnen vor den Augen zu schweben scheinen, verloren; wieder Andere ausgelassen lustig, unter lächerlichen Gebehrden u. s. w. Aber bald zeigt die Melancholie ihren wahren Charakter; die Wildheit, das Träumen, das Lachen, verliert sich und macht der Niedergeschlagenheit, der Insichgekehrtheit, dem Trübsinn und Weinen Platz. Die Kranken sitzen starr, stumm, murmeln vor sich hin, seufzen aus tiefster Brust, vergiessen Thränen, ringen die Hände, und nehmen von nichts, was um sie herum vorgeht, Notiz; sie hören auf keine Stimme, selbst die ihrer besten Freunde nicht: so sehr sind sie in dem Brüten über den Gegenstand ihre Leides verloren.*

Dieser Zustand dauert unbestimmte Zeit; Wochenlang, auch wohl über den Monat hinaus. Endlich scheint der Krampf gleichsam, welcher das Gemüth überfallen, nachzulassen, die Kranken scheinen sich wieder zu erholen; und das zweite Stadium beginnt. Die Kranken zeigen wieder einige Empfänglichkeit für das, was ausser ihnen vorgeht, gefragt antworten sie wieder, wiewohl kurz und einsylbig, sie nehmen leichter, als vorher, Nahrung zu sich, sie gehen scheinbar ruhiger umher, nur die Nächte sind noch nicht ruhig, die Kranken werfen sich grösstentheils schlaflos auf ihrem Lager hin und her.

Jetzt wird es deutlicher, was an ihnen nagt; sie klagen laut über den Gegenstand ihres Verlustes, ihres Kummers; aber dieser Gegenstand wird bald der einzige Punkt, um den sich ihre Gedanken, ihre Worte bewegen. – Und hier ist es Zeit, die gewöhnliche falsche Vorstellung, die man sich von fixer Idee mach, zu berichtigen. Nehmlich es ist allerdings eine sogenannte fixe Idee, welche solchen Kranken auf der Seele lastet. So beobachtet der Verf. Täglich eine Frau, welche sich unaufhörlich mit dem Unglück ihres Mannes und ihrer Kinder beschäftiget, darüber klagt, seufzt und weint, und sich deshalb selbst als die unglücklichste Person fühlt, welcher nicht zu helfen sey: - und Mann und Kinder befinden sich sehr wohl, besonders seitdem sie von dem Quälgeist befryt sind, der ihnen keine ruhige Stunde liess. – Nun ist es allerdingst etwas Widersinniges, sich mit dem eingebildeten Unglück eines Andern herumzutragen; es fragt sich aber, liegt der Fehler, wie man gewöhnlich meint, wenn von fixen Ideen die Rede ist, im Verstande?

Wir sagen: nein! [...] Der Verstand hat hier nichts gefehlt, hat nicht ausgeschweift, hat sich nicht in Meditationen und Speculationen verloren. Es ist das Gemüth, welches ursprünglich von irgend einer deprimirenden Leidenschaft ergriffen ist, und, dieser zu Folge, weil sie die herrschende Empfindung ist, den Verstand zur Festhaltung bestimmter Vorstellungen und Begriffen nöthigt.

Nicht diese letztern demnach sind es, welche Wesen und Form der Krankheit bestimmen; die Krankheit ist wegen der fixen Idee keine Verstandeskrankheit; der Verstand ist nur im Dienst des kranken Gemüths; und so ist jene Definition der Melancholie ganz falsch, welche will, dass das Wesen derselben in der fixen Idee beruhe.

Diese letztere kann da seyn, kann aber auch fehlen, wenigstens nicht geäussert werden, und die Melancholie bleibt doch, was sie ist: Gemüthsdepression, Insichversunkenheit des Gemüths, Losgerissenheit desselben von der ganzen Welt, ohne an etwas Besserem, als die Welt ist, zu hängen: denn dies wäre der vollkommenste Zustand, dahingegen der melancholische der elendeste ist.' (Heinroth, Lehrbuch der Störungen des Seelenlebens, Band 1, S. 333)

Dies sind wichtige, frühe **psychopathologische Aussagen**, die Heinroth hier beschrieb. Eine noch genauere psychopathologische Beschreibung der Melancholie (Depression), die zu jener Zeit in der psychiatrischen Literatur verfasst wurde, muss noch gefunden werden.

Heinroth beschrieb bei der Melancholie noch deren semiotischen, diagnostischen und prognostischen Momente. Im Teil der Diagnostik betitelte er die Melancholie ganz klar als: **Depression**. Er war einer der ersten, der dieser Begriff verwendete.

> b. Diagnostische Momente. Der Charakter von Depression, den die Krankheitsform in allen ihren Theilen an sich trägt, unterscheidet sie von allen Formen in der Ordnung der Exaltation; und die Einfachheit der Symptome von allen complicirten Formen.

(Heinroth, Lehrbuch der Seelenstörungen des Seelenlebens, Band 1, S. 335)

Allerdings mag die Erwähnung der Begriffes ‚Depression' auf einen Übersetzungs-fehler zurückzuführen sein. Er oder ein Übersetzer, der Cullens Werk ins Deutsche transferierte, übersetzte den cullenschen Begriff des ‚Collapse' (Zusammenbruch) mit ‚Depression' (Niederdrücken). Es wurde versucht, dem Begriff ‚Aufregung' (Excitement) ein Gegenteil zuzuordnen und nannte dieses ‚Depression'. Heinroth machte keine Anstalten, seinen quasi von ihm neu kreierten Begriff als neuen Krankheitsnamen (nosologisch) zu etablieren oder bekannt zu machen. Zudem verwendete er den Begriff ‚Depression' auch nicht anstelle der - oder Ersatz von - Melancholie, jedoch in seinem Buche mindestens 25-mal.

Heinroth beschrieb die Melancholie (Depression) als Tiefsinn (Melancholie) sowie auch als Blödsinn (im Sinne der Geistesdepression) und auch als Willensde-pression. Das war eine nosologische Einteilung, die sich nicht durchsetzen konnte. Insofern, dass sich die Melancholie mit dem Blödsinn verband und vermischte.

Damals war das Thema Blödsinn noch buchfüllend, so auch zu finden im zweiten Teil seines Werkes: (‚Störungen des Seelenlebens, Teil 2, dritter Abschnitt, Kurlehre, ab Artikel 388.)

Titel: Behandlung der Formen der Gattung: Blödsinn.
Im nächsten Artikel, dem Artikel ‚Blödsinn mit Melancholie' (anoia melancholica), beschrieb er die Kur dieser Form von Krankheit. Darin heisst es: ‚Erstes Moment der Behandlung: Hier sind die aufregenden und belebenden Mittel angezeigt: freye Luft, besonders die Landluft, das Flussbad, die zweckmässige, gemischte, oder abwechselnde Anwendung von **roborantibus und nervinis**, kräftige Nahrungsmittel, frisch gemolkene Milch, ein gutes, kräftiges Bier, vor allem guter, alter Wein, wenns vertragen wird. (S. 227)

Prognostisch sah er die Depression (Melancholie) so: ‚Je länger die Krankheit gedauert, je tiefer sich die Vorstellung des Unglücks dem Gemüth eingegraben hat, je näher die Krankheit der Narrheit, der Albernheit, dem Blödsinn ist: desto weniger ist Hoffnung zur Genesung vor-handen.' (Heinroth, daselbst, S. 335).

Weiter empfahl Heinroth bei der Melancholie, gepaart mit Blödsinn, man solle die Betroffenen behandeln durch: Zerstreuungen, Erheiterungen aller Art, freund-licher Zusprache, aber auch mit ernstem Einreden, Unterhaltung der Hoffnung, günstigen Aussichten und überhaupt mit der Herbeiführung angenehmer Gemüts-eindrücken. Erlaubt war alles, was die Lebenslust neu anfachen und unterhalten konnte.

Insbesondere innerhalb der Behandlung der dritten Form jedoch, dem Blödsinn mit Willenlosigkeit (in Zusammenhang mit Melancholie) empfahl Heinroth folgen-de Kur: ‚Einimpfung von Hautausschlagsstoffen nach unterdrückten Hautausschlägen, Besicatorien, Haarseile, oder Nesselstreichen, Ruthenstreichen, überhaupt alle Massregeln des Ernstes und der Strenge gegen die Gesunkenheit der Individuen, Zwang zur Thätigkeit, dann *aber auch Anreizungen, Lockerungen durch Gegenstände des Verlangens dieser Kranken, und Belohnungen damit, wenn sie sich gehorsam, Thätig, beweisen...* (Art. 390 daselbst).

Als Besikatorien bezeichnete man damals beispielsweise Blasenpflaster, die auf die Fontanelle zu legen waren oder das Herbeiführen von Hautaffektionen durch Einreiben von Quecksilber zum Zwecke eine quälenden, beissenden Juckreizes.

In seinem Lehrbuch beschrieb er weitere Formen der Melancholie, nämlich die:

- **Melancholia anoa** (Melancholie mit Blödsinn)
- **Melancholia ἀβουλη** (Melancholie mit Willenlosigkeit, Hilflosigkeit)
- **Melancholia catholica** (allg. Melancholie, Heimweh, relig. Melancholie)

Alle Unterformen der Melancholie stellte er in denselben Rahmen beginnend mit dem 1. Specifischen Charakter, 2. Vorläufer, 3. Verlauf und 4. Die Semiotischen, diagnostischen und prognostischen Momente dar, was sein Werk zu einem frühen psychiatrischen Lehrwerk machte.

Man findet in seinem Werk auch eine frühe Beschreibung (Andeutung) der manisch-depressiven Erkrankung. *‚3. Verlauf. ...Bey Einigen sollte man, nach dem Beginnen des Anfalls, glauben, die Krankheit gehe auf Manie hinaus.'* (Heinroth, Lehrbuch der Störungen des Seelenlebens, S. 331) *‚... Der Kranke stösst mürrisch Alles von sich, was ihm naht, ja er schlägt auch wohl auf die, welche ihm beystehen wollen; wobey sein Gesicht von fliegender Röthe überzogen wird und die Augen mit ungewöhnlichem Glanze strahlen, fast als stünde der Anfall einer Manie bevor. Oder der Kranke wird geschwätzig, lacht, singt, spricht ungereimte Dinge durcheinander, als wollte die Krankheit zur Verrücktheit ausschlagen.'* (Heinroth, daselbst S. 336)

Heinroth war wie gesagt Anhänger der Brownianischen Theorie der Erregbarkeit. Daraus war einst die Idee der moralischen Behandlung (moral treatment) entstanden. Diese ging zurück bis in die Zeiten Batties. Die Hauptaufgabe der Therapie war ihm gemäss also die Umstimmung des Patienten. Dies konnte geschehen mit durchaus liebevoll gemeinten Therapien, aber auch mit dem Anlegen der Zwangsweste, der Einwirkung von Furcht und Schreck. Auch die Reizung der Haut mit rotmachenden und blasenziehenden Mitteln war erlaubt, mit dem Anlegen von Blutegeln am After, mit dem Anlegen von schmerzenden Geschwüren. Selbst vor elektrischen Schlägen wich er nicht zurück (Anwendung von galvanischem Strom).

Dass Heinroth den Erkrankten eigene Schuld an ihrem Zustand bescheinigte resp. vorwarf und sie sogar der Versündigung gegen Gott bezichtigte, machten ihn in den Augen seiner Gegner zu einem pietistisch-religiösen Eiferer. Er behauptete sogar, dass sich alle Irren freiwillig dem Teufel angedient hätten: *‚Man sage, was man wolle, aber ohne gänzlichen Abfall von Gott gibt es keine Seelenstörung. Wo Gott ist, ist Kraft, Liebe, Licht und Leben; wo Satan ist, Ohnmacht, Dunkel, Hass und überall Zerstörung. Ein böser*

Geist also wohn in den Seelengestörten; sie sind die wahrhaft Besessenen' (Heinroth, Lehrbuch der Seelenstörungen des Seelenlebens, Band 1, S. 379).

> Haß, und überall Zerstörung. Ein böser Geist also wohnt in den Seelengestörten; sie sind die wahrhaft Besessenen. Es ist schon gesagt, daß diese Ansicht absurd erscheinen wird; sie ist aber nicht absurder als die, welche die aufrichtig in Sinn und Wandel nach der Wahrheit Strebenden, Kinder Gottes nennt. Kurz, wir setzen das Wesen der Seelenstörungen in die Gemeinschaft der menschlichen Seele mit dem bösen Princip, ob individuell geistig oder nicht, bleibe hier an seinen Ort gestellt; — und nicht blos in die Gemeinschaft mit demselben, denn diese kann überhaupt Niemand ableugnen, sondern in die völlige Gebundenheit von demselben. Und dies ist die vollständige Erklärung der Unfreyheit oder Unvernunft, in welcher alle Seelengestörte befangen sind. — Wir sind

Interessant hier anzumerken, sind die Ausführungen Heinroths zu seiner Vorstellungen von der **Kur der Melancholie**, die damals dieser Krankheit angediehen wurde. Sie reiche in einer breiten Palette von der beruhigenden Berieselung durch Musik bis zur höllischen Drehmaschine. Hier ein Auszug aus seinem Standardwerk über die Störungen des Seelenlebens, bezogen auf die **Therapie der Melancholie.**

Heinroth, ein belesener Mann, hatte auch ‚Esquirols Pathologie und Therapie der Seelenstörungen' studiert und diesem Buch seine kritischen und erläuternden Zusätze hinzugefügt (1827). Er studierte auch die Werke Reils sowie diejenigen eines Hippokrates und Galens. Daher umfassten seine Therapievorschläge nicht nur diätetische Mittel, sondern schlugen auch laue Bäder vor, Körperbewegungen an der frischen Luft bis hin zu den geselligen Spielen. Dazu kam auch das Purgieren via Darm oder das Erbrechen. Selbst die Rotationsmaschine und die Schaukel kannte er aus Pinels und Esquirols Ausführungen und empfahl diese, je nach Situation und Krankheitsbild.

Auf der übernächsten Seite ist Heinroths Therapie der Melancholie daher in einem Überblick zusammengefasst.

Nächste Seite: Exkurs Psychiker versus Physiker

Exkurs: Psychiker versus Physiker (moralische Therapie)

Die Psychiker (meistens deutsche Theologen oder theologisch orientierte Philosophen, wie etwa ein Heinroth) sahen Geisteskrankheiten als Erkrankung der körperlosen Seele (Geist) an. Eine psychische Krankheit war **Ausdruck einer Seelen- bzw. Geisteskrankheit** und nicht Ausdruck einer körperlichen Erkrankung. Die zu therapierende Seele jedoch betrachteten sie als die Folge von Sünden und Schuld (selbstverschuldete Unvernunft). Das spräche eigentlich für eine **moralische Behandlung**, die in Preussen jedoch nicht Oberhand gewann. Auch die Möglichkeit einer Vererbung von Geisteskrankheiten schlossen die Psychiker aus.

Um die Seele zu therapieren - die auch körperliche Störungen bewirken konnte - musste man sie stark erschüttern resp. schokieren. Dies kann man als Frühform einer Psychotherapie ansehen. Ihre Psychotherapie glich daher einem Sicherheitsdenken und beinhaltete moralisierende Ansichten. Dies wiederum gelang bestens, indem man brutale, schockartige körperliche Methoden anwandte, die dann auf die kranke und unvernünftige und schuldhafte Seele positiv wirken sollte. Ihre therapeutischen Massnahmen in den frühen Anstalten sahen daher durchaus auch Schläge mit Ruten, Stöcken und Peitschen vor, aber auch mit anderen auf den Körper und damit auf die Seele wirkenden **Foltermethoden** und **Zwangsbehandlungen**.
Von Foltermethoden zu sprechen in diesem Zusammenhang versteht man, wenn man die Instrumente dazu beschreibt: Man wandte den sog. **Drehstuhl** an und drehte die Patienten um ihre eigene Achse (resp. um die Achse des Drehstuhles) solange, bis ihnen **Blut aus dem Mund und der Nase** flossen und sie das **Bewusstsein verloren**. Manchen ging vorgängig noch Stuhlgang ab oder sie mussten erbrechen. Weitere Foltermethoden bestanden in **Schockkuren: Schneebad, Sturzbad mit eiskaltem Wasser, Eintauchen in kaltes Wasser, Erzeugung völliger körperlicher Erschöpfung** z.B. durch **Hungerkuren, Zwangsstehen und Zwangssitzen (Gyrator), Auspeitschungen, Einreibungen der Kopfhaut mit Brechweinstein**, welches eitrige Geschwüre erzeugte (**Haarseil**). Bei sehr starken ‚Vergehen' des Irren wurden früher sogar **glühende Eisen** auf die Fontanellen des Kopfes gedrückt.
Psychiker waren: Stahl, Reil, Langermann, Heinroth, Horn, Ideler und Kerner.

Die Physiker (Somatiker) hingegen sahen Geisteskrankeiten als **Ausdruck einer Körperkrankheit** an (somatische Störung), die jedoch Auswirkungen auf die Seele des geistig Irren zeigten. Für sie stellte eine psychische Krankheit stets eine somatische Krankheit dar. Sie praktizierten auf den Körper wirkende Therapieformen, mittels derer dann die Seele indirekt gesunden sollte (Somatotherapie). **Die Somatiker forderten eine konsequente Vermeidung von Zwang**. Ihnen schien die körperliche Vererbung einer psychischen Erkrankung durchaus möglich. Aber auch sie wandten in schweren Fällen immer wieder Foltermethoden und Zwangsbehandlungen an und standen diesbezüglich den Psychikern nicht wirklich nach.
Physiker (Somatiker): Whytt, Cullen, Conolly, Jacobi, Nasse, Flemming, Roller, Pienitz, Griesinger, Meynert, Schneider und Vierchow.

Über das **Leib-Seele-Problem** resp. über das Wesen psychischer Erkrankungen wurde zwischen diesen Parteien gerade zu Beginn des 19. JH. (1800) oft mit starkem ideologischem Eifer diskutiert. Es ist bis in die heutige Zeit spürbar. Es gibt heute Psychotherapeuten (Psychotherapie) und Somatotherapeuten (Somatotherapie durch Chirurgie und Medikamente).

Heinroths Umstimmungsmittel für Melancholiker (§ 346 - § 349)

§ Art. 346 Beruhigungs-Mittel

Erster Art: **Direkt beruhigende Mittel**
Es ist der Wahnsinn in seinen verschiedenen Gestalten, in welchen das unfrey-exaltirte Gemüth erscheint, und folglich die hiedurch aufgeregte Phantasie, welche zu beruhigen ist.

1) Gegenwart der Gegenstände selbst, deren Entbehrung oder Verlust das Gemüth bis zum Wahnsinn entzündet haben. (Hören einer bekannten Stimme einer geliebten Person. Sich nahende Gestalt einer Geliebten. Einen vermissten Gegenstand herbeischaffen.)

2) Musik als wahrhaftes Zaubermittel (Schon Orpheus führte die Eurydike durch die Zaubermacht seiner Leyer aus dem Orcus der Melancholie) (Orkus=Unterwelt, Totenwelt, A.d.A.).

3) Gegenstände der Verehrung des Glaubens (Nähe heiliger Orte, heilige Gegenstände, Vollziehung heiliger Gebräuche, Heiligenbilder)

4) Gegenstände der Furcht, des Schrecks

Indirect beruhigende Mittel
1) Stille, Einsamkeit, Dunkelheit - die Kälte, namentlich des Wassers, das Sturzbad, kalte Kopfbegiessungen, kalte Umschläge auf den abgeschornen Kopf, der Lebensmagnetismus: calmirende Methode

2) Brech- und Purgiermittel; die Ekelkur, das Calomel, das Nitrium, Kampher mit Essig und Nitrum, Mineralsäuren, die Digitalis, das Kirschloorberwasser, überhaupt narcotica. (Calomel ist eine Chlor-Quecksilber-Verbindung z.B. mit starker Nebenwirkung als Abführmittel A.d.A.).

3) Aeusserlich ableitende Mittel, namentlich Blasenpflaster – Blutegel, Aderlass, wo es die Umstände erlauben

4) Die leichteste, kühlende Diät: häufiges Wassertrinken, vieles, saftiges, säuerliches, wässeriges Obst: Erdbeeren, Himbeeren, Johannisbeeren, Weintrauben. Die leichtesten, nicht blähenden Gemüse, in dünner Brühe, ohne Fleisch, leichte Fische, nur weissen Brod. ... und überhaupt karge Mahlzeiten, ja die Hungerkur, der Schlaf und was ihn ungezwungen herbeyführt.

Zweiter Art: **Ermunterungs-Mittel**
Nur der Melancholische bedarf der Ermunterung aller Art, aller Grade, zu aller Zeit. Sie sind:

1. Licht und Luft, Geräusch, warme Bäder; dabey die Douche, electrische, galvanische Erschütterungen, die exzitirende (anregende) Methode des Lebensmagnetismus.

2. Auch hier, zu Anfange wenigstens, und nach dem Rathe der Alten, auch in der Folge in Zwischenzeiten: Brech- Abführmittel: Helleborismus, dabey P(e)ti(t)sanen von saponaceum (Seifen-Bitterlingpilz), Gerstenwasser mit Sauerhonig, kohlesaure und eisenhaltige Mineralwasser, das Eisen überhaupt, die China, die Salbey, der Safran. Kleine Gaben Opium, Vanille, Kaffe, Kardamon, Anis, Fenchel, Zimmt, Calmus, die Naphten, auch Moschus.

3. Aeusserlich reizende und ableitende, rothmachende und blasenziehende Mittel: das Reiben des Körpers mit der Hand, Flanell u. s. w.; das Massiren, wo es thunlich, das Einreiben der Brechweinsteinsalbe auf die abgeschorene Scheitel; oder Scarificationen (Skarifikation=kleiner Einschnitt oder Stich in die Haut zur Blut- und Flüssigkeitsentnahme. A.d.A.) , oder Schröpfköpfe ebendaselbst, und Unterhaltung der Reize durch Cantharidenpulver (Pulver gerieben aus der spanischen Fliege), verhältnismässige Bewegungen der (coxschen A.d.A.) Schwingmaschine, bey unterdrückter Hämorrhoidalanlage, Blutigel am After, nach unterdrückten Hautausschlägen, eingetrockneten Geschwüren: das Zurückrufen derselben, oder analoge Hautreize, künstliche Geschwüre u. dgl.

4. Milde und doch kräftige Diät: Weinmolken; warme Eselinnenmilch, oder Ziegenmilch, warm vom Thiere, leichtes, reizendes Bier, guter, alter Wein: namentlich vom Rhein, leichte gebratene Fleischspeisen. – Viele Bewegung in freyer Luft, Arbeiten, Spiele, Reisen, Bemühung um gesunden Schlaf als die besten Ermunterungsmittel.

5. Alles was psychisch aufregt: lebendige, muntere Gesellschaft, Musik, Spaziergänge, abermals Arbeiten und Spiele; die Erregung lebhafter Affecten und Leidenschaften; die exzitirenden (anregenden) Einwirkungen der Furcht, des Schrecks, und, wo möglich, der Freude.

§ 347 Mittel gegen die Geistesstörungen

Berichtigungsmittel
Erster Art: **Lösungsmittel**
Überhaupt die ableitenden Mittel insbesondere aber: die Hungerkur, die Ekelkur, die Douche, die Schwingmaschine, körperlich anstrengende Arbeiten, als: Gartenarbeiten, Sägen, Holzspalten; Zerstreuungen; als: Versendungen in Aufträgen, Notenabschreiben, überhaupt Anschreiben, Korrekturen lesen, wer es versteht und mag; Durchzählen, Sortiren von Münzen; das Ordnen zerschnittener Landkarten, das Puzzle-Spiel u. dgl, Vergnügungen, Musik, Lectüre, ableitendes Gespräch, schlagenden Rasonnement durch Bonmots, durch Deduction ad absurdum, (Pinel), Spiele, welchen den Geist beschäftigen: Kartenspiele, Schach, Toccatille, Beschäftigung mit Lieblingsgegentänden: Mahren, Zeichnen, Landcharten, Kupferstichen, Naturalien, als Steinen, Pflanzen u.s.w.

Zweite Art: **Bindungsmittel**
Mittel um die „geistige Schlaffheit in Festigkeit", bzw. „Reizlosigkeit in Erregbarkeit"… „verwandeln und potenzieren kann") S. 139f.

a) Gute Kost, Bäder, … , Hautreize, … , das Aussuchen untereinander geschütteter getrockneter

Baumfrüchte, ... ; kurz: Erziehung, gleich der des Kindes, wo rücksichtlich der Uebungen das Geschlecht beachtet wird. Die Belohnungen und Strafen nach der Empfänglichkeit, den Neigungen der Individuen nicht zu vergessen.

§ 348 Mittel gegen Willensstörungen oder Richtungsmittel

Erste Art: **Bändigungsmittel**
Hierher gehören die unter der Rubrik: Beschränkungsmittel, angegebenen Verfahrungsweisen, also: Entbehrungen aller Art, geringe Kost, anstrengende, erschöpfende Arbeiten, Züchtigungen, die verschiedenen Arten und Grade des Festhaltens, moralische Strafen, und wo alle Uebrige nicht fruchtet: die Drehmaschine.

Zweite Art: **Ermuthigungsmittel**
Belebende, stärkende Arzneymittel, gute Kost, warme Bäder, Aufenthalt in freyer Luft, in angenehmer Gegend, freundliche, milde, humane Behandlung, Aufregung der Neigungen, der Thätigkeit, durch Spiele, anlockende, anziehende Gegenstände; Musik, Schauspiel, Reisen, überhaupt: kleine aber zunehmende Kraft-Übungen zur Erweckung des Selbstvertrauens und der Selbstbestimmungsfähigkeit.

§ 349 Unterarten der Mittel formeller Behandlung

Da eine direkte Wirkung nicht immer möglich ist, muss man sehen, dass auf Umwegen, durch vermittelnde Einflüsse andere Energien wirke[n]

Vermittelnde Beruhigungs-Weisen
Es wird durch den Geist und den Willen des Kranken auf das exaltirte Gemüth und die dadurch erregte Phantasie gewirkt. [...] ; z. B. der Apparat von glühendem Eisen, wodurch es auch dem Verfasser dieses Lehrbuchs einmal gelang, eine, wenn auch vorübergehende, völlige Besinnung herbeyzuführen.

Nachgeahmter Blitz und Donner. Ein ganz finsteres todtenstilles Gewölbe, oder auch ein übertäubendes Geräusch an einem finstern Orte, wie etwa in den Tiefen einer Wasserkunst. Schläge von Schwärmern, Pistolenschüsse u. s. w. **Wir fügen den Rath hinzu: den Kranken im Finstern Schläge aus electrischen, galvanischen Batterien zu geben.** *Dann das Reilsche Theater; wo wir ihn selbst nachzulesen bitten.* **Man muss alles versuchen.** *Durch Vorstellungen wird der Wille geleitet, und dieser wirkt auf das Gemüth. Ein ruhiges Kind muss man freylich nicht erschrecken, aber ein ungebehrdiges, das sich etwas in den Kopf gesetzt hat, wird durch schreckhafte Eindrücke beruhiget.*

Vermittelnde Ermunterungs-Weisen
Es wird durch den Geist und den Willen des Kranken auf das deprimierte Gemüth gewirkt. [Also Ermunterungsmittel oder heitere Gegenstände] So, sagt man, kurirten die alten Aegyptier Melancholien durch Alles, was Auge und Phantasie reizen kann.

Vermittelnde Lösungs-Weisen
... man suche die Empfänglichkeit des Gemüths rege zu machen durch Gegenstände, durch Eindrücke, die dem Herzen des Kranken theuer sind, ...

Vermittelnde Bindungs-Weisen
... man zeige einem Blödsinnigen eine Birne, einen Apfel, ein Stück Kuchen u. dgl. Und nöthige ihn so sich aufzurichten.

Vermittelnde Bändigungs-Weisen
... Beschämung, Herabsetzung; sodann: Imponiren durch ärztliche Gegenwart, durch angedrohte Strafen.

Vermittelndes Ermuthigungs-Weisen
... Beweise von Güte und Wohlwollen,"

(Nach Heinroth, Lehrbuch der Seelenstörungen, 1818, Art. 346 - 349)

Zu guter Letzt sei erwähnt, dass Heinroth auch **anthropologische Überlegungen** und Verfahren in die Medizin brachte.. Er schrieb darüber ein eigenes Werk mit dem Titel: ‚Heinroth, Lehrbuch der Anthropologie', 1831.

Um diesen Band 7 selbst, welcher mehr eine Übersicht über die Geschichte der Psychiatrie (Irrsinn in der Geschichte) sein soll, als eine Vertiefung in die Materie der Anthropologischen und des Psychischen und um den Inhalt nicht zu sprengen, hier nur ein kurzer Auszug aus seinem anthropologischen Werk.

Im zweiten Abschnitt ‚*Vom Seelen-Leben*' (Lehrbuch der Anthropologie, S. 102 ff.) beschrieb Heinroth seine Vorstellungen, wie das Seelenleben des Menschen sich entwickelt. Seine Ausführungen sind in diesem Zusammenhang interessant und sollen hier daher, als Abschluss zur Heinroth, eine kurze Erwähnung finden.

Im Artikel 46, Titel: ‚**Erste Erscheinung des Seelenlebens in Sinn, Gefühl und Trieb**' beschrieb Heinroth, wie er sich die **Entwicklung des menschlichen Seelenlebens** vorstellte:
‚*Wie aus dem Schoose der Mutter sich das Kind, so entwickelt sich aus dem leiblichen Leben das Seelenleben. Das erstere verhält sich zum letzteren wie der Fruchtbehälter zur Frucht; d.h. als Erregungs- und Ernährungsorgan eines Lebens, das nur seine Basis äusserlich, sein Entwicklungsprinzip aber in sich selbst hat.*

Wie das leibliche Leben aus innerer Einheit sich entwickelt [...], so entwickelt sich auch das Seelenleben aus innerer Einheit gesetzlich bildender Kraft. Die Seele wird nicht von aussen herein, sondern entfaltet sich von innen heraus nach aussen hin.

Die erste Entfaltung des verschlossenen Inneren, gleichsam des Seelenkeimes ist Gefühl, d.h. das sein Selbstinnewerden des zum Werden hervorgerufenen Zeitlebens.

Das Gefühl ist gleichsam der Brennpunkt des gesammten Seelenlebens, und bleibt es auch das ganze Zeitleben hindurch. Es erwacht zuerst als Schmerz auf Anregung eines äusseren Reizes durch den im Augenblicke der Geburt zuerst erwachenden Sinn: den Gefühls-Sinn.'

Dann beschrieb Heinroth die Entwicklung der Gefühle, Sinne und Triebe zur Vorstellung. Diese erfahren dann, so Heinroth weiter, eine Steigerung der Vorstellungen zum Bewusstsein auf seiner ersten Stufe, die er ‚**Weltbewusstsein**' nannte. In einer nächsten Stufe, so Heinroth, erfahre das Weltbewusstsein eine Steigerung zum **Selbstbewusstsein**. Und weiter erfahre es dann eine Steigerung des Selbstbewusstsein zum **Vernunftbewusstsein** und von dort geschehe dann der Übergang zu weiterer Entwicklung des Seelenlebens.

Weiter beschrieb Heinroth dann noch seine Vorstellungen über das **Wesen des menschlichen Geistes**, über die **Entwicklungsgeschichte des Willens** und die **Entwicklung und Ausbildung des Gemüths durch Geist und Willen**. Das Ganze dann, so Heinroth, erfahre eine **Zurückführung aller Seelenentwicklung auf die Basis des Glaubens**. Soviel zu seinen anthropologischen Überlegungen.

Heinroths psychotherapeutischen Ansätze fanden um diese Zeit ein eher schlechtes Verständnis unter anderen Ärzte und bei Behörden. Die Ansichten dieser Psychiker waren etwas zu romantisch, zu religiös und zu moralisch. Bald wird die Gehirn-Anatomie in den Vordergrund treten und die Psychiker an den Rand psychiatrischen Geschehens drängen.

Trotzdem ist zu sagen, dass die Theorien der Psychiker um die folgende Jahrhundertwende zu neuen und revolutionierenden Entdeckungen und Arbeiten eines Eugen Bleulers, Sigmund Freuds und Carl Gustav Jungs führen werden. Sie nahmen sich den vergessenen Quellen der Psychiker um Reil, Heinroth, Ideler und Neumann erneut an.

Anton Ludwig Ernst Horn und die damaligen **Therapiemethoden**

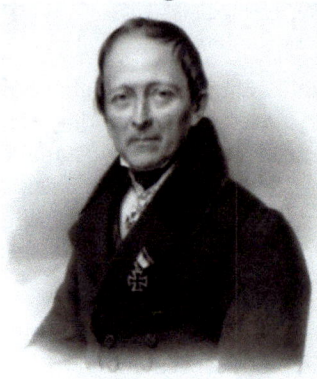

Anton Ludwig Ernst Horn
Fotoherkunft: wikipedia

Königl. Preussischer Hofrat. Zweiter dirigierender Arzt der Irrenabteilung der Charité. Deutscher Psychiater und klinischer Lehrer. Anhänger des Brownianismus. Horn war ordentlicher Professor für Pathologie und Therapie an der med. Fakultät der Charité 1806. Als Physiker wirkte er um die Zeit der Wende zur naturwissenschaftlichen Medizin. Durch einen Todesfall einer Patientin, der Horn vorgeworfen wurde, kam es in Deutschland zum ersten Arzthaftungsprozess.

Geboren: 24. August 1774 in Braunschweig
Gestorben: 27. September 1848 in Berlin

Aus: Wikipedia

Bild https://www.wikipedia.org/
Kupferstich Meno Haas

Horn besuchte das Gymnasium und studierte ab 1794 an der Universität Göttingen, wo er 1797 promovierte. Das Promotionsthema hiess: ‚Über die Wirkungen des Lichts auf den lebenden Körper mit Ausnahme des Sehens'.

Bereits ein Jahr später, 1798, wurde er zweiter Garnisonsarzt in Braunschweig. 1800 Professor der Klinik für Militärwundärzte und bereits 1804 dann ord. Professor der Medizin an der Universität Wittenberg, dann Professor an der Universität Erlangen. Dort lehrte er in der medizinischen Klinik.

Horn war ein Schüler Reils und der galt damals als der ‚deutsche Pinel' und war der Begründer der modernen Neurologie und Psychiatrie. Auch Horn war, wie Reil, ein Brownianist (Vertreter der Theorie des Reizmangels resp. der Übererregung) und musste in der **Berliner Königl. Klinischen Anstalt des Charité-Krankenhauses** mit dem berühmten Arzt Christoph Wilhelm Hufeland (1762-1836) zusammen arbeiten.

Hufeland war in der Charité sein Vorgesetzter und somit erster Arzt der Charité und auch erster Leibarzt des Königs. Hufeland war im Gegenzug zu Horn ein ausgewiesener Naturheilkundler und stand der Schulmedizin (und dem Brownianismus) eher skeptisch gegenüber. Hufelands Hang zur Homöopathie, Akupunktur und zur Wasserheilkunde, aber auch zur Pockenschutzimpfung wiedersprach zwar nicht völlig der Schulmedizin, denn immerhin versuchte er beide Richtungen inneinander zu integrieren.

Zwischen 1806 und 1818 wurde Horn Professor an der Medizinisch-Chirurgischen Militärakademie und zweiter Chef (Sekundärarzt) an der Charité in Berlin. Hier wurde er zum Leiter der ‚Irrenabteilung' ernannt und war zugleich praktisch handelnder Direktor dieser berühmten und zeitweise auch berüchtigten deutschen Irrenanstalt.

Horn war im praktischen Sinne ein sehr kompetenter und erfahrener Arzt, der sich den Irren persönlich annahm und mit ihnen teils täglich verkehrte. Die Charité aber war zur damaligen Zeit Horns in einer geradezu heillosen Verfassung, und zwar in mehrerer Hinsicht, auch in finanzieller, deren schlechte Verfassung jedoch im Hintergrund der napoleonischen Kriege gut zu verstehen ist. Die Charité war durch Napoleon als Lazarett für französische Soldaten und zugleich als Ausbildungsstätte für junge Ärzte bis 1813 beschlagnahmt.

Über die grossen Probleme, mit denen die Charité zu kämpfen hatte, konnte Horn nachlesen in der nachfolgend kurz aufgeführten Schrift Reils: (Reil und Kayssler, Herausgeber des Magazins für die psychische Heilkunde, 1805, Erster Band S. 115-171) , die bereits ein Jahr vor seinem Amtsantritt erschienen war.

Diese Schrift in Form eines periodisch erscheinenden Magazins brachte in den Jahren 1808 bis 1812 verschiedene ‚Beiträge zur Beförderung einer Kurmethode auf psychischem Wege heraus‘.

Langermann (siehe Band 6) hatte bereits Kriterien aufgestellt, wie eine Irrenanstalt eigentlich hätte geführt und eingerichtet werden sollen. Die Charité entsprach diesen Ideen Langermanns in keiner Weise. In seiner Schrift waren Eindrücke aus verschiedenen Irrenanstalten abgedruckt, die Langermann dazu brachten, neue Ideen für das Irrenwesen zu entwickeln und insbesondere auch, wie eine Irrenanstalt in einem moderneren Sinne zu betreiben und z.B. baulich auszustatten sei. Langermann formulierte Ideen sowie für den betrieblichen, wie auch für den wirtschaftlichen Bereich einer solchen Anstalt, inkl. Ideen zu deren guten Rechnungsführung. Die Charité entsprach diesen Ideen nicht.

Sowohl Reil, wie auch Horn werden diese Langermannschen Ideen gelesen und studiert haben. Immerhin gab es also bereits zu dieser frühen Zeit Irrenanstalten, die den Ruf einer vorbildlichen Irrenversorgung verfolgten. Zudem waren schon zu Zeiten Pinels und Esquirols gut formulierte Ideen diesbezüglich in Buchform vorhanden.

Ernst Horn also traf in der Charité mit Amtsbeginn äusserst unwürdige Zustände an. Diese waren von Reil schon ein Jahr vor Horns Amtsantritt formuliert worden.

Reil begann (1805) in oben beschriebenen Buch seine Ausführungen zu den miserablen Zuständen in der Charité mit dem Titel ‚*Mein Besuch bey den Irren und Wahnsinnigen in der Charité zu Berlin*‘ wie folgt: ‚*Ich trat das erste Mal in die Schattenwelt der Nacht, in die wachende Traumwelt, in der man Parthien der Dante'schen Höllen-Vision und der Griechen Ixione, nach abgestreiftem sinnlichen Bilde, in geistiger Wirklichkeit findet'.* (Dantes Inferno, Göttliche Komödie. / Ixion, griech. Mythologie A.d.A.).

,Schattenwelt der Nacht, Traumwelt, Dante'sche Höllenvision'; so schrecklich mussten seine Besuchserlebnisse in der Charité auf Reil gewirkt haben. Tief betroffen absolvierte Reil einen **zweistündigen Besuch** bei zweihundert Irren und Wahnsinnigen, alle auf engstem Raum zusammengepfercht, rechtlos, eingesperrt, unbehandelt, Männer und Frauen wild und konzeptlos durcheinander gewürfelt und ohne jegliche therapeutische Zuwendung und Pflege. Reil war vom Gesehenen seelisch derart erschüttert, dass diese Eindrücke ihn offenbar noch lange beschäftigt hatten und er sie in folgende Worte kleidete:

... *,Das Erste, was mich beim Eintritt in jene Welt ... mächtig ergriff, war das Zusammenwohnen der mannigfaltig Verrückten. ... Wenn irgend etwas die Wiederherstellung dieser Unglücklichen zu bewirken im Stande ist, so sind es natürliche, gesunde Umgebungen.'...*

,Der nur für einen äussern, technischen Zweck abgerichtete Wärter, bietet **(dem Wahnsinnigen)** *in dem einfachen Wirken eines blinden Mechanismus keine nährende Kost an, und der besuchende Arzt, der täglich zwey Mal die Runde durch Zwey Hundert* **(Irre)** *zu machen, auch noch andere, diesem ganz fremde Geschäfte hat, bewegt sich auch nur in der alten Form, es wird der Puls untersucht, es kehren die alten Fragen und alten Antworten zurück.*

Irgend eine Scene des verrückten Schauspiels wird wiederholt, und entweder eine ernste, doch stets dieselbe Ermahnung und Drohung, oder ein Spässchen zur Aufheiterung producirt.' **(S. 133)**

Aus anderen als diesen beiden Elementen, *,Drohung oder Aufheiterung',* bestand die direkte ärztliche Intervention und Therapie zur damaligen Zeit offenbar nicht. Obschon in der Charité selbstverständlich auch **somatische Therapieangebote** zur Verfügung standen, die in die Klassierung der Demütigungen, Bestrafungen und Disziplinierungsmassnahmen eingereiht werden konnten und nun zu Horns Geschichte Anlass gaben.

Weit verbreitet in vielen Irrenhäusern, wie auch in der Charité und auch in weiteren europäischen Anstalten war die **Disziplinierung** (verordnet je nach Gesichtspunkt gemeint auch als ,Therapie') mittels eines warmen, teils mehrstündigen, wenn nicht gar **mehrtägigen Deckelbades** bei konstanten 35 Grad Wassertemperatur. Es gab auch andere ,psychische Therapiemethoden', die auch als ,physische Therapiemethoden' bezeichnet werden können. Je nach therapeutischer Absicht kann ein ,Physiker' dieselbe Methode ebenfalls anwenden.

Auch kannte man das **kalte Schock- oder Sturzbad** in Form von max. 100 Begiessungen aus mit eiskaltem Wasser gefüllten Kübeln und auch die **Zwangsjacken** oder **Zwangssäcke**. Mehr oder weniger wirkungsvoll war das Wegsperren des toben-den, unruhigen Irren in dunkle und kalte **Einzelzellen**, geeignet als eigentliche Verliesse, in denen sich die Erregten von sich aus (und durch die disziplinierende Hungerkur bei Wasser und Brot) zu beruhigen hatten. Mehr zu diesen Therapien weiter unten im ‚Arzthaftungs-Fall' Horn.

‚… Dies gereicht keineswegs der Anstalt zum Vorwurf, denn ich wüsste nicht, was, kleine Nuancen abgerechnet, unter diesen Umständen weiteres gethan werden könnte; auch habe ich in der Charité die Behandlung der Wahnsinnigen nicht alleine ohne Vergleich besser, als man sie in der Beschreibung von Irrhäusern noch zu lesen gewohnt ist, sondern auch vielleicht so gut gefunden, **als sich von einer Anstalt erwarten lässt**, in der die **Aufbewahrung der Wahnsinnigen** nur einen Zweig ausmacht, und die nicht den Anspruch macht, eine psychische Heilanstalt zu seyn.' (S. 133 f. ebenda)

Die Charité machte damals offenbar auf Reil nicht den Eindruck eine gute psychische Heilanstalt zu sein. Eher eine **Aufbewahrungs- und Absonderungsanstalt** für Irre und Wahnsinnige, Idioten und Blödsinnige und für ‚Krätzige'. Reil selbst hatte auch keine Vorschläge oder Ideen, was man da in praktischen Sinne hätte ändern können und beschrieb im Buch auch keine solche. Zwar philosophierte und moralisierte er im Buch. Die Charité als Irrenanstalt funktioniere, so Reil, nicht besser und auch nicht schlechter, ausser in Nuancen, als andere Irrenhäuser auch und war offenbar damals auch nur eine **Verwahranstalt**, worin die Irren aus der Gesellschaft entfernt worden waren und also bei Weitem noch **keine Anstalt mit Ansprüchen auf Heilung**.

Auch wenn Reil hier keine Vorschläge zur Verbesserung dieser reinen Verwahranstalt machte, so sind denn in seinen Beschreibungen der schrecklichen Zustände auch geradezu und selbstredend Lösungen enthalten. Man musste (ganz allgemein) die Probleme erst sehen und formulieren, bevor man Lösungsvorschläge durch sie selbst erhielt und entwickeln konnte. Je besser und analytischer man hin- und nicht wegschaute, umso ergiebiger flossen dann die Veränderungs- resp. Verbesserungsideen.

Strenge und Milde, so Reil, waren in der damaligen Charité mit dem liberalem Sinne gepaart und gemischt. Beispielsweise erhalte der Irre die Begünstigung eines Spazierganges an der freien und frischen Luft nur dann, wenn es sein Zustand erlaube und wenn er sich vorgängig entsprechend auch anständig verhalten habe. Er attestierte der Anstalt – ausser dem Bereich der Ordnung und Reinlichkeit, die miserabel gewesen sein musste – ansonsten einen ‚herrschenden freien Sinn'.

Der Bereich der Ordnung und Reinlichkeit in der Charité befand sich, in Sachen Belüftung der Räume, Reinlichkeit (Hygiene), insbesondere der Abfuhr resp. Entsorgung der menschlichen Exkremente, in einem schwer defizitären und eigentlich völlig unhaltbarem Zustand. Die Irren waren eng zusammengepfercht, hielten sich in kühlen und feuchten und ungelüfteten und dunklen Räumen auf, manche nur auf Strohsäcken gebettet. Ob ihre Nahrung gesund und kräftigend war, lässt sich aus heutiger Sicht bezweifeln, die Insassen waren oft an der Hungergrenze.

Es herrschte damals (1805) in solchen Irrenhäusern eine geradezu orbitante **Ansteckungsgefahr für bakterielle und virale Infektionen oder Krankheitserregern durch Parasiten und Pilze,** an denen viele Insassen starben. Diese führte zu etlichen tödlich verlaufenden Krankheiten führen und es wäre heute interessant zu erforschen, wie viele Irre zur damaligen Zeit nicht an ihrer primären, psychischen Erkrankung starben, sondern an solchen sekundär erworbenen Ansteckungskrankheiten, gepaart mit Unterernährung. Zu späteren Zeiten etwa brach die Tuberkulose sich in Spitälern und Anstalten bahn und forderte ihren Tribut.

Um nur einige dieser Krankheiten aufzuzählen: Diarrhoen (Magen-Darm-Krankheiten), Lungenkrankheiten wie Tuberkulose, die man irrtümlich je nach Region auch als Lustseuche, Lungenschwindsucht oder fälschlicherweise sogar als Franzosenkrankheit bezeichnete. Weitere ansteckende Krankheiten waren der Keuchhusten, die Influenza (Grippe), aber auch Hautkrankheiten (Dermatosen) wie Furunkeln, Abszesse, Herpes, Warzen, Wundrosen, Fusspilze, aber auch Masern, Kopfläuse und jene ‚Krätze‘, die damals noch als eine Haut- und Geschlechtskrankheit galt (Syphilis, Gonorrhoe, Herpes genitalis etc. Die man umgangssprachlich auch als ‚Franzosen‘ bezeichnete).

Es waren die Syphilitiker, die in der Charité in die Krätzigenabteilung verlegt wurden und nur durch Gitter von den übrigen Irren getrennt waren! Die Krätze, die wir hier (und heute) meinen, ist aber in der modernen Dermatologie eine ansteckende Krankheit durch die **Krätzenmilbe.** Diese Milben wanderten von Irren zu Irren und gruben sich in deren oberste Hautschichten ein, legten dort ihre Eier ab und verursachten ein heftiges Jucken und bildeten einen Hautausschlag. Auch wenn in der Charité, wie in anderen Irrenhäusern, nicht alle dieser Krankheiten auftraten, war jedenfalls die Gefahr, einer solchen Krankheit ausgesetzt zu werden, sehr gross.

Horns einstiger Lehrer Reil beobachtet bei der Visite offenbar, dass sich in der Anstalt, neben den Unheilbaren, auch Menschen mit anderen Krankheitsbildern aufhielten, die zufällig keinen geeigneteren Platz in der Welt fanden, in die Charité ausgesondert und aus der Gesellschaft entfernt worden waren. Es gab damals kein klares und mit der Regierung ausgehandeltes Unterbringungskonzept.

Die Irren wurden darin offenbar ohne die Möglichkeit einer geeigneten räumlichen Trennung allesamt wie in einem amorphen Haufen auf engstem Raum zusammengepfercht, eingesperrt und ausgegrenzt. Reil benannte in seinem Bericht die Armen, die Idioten, die Blödsinnigen wie auch die dummen Epileptiker. Ebenfalls eng zusammengedrängt mit jenen Kranken, die an einer Haut- und Geschlechtskrankheit litten, die man damals fälschlicherweise noch als ‚**Krätzige**‘ benannte. Diese (luetischen und syphilitischen und ansteckenden) ‚Krätzigen‘ gehörten übrigens auch zu den Patienten Horns, der nicht nur Irren-, sondern auch Körpermediziner war und somit auch für andere Patientengruppen zuständig war.

Die Charité war zum damaligen Zeitpunkt also in einem desolaten Zustand, waren doch die Insassen (zumindest was die Irrenabteilungen betraf) in völlig überfüllten Räumen eng zusammengedrängt und erhielten keine eigentlichen, heilenden Therapien. Horn jedoch drängte auf Verbesserungen und führte verschiedene Therapien in die Charité ein.

Den Arzt, die Geistlichen und Beamten sah Reil als die Vormünder über diese armen Irren an und moralisierte ihnen ins Gewissen. Die Irren galten als Bevormundete und Entrechtete. Es waren jedoch nicht die Ärzte, die über die Aufnahme der Kranken in die Irrenanstalten entschieden, sondern, was besonders die Charité anbetraf, ein **beauftragter Inspektor des Armen-Direktoriums**, der die Ökonomie und Verwaltung der Anstalten steuerte. Mit der Medizin hatte dieses Direktorium nichts zu tun. Soviel, als kurze Einfügung, zu Reils Ausführungen, schliesslich befinden wir uns im Abschnitt Ernst Horns.

Die Irrenabteilung der Charité befand sich damals also in einem äusserst schlechten Zustand und Horn war 1806 und somit ein Jahr nach Reils Besuch ihr ärztlicher Direktor geworden und erhoffte sich, moderne Therapieformen in das Irrenhaus einführen zu können. Seine Verbesserungen, die er während seiner Amtszeit in die Anstalt hinein trug, oder vielmehr, teils gegen den Widerstand des Armen-Direktorium, versuchte hineinzutragen, erwiesen sich als sog. eklektisch, d.h., er wählte für die Neuerungen, die er als dringlich sah, jeweils immer die ihm gemäss am besten für eine Lösung passende aus. Was diese Methode immer auch bewirkt hatte, so erreichte er, wenigstens in einem gewissen Masse, die **Gleichstellung der Geisteskranken** im Vergleich zu den anderen Erkrankten der Charité. Dies, so die heutige Wissenschaft, war sein Verdienst.

Horns rund zwölfjähriges Wirken war voller Widerstände. Die Zeit für eine modern geführte Irrenanstalt innerhalb der Charité schien damals noch nicht reif genug gewesen zu sein, als dass Horn tiefgreifende Neuerungen hätte bewirken resp. zeitnah durchsetzen können. So führte er ein Irrenhaus, welches sich auch wie ein solches Irrenhaus benahm.

Wie Horns teils unglückliche Tätigkeit als Chefarzt und Direktor der Irrenabteilung der Charité ihr Ende fand, kann man aus dem **ersten Arzthaftungsprozess Deutschlands** eruieren, welcher Horn nach einem unabwendbaren Todesfall einer weiblichen Irren im Jahre 1811 betraf. Dieser frühe Arzthaftungsprozess führte Horn dazu, sich in einer sog. Rehabilitationsschrift von 1818 zu verteidigen. Dieser erst sieben Jahre nach dem Tod dieser Patientin von Horn verfasste öffentliche Rechenschaftsbericht hiess: ‚(Dr. Ernst Horn: Öffentliche Rechenschaft über meine zwölfjährige Dienstführung als zweiter Arzt des Königl. Charité-Krankenhauses zu Berlin, nebst Erfahrungen über Krankenhäuser und Irrenanstalten, Berlin 1818, Realschulbuchhandlung)‘

Was war geschehen?
Der seit dem Jahr 1806 als Chefarzt der Irrenabteilung der Charité amtierende Ernst Horn wurde im Jahre 1811 in einen aufsehenerregenden Arzthaftungsprozess hineingezogen resp. als Irrenarzt angeklagt, nachdem am 1. September desselben Jahres die 21 Jahre junge Irrenpatientin namens **Louise Thiele** während einer ‚Behandlung‘ Horns verstarb.

Zwischen dem Arztkollegen der Charité Dr. **Heinrich Kohlrausch**, zweiter dirigierender Wundarzt und Geburtshelfer und Ernst Horn gab es bald einmal berufliche und persönliche Reibungsflächen, die sich auch um die richtige Behandlung der Kranken ergab. Antipathien zwischen den Männer mochten dazu ebenfalls Ausschlag gegeben haben. Die Auseinandersetzungen beider Ärzte fanden ihren Höhepunkt dann jedoch in jenem Arzthaftungsprozess, worin Kohlrausch seinem Kollegen vorwarf, die irre Patientin falsch (unsachlich) und unzeitgemäss behandelt zu haben. Horn, dem dadurch eine ‚Criminal=Untersuchung‘ angehängt worden war, trat darauf mit mehreren Beschwerden an seine vorgesetzte Behörde, um sich gegen dessen Anschuldigungen und Aussagen zu wehren. Insgesamt beschwerte sich Horn verschiedene Male über die Eingriffe des Kollegen Kohlrausch in seinen Wirkungskreis, wurde jedoch mit seinen Anträgen stets zurückgewiesen.

Schliesslich nahm Horn sich einen Anwalt zur Seite, einen Herrn **Friedrich Bartels**, Königl. Preuss. Justiz Commissarius und Notarius publikus. Es gab zum Fall Horn die diversesten Untersuchungsakten und Berichte. Die Anschuldigungen gingen in die Richtung, er, Horn, habe seine **Dienstpflicht** in der Charité als zweiter Arzt der Irrenanstalt gröblich **verletzt**, sei zu **niedrigen Gesinnungen** herabgesunken, habe eine **schlaffe Amtsführung** an den Tag gelegt. Man warf ihm **Bestechlichkeit**, **Eigennutz** und sogar **bereichernden Betrug** vor.

Dieser Anwalt, Friedrich Bartels, verfasste eine ‚Rechtfertigungsschrift für den Herrn Doctor Ernst Horn, 1812‘, rund 146 Seiten umfassend, in der er die Anschuldigungen des Klägers namens Heinrich Kohlrausch zerzauste und Horn als ehrenvollen und wissenschaftlich anerkannten Psychiater darstellte. Er, Horn, habe sich als Arzt im königl. Preuss. Irren-Krankenhause seit Jahren sehr verdient gemacht, habe über die ihm aufgetragenen Pflichten hinaus sich zuständig gezeigt und begnüge sich nicht, die Kranken nur im Allgemeinen zu versorgen, sondern habe sich als jemand erwiesen, der bis in die kleinsten Details der Kur sich geäussert habe.

Immerhin wurden in der Berliner Charité, wie wir aus Reils Schrift erfahren konnten, um diese Zeit um die zweihundert Irre gepflegt. Die Irrenanstalt bot sich quasi als Sauhaufen dar. Und trotz dieser hohen ärztlichen Belastung habe es sich Horn zur Angewohnheit gemacht, (wenigstens einzelne) Kranke nicht nur zweimal, sondern gar dreimal pro Tag zu besuchen, obwohl ‚seine Bestallung ihn nur zu einem Besuche verpflichtet' hätte. Es sei, so Anwalt Bartels Bericht, immer wieder dazu gekommen, dass Horn seine Visitationen auch zur späten Abendzeit um 21 Uhr oder gar um 23 Uhr noch durchgeführt hätte.

Diese unternahm er auch um sicher zu stellen, ob die Krankenwärter ihre Schuldigkeit getan hätten und ob sie die von Horn gemachten Verordnungen wirklich korrekt und zuverlässig ausgeführt hätten. Das Wartpersonal war nicht geschult.

Rechtfertigungs-Schrift

für den

Herrn

Doctor Ernst Horn,

Königl. Preuß. Hofrath, ordentlichen Professor der Klinik an der Königl. medizinisch-chirurgischen Militair-Akademie, Direktor der Königl. klinischen Lehr-Anstalt im Charité-Krankenhause, zweyten Direktor des klinischen Cursus, zweyten dirigirenden Arzt des Charité-Kranken-hauses zu Berlin, der Königl. medizinisch-wissenschaftli-chen Deputation im Departement der allgemeinen Poli-zey und mehrerer gelehrten Gesellschaften in Deutschland, Frankreich und in der Schweiz ordentlichen Mitglied.

Nach den Akten verfaßt

vom

Herrn

Friedrich Bartels,

Königl. Preuß. Justiz-Commissarius und Notarius publicus im Departement Eines Hochpreißl. Kammergerichts in Berlin.

1 8 1 2.

Innenblatt des Berichts von Friedrich Bartels

So habe sich Horn als liebevoll dem Kranken zugewandten Arzt gezeigt, der mit Teilnahme und mit viel Liebe sich auch als gutes, vorangehendes Beispiel dargestellt habe. Sein Benehmen gegen die Irren sei menschenfreundlich gewesen und jenes gegen die Krankenwärter rügend, wenn sie seinen Anforderungen nicht entsprachen und beispielsweise einen ruppigen oder gar menschenunwürdigen Umgang mit den ihnen anvertrauten Irren zeigten. Er verlangte von ihnen, die Irren nicht zu schlagen oder sonst wie zu drangsalieren und einen würdigen, menschenfreundlichen Umgang zu pflegen.

Schliesslich sei auch er es gewesen, der das Führen von **Krankenjournalen** eingeführt habe: darin enthalten seien für jeden Irren dessen Geschichte der Krankheit aufgeführt und die Merkmale, die Entstehung (Aetiologie), der Verlauf und die Behandlung des Kranken eingetragen worden. Auch die **Generalberichte der Charité** seien durch Horn genauer und vollständiger ausgefertigt worden, als bislang.

Zudem habe er die teuren ausländischen Arzneymittel ersetzt durch eine Menge einheimischer Mittel, wobei Horn auch eigene Arzneien kreiert habe. Die sog. ‚**Medizinische Polizey**‘ habe er intern verbessert resp. gegen einige Widerstände zu verbessern versucht. So sei ihm ein Verbesserung der Krankenzimmerluft gelungen, in denen es früher teils bestialisch gestunken habe.

Aber auch die bisher immer wieder auftretenden sog. ‚**Lazareth-Fieber**‘, die Ansteckungen unter den Irren, hätten unter seiner Ägide zwar nicht gerade zu existieren aufgehört, seien jedoch merklich zurückgedrängt worden. Gerade diese Lazareth-Fieber, so der Bericht, hätten in der Vergangenheit immer wieder dutzende Hospitalbewohner weggerafft. Bartel sprach in seinem Bericht von mehreren tausend Menschen die Horn, wie in jenen Lazarettbüchern aufgeführt, innerhalb seiner über sechsjährigen Amtszeit *‚gerettet und geheilt‘* habe.

Erinnert an die Aussagen Reils, wonach es in der Charité an Ordnung und Reinlichkeit bereits vor der Zeit Horns gemangelt habe, seien gerade die Krankenzimmer endlich ungleich reinlicher anzutreffen. Die Kranken würden sorgfältiger und humaner behandelt, seit Horn im Amte sei, so Bartels.

Ausführungen zur ‚**Medicinischen Polizey**‘:

Unter diesem Begriff versuchte man u.a. auch eine Verbesserung im Gesundheitswesen für ein jeweiliges Territorium zu erreichen. Man kannte sie nicht nur im Berliner Preussen von damals, sondern beispielsweise auch in Wien. Man versuchte damit die Gesundheit des Volkes zu verbessern, aber auch um Ordnung in den Medizinmarkt zu bringen. Die ‚Medicinische Polizey‘ betraf somit folgende Heilergruppen: Ärzte, Wundärzte, Hebammen und Apotheker. Sie ordnete auch den Umgang mit Epidemien. Es ging also um hygienische und sozialmedizinische Reformbestrebungen, die damals sehr nötig waren.

Literatur: Johann Peter Frank ‚Medicinische Polizey‘, 4 Bände, 1788

Horn habe als Arzt sogar **eigene Medizinalmittel** hergestellt und angewandt, die heilsam seien, habe Arzneien billiger hergestellt, als ausländische Produkte gekostet hätten und somit dem Staate viel Geld eingespart, lobte Bartel Horn weiter.

Daneben habe er in die Charité mehrere neue Heilmethoden und Kurarten eingeführt, die hilfreich waren: Gebrauch von **warmen Bädern zur Entspannung, Schwefelbäder,** heilsame **kalte Sturzbäder** bei ‚hitzigen Fiebern' (Erregten) wie auch **heilende Dampfbäder.** Dazu gehörte auch die Beschaffung und der Einsatz einer sog. **Schwing- und Drehmaschine** (Band 5, ab S. 57). Selbst die Krankenkost sei unter seiner Ägide nahrhafter und schmackhafter geworden.

Neu habe Horn auch eine ‚**chirurgische Wache' am Eingang der Charité** aufgestellt, die die Aufgabe innehatte, schädliche und lästige Besucher fernzuhalten, das Hereintragen von für die Irren schädlichen Speisen zu verhindern und die Irren beim Eintritt zweckmässig zu transportieren und zu platzieren.

Horns Verdienste seien auch ausgewiesen durch die Einführung von mannigfaltigen Beschäftigungen und Übungen der Irren, also das Anhalten der Geisteskranken zu körperlich harten Arbeiten, wie auch zum geistbildenden Lesen oder Vorlesen oder Abschreiben oder Memorieren (Gedächtnis). Nebst der Besorgung einer Drehmaschine, habe Horn auch die Anwendung und den Gebrauch der **Brechweinsteinsalbe,** die Anwendung des **Haarseils,** sogar **Infusionen** und schlussendlich auch die überwachte Anwendung des ‚nützlichen **Sackes'** vorangetrieben.

Horn habe selbst die **Kuhpocken-Impfung** (Mai 1796, Jenner) während seiner Amtszeit in die Charité eingeführt, die die Irren damals wirkungsvoll vor der Pockenkrankheit geschützt hatte.

Ein weiteres Verdienst Horns, so Bartels, sei es gewesen, dass dieser die Irren endlich nach Geschlechtern und nach dem Schweregrad der Gemütskranken eingeteilt und sie möglichst gut räumlich voneinander getrennt habe (Heilbare vs. Unheilbare sowie Epileptiker vs. Gemütskranke). Zudem habe Horn den Gebrauch von Ketten, diverse körperliche Strafen und Züchtigungen abgeschafft und dem Wartpersonal einen menschlichen Umgang mit den Irren abverlangt.

Horn hielt an der Charité, für Ausländer teils unentgeltlich, Vorlesungen über die praktische Heilkunde Irrer, über die Fieberlehre, über Haut und venerische Krankheiten und erteilte auch praktische Ratschläge am Krankenbett. Dies alles, so Bartels, sei nicht selbstverständlich gewesen zu seiner Zeit.

Der Ankläger Horns, der Geheime Rath Kohlrausch, *‚schrieb am 2. September 1811 an den Herrn Staatsrath Langermann, dass er sich nothgedrungen gesehen habe, sich nach einigen in der Anstalt circulirenden Gerüchten näher zu erkundigen, und beschuldigte den Herrn Dr. Horn,:*

,1. Dass er sich von den Officianten der Anstalt bedienen lasse.

2. Dass sein Kutscher täglich 7 Quart Brandwein aus der Apotheke der Anstalt erhalte, wodurch selbige einen monatlichen Verlust von 17 bis 2 Rthlr. leide, die Nachsicht ungerechnet, die der Herr Hofrath Horn dem Apotheker Genthe erweisen müsse, von welchem es heisse, dass sein monatlicher Aufwand einige mal mehr wie seine Gage betrage, und zu leugnen sey es nicht, dass die Sauf- und Gastereyen, die bey ihm täglich existirten, den Neid und die Aufmerksamkeit des ganzen Hauses erregten.

3. Dass der Herr Hofrath Horn Schuld an dem Tode einer am 1. September 1811 im Sack erstickten Wahnsinnigen, Demoiselle T.... sey, und

4. Dass es am allerschrecklichsten auf der melancholischen Station zugehe, und nur ein Barbar dieses ansehen und dazu schweigen kann, daher selbst der alte Rittmeister Felgentreu, ein abgestumpfter Husar, oft mit Thränen im Auge zu ihm getreten, um ihm ein oder das andere neue Greuel zu erzählen.' (**Rechtfertigungsschrift Bartel 1811, S. 41 f.**)

Horn wurde also vorgeworfen, dass ihm eine Patientin während seiner Behandlung im Sack (und in der Zwangsjacke) erstickt sei. Offenbar musste dieser ‚Unfall' in- und auch ausserhalb der Irrenabteilung der Charité einen grossen Wirbel entfacht haben. Es wurden gleich auch Stimmen laut, dass Polizei-Physiko und Polizey-Officianten die Irrenabteilungen öfters inspizieren sollten um die bei den Besuchen festgestellten Mängel bei der Behandlung der Melancholischen ihren Vorgesetzten und Behörden mitzuteilen.

Es wurden der Rechtfertigungsschrift sog. nummerierte Fol. (Folianten, Folioblatt, Schriftakte) beigefügt um die Sachlage zu verdeutlichen und um Beifügungen in der Anklageschrift zu bezeichnen. Horn holte sich seinen früheren Lehrer Reil zur Hilfe und liess ihn dessen Sicht darlegen (Bartel, S. 98):

‚Reil sagt hierüber in seinem Gutachten Fol. 180. wörtlich folgendes :
Und ich füge noch folgende aus der Geschichte selbst genommene Momente hinzu, aus welchen hervorgeht, dass der Sack selbst dann, wenn man auch zugeben müsste, dass er jemanden ersticken könne, es wenigstens in dem gegenwärtigen Falle nicht gethan habe.

*a) Die T. steckte in der ersten Hälfte in einem doppelten, und in der zweyten, in welcher sie starb, in einem einfachen Sack. Die **Voigt** sagt Fol. 33. aus:*
*dass sie nach einer Stunde ihr den einen Sack abgezogen habe, und die **Scheidling** fand sie schon nur mit einem Sack bedeckt. Fol. 39.*
Wenn man nun auch dem Sack es zumuthen mag, dass er durch Entziehung oder Verderbniss der Luft suffocativisch eingewirkt habe, so müsste er dies zur Zeit seiner Verdoppelung, und nicht spät nachher, als das Hinderniss um die Hälfte vermindert war, gethan haben, wie man einen Waagebalken, der bey dem doppelten Gewicht nicht sinken will, dadurch nicht zum Sinken bringen kann, dass man die Hälfte des Gewichtes wegnimmt.

b) Der Sack hätte die Respiration, da er sie nicht auf einmal ganz aufhob, und einen augenblicklichen Tod verursachte nur geniren, und sie allmählig unterdrücken können. Er hätte also vom Moment zu Moment proportional der Zeit, in welcher, und der Intensität, mit welcher er wirkte, die Lebensäusserungen vermindern müssen. Dies geschah aber nicht; die T. hat fortgeschrien und fortgetobt, und noch nahe vor ihrem Tode zu trinken gefordert.'

In den Sack gesteckt worden war die Verstorbene Irre T. also, weil sie über längere Zeit laut geschrien und getobt hatte und sehr unruhig gewesen war. Gemäss der Rechtfertigungsschrift Bartels (S. 139/140) wurde sie vorgängig zusätzlich noch in eine Zwangsjacke gesteckt, damit sie sich im Sacke, resp. anfänglich in den beiden Säcken, die ihr über den Körper gezogen wurden, nicht stark hätte bewegen und den Sack zerreissen können. Den Zweck eines solchen Sackes umschrieb die Schrift Bartels wie folgt:

, Der Sack dient als Heilmittel bey Wüthend Wahnsinnigen. Der Zweck seines Gebrauchs ist: durch Entfernung aller äussern Gegenstände die Wuth des Kranken zu mässigen, ihn zu beruhigen, und diese Entfernung geschieht durch Entziehung aller äussern Gegenstände, die Wuth des Kranken zu mässigen, ihn zu beruhigen, und diese Entfernung geschieht durch **Entziehung des Lichts, welche wiederum durch ein Stück am obern Ende befestigte Wachsleinwand bewirkt wird.** *Denn ein Rasender wird durch das Tageslicht und durch die ihn umgebenden äussern Gegenstände nur noch mehr gereizt. Die Entziehung dieser Gegenstände wirkt also entgegen gesetzt auf ihn, und er wird dadurch beruhigt."*

Der Sack wird nun dem Kranken über den Kopf und ganzen Körper gezogen, und an den Füssen zugebunden. Er ist, wie schon erwähnt, so weit, dass man sich in demselben ausdehnen, und nach allen Seiten sich bewegen kann, und dies zu verhindern, braucht man daher noch die sogenannte Zwangsjacke d. h. eine Bekleidung von Leinwand mit langen Ärmeln, die hinten zugebunden, die Bewegung der Arme verhindern soll, und auch wirklich verhindert. **Die Wachsleinwand am obern Theile des Sacks reicht zwar über das ganze Gesicht; da derselbe aber einen weiten Umfang hat, so wird die Respiration dadurch keinesweges und umso weniger gehemmt, als die Qualität dieser groben Leinwand von allen Seiten Luft durchlässt.**

Eigene öftere Erfahrungen haben mich nicht nur die völlige Unschädlichkeit dieses Mittels gelehrt, sondern auch seine grosse Nützlichkeit bewährt, indem der Kranke jedesmal beruhigt verlassen wurde, und so öfters dem Arzt den sichern Weg zu seiner Heilung gebahnt hat. Ich kann daher mit voller Ueberzeugung die Unmöglichkeit, in einem solchen Sacke (wie der in der Charitégebräuchliche ist) zu ersticken, behaupten. (Bartels, S. 139)

Aus heutiger Sicht bietet sich das Anbringen eines Wachstuches als bedenklich an, verhindert die Wachsschicht doch nicht nur den Lichteintritt, den man sich damals zur Beruhigung der T. wünschte, sondern erschwert durch die wächserne Beschaffenheit vermutlich auch deren Luftdurchlässigkeit, die man sich sicherlich nicht erhoffte. Die gute Luftdurchlässigkeit, so wird darüber geschrieben, sei jedoch im

Falle der T. weiterhin unproblematisch gewesen, da der Sauerstoff andernorts in den Sack eingedrungen sei. Zudem, so argumentierte man, sei der T. anfänglich sogar zwei Säcke über den Körper gezogen worden und sie sei erst gestorben, als sie nur noch in einem Sacke lag.

Ob von den vier oben aufgeführten Anschuldigungen der Punkt 3: *3. Dass der Herr Hofrath Horn Schuld an dem Tode einer am 1. September 1811 im Sack erstickten Wahnsinnigen, Demoiselle T.... sey, und...* ' wirklich der wichtigste und folgenschwerste gewesen war, lässt sich anhand der anderen Anklagepunkten im Nachhinein nur vermuten, denn auch die übrigen Anklagepunkte mochten die Reputation Horns in Zweifel ziehen.

Immerhin kolportierte man im letzten Punkt, dass es auf der melancholischen Station am allerschrecklichsten zugehe. Damit war die Türe auch geöffnet für eine Überprüfung der **psychiatrischen Praktiken** in der Melancholie Abteilung der Charité. Gepaart mit dem Vorwurf der Erstickung durch unsachgemässe und barbarische Therapien wurden dadurch diese üblichen psychiatrischen Praktiken selbst zum Untersuchungsgegenstand.

Horn sah sich durch den Ankläger Kohlrausch und dessen vier Anklagepunkte wesentlich um seinen *,Amts-Credit'* gebracht und forderte daher eine *,entschiedene Genugthuung'*. Immerhin basierten auf Kohlrauschs Anklage nur *,in der Anstalt circulirende Gerüchte'*. Offenbar hatte der Ankläger selbst keine tiefere Kenntnis von dem Fall T., sondern reagierte auf zirkulierende Gerüchte. Vermutlich hatte Kohlrausch auch keine persönliche Kenntnis von den ,schrecklichen Zuständen' in der Irrenabteilung der Charité und insbesondere von deren Therapiemethoden. Diese barbarischen Therapie- und Besänftigungsmethoden wie auch die Bereicherungsvorwürfe jedoch mussten ihm von die Anklagepunkte zutragenden Personen bekannt gewesen sein.

Am 8. September 1811, so weiter die Ausführungen Bartels, hatten die Anschuldigungen Anlass dazu gegeben, die bereits begrabene und in Verwesung übergegangene Leiche der T. wieder ausgraben zu lassen, um die Ursachen ihres Todes zu ergründen *,bey welcher Untersuchung, auf den Antrag eines Verwandten der Verstorbenen, der Herr Geheime Rath Kohlrausch zugezogen wurde'*. (S. 47 ebenda)

Bartel führte div. Gegenargumente und Wahrheiten ins Feld, um die einzelnen Anklagepunkte zu zerlegen und um ihnen entgegenzutreten. Auch anatomisch-pathologische Gutachten der die Leiche sezierenden Ärzte werden bemüht, aber kein Befund deutete in der Folge eindeutig und entschieden auf einen Erstickungstod der Verstorbenen hin. Vielmehr kam nun ins Spiel, dass der Tod der T. durch einen Schlagfluss ausgelöst worden sei.

Der Schlagfluss (Apoplexie) kam erstmals in Bartels Ausführungen auf Seite 84 ins Spiel und wurde von weiteren Ärzte ebenfalls als Todesursache vermutet.

> ‚Fol. 149. 151. der Untersuchungs- Akten.
> Der Obermedizinalrath und Stadtphysikus D. von Konen, (schon bey der vorläufigen Nachfrage zur Erstattung eines Gutachtens aufgefordert) erklärte annehmen zu können, dass die T. am Schlagfluss durch Erstickung ihren Geist aufgegeben habe.‘

Weiter unten wird ausgeführt:

> ‚Bey der T. fand gerade das Gegentheil statt, welche ganz kurz vor ihrem Tode laut und fortdauernd schrie. Endlich geht auch aus ihrer Krankheitsgeschichte, aus ihrem Benehmen, und selbst aus der Section der Leiche hervor, dass sie sich keinesweges in einem körperlichen Zustand befand, welcher die Action des Athemholens überhaupt erschwerte.
> Denn, wer wie sie mehrere Wochen hintereinander, und noch bis zum Augenblick der tödtlichen Lähmung und des Schlagflusses in einem **fortdauernden Paroxysmus der Raserey** mit der stärksten Stimme schreyen kann, von dem kann man nicht behaupten, dass seine Lunge sich in einem geschwächten Zustande befund, der den Gebrauch des Sackes contraindicirte.‘ (S. 88 ebenda)

Auch die beiden Wärterinnen wurden vernommen, die die verstorbene T. vor ihrem Ableben betreut und begleitet hatten. Reil sagte darüber (S.98):

> a) Die T. steckte in der ersten Hälfte in einem doppelten, und in der zweiten, in welcher sie starb, in einem einfachen Sack.
> Die **Voigt** sagt Fol. 33. aus:
> dass sie nach einer Stunde ihr den einen Sack abgezogen habe, und die **Scheidling** fand sie schon nur mit einem Sack bedeckt. Fol. 39.
> Wenn man nun auch dem Sack es zumuthen mag, dass er durch Entziehung oder Verderbniss der Luft suffocativisch eingewirkt habe, so müsste er dies zur Zeit seiner Verdoppelung, und nicht spät nachher, als das Hinderniss um die Hälfte vermindert war, gethan haben, wie man einen Waagebalken, der bey dem doppelten Gewicht nicht sinken will, dadurch nicht zum Sinken bringen kann, dass man die Hälfte des Gewichtes wegnimmt.
>
> b) Der Sack hätte die Respiration, da er sie nicht auf einmal ganz aufhob, und einen augenblicklichen Tod verursachte nur geniren, und sie allmählig unterdrücken können. Er hätte vom Moment zu Moment proportional der Zeit, in welcher, und der Intensität, mit welcher er wirkte, die Lebensäusserungen vermindern müssen. Diess geschah aber nicht; die T. hat fortgeschrien und fortgetobt, und noch nahe vor ihrem Tode zu trinken gefordert.
>
> Fol. 39. der Untersuchungs - Akten.
> c) Als sie ruhig wurde, band man den Sack auf, und fand sie fast (also noch nicht ganz) leblos; sie wurde ins Bette gebracht, und zuckte selbst im Bette noch einigemal und verschied dann erst.‘

Weiter mit den Ausführungen Bartels. Es wurde festgestellt, dass die T. nicht erstickt wurde, sondern am Entweichen des Lebens-Prinzips starb, an einer Lähmung des Gehirns, also am Schlagfluss. Die T. habe an einer Tobsucht gelitten, welche sehr häufig durch Schlagfluss enden würde. Die Tobsucht nahm bei ihr in den letzten Lebenswochen noch zu und sie wurde immer stärker von dem Gefühl der heftigsten Angst gepeinigt, sodass sie mehrere Wochen hintereinander mit lauter Stimme rief und schrie.

,Abgemagert und entkräftet kam sie in die Charité, mit einem Gesichte, auf welchem ein innerer Kummer ruhte, und wahrscheinlich machte diese Translocation aus dem älterlichen Hause, in ein Tollhaus, einen neuen Angriff auf ihr depotenzirtes Gehirn. Hier dauerte ihre Exaltation nicht allein fort, sondern stieg höher, sie wehklagte, tobte fort, schrie, schlief des Nachts nicht, und wollte am Tage keine Nahrungsmittel zu sich nehmen.' (S. 113)

Die Einlieferung der verstorbenen T. ins Tollhaus bewirkte, gemäss diesen Zeilen, einen weiteren Angriff auf ihr depotenzirtes Gehirn, sprich, die Geschehnisse mussten ihr derart zugesetzt haben, dass sich ihr Zustand durch die Einlieferung in die Psychiatrische selbst zusätzlich noch verschlechtert habe. So schrieb Reil in Fol. 176, man habe die T. anfänglich mit warmen Bädern behandelt, die jedoch nichts halfen, dann mit Brechmitteln behandelt, weiter mit einem Haarseil im Nacken zur Raison bringen wollen. Auch habe man sie mit kalten Übergüssen therapiert und sie sei auch mittels einer Zwangsweste therapiert worden, wobei sich ihr Schreien trotzdem immer weiter fortsetzte, bis sie in den besagten Sack gesteckt worden sei.

Horn äusserte sich über seine Therapiemethoden in seiner eigenen Rechtfertigungsschrift. Die Anwendung des Sacks zur Beruhigung zählte er nicht zu den **heroischen Mitteln**. Dies kam auch in seiner Aussage zum Ausdruck. Er sagte in Fol. 170 (Bartel, Rechtfertigungsschrift, S. 128):

,Ist dieser Sack vielleicht ein heroisches, ein fürchterliches, ein an sich bedenkliches Mittel, bey dessen Anwendung, zur Verhütung der Gefahr, vielleicht grosse Vorsichts-Maassregeln nothwendig sind, und wenn diess ist, waren diese vielleicht hier vernachlässigt?

Weder das Eine, noch das Andere ist wahr. Nur ein Laye kann darüber ein anderes Urtheil fällen. Die Anlegung des Sacks, selbst eines doppelten, und dreyfachen kann ohne alle Gefahr geschehen; ja sie ist es gerade, welche die Gefahr verhütet, **die es dem Kranken unmöglich macht, sich und Andern zu schaden**, da der Kranke verhindert wird an dem freyen Gebrauche seiner Glieder, da er dadurch gezwungen wird, da ruhig liegen zu bleiben, wo man ihn hinlegt, wobey nicht bloss die Entziehung des Lichts ihm nützt und ihn beruhigt, sondern auch die Empfindung des genirten Liegens auf plattem Fussboden, die Anfälle von Wuth bricht und mässigt, seinen heftigen Actionen Schranken setzt, und ihn oft so glücklich zum Selbstbewusstseyn zurück führt. ...'

Horn verteidigte seine Reputation als Arzt, seine Therapiemethoden und auch den Ärztestand u. a. damit, dass man einem anerkannt zuverlässigen, vorsichtigen und erfahrenen Arzte die Wahl der Therapiemittel und Therapiemethoden seiner eigenen und besten Überzeugung selbst überlassen müsse. Abweichende Meinungen von unwissenden und unerfahrenen Laien könnten nicht zur Richtschnur werden, denn es sei gewiss, dass die in Irrenanstalten gebräuchlichen Therapiemethoden die Unterstützung des gemeinen und in psychiatrischen Belangen unerfahrenen Volkes **nicht** erhalten werde. Diese Aussagen seitens Horns konnte man als Angriff auf dessen Kläger Kohlrausch betrachten.

Horn äusserte sich konkret über bestimmte Therapiemethoden, die seiner Meinung nach vom Volk, resp. von Laien nie verstanden und akzeptiert würden. So würden Laien niemals jene Therapien gutheissen können, die damals in Gebrauch z. B. die **absichtliche Erregung des Schmerzes oder andere widrige Empfindungen**, wie etwa den Ekel, erregen wollen. Hierzu erwähnte er besonders die z. B. durch die **Brechweinsteinsalbe** induzierten Kopfgeschwüre, welche imstande waren, bis zum Knochen des Schädels zu dringen.

Er erwähnte auch das **Haarseil**, welches bei Unruhigen im Nacken angelegt wurde.

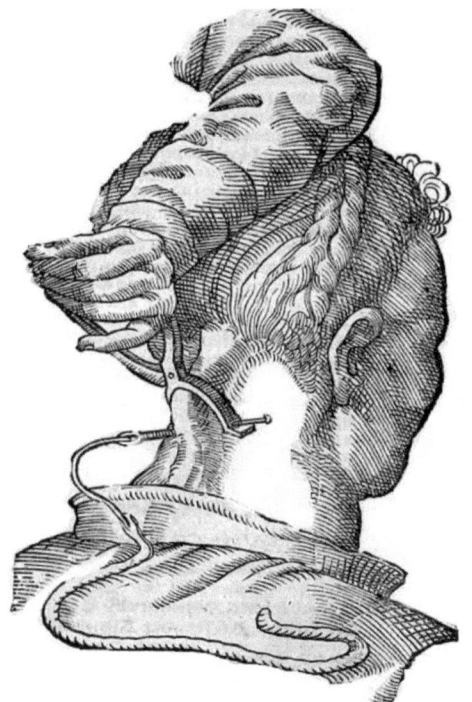

Mit der Behandlungsform des Haarseiles bekam es Demoiselle T. in der Berliner Charité unter Horn zu tun.

Diese Therapiemethode wurde ab ca. dem 16. Jahrhundert in weiten Teilen Europas zur Behandlung z. B. gegen Epilepsie, aber auch gegen schwere psychische Störungen angewandt.

Man hob die Nackenhaut an und trieb dann eine glühende Haarseil**nadel** durch die Hautpartie, ohne Nervenbahnen zu zerstören. An der Nadel hing eine Schnur aus Seide oder Rosshaar. Nach einigen Tagen bildete sich Eiter, den man dann ableitete.

Aus: Guilhelmi Fabricius Hildanus, Wund-Arznei, 1652, Verlag Beyers, Frankfurt, Haarseil, S. 42

Humoralpathologisch und im Sinne der Vier-Säfte-Lehre dachte man, die Ableitung (Derivatio) böser Säfte aus dem Gehirn und Kopfbereich führe eine Genesung des Leidens resp. einen Reinigungsprozess herbei. Es bestand die Gefahr einer bösartigen bakteriellen Infektion (Abszess).

Ebenso dachte man beim Anlegen einer sog. **Fontanelle** (künstliches Geschwür). Man legte in eine Wunde z. B. etwas Reizendes um eine eitrige Infektion zu erzeugen. Auch hier dachten die Ärzte, dass verdorbene Säfte, die ihrer Meinung nach zum Irresein geführt hatten, aus dem Körper ausgeleitet werden müssten.

Im weiteren erwähnte er das Rotieren auf der **Drehmaschine,** *,wobey die Luft vergeht und die Gefässe des Auges mit Blut unterlaufen'*. Eine solche Drehmaschine war durch die Initiative Horns in der Charité eigens angeschafft worden. Die Therapie durch die Drehmaschine galt damals als fortschrittlich, war in Irrenanstalten verbreitet und deren Anwendung galt therapeutisch als modern und erfolgreich.

Ebenso wie diese Drehmaschinen nicht gutheissen würde das Volk auch die damals therapeutisch und disziplinarisch verordneten **Hungerkuren**, wobei Hunger zur damaligen Zeit bei vielen Irren in der Charité nichts Aussergewöhnliches war, gerade für Patienten dritter Klasse, die ein tieferes Kostgeld zu bezahlen hatten. Aber Hungerkuren wurden vom Arzt auch therapeutisch und nicht nur disziplinarisch verordnet.

Auch das **Begiessen des nackten Körpers mit 50, 60 oder gar mit 100 Eimern eiskalten Wassers** war damals durchaus üblich und galt ebenfalls als eine erfolgversprechende Therapie. Auch hier sind heute die damaligen therapeutischen Absichten nicht einfach zu erklären.

Immer wieder praktiziert wurde auch die **Moxibustion**: Bei ihr handelt es sich um das schmerzliche Verbrennen bestimmter Hautpartien mit Brennzylindern, auch zum Zwecke der Erzeugung einer eiternden Stelle.

So verteidigte Horn, resp. Bartel auch **die Anwendung des Sackes** und **der Zwangsweste**, wie auch **das Stürzen ins Wasser und das Untertauchen, das Aufziehen am Stricke, die Cox Schaukel, das glühende Eisen, Stockschläge, die Autenrieth'sche Maske** und **die Hungerkuren** etc. als Disziplinierungs- und Therapiemittel und meinte, es wäre thöricht, zu verlangen, dass alle diese trefflichen und durch lange Erfahrung als höchst wirksam bewährten Mittel in den Irrenhäusern nicht angewendet werden dürften. Einzig das Prügeln der Irren sowie die unautorisierte In-Ketten-Legung verbot Horn dem Wartpersonal vehement.

Horn trat dem Vorwurf, dass Louise Thiele in besagtem Sack erstickt sei, entschieden entgegen. Man holte verschiedene medizinische Gutachten ein, z. B. auch einen ‚**Obductionsbericht**' und besprach resp. erörterte versch. medizinischanatomische Fragestellungen. Das Ableben einer seiner Patientinnen musste Horn offenbar sehr mitgenommen haben.

Schlussendlich kam man zum Schluss, dass die T. am Schlagfluss und nicht an einer Erstickung verschieden sei. Man führte eine **Apoplexia sanguines** als Ursache ihres Todes ins Spiel, begründete dann jedoch eher eine **Apoplexia nervosa** als Todesursache und meinte, dass die T. an einer schnellen **Erschöpfung** resp. an einer **Verzehrung der Lebenskraft** des vom Gehirn ausgehenden Lebensprinzips gestorben sei. Eine damals gängige Formulierung.

Hofrath Horn hatte die T. also nicht *‚zweckwidrig, sondern vollkommen schulgerecht, und nach dem Vorbilde unserer besten Muster behandelt!'* (Bartels, S. 133)

Daraufhin wurde Horn durch das Berliner Kammergericht freigesprochen. Horn war somit rundum von allen Vorwürfen entlastet. Ein von seinem Lehrer und Freund Reich erstelltes Gutachten erhielt bei der richterlichen Entscheidung ein sehr grosses Gewicht. Kohlrausch wurde darin gar getadelt und verliess daraufhin die Charité.

Trotzdem war Horn seines Sieges nicht froh, denn dieser Gerichtsprozess resp. die brachialen therapeutischen Angebote in der Charité wie auch der Tod der Demoiselle T. wurden immer wieder zum Thema in Zeitungen. Die Konfliktparteien tauschten des Öfteren sog. **Rechtfertigungsschriften** untereinander aus. Bereits erwähnt wurde Horns: ‚Oeffentliche Rechenschaft über meine zwölfjährige Dienstführung als zweiter Arzt des Königl. Charité Krankenhauses, 1818', die er allerdings erst sieben Jahre nach dem Tod von Louise Thiele veröffentlichte.

Im selben Jahr, 1818, gab Horn bekannt, dass er bereits im Februar um seine Entlassung aus seinem Amt gebeten habe und seine Majestät, der König seinem Ansuchen dann im September entsprochen habe.

Aus Horns Ausführungen in besagtem Rechenschaftsbericht seien abschliessend hier noch einige Passagen erwähnt, die die damaligen Therapien näher zu Beleuchten imstande und hier von Interesse sind. Man findet diese Passagen ab dem Elften Abschnitt in Horns Rechtfertigungsschrift.

Die Frage, ob das Stecken in einen Sack als physikalisches Heilverfahren zulässig und auch heilsam sei, beschäftigte die damalige Zeit. Es handelte sich beim Bericht Horns um eine grössere Publikation zur Psychiatrie und zu ihren therapeutischen Verfahren und sind äusserst interessant.

Horn hatte in der Führung einer Irrenanstalt sowie innerhalb der zeitgemässen Therapiemethoden eine grosse praktische Erfahrung. Ein Vergleich mit Autenrieth, Reil oder Langermann (auch Heinroth und Haindorf) zeigt, dass Horn über eine viel komplexere klinische Erfahrung mit den Geisteszerrütungen resp. auf dem Feld psychiatrischer Krankheiten verfügte.

Horns öffentlicher Rechenschaftsbericht ergibt für heutige Geschichtsinteressierte ein breites Spektrum psychiatrischer Praxis und psychiatrischen Denkens. Er enthält nicht nur brisante Details über das Berliner Charité-Krankenhaus um diese Zeit wie etwa über den Zweck dieser Anstalt, über die darin arbeitenden Ärzte und Wundärzte, Chirurgen und Subchirurgen, Ober-Inspektoren, Ökonomie-Inspektoren und Hausväter (Kap. I), sondern geht auch ein auf seine ihm vorgesetzten Stellen, wie etwa das königl. Armen-Direktorium, mit dem es nicht sonderlich harmonierte und das für die Finanzen zuständig war.

Im Bericht ging Horn auch ein auf die kriegerischen Umstände mit dem napoleonischen Frankreich, erläuterte die Aufgaben des Königl. Ministerium des Krieges und auch über das Militär-Medizinal-Wesen der Königl. Preussischen Armee.

Er besprach die Ausgaben und Einnahmen der Anstalt, die Verletzungen der Finanzen durch die Kriege und ging auch ein auf die Schulden und Übelstände, die daraus entstanden waren. Im vierten Abschnitt erläuterte Horn die Umstände, die bei seinem Dienstantritt im Oktober 1806 in der Charité herrschten, insbesondere orientierte er über die Folgen der Unreinlichkeit in der Anstalt und über seinen Kampf und seine Bemühungen, diese drückenden Mängel abzustellen. Auch über seine Bemühungen das Lazarettfieber auszurotten. Hunderte Patienten waren schluss-endlich nicht an ihren eigentlichen Krankheiten verstorben, sondern am grassierenden Lazarett-Fieber. Heute würde man von **Hospitalismus** reden.

Wichtig erscheinen heute auch seine Erläuterungen über das damalige Krankenwärterwesen in der Anstalt, welches sehr schlecht dastand. Insbesondere fehlte Horn für die Ausübung und Überwachung seiner ärztlichen Verordnungen zuverlässiges und geschultes Personal. Bereits zu Beginn seiner Amtsführung musste er dem Personal verbieten, die Irren zu verprügeln oder sie in Ketten zu legen.

Horn ging ein auf die damalige Verköstigung der Kranken, die immer wieder einmal an Hunger leiden mussten, wobei Horn sich in dieser Angelegenheit selbst mit Lob überhäufte, diese Verköstigung der Irren entscheidend verbessert zu haben. Immerhin kämpfte er um einen neuen, besseren ,Speise-Etat', der ihm zwar gelang, aber nur unter finanziellen Widerständen und anhaltenden Schwierigkeiten.

Dann ging er ein auf die Situation der Kranken, die teils als wirre und konzeptlose Haufen zusammengewürfelt auf den Abteilungen ein unwürdiges Dasein fristen mussten. Die Trennung der Patienten in Krankheitsursachen war auch baulich, wie organisatorisch praktisch unmöglich. Grosse Sorgen bereitete Horn insbesondere die andauernde Überbelegung der Anstalt mit Irren, die alle auf engstem Raum wie die Tiere gehalten wurden und sich auch körperlich nicht ausweichen konnten. Er konstatierte der Charité einen grossen Mangel an sog. Rekonvaleszenten-zimmern.

Auch besprach Horn in seinem Rechenschaftsbericht die damals üblichen Arznei-Mittel-Bedürfnisse und die Einsparungen, die möglich wurden durch den Einsatz und Gebrauch einfacher, einheimischer, wohlfeiler und wirksamer Arzneimischun-gen, die er notabene selbst entwickelt und zusammengestellt hatte und den Kran-ken verabreichen liess. Erwähnt werden neue Heilmethoden bei der Behandlung innerer, venerischer, krätziger und Geisteskrankheiten. Die Geschlechtskranken wurden, gemäss Horn leider, zusammen mit Irren usw. auf der gleichen Station gehalten und nur durch Gitter getrennt. Dies ärgerte Horn.

Im neunten Abschnitt nachzulesen sind seine Ausführungen über die Bekleidung der Kranken und Irren in der Anstalt, die Forderungen Horns bezüglich der Er-wärmung und Beleuchtung der Krankensäle und Flure.

Im nächsten Kapitel ging Horn ein auf die Irrenanstalt als solche selbst, über ihre Lokalität, ihren Umfang und über ihren Zweck und insbesondere über die Übel-stände, die in ihr herrschten. Er lobte die Vervollständigung seiner Journal-Führung auf der Irrenabteilung. Schlussendlich ging er ein auf das damals übliche gerichtliche Verfahren in Beziehung auf die Blödsinnigkeitserklärung.

In den Kapiteln XI. und XII. ging Horn ein auf die physischen und psychischen Heil-mittel, insbesondere auf jene Mittel, die das **Gemeingefühl** lebhaft ‚affizieren'. Mit affizieren meinte Horn ‚reizen' und ‚verändern'. Unter dem Gemeingefühl ver-stand Horn quasi ein Allgemeingefühl, das ein Mensch hat. Man könnte es als ein Totalgefühl bezeichnen, welches aus einer Reihe von inneren Empfindungen des Menschen entsprang. (Querschnitt unseres Empfindens)

In einem älteren Gebrauch meinte Gemeingefühl eine Äusserung der Lebenskraft im Bereich der Sinnlichkeit. Das Gemeingefühl ist das Resultat der Einwirkung aller sensibler Nerven auf das Gehirn. Alle Sinnesempfindungen sind Teile dieses Ge-meingefühls.

Eilfter Abschnitt.

Irrenanstalt. (Fortsezung.)

Vervollständigung des Apparats der physischen und psychischen Heilmittel. Mittel, welche das Gemeingefühl lebhaft affiziren. Einführung der Brechweinsteinsalbe. Badekuren. Warme, kalte, Sturz- und Sprizbäder. Drehmaschine. Drehstuhl. Ziehen und Fahren des Wagens. Der Sack, seine Struktur, seine Wirkung und Benuzung. Würdigung der dagegen geäußerten Bedenken. Entscheidung hierüber durch fortgesezte Beobachtungen und Erfahrungen.

Horn. Öffentliche Rechenschaft über meine zwölfjährige Dienstführung, 1818

Horn war der Meinung, dass der ‚geistige Zustand durch den körperlichen so sehr bestimmt wird, dass wir durch Verbesserung des körperlichen Übels das geistige oft zugleich entfernen‘ (ebenda, S. 217). Diese Aussage war wichtig, um seine körperlich orientierte Therapie zu verstehen. Wird nämlich das **somatische** Bedürfnis der Irren nicht entdeckt, so wird mithin die eigentliche Anzeige und das Gesetz für die Wahl der (auf den Körper zielenden) Heilmittel nicht gefunden. ‚Dies Finden des eigentlichen Heilgesetzes wird um so schwerer, je weniger der Kranke über seinen wahren Zustand selbst Auskunft zu geben im Stande ist, und je weniger seine nächsten Verwandten und Freunde hierüber Licht verschaffen können‘ (Horn, Öffentliche Rechenschaft...).

Horn begann seine Ausführungen mit der von ihm immer wieder gemachten Erfahrung über die sog. **Ekelkur** und meinte damit den fortgesetzten Gebrauch von ekelerregenden Mitteln. Durch diese würde eine ständige Übelkeit bewirkt, eine Neigung zum Erbrechen erzeugt und durch die Einwirkung des Gemeingefühls, des allg. persönlichen Gefühls, zeigten sich die ‚herrlichsten Folgen‘ auf den Geisteszustand des Irren.

Durch die häufige **Anwendung von Brechmitteln** bewirkten diese höchst wohltätige Erschütterungen des ganzen Nervensystems und wären in der Lage, die Paroxysmen der Tobsucht zu verkürzen, so Horn, Kongestionen (Blutandrang) zum Kopf zu mässigen und nächtliche Ruhe und Schlaf zu befördern. Paroxysmus meint eine plötzlich auftretende Krankheitssymptomatik von eher kurzer Dauer (etwa ein Tobsuchtsanfall oder epileptischer Anfall).

Die lange und teils noch heute gebräuchliche Alkoholvergällungskur ist eine solche Kur, welche ein Brechmittel anwendet (Medikament: Antabus®). Durch die regelmässige, tägliche Einahme dieses Mittels wird im Falle der Ein-nahme von alkoholischen Getränken eine sog. **Aversionsreaktion** ausgelöst. Wird kein Alkohol konsumiert, wird das Vergällungsmedikament von der Leber wieder ausgeschieden und ohne Zufuhr von Alkohol findet auch keine Vergällungsreak-tion statt.

Damals kam der **Brechweinstein** (Kaliumantimonyltartrat) zum Einsatz (Tartarus genannt), den man bei Irren, aber damals noch nicht bei Alkoholikern einsetzte, um sie mehrere Male hintereinander zum Erbrechen zu zwingen. Eine tödlich verlaufende Vergiftung mit Brechweinstein musste durch eine genaue Dosis ver-hindert werden, denn das Mittel verfügte über eine hohe Giftigkeit. Die **Brech-weinsteinsalbe** wurde in die Kopfhaut einmassiert, resp. eingerieben.

Horn verteidigte und erläuterte verschiedene Modifikationen des ehemaligen **Helleborismus**, insbesondere die Speichelflusskuren, wie auch fortgesetzte Hun-gerkuren in mässigen Graden aber auch die Abgabe von narkotischen und beruhi-genden Mitteln. Im Gebrauch waren zu dieser Zeit noch immer der Aderlass wie auch die Anwendung von Blutegeln oder das Ansetzen von Schröpfköpfen.

Helleborismus:
Bezeichnet die Behandlung von Kranken durch die Einnahme von Helleborus. Es ist eine Vergiftung durch Stoffe, Saponine, die Helleborin enthalten. Eine Helle-borusart ist die Christ- oder auch Schneerose genannt, ein Hahnenfussgewächs. Sie löste Erbrechen aus, Speichelfluss, Koliken und konnte Nerven lähmen. Schon im Altertum gewann man aus der weissen und schwarzen Nieswurz Heilmittel gegen Nervenkrankheiten.

Das Einreiben mit der Brechweinsteinsalbe ‚Ich (Horn) liess Behufs der Anwendung dieses Mittels in den Fällen des Wahnsinns, wo ein starkes Einwirken auf das Gemeingefühl nöthig, wo das Unterhalten einer schmerzhaften Empfindung nützlich ist, um die **Rückkehr zum Selbstbewusstsein** zu befördern, um den Kranken aus seinem geistigen Schlummer zu wecken, und wach zu erhalten, an irgend einer Stelle des Kopfs das Haar, etwa in der Grösse eines Preuss. Thalers, abscheeren, und eine Salbe, die aus gleichen Theilen Fett und Brechweinstein besteht, auf dieser Stelle so lange einreiben, bis mehrere Pusteln hervortreten, die dann aufkommen und, nach dem Auflegen eines Breiumschlages, eine fortgesetzte oberflächliche Eiterung ge-währen.' (Horn, ebenda, S. 221)

Horn verstieg sich im Folgenden, er habe selbst Blödsinnige damit geheilt, zu deren Heilung wenig Hoffnung vorhanden war. Es mag uns erstaunen, dass der

Begriff des Blödsinnigen damals nicht, wie heute, auf eine Intelligenzminderung schliessen liess, sondern auf psychisch kranke Irre, deren Sinne sich als ‚blöd‘ oder ‚dumm‘ oder ‚verirrt‘ oder ‚irrig‘ darstellten. Der Begriff ‚Irre‘ war gleichbedeutend mit ‚Blöde‘.

Interessant waren auch seine Ausführungen zu den Bädern. Nebst der **Säuberung** der oft verschmutzten Irren trat für Horn der Gebrauch der Bäder als Heilzweck in den Vordergrund. Dieser Heilzweck hörte sich jedoch folgendermassen an: ‚(das Bad) *beruhigt und besänftigt die Rasenden; es kühlt den von Blutkongestionen stets heissen Kopf des Kranken, es befördert die Haltung, Folgsamkeit und Ordnung des Wahnsinnigen, es giebt dem Stummen die Sprache wieder, es entfernt das Verlangen deren, die sich selbst entleiben wollen; es führt den stillen Schwermüthigen, der nur für sein Grübeln zu leben scheint, zum Selbstbewusstsein zurück, es richtet den zum Blödsinn Geneigten kräftig auf; und lässt sich in manchen Fällen als* **Schreck- und Strafmittel**, *zur* **Erhaltung der Ordnung und Ruhe**, *trefflich benutzen.‘* (S. 224)

Nebst der Säuberung des Patienten und des erhofften therapeutischen Nutzens des Wassers galt die Indikation des Bades also auch als Schreck- und Schlafmittel und der Erhaltung von Ruhe und Ordnung in der Irrenanstalt. Renitente, aggressive und unruhige Irre wurden dadurch gründlich ‚therapiert‘.

Horn optimierte das methodische Baden in lauwarmem Wasser mit **Übergiessungen mittels eiskaltem Wasser**. Die Kaltwasserentleerungen trafen den Kopf der Irren und bestanden aus 6, 8 oder 10 Wiederholungen. Eine Steigerung derselben Praxis geschah mittels der Anwendung von **Sturzbädern mit eiskaltem Wasser**, wobei sich die Eimerzahl auf 30, 40 und sogar 50 steigerte.

Bei der schärfsten resp. härtesten Badekur wurde der Irre in einer leeren Wanne befestigt und so schnell als möglich dann mit bis zu 100, Horn nannte sogar 200 Begiessungen mittels eiskaltem Wasser ‚therapiert‘. Diese Begiessungen erfolgten sowohl auf den Kopf als auch auf den ganzen Leib. Horn Seite 222: *‚Hiermit verband ich häufig die Anwendung des kalten Spritzbades, zu welchem Behuf das kalte Wasser aus einer eigens dazu angefertigten Spritze, durch ein Druckwerk vermittelst eines doppelten Stiefels, schnell gespritzt, und ein starken Strahl desselben auf den Scheitel, den Nacken und Rücken, sowie in anderen Fällen auf den Unterleib und die* **Geschlechtstheile** *des Kranken, geleitet wird.‘*

Und weiter hiess es: *‚Dieser stärkste Grad des Sturzbades, in Verbindung mit dem Spritzbade, bewährte sich vorzüglich nützlich in den Anfällen der Tobsucht, in der* **Mutterwuth**, *in den dem Blödsinn sich nähernden Fällen der Melancholie, wo die Kranken, in sich verschlossen, in einem geistigen Schlummer, die Einsamkeit und den Müssiggang lieben, sich gern verunreinigen, um am liebsten sich selbst überlassen bleiben möchten, so wie in den heilbaren Arten des Blödsinns.‘* (Horn, ebenda S. 222)

Als **Mutterwuth** (Liebeswut oder Liebesfieber) wurde damals eine Störung resp. Psychose interpretiert, die man heute **Wochen- oder Kindbettpsychose** (Manie) nennt. Dies wäre jedoch nicht ganz richtig!

Die Mutterwuth bezeichnete man auch als ‚**Furor uterinus**‘, als höchster Grad des weibl. Geschlechts resp. als übernatürlicher erhöhter Geschlechtstrieb bei Frauen. Man könnte in der Mutterwuth auch eine **schamlose weibliche Geilheit** erkennen, die in den (hysterischen) Wahnsinn auszuarten imstande war. Die Mutterwuth, so damals um 1800, sei die Folge von einer übermässigen Anstrengung des weibl. Geschlechtstriebes und entstünde aus zu häufigem Beischlaf oder mangels eines solchen, aus Entbehrung des gewünschten, aber unbefriedigten Geschlechtstriebes einer Jungfer. Die Mutterwuth galt daher als Geisteskrankheit und trat vermutlich symptomatisch auch als solche auf. Sie wurde damals stark sexualisiert.

Es bleibt schwierig sich heute vorzustellen, dass Frauen, die in der männlich dominierten Gesellschaft um 1800 als ‚geil‘ oder ‚liebesräuschig‘ eingestuft wurden, mit dieser Diagnose ins Irrenhaus eingeliefert und mittels Sturzbädern mit eiskaltem Wasser (an ihren Geschlechtsteilen) therapiert wurden. Und doch war die ‚Mutterwuth, gemäss Horn eine der Indikationen für diese brutale Bädertherapie mittels eiskaltem Wasser. Vielleicht dachte man, dass sich die weibliche Geilheit und Unflat durch die Eiswasser legen und zurückdrängen werde.

Die Mutterwuth kann man durchaus als **psychotisches Geschehen** bei Frauen sehen, die durch ihre erotisch-sexuelle Hingezogenheit zu Männern in eine Art von **Liebeswahn oder Liebestollheit** gerieten und sich in Anzüglichkeit, Distanz- und Zügellosigkeit und im religiösen Sinne als Verlust von ‚Anstand und Moral‘ den Irrenärzten von damals dargestellt hatte. Hauptursache dieses Krankheitsbildes wäre dann jedoch nicht eine sexuelle Luststeigerung aufgrund einer Morallosigkeit, sondern ein psychotisches oder sonstiges psychisch-manisches Geschehen (manische Episode).

Horn fuhr in seinen Ausführungen weiter und referierte über den Gebrauch seiner durch ihn im Jahre 1807 eingeführten Drehmaschine (ab S. 224, ebenda). Die Rede war gemäss Cox jedoch nicht von einer ‚Schaukel‘, sondern von einer Drehmaschine oder von einem Drehstuhl. Darin wurden die Irren nicht sanft geschaukelt, sondern heftig um ihre eigene Achse gedreht, bis sie erbrachen oder sogar ohnmächtig wurden. Allerdings wurde mittels der Cox'schen Swing-Schaukel der Irre nicht geschaukelt, sondern um seine eigene Achse gedreht (swing). Denn durch die nach hinten geneigte Lage des Stuhls geriet beim Schwingen der Kopf des Irren ebenfalls in eine Fliehkraft, die auf das Hirn einwirkte. Daher hiess diese Einrichtung des Cox genau ‚**Cox'swing**‘.

,Im Jahre 1807 führte ich den Gebrauch der Drehmaschine ein, die der erfahrne englische Arzt Cox **(Johann Mason Cox, 1763-1818, Band V ab S. 56)** zuerst bei der Behandlung der Geisteskranken in Gebrauch zog. Unser Apparat ist jedoch von dem des Cox verschieden. Dieser bedient sich einer Art von Schaukel, während unsere Vorrichtung eine Lagerstelle bildet, auf welcher der Kranke, befestigt, mit den Füssen nach dem Mittelpunkte der Maschine, mit dem Kopf nach aussen gerichtet, in horizontaler Lage des ganzen Körpers oder in sitzender Stellung, in schnellen Schwingungen um die Axe gedreht wird. Vermittelst eines Hebels, der von 3 bis 4 Gehülfen gezogen wird, wird das Drehbett in Bewegung gesetzt, dergestalt, dass in einer Minute, je nachdem die Bewegungen rascher oder langsamer vor sich gehen sollen, 40 – 50 – 60 Umschwingungen der Maschine erfolgen'. **(S. ab S. 224 ebenda)**

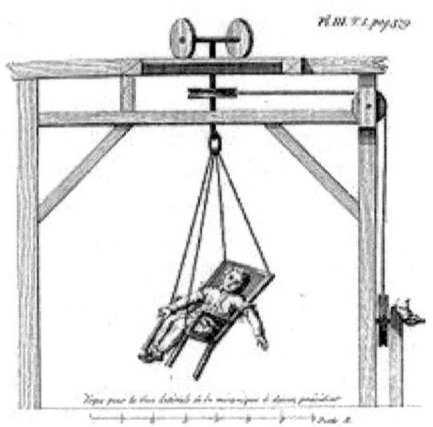

Cox' swing
(Bilder aus: upload,wikimedia.org/wikipedia/commons/f/ff/Cox-Swing.jpg)

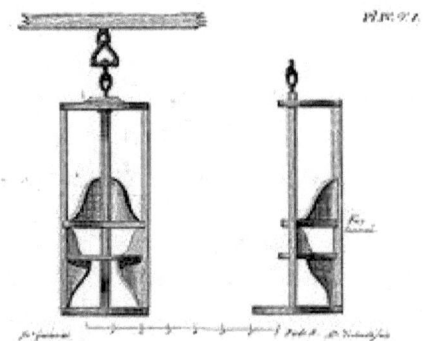

Darwin'scher Stuhl, modifiziert von Hayner.

Der Grossvater Darwin, Erasmus Darwin verwendete diese Idee im sogenannte Darwin'schen Stuhl (Darwins chair). Auch dieser Stuhl wurde in Rotation versetzt.

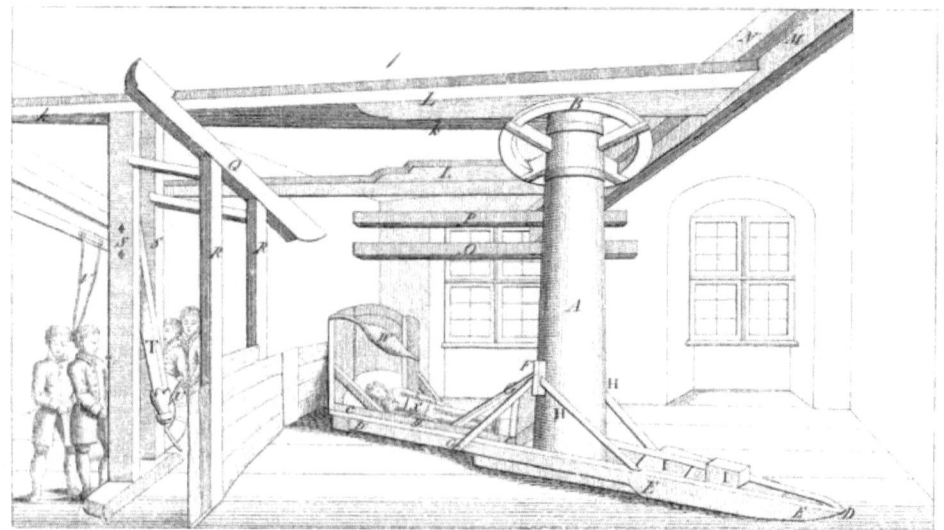

Abb. 1. Aus: Schneider P. J., Entwurf zu einer Heilmittellehre gegen psychische Krankheiten, Tübingen 1824, Taf. I.
Drehbett, 1824 (Bild aus: Die Drehmaschinen in der Psychiatrie, Autor Christian Müller, Zeitschrift Gesnerus, Swiss Journal of the history of medizine and sciences, Band 55, 1998)

Das Drehbett Horns in der Charité, welches er 1807 anschaffen liess, mochte gemäss Zeichnung ungefähr so ausgesehen haben. Die Anschaffung war sehr teuer. Die Fliehkräfte darin waren enorm. Angeblich wurden Flieh- resp. Beschleunigungskräfte bis zu **5 G** erzeugt. Im Gegensatz zu den Drehstühlen musste der Irre darin jedoch liegen. Diese Drehmaschinen wurden bis etwa 1850 angewandt.

‚Die Drehmaschine (das Drehbett) ist seit zehn Jahren in der mit dem königlichen Charité-Krankenhaus verbundenen Irrenanstalt unter die Zahl der Heilmittel aufgenommen, und seit dieser Zeit bei mehreren Hundert Geisteskranken und bei manchem mit vielem Nutzen in Gebrauch gezogen worden.
Die Wirkung dieser Drehmaschine ist zusammengesetzt. Der auf derselben so befestigte Kranke, dass er darin aufrecht sitzt oder horizontal liegt, wird in schnellen Schwingungen um seine Achse gedreht, wobei der Kopf den peripherischen, die Fusse den Zentralkreis umschreibt. Ein gesundes Individuum, welches den Wirkungen dieser Maschine sich aussetzt, kann nicht langer wie einige Minuten das höchst unangenehme Gefühl ertragen, welches durch diese eigentümliche Bewegung hervorgebracht wird‘. (Horn, ebenda. Aus Christian Müller, 1998)

Horn liess sich, wohl aus der Überzeugung geleitet, dass diese Maschinen geradezu Wunder bewirkten, auch noch einen Drehstuhl für die Behandlung der Irren in der Charité anfertigen. *‚Seit einigen Jahren habe ich diesen Apparat noch durch einen Dreh-stuhl erweitert, …‘* (S. 225) **Darin konnte der Irre sitzen. Diese Höllenmaschine konnte günstiger angeschafft werden, benötigte weniger Platz und war vermutlich auch um einiges weniger reparaturanfällig und leichter zu bedienen. Während das Drehbett 3 – 4 starke Männer benötigte, genügte dem Drehstuhl 1 kräftiger Mann. (siehe Zeichnung unten).**

Die Drehungen beim Drehstuhl waren schneller, erreichten, so Horn, pro Minute bis zu 120 Umdrehungen. Dass diese Maschine jedoch nicht nur rein therapeutischen Zwecken diente, bezeugte selbst Cox, sprach er doch in seinem Werk auch von einem Bestrafungsmittel. *(‚So dass kein Bestrafungsmittel unschädlicher und wirksamer ist, als dieses‘.* (Zit. Nach Horn ebenda S. 224, Anhang)

In Horns Gerichtsprozess wurde somit der Gebrauch der Apparate und Mittel als ‚Bestrafungsmittel‘ in den Hintergrund geschoben und das Drehbett wie der Drehstuhl ebenfalls als probates Therapiemittel dargestellt. Genauso wie der Sack keine Bestrafung war, sondern beruhigenden, therapeutischen Zwecken zu dienen hatte.

Horn wohnte offenbar solchen Therapiesitzungen mittels des Drehbettes und des Drehstuhles persönlich bei, beschrieb er doch die Wirkungen dieser Apparate auf die Irren exakt. Die Wirkungen seien offenbar zusammengesetzt und beträfen sowohl das Körperliche wie das Geistige. Er stellte fest, dass die Schwingungen den Irren meist höchst lästig erschienen und sie bereits nach 1 ½ bis 2 Minuten heftigen Drehens von sich aus deren Beendigung verlangen würden. Es entstünde, so Horn, bei den Irren ein lästiges und ganz eigentümliches Gefühl von **Erschütterung des gesamten Nervensystems**, begleitet von heftiger Übelkeit und nicht selten auch von Erbrechen.

Die Erweckung einer widrigen Empfindung, das ungewohnte Einwirken auf das Gemeingefühl des Irren, die Erregung der Furcht aus der Angst vor dieser Höllenmaschine selbst und der Furcht, bei der Schwingung aus ihr herausgeworfen zu werden, würden diese Vorrichtungen in die Klasse der **indirekt psychischen Heilmittel** einreihen.

‚Die Erfahrung hat gelehrt, dass eben diese Wirkungen in vielen Fällen der Geisteskrankheiten höchst wohlthätig wurden. Wüthende Kranke wurden hierdurch gebändigt, stürmische und unruhige wurden zur Folgsamkeit und Ordnung gebracht, arbeitsscheue und träge wurden geweckt und fleissiger‘. (Horn 226)

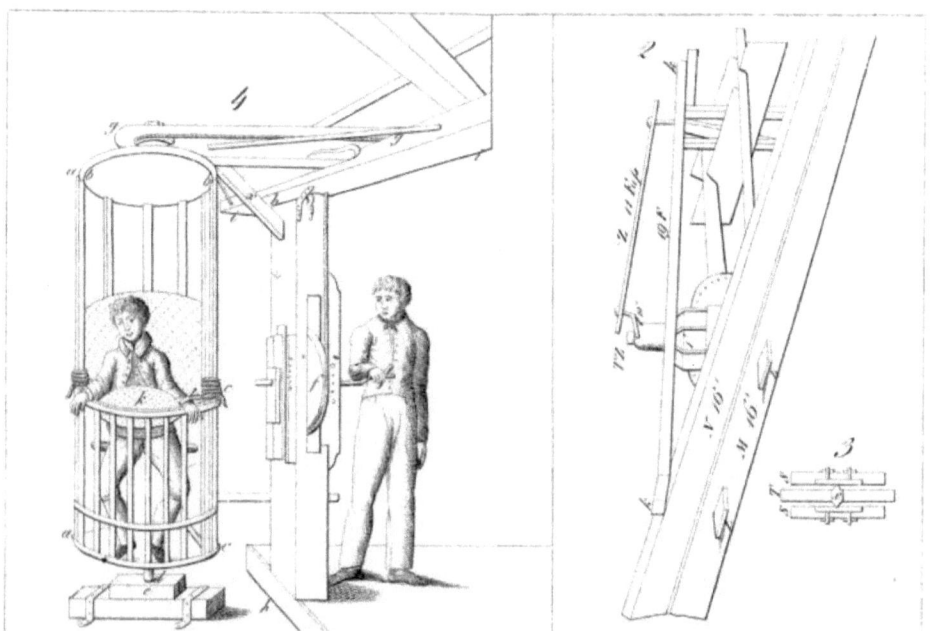

Drehstuhl, 1824 (Bild aus: Die Drehmaschinen in der Psychiatrie, Autor Christian Müller, Zeitschrift Gesnerus, Swiss Journal of the history of medizine and sciences, Band 55, 1998)

Diese indirekt psychischen Heilmittel vermochten via dem Körperlich-Physischem sich auch auf das Psychische des Irren einzuwirken. Diese Beurteilung passte perfekt in die Einteilung der damaligen Irrenärzte in einerseits Psychiker und andererseits in Physiker, betraf sie doch gleichsam beide Glaubensgruppen. Trotz ihrer Differenzen (Seele vs. Körper) wandten sowohl die Psychiker wie die Physiker exakt dieselben Mittel an. Einmal wirkten die Therapien direkt auf die Seele, ein anderes via Körper auf die Seele. Die Seele-Soma-Dialektik löste sich in der therapeutischen Praxis somit wie von selbst auf und stellte sich gegenseitig ein Bein.

Horn in seiner öffentlichen Rechenschaft, S. 224: ‚*Die Erfahrung hat gelehrt, dass eben diese Wirkungen in vielen Fällen der Geisteskrankheiten höchst wohlthätig wurden. Wüthende Kranke wurden hierdurch gebändigt, stürmische und unruhige wurden zur **Folgsamkeit und Ordnung gebracht, arbeitsscheue und träge wurden geweckt und fleissiger*‘.**

Die Drehapparate hatten also selbst auf arbeitsscheue und träge Irre eine gute und gewünschte Wirkung gezeigt. Dies sprach sich herum, nicht nur in Deutschland. Es kamen auch Boten aus anderen Ländern zu Horn in dessen Charité und fertigten sich zeichnend Kopien von diesen Maschinen an um sie in ihren jeweiligen Anstalten oder Privat-Instituten zu erbauen. Er nannte in seiner

Schrift namentlich die **Irrenanstalt Sonnenstein** bei Dresden als Spital, das sich ebenfalls um die Beschaffung einer Drehmaschine bemühte.

Eine weitere kurios sich anhörende Therapie Horns beschrieb er auf den nächstfolgenden Seiten. Es ging um das **Ziehen und Fahren eines Wagens**.

(Der Autor konnte sich beim Lesen dieser Zeilen des Lachens nicht erwehren. ☺)

> Das Ziehen und Fahren eines Wagens ist ebenfalls von mir hier eingeführt, und gewährt diesen Kranken eine eben so nützliche Bewegung, als Beschäftigung. Ich habe hierzu einen leichten, viersitzigen, Wagen bauen lassen, in welchem 4 Geisteskranke sitzen und gefahren werden können. An einer gewöhnlichen Deichsel sind Handhaben mit Strängen so befestigt, daß 25 bis 30 Geisteskranke sich hintereinander aufstellen und diesen Wagen im Irrengarten, nach ihnen vorgeschriebenen Richtungen, zu bestimmten Stunden, unter Aufsicht, ziehen können. Die Schnelligkeit der Bewegung, der Eintritt der Ruhepunkte, die Bestimmung der Richtung des Weges, der Wechsel derer, die den Wagen ziehen, mit denen, die gefahren werden, wird vorgeschrieben und pünktlich ausgeführt. Viel Vergnügen soll dies nicht gewähren; nur eine nützliche Abwechselung in der Bewegung und Arbeit. Der Geisteskranke tritt, indem er sich körperlich beschäftigt, wenn auch Anfangs nur auf eine Zeitlang, aus dem Kreis seiner kranken Ideen heraus, wird an die Wirklichkeit gebunden. Er wird an Folgsamkeit und Ordnung gewöhnt, in seinem stillen Beschäftigen mit seinem Wahn gestört, und indem er seine körperlichen Kräfte übt, ermüdet er sich zugleich und verschafft sich nächtliche Ruhe und Schlaf, die ihm so nothwendig und wohlthätig sind.

(Horn, öffentliche Rechenschaft über meine zwölfjährige Dienstführung..., S. 227, 1818):

Horn ging wieder über in die Geschichte der Anklage und erwähnte, dass er den Gebrauch des Sacks bis in den Juli 1818 therapeutisch weiterhin als gut befand. Bezogen auf den Ärztehaftungsprozess im Jahre 1811 meinte er, dass er diesen selbigen Sack, in selbiger Form, Grösse und Weite und mit derselben Art von Wachsleinwand noch heute, also 7 Jahre nach dem für ihn gut verlaufenden Prozess, noch immer anwenden würde.

The Lunatic-Box oder der englische Kasten (Sarg)

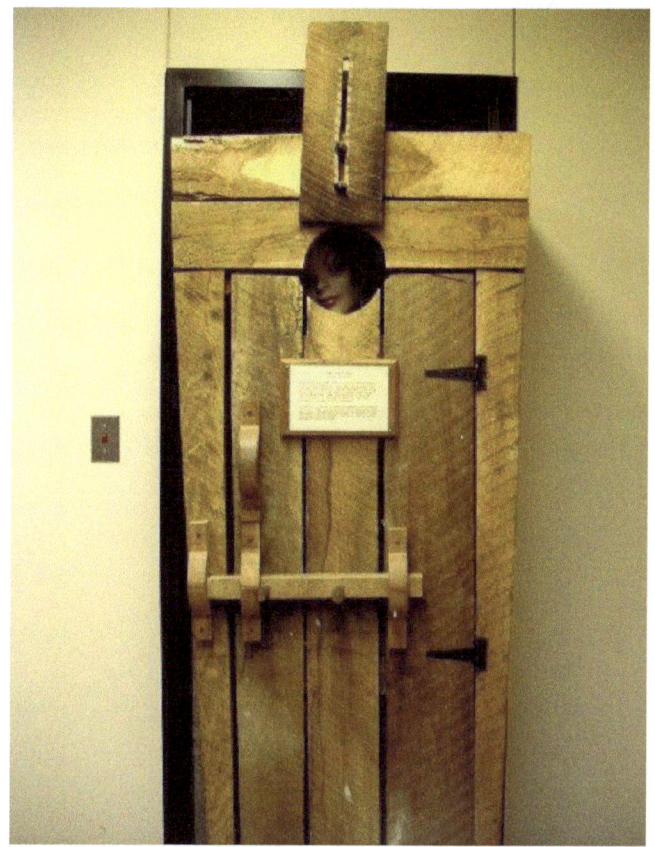

Horn verglich die Anwendung des Sackes mit der Anwendung eines **englischen Kastens oder Sargs.** Im Deckel, dem Gesicht gegenüber, gab es eine Öffnung, wo die Einwirkung des Lichts nicht, wie beim Sack, abgehalten wurde, falls sie offen stand. Man konnte durch sie auch die Ernährung sicher stellen. Wurde ein solcher Kasten bequem und weit genug gebaut, gab es keine Beschädigungen der Glieder sowie keine Verletzungen durch Scheuern und Stossen. War er aber zu eng gebaut worden, wurden die Bewegung der Glieder massiv gehemmt, was die Qual erhöhte.

Bild: https://www.legendsofamerica.com/mo-psychiatricmuseum/

So etwa argumentierte Horn für die Anwendung des Sacks, der gegenüber anderen Mitteln oder Apparaten dem Irren somit sehr vorteilhaft sei.

Den englischen Sarg oder Kasten, den Horn erwähnte, nannte man auch ‚**Lunatic Box**‘, der besonders im 18. und 19. Jahrhundert in England und Amerika Anwendung fand. In diese sargähnliche hölzerne Konstruktion wurden gewalttätige Irre, ausser Rand und Band geratene Unruhige und Gewalttätige gegen ihren Willen untergebracht. Die Irren wurden darin nicht in liegender Position über mehrere Stunden und Tage gefangen gehalten, sondern in **stehender**.

Mussten sie ihre Notdurft loswerden, standen sie stunden- und tagelang in ihren eigenen Exkrementen. Der Sarg konnte mittels einer Einrichtung verschlossen werden, sodass die Irren vom Licht ferngehalten und sich beruhigten.

Im nächsten, zwölften Abschnitt des Rechenschaftsbericht Horns ging dieser noch ein auf den Zwangsstuhl und weitere Therapieformen, die damals unter Horn in der Charité (Charité, französisch für Nächstenliebe, Barmherzigkeit) Anwendung fanden.

238

Zwölfter Abschnitt.

Irrenanstalt. (Fortsetzung.)

Der Zwangsstuhl. Das Zwangstehen. Zwangsjacken und ihre Verbesserung. — Einführung regelmäßiger körperlicher und geistiger Beschäftigungen und Arbeiten. Wohlthätige Wirkungen derselben. Vervollständigung der Beschäftigungsmittel und Apparate. Leistungen der Unterstützungs = Kasse für diese Zwecke. Unterricht der Irren im Zeichnen und Mahlen. Religiöse Vorträge, Gottesdienst, Vorlesungen aus unterhaltenden und belehrenden Schriften. Militärische Exerzirübungen für männliche und weibliche Kranke aus den höhern und geringern Ständen. Beschäftigungs = und Arbeitsplan für das Sommer = Semester 1818. Holzsägen. Graben. Kegelschieben. Schaukeln. Lotterie =, Schach = und Kartenspiel. — Anlegung und Einrichtung des Irrengartens. — Verbot des Gebrauchs der Ketten. Verbot jeder körperlichen Züchtigung.

Horn, Rechenschaftsbericht ab S. 238

Für die damaligen Psychiater, oder wenigstens für eine Mehrheit von ihnen, war der Zwangsstuhl resp. das Zwangsstehen ebenfalls ohne alle Gefahr anzuwenden. Horn beschrieb den Zwangsstuhl als soliden, grossen Lehnstuhl mit hohen Rücken- und Seitenlehren, damit der Kopf des Irren beim Sitzen überall eine Stütze fände. Die Füsse des unruhigen Irren hingen vom Stuhle herab, quasi in der Luft und berührten somit den Boden nicht.

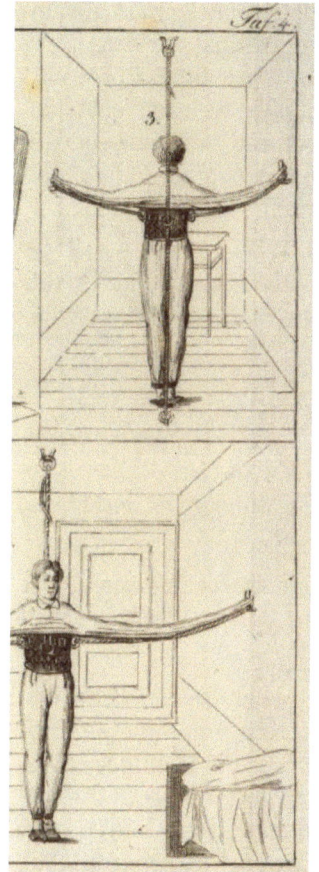

Der Unruhige, Renitente wurde durch das kräftige Wartpersonal mittels eines breiten, ledernen Gurtes mit Riemen und Schnallen um den Körper am Stuhl befestigt, sodass der Irre aus eigener Kraft nicht aufstehen konnte. Zudem wurden beide Arme mit starken Riemen aus Leder an die Lehnen des Zwangsstuhls festgezurrt, wie auch die Füsse an den Fussenden.

Auch hier war wieder die Absicht, den Irren durch ein ‚affizirtes‘ Gemeingefühl in eine sehr unangenehme Lage zu bringen, in der er sich nicht bewegen konnte. **Benjamin Rush** (1746-1813), ein britisch-amerikanischer Psychiater, erfand seinerzeit diesen Zwangsstuhl und nannte ihn ‚**Gyrator**‘. (Siehe Band 5, S. 61 und Band 6, S. 73 ff.). Dieser mochte der deutschen Psychiatrie, die sich um 1800 stark entwickelte, wie auch für Horn ein Vorbild gewesen sein.

‚Er muss sich eine Stellung seines Körpers gefallen lassen, die ihm zuwider ist, wenn sie gleich weder sehr unbequem noch schmerzlich für ihn wird. Der für ihn selbst und für Andere so leicht schädliche Missbrauch seiner Hände und Füsse, durch Treten und Schlagen, wird hierdurch aufgehoben. Die neue und unangenehme Lage, in die er versetzt wird, erregt seine Aufmerksamkeit, und leitet ihn von innen nach aussen. Das gestörte Selbstbewusstsein kehrt auf längere oder kürzere Zeit zurück; oft wird der Kranke dadurch geweckt, ruhig, besonnen, folgsam‘. (Horn ebenda, S. 239)

Gemäss Horn nicht weniger nützlich war das sog. **Zwangsstehen**, wie es weiter oben bereits beschrieben und bebildert wurde. Nur gebrauchte man in der Charité offenbar den englischen Sarg (Lunatic Box) nicht, sondern fixierte den Unruhigen mittels starken Seilen zwangsweise inmitten eines Raumes: Die Hände waren zu den Seitenwänden hin mittels Handriemen festgezurrt und mittels eines weiteren Seiles, welches durch einen metallenen Ring des dem Irren angezogenen Gurtes lief und an der Decke befestigt wurde, musste der Irre zwangshalber über Stunden stehen bleiben. Seine Bewegungsfähigkeit war sozusagen auf ein Minimum verunmöglicht worden *,Der Kranke kann sich also wenig und kaum einige Zolle hin und her bewegen; er kann sich nicht legen und nicht setzen; er ist zum fortgesetzten Aufrechtstehen gezwungen'.*

Die meist sehr bösartigen und unruhigen Irren wurden auch am Treten mit ihren Füssen gehindert, den diese wurden mit einem breiten ledernen Riemen zusammengebunden. So schützte sich der Arzt wie das Wärterpersonal vor Angriffen. Ein weiterer Vorzug des Zwangsstehens war, dass der Irre gut beobachtet und auch gefahrlos überwacht werden konnte. Es gab noch einer weiterer entscheidender Vorteil dieser ,Zwangstherapie': Man konnte dem Irren Arzneien und Getränke verabreichen, und zwar durch ein leichtes Fixieren des Kopfes, sodass man ihm die Arzneimittel und die Getränke gut einflössen konnte.

,Das Zwangsstehen beruhigt die heftigsten Paroxysem des Kranken; es befördert Müdigkeit und Schlaf. Eine so ganz ungewohnte Stellung, die ohne alle Gefahr eine Reihe von Stunden, 8 bis 12 und länger, fortgesetzt werden kann, erregt ich ihm eine ganz ungewohnte Empfindung. Sie macht ihn unschädlich, folgsam, und lässt ihn die Abhängigkeit von seinem Arzte fühlen...'. (Horn, ebenda S. 240)

Bereits die Androhung des Zwangsstehens *,ist daher oft schon hinreichend, zur Erhaltung der Ordnung und Disziplin. Nicht selten wird es aber auch nöthig, damit zu strafen, solche, die durch den Missbrauch ihrer Glieder Andern schaden, die durch Widerspenstigkeit, durch unruhiges Verhalten und durch Arbeitsscheu den Ordnungsgesetzen der Irrenanstalt entgegen leben'.* (Horn, ebenda, S. 240)

Zum Schluss des Kapitels über Horn sollen hier noch einige Worte über dessen in der Charité abgehaltenen militärischen Exerzierübungen und zu den Verboten gesagt sein.

Diese **militärischen Exerzierübungen** sind gemäss Horn sowohl für männliche, wie auch für weibliche Irre von grossem Nutzen. Sie seien eine sehr empfehlenswerte, in ihren Wirkungen höchst wohltätige Beschäftigung. Rein aus der Sicht der Bewegung des Kranken seien sie empfehlenswert und auch geeignet für weibliche Irre aus höherem Stande. Der Erfolg dieses Heilmittels beruhe, so Horn s. 251, dass diese Exerzitien, dieser militärische Drill, der an ein Kommandowort gebunden sei, die Aufmerksamkeit des Irren von sich selbst ablenke und diese Aufmerksamkeit nach Aussen richte und fixiere.

Allerdings, so räumt Horn auch ein, möge es dem Laien auffallen oder diesem sogar lächerlich erscheinen, wenn man einer Wahnsinnigen aus höherem Stande ein schweres, hölzernes Gewehr in die Hand gäbe, ihr gar noch einen schweren Tornister umhänge, sie zusammen mit anderen weiblichen Irren in Reih und Glied stelle, um sie mit der lauten, befehlenden Stimme nicht durch einen Wärter, nein, sondern durch einen in voller Uniform dastehenden Unteroffizier exerzieren zu lassen.

‚In einer Irrenanstalt kommt Manches vor, was Nichtärzten seltsam, nachtheilig, oder gar lächerlich erscheinen kann'. (Horn, ebenda, S. 252, 253) ‚… Eine ungetheilte Zustimmung ihrer Kollegen zu gewinnen, war höchst schwierig, ja kaum möglich; den ungetheilten Beifall des grossen, selbst des gebildeten, Publikum zu erhalten, ganz unmöglich'.

Dann beklagte sich Horn darüber, dass in der Charité zu seiner Zeit nur ein einziger Hof (Irrengarten) für alle Irren zur Verfügung stand, der zur Bewegung und zum Genuss der Luft allen Insassen dienen musste. Dies erwies sich als ein eklatanter Mangel der Irrenanstalt. Immerhin, so Horn, durfte und konnte man damals die verschiedensten Patientenkategorien nicht gleichzeitig auf den Hof an die frische Luft lassen, also auch nicht zusammen mit männlichen und weiblichen Irren an die frische Luft bringen, ebenfalls nicht solche an in hohem Masse Kranke (Schwerkranke) zusammen mit der der Besserung Nahen (Rekonvaleszente) zusammenführen und auch nicht Heilbare und Unheilbare, Gemütskranke und Epileptische zur gleichen Zeit durcheinander mischen. Es mangelte überall an Platz und Raum.

Immerhin schaffte es Horn während seiner Praxiszeit, den Irrengarten auf die Länge von 262 Fuss und einer Breite von 194 Fuss zu vergrössern. (80 auf 60 Meter für 200 Insassen der Charité). Der Hof wurde mit Bäumen und Sträuchern bepflanzt. Auch eine Kegelbahn und eine Schaukel wurden gebaut. Man muss Horn attestieren, dass er in vielen Bereichen sich für eine Verbesserung der gesamten Anlage, innen wie aussen, energisch einsetzte.

So führte Horn auch sog. **Hauspolizeigesetze** in der Charité ein. Diese umfassten neben einem strengen Tagesregime, welche die Aufstehenszeit wie die Niederlegenszeit der Irren umfasste, auch den Befehl, dass sich diese selbst reinigen und sich selbst ankleiden mussten.

Horn überliess möglichst wenig der Willkür der Wärter. So verbot Horn den durch die Wärter eigenmächtig verordneten Gebrauch aller Zwangsmittel. Diese konnten nur die Ärzte anordnen. Horn schaffe die Befestigung der Irren mit Ketten für immer ab. Es durften ersatzweise nur noch breite, starke Riemen gebraucht werden, die weder drücken, noch einschneiden konnten. Die Kranken wurden auf Geheiss Horns mit viel Teilnahme gepflegt und er ahndete als gestrenger Hausvater *‚jedes harte, rauhe, eigennützige oder gar jähzornige und lieblose Betragen der Wärter mit unerbittlicher Strenge'. (Horn, S. 259)*

‚Es schien mir eine falsche Maxime zu sein, die in einigen Irrenanstalten eingeführt ist, einen Geisteskranken, der den Arzt oder Wärter schlägt, wieder zu schlagen. Dies Wiederschlagen

artet in Härte aus, erbittert die Kranken, indignirt die Rekonvaleszenten, und schadet unwiederbringlich dem Rufe der Anstalt'. (Horn, S. 260)

Horn erklärte in seinem Rechenschaftsbericht, dass ein Arzt die Irren zwar nach der Art von ungeratenen und ungehorsamen Kindern behandeln solle und könne daher auch der Straf- und Zwangsmittel nicht entbehren. Aber er verbot allen streng jede körperliche Züchtigung. *‚Wer geschlagen werde, er sei Arzt, Gehülfe oder Wärter, der schlage nicht wieder; er setze vielmehr den Kranken in eine Lage, die ihm das Schlagen unmöglich macht. Angemessene Zwangsmittel mögen den Irren fühlen lassen, dass der freie Gebrauch seiner Hände und Füsse ihm nicht gestattet werden könne…'.*

Horn beklagte sich über die Menge von schlechten, herzlosen und ungebildeten Krankenwärtern, zu deren Anstellung er gezwungen worden war. Wurde ein Wärter straffällig oder verdichtete sich auch nur ein Verdacht auf ein Vergehen, wurde dieser sogleich aus dem Dienst entlassen. Horn erwähnte rund 60 Entlassungen von Wartpersonal während seiner rund zwölfjährigen Amtszeit, was ihn mit Stolz erfüllt haben mag.

Der dreizehnte Abschnitt seines Rechenschaftsberichts widmete Horn der Irrenanstalt als solche selbst, erwähnte die Unzulänglichkeiten der baulichen und organisatorischen Bereiche, die fehlenden Plätze und Räume in ihr, die gewünschten aber nicht vorhandenen Abteilungen, wo den jeweiligen Ansprüchen der verschiedenen Krankheitsbilder begegnet werden konnte und Vorschläge zur zweckmässigen Einrichtung einer solchen Irrenanstalt. Seiner Meinung nach wirke sich der häufige Wechsel der Assistentsärzte und die Überbelastung des Hausvaters mit Geschäften sehr nachteilig auf die Führung einer solchen Anstalt aus. Insbesondere habe es an weiblichen Aufseherinnen auf der Frauenabteilung gemangelt. Überhaupt herrschte ein grosser Mangel an tüchtigen Irrenwärtern. Er monierte auch die Zudringlichkeit mancher Verwandter der Geisteskranken und zuletzt, wie zu erwarten, rügte er die fehlenden finanziellen Möglichkeiten der Irrenanstalt.

Louise Thiele

Ihr Leben verlor die erst 21 Jahre alte Louise Thiele, die am 21. August 1811 in der Charité Aufnahme gefunden hatte und bereits am 1. September, nur 10 Tage nach ihrem Eintritt, während den an ihr durchgeführten Therapien und vielleicht sogar durch diese verstarb. Sie wird nicht die einzige Tote gewesen sein, die damals wegen oder während dieser brutalen Therapiemassnahmen der Charité ihr Leben verlor. Der daraus folgende erste Arzthaftungsprozess und die durch diesen Fall ausgelösten Rechtfertigungsschreiben bilden heute ein untendenziöser Fundus an authentischem Material, wie die Charité damals funktionierte und vor allem welche Therapiemittel und Züchtigungsapparate der Psychiatrie zu jener Zeit zur Verfügung standen.

Karl Georg Neumann

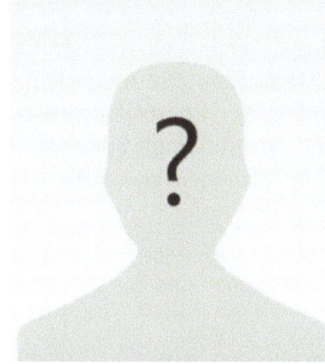

Neumann war ein Deutscher Psychiater und leitete rund 10 Jahre lang die psychiatrische Abteilung der Charité in Berlin. Er war **Nachfolger von Ernst Horn** (1774-1848). Er studierte Medizin an den Universitäten Leipzig, Halle und Wittenberg.

Auch Neumann schätze Langermann hoch ein, wie es auch Horn tat und hatte ebenfalls einen guten Draht zu Reil. Neumann verwarf die Vorstellungen eines Franz Anton Messmer (siehe Band 5), man könne somnambule Zustände mittels Magnetismus behandeln resp. erzeugen. Der Mesmerismus hatte sich nämlich damals auch Teile der Psychiatrie erobert und fand vielerorts Anhänger dieser Theorie. Neumann befand Mesmers Theorien als nicht konstruktiv für die schwer Gemütskranken und heftig Unruhigen.

Mesmers Arbeit war ihm vielleicht zu psychologisch. Neumann war den Physikern ein eher zugewandter Arzt, vertrat die Irritabilitätslehre resp. die Erregungstheorie (Reiz). In der Charité tradierte er die psychiatrischen Methoden seines Vorgänger Horns bis zu seinem Weggang 1828. Er übernahm gerne alle Gerätschaften Horns, dessen bereits angeschafften Maschinenpark, also auch die gefürchteten Dreh-maschinen und führte alle bereits durch Horn angewandten Behandlungsformen auf der militärisch geführten Irrenabteilung der Charité weiter. Aber im Gegensatz zu Horn war Neumann ein belesener Theoretiker, der sich auch mit Kants Werken auseinandersetzte und die Reiztheorie, in abgewandelter Form, den Brownianisten übernahm.

Er verfasste mehrere Lehrwerke zu ärztlichen Themen. Eines davon hiess: (‚Die Krankheiten des Vorstellungsvermögens, Leipzig, 1822).‘ Neumann war nicht der grosse Praktiker wie sein Vorgänger Horn, der die körperlichen und medikamentösen Therapien optimierte und oft direkt an den Irren anwandte, sondern handelte vieles theoretisch ab. So befasste er sich in diesem Werk in Kapitel 1 - 3 mit dem Bau des

Nervensystems überhaupt, von den Tätigkeiten des Hirns und der Nerven und insbesondere über deren Erkrankungen.

Es ging ihm dabei um die **krankhaften Vorstellungen des Gehirns**, selbstverständlich insbesondere um die des am Irrsinn erkrankten Menschen. Die eigentliche Tätigkeit des menschlichen Hirns bestünde, so Neumann, in der **Vorstellung** resp. in dessen Funktion der Vorstellungen. Diese (krankhaften) Vorstellungen des Menschen äusserten ihr Erscheinen in der Rede und der Tat. (Neumann, Krankheiten des Vorstellungsvermögens, Kap. IV. Von der krankhaften Vorstellung überhaupt. S. 61):

‚Gleichwohl ist nichts dem Menschen leichter, als dass er absichtlich durch Rede und That zu täuschen suche: man läuft also Gefahr, der Arglist zum Spott zu dienen und für Gemüthskrankheiten zu halten, was keine sind'.

Er unterteilte die Vorstellungskrankheiten in drei Klassen (ebenda S. 62):

a) *In solche, bei welchen offenbar die Vorstellung bloss durch körperliche Krankheiten gehindert, aber an sich gesund ist*
b) *In solche, wo wahrhafte Krankheit der Vorstellung durch Körperveränderung entsteht*
c) *In solche, bei welchen der Körper gesund erscheint, höchstens erst allmählig in Folge der Vorstellungskrankheit sich verändert*

Die Vorstellungen waren gemäss Neumann organisch bedingt und damit auch die kranken Vorstellungen.

Die unter a) angeführten Krankheiten waren das **Delirium** oder auch der **Schwindel**. Für ihn waren das **symptomatische Krankheiten** des Vorstellens.

Zu den b) vegetativen Krankheiten zählte er etwa die **Epilepsie**, die zum Blödsinn führt und den **Somnambulismus**. Es sind quasi die **sympathischen Krankheiten** des Vorstellens. Das stärkste Beispiel einer sympathischen Gemütskrankheit durch Sinnenleiden nannte er die Hypochondrie. Auch den **Veitstanz** (Anhang Band 2) reihte Neumann unter die sympathischen Krankheiten.

Die dritte Klasse c) teilte er ein in die **idiopathischen Krankheiten**. Es sind keine Krankheiten aus der vegetativen Sphäre, entstehen also nicht aus dem vegetativen System. Darunter subsumierte er die **Raserei**, den **Wahnsinn**, aber auch den **Blödsinn**.

Neumann schrieb auch Abhandlungen über das Delirium, den Schwindel, über die Schlafsucht (Somnambulismus), die Hypochondrie und Hysterie, referierte über den Schlagfluss und die Lähmung und auch über den Einfluss der Epilepsie, Katalepsie sowie des Somnambulismus auf das Vorstellungsvermögen.

Weitere Theoriegebiete Neumanns waren Arbeiten zum **Kretinismus**, über die **Raserei der Kindbetterinnen**, über **Manie, Blödsinn, Wahnsinn** und **Verrücktheit**.

Dann schrieb er auch ein eigenes Kapitel über die Irrenanstalten und von den Rechten der Irren. Diese Rechte der Irren waren zu seiner Zeit in Preussen und insbesondere in der Königl. Charité jedoch äusserst bescheiden.

Neumann lobte seine Kollegen Heinroth (siehe dort) und Haindorf (1782-1862), setzte sich mit Pinel auseinander, mit Reil und den **Reil-Kaysslers Zeitschriften,** (Magazine für die psychische Heilkunde, 1805 etc.) die er mit grosser Aufmerksamkeit las. Hoch schätzte er auch Langermann (Band 6) ein.

Aber auch Neumann schaffte es nicht, das tolle und schreckliche Durcheinander in seiner Charité sogleich in geordnete und streng geführte Bahnen zu führen. Dazu wären nicht nur seine eigenen Hände selbst von Nöten gewesen, sondern auch die seiner Vorgesetzten sowie staatliche Instanzen. Obwohl die Irrenabteilung innerhalb der Charité einen beachtlichen Teil dieses damals berühmten Krankenhauses ausmachte, erhielt diese offenbar nicht dieselbe Reputation durch den preussischen Staat und daher flossen die Gelder und Unterstützungsmassnahmen für geistig resp. psychisch Kranke eher schlecht.

Dieser Mechanismus entsprach auch der Würdigung der Irren selbst, die sich ihr Krankheitsbild, so die allgemeine Meinung, wenigstens in einigen Fällen, selbst zuzuschreiben hatten. Noch waren die psychisch Kranken zusammen mit anderen aus der Gesellschaft ausgesonderten Personengruppen, wie z. B. den Huren, praktisch in einen Raum gepfercht. Man bezeichnete diese Menschen, in diversen Akten nachzulesen, etwa als Arbeitsscheue, Verbrecher, Liederliche, Dirnen, Vergewaltiger und soziale Nichtsnutze. Wieso sollten da Gelder fliessen?

Im 19. Kapitel desselben Werkes setzte sich Neumann mit der Situation der Irrenanstalten auseinander. So meinte er, weil die Irren von der Natur her unmündig gemacht worden seien, habe der Staat die offenbare Verbindlichkeit, für ihre Bevormundung zu sorgen. Die Irren wurden also zu Bevormundeten des Staates. Bei den Kindern erfülle der Staat teils durch gesetzliche Bestimmungen der väterlichen Gewalt diese Verbindlichkeit, da der Hausvater der natürliche Vormund der Seinen sei. Teils würden Vormunde bestellt, der diese Aufgabe anstelle des Staates zu übernehmen hatte.

Die Irren jedoch erlangten nicht, wie die Kinder nach Erreichen ihres Mündigkeitsalters, automatisch wieder ihre Rechte als Erwachsene, denn die erwachsenen Bürger, die im Besitz ihrer Rechte seien, verfielen durch diesen unmündigen Zustand des Irreseins auch in einen unmündigen Zustand. Da aber viele Irre auch heilungsfähige Kranke seien, erreichten diese irgendwann wieder ihre Rechte und Pflichten. Irresein, so Neumann, mache unfrei.

Daher fragte sich Neumann, ob dem Staat nicht die Pflicht erliege resp. die Verbindlichkeit habe, solche Irrenanstalten in hinreichender Anzahl zu bauen und zu eröffnen? Der Staat führe die Obervormundschaft, weil in ihm die höchste Intelligenz des ganzen Volkes liege. Neumann zitierte ‚Johann Peter Frank, den Verfasser des Werkes ‚System einer vollständigen medizinischen Polizey, 1792‘, der die Notwendigkeit des Bauens von Irrenhäusern aus Rücksicht auf die öffentliche Sicherheit und auch auf die Bewahrung des Lebens der Irren selbst sah.

Neumann fuhr fort: ‚Wenn die Irrenanstalten bis jetzt noch nicht so viel genützt haben, als man erwartet, so beweist das nicht, dass sie nicht weit mehr nützen könnten. Wir müssen erwägen, dass von wenig mehr als zwanzig Jahren, Irrenanstalten kaum existirten, und die wenigen vorhandenen wohl Aufbewahrungsort und Gefängnisse, aber nicht Heilanstalten für Irre waren. … Im Mittelalter, als man die Irren bald für Besessene, bald für Heilige hielt, konnten Irrenhäuser wohl nicht zu Stande kommen: alles was man that, war, die Iren in dumpfe Keller einzusperren, wenn sie den Ihrigen lästig wurden; doch scheinen einige Klöster sich mit Pflege, auch wohl Heilung der Irren beschäftigt zu haben.‘ (Neumann, Von den Krankheiten des Vorstellungsvermögens, 1822, S. 376)

Nach Neumann gründete man Spitäler, die mitunter auch Irre aufnahmen, zuerst in Italien, dann in England, dann in Frankreich, in Spanien und erst danach in Deutschland. Irrenhäuser waren für die damalige Zeit also neue Erfahrungen mit Themen wie Organisation, Führung und Therapien. Gemäss Neumann gebühre den Sachsen die Ehre, ein erstes Irrenhaus, in **Waldheim**, angelegt zu haben. In Greding sei der erste Irrenarzt angestellt worden. Zurzeit besitze man in der Anstalt Sonnenstein bei Pirna das vorzüglichste Irrenhaus, das in Deutschland gebaut und betrieben sei. Die **Irrenanstalt Sonnenstein** wurde im zweiten Weltkrieg zum Inbegriff der Tötungsanstalt für Irre, Kranke und Geistig Behinderte.

Das ‚Waldheim‘ war ein Armen-, Zucht- und Waisenhaus, gegründet im Jahre 1720, welches auch immer wieder als Irrenhaus diente. Es liegt im Freistaat Sachsen.

Neumann stellte in seinem Werk fest, dass die vorhandenen Irrenanstalten noch immer grösstenteils nur zur Aufbewahrung der Irren ihre Zwecke erfülle. Die Angst, dass solche Anstalten nur grosse Kosten verursachten, aber ansonsten der Gesellschaft nichts brächten, erachtete er als gross. Für den Staat brächten die Irrenhäuser kein nützliches Resultat hervor und die hohen Kosten einer solchen Anstalt würden sich nicht rechtfertigen lassen, angesichts der eher wenigen Genesenden und Entlassungen. Jedoch seien gerade diese Irrenanstalten die besten und zweckmässigsten **Aufbewahrungsorte für die Unheilbaren**.

Auch Neumann betrachtete die Beschäftigung der Irren als das weitaus wichtigste und effizienteste Heilmittel, ohne deren Mitwirkung alle anderen Heimmittel reine Verschwendung seien. Fünf von sechs Irren seien immer im Stande, sich zu beschäftigen und es käme nur auf die zweckmässige Benutzung und Leitung dieser

Fähigkeit an, die **Arbeit als Hauptmittel zur Wiederherstellung der Irren** zu machen.

Das Problem bei der Beschäftigung sei, dass man Arbeiten verrichten müsse, die (sichtbar auch für den Irren) keinen objektiven Nutzen hätten, sondern nur als ‚leere Beschäftigung‘ einem subjektiven Zweck dienten. Es gäbe eine Angst, dass die Irren das Material, anstatt zu bearbeiten, nur verderben würden und es gäbe auch eine grosse Angst davor, dass die zur Arbeit gebräuchlichen Werkzeuge in den Händen dieser Irren gefährlich werden könnten.

Zudem begreife selbst der Irre, dass seine Arbeit wertlos und kindisch sei und niemandem diene, wenn sie nicht eine wirklich handfeste Arbeit sei.

Neumann stellte einige **Regeln** auf, die für solche **Beschäftigungen** gelten sollten:

1. Dass man die Irren zu stets abwechselnden Beschäftigungen führe
2. Dass man diese ihrem Zustande und ihrer Kraft gemäss auswähle
3. Dass man sie durch Beispiel und Ordnung lenke, um den Kräften der Irren ein an sich und für ihre Herstellung höchst nützliche Richtung gäbe.

Diese allgemeine Regeln sind noch heute wichtig. Papiertüten kleben erfüllten diese Regeln nicht und doch wurden sie in psychiatrischen Kliniken oft bis in die siebziger Jahre des letzten Jahrhunderts gerne praktiziert. Erst moderne Arbeitstherapien lösten die Irren schliesslich von diesem Dilemma.

Der Irre also habe, so Neumann, den Nutzen wie die Notwendigkeit dieser Beschäftigung oder Arbeit selbst zu sehen. Die Arbeit dürfe nicht ‚aufgeteilt‘ werden, sondern jeder müsse alles machen können. Die Gewinnung von Nahrungsmitteln wie auch die Gewinnung von Bekleidung seien die Hauptbeschäftigungen der Irren, denn ihr Nutzen sei evident, ihre Ausübung leicht und die notwendige Abwechslung der Arbeit sichtbar.

Als selbstverständlich betrachtete Neumann die Mitarbeit der Wärter. Sie hätten als Vorbild zu dienen und die Irren bei der Arbeit zu unterweisen. Alles geschähe unter der unmittelbaren Anweisung, Aufsicht und Mithilfe der Wärter, wobei ein Wärter nicht mehr als fünf Irre zu betreuen hätte. In einer Irrenanstalt brauche es aber noch weitere Wärter auch für die körperlich Kranken und für die Tobsüchtigen. Dazu brauche es noch einige Türsteher und Nachtwächter: die Zahl derer bestimme sich durch die Zahl der Irren.

Je grösser eine Anstalt, desto eher der Nutzen. Mehr als vierhundert Irre, zweihundert von jedem Geschlecht, dürfe jedoch eine solche Anstalt nicht umfassen, war Neumann der Ansicht, da eine solche sonst kaum mehr von einem Einzelnen (Direktor) zu übersehen sei.

Nahrung und Kleidung seien durch Ackerbau, Gartenarbeit und Viehzucht zu erwirtschaften. Diese Arbeiten seien gesund, mannigfaltig und abwechslungsreich. Er plädierte dafür, dass jede Irrenanstalt möglichst über viel Grundeigentum verfügen sollte, damit deren Insassen vom Ertrag leben könnten und durch die autonome Eigenbewirtschaftung die Kosten einer solchen Institution vorteilhaft gesenkt werden könnte. Dieses neumannsche Model fand in weiten Teilen Europas bald Anerkennung. Kaum eine moderne Irrenanstalt und kaum eine Züchtigungs- und Korrekturanstalt verfügte über keinen angegliederten Landwirtschaftsbetrieb

Die Anstaltsbauten müssten nach Neumann zweckmässig eingeteilt werden, damit die Irren nicht alle eng zusammengepfercht darin leben müssten, so wie dies offenbar in der Charité damals noch der Fall war. Denn so eng gehalten würden die verschiedenen Irren sich gegenseitig stören und lästig werden. Dies muss wohl damals ein grosses Problem in der Führung einer solchen Anstalt dargestellt haben, dem gerade ein Ernst Horn zum Opfer fiel. Ihm wurde nicht nur der Tod einer Patientin vorgeworfen, sondern auch Führungsmängel.

Grosse, **kasernenartige Gebäude würden sich nicht für die Unterbringung von Irren** eignen, da man in diesen grossen Häusern nicht überall für Licht und Luftreinheit sorgen könne. Neumann sah eine gewisse Ruhe und Stille als therapeutisch an, denn das Geschrei des einen reize die anderen.

Folgende Erfordernisse verlangte Neumann für den Bau einer Anstalt (S. 383)

502.

An Gebäuden wird erfordert:
a) ein großes, geräumiges Haus für die Officianten; das Erdgeschoß könnte einige Zimmer für vornehme Irre enthalten, die besonders bezahlten;
b) eine Anzahl kleiner Pavillons, auf der einen Seite für Männer, auf der andern für Frauen, jeden für fünf Kranke und einen Wärter;
c) ein größerer Pavillon, auf jeder Seite für die körperlich Kranken;
d) noch einer, abgelegen und besonders gesichert, für die Wüthenden;
e) ein Badehaus;
f) zwei große Gebäude, aber niedrig, für jedes Geschlecht eins, theils zu Arbeitsräumen, theils zu den gemeinschaftlichen Eßsälen;

Die oberen Stockwerke solcher Anstalten würden sich nicht für den Aufenthalt für Irre eignen, man müsse die Fenster vergittern können, wodurch das Ganze dann ein gefängnisähnliches Ansehen erhalte, was viele Irre erschrecken würde.

Neumann würde eine Irrenanstalt baulich in der Gestalt eines **eremitischen Kartäuser- oder Kamaldulenser-Klosters** ähnlich anlegen.

Kamaldulenser resp. Kartäuser lebten in einzelnen Zellenhäusern mit jeweiliger Werkstatt sowie eigenem Garten, jeweils von einer hohen Mauer umfasst. Synonym zu den Klausen stellte sich Neumann quasi **pavillonartige Gebäude** vor (Einzel- resp. Pavillonbau). Hier war Neumann seiner Zeit durchaus voraus.

Und unter Punkt g) fasste Neumann zusammen:

‚Zwei Höfe, den einen auf der männlichen Seite für Scheunen und Pferdeställe, den andern auf der weiblichen für Kuhställe und Milchwesen, für Flachswirthschaft und für die Schaafe. Beide Höfe müssten zwar ein Thor haben, aber ein wohlverschlossenes, dass nie geöffnet würde, ausser beim Ein- und Ausfahren.' (S. 384)

Neumann war sehr wohl darauf bedacht, dass die Geschlechter sich nicht zu nahe kommen konnten. In einer Irrenanstalt durfte auch eine Kirche oder Kapelle nicht fehlen.

Die Offizianten einer Irrenanstalt unterteilte Neumann in:

- Einen **Arzt und Direktor**, wobei alle Heilanstalten unter der Direktion eines Arztes stehen sollten. Ohne eine ärztliche Direktion würden Anstalten aufhören, Heilanstalten zu sein.
- **Zwei Gehülfen**, der eine hat die Krankenpflege und die chirurgischen Geschäfte zu verstehen, der andere, die pharmazeutischen Geschäfte und die Korrespondenz. Mit Gehülfen meinte Neumann quasi Sekundarärzte resp. den Chefarzt unterstützende, stellvertretende Abteilungsärzte.
- **Ein Geistlicher**. Dieser, ganz wichtig, müsse zu unterscheiden wissen, was Religiosität und was **polemische Theologie** sei. Ein solcher Geistlicher müsse mit Menschenkenntnis und Liebe den Irrenden begegnen.
- **Ein Ökonom**, der die Bewirtschaftung des ganzen Komplexes dirigiert, die Vorräte verwaltet und die Rechnung führt. Rekonvaleszierende Irre könnten ihm bei der Arbeit wertvolle Hilfe leisten.
- **Ein Registrator**. Er muss über ärztliche Kenntnisse verfügen und das Archiv der Anstalt in Ordnung halten.
- **Ein Verwalter**. Er hat die gesamte innere Ökonomie der Anstalt zu besorgen. Er sei zuständig für die Vorräte, die Effekten und das Feuermaterial (Brennmaterial) und habe auch die Aufgabe, das Gebäude instand zu halten.
- **Aufseher**. Je zwanzig Wärter und je zwanzig Wärterinnen. Sie müssten qualifiziert sein, die Arbeiten auf dem Felde, im Garten und im Hause leiten. Zudem hätten sie alle Bedürfnisse der Irren zu bemerken und dem Arzte anzuzeigen.
- **Aufseherinnen**. Eine für das Milchwesen, eine für den Kuhstall, eine für die Küche, eine für das Flachs-, Leinwand- und Wollwesen und eine bei

den weiblichen Arbeiten. Diese Aufseherinnen stünden unmittelbar unter dem Verwalter, mittelbar unter dem Ökonomiebeamten und dem dirigierenden Arzt.

'Um eine bestimmte Stunde des Morgens versammeln sich sämmtliche Irre nebst ihren Wärtern, reinlich gekleidet und gewaschen, in dem Esssaal, frühstücken nach kurzem Gebet, und werden nun zu den Arbeiten im Felde, dem Garten, in den Scheunen, Ställen etc. vertheilt. Im Winter und bei schlechtem Wetter sind es Professionsarbeiten, womit sie beschäftigt werden.

Der Oekonomiebeamte verlangt die ökonomischen Arbeiten, der Verwalter die Bedürfnisse an Kleidungsobjecten, die von den Irren gefertigt werden können (und dies sind so ziemlich alle), die Aufseher melden dies Bedürfen beim Arzte, und dieser vertheilt die Individuen so, dass jedes die Art von Arbeit zu verrichten hat, die nach des Arztes Urtheil für ihn die rechte ist.

Die Aufseher besorgen, dass die Irren auch thun, was ihnen geheissen ist, und die Wärter helfen ihnen dabei. Unter den Wärtern müssen Professionisten sein, also Schuster, Schneider, Stellmacher, Hutmacher, Weber, die in ihren Professionen durch Anweisung und Beispiel Unterricht geben.

… Mittags kehren die Irren und Wärter zuerst nach ihren Schlafstätten zurück sich zu reinigen, dann kommen sie in die Esssäle. Jetzt ist für den Arzt die schicklichste Zeit, sie sämmtlich zu sehen, ob er sie gleich auch oft bei ihren Arbeiten besuchen wird.

Nachmittags wird die Zeit zwischen Arbeit, Erholung und Unterricht vertheilt: letztern geben die Irren selbst unter oberster Leitung des Hausarztes.

Abends wiederum Versammlung im Esssaal, Erholungsstunde, Rückkehr in die Schlafräume, Ruhe.' (S. 387)

Wie man sieht, dachte sich Neumann alles sehr der wirklichen Praxis entrückt aus, weit weg von den täglichen chaotischen Abläufen in der Charité von damals. Es waren Träumereien eines Theoretikers. Seine Vorstellungen waren durchtränkt von der Idee einer militärischen Führung einer solchen Anstalt, mit geordneten Tages-Appellen und eng verknüpften Vorstellungen von vaterländischem Pflichtbewusstsein, von Ordnung und unbedingtem Gehorsam, alles musste im Stande sein, die Irren zur Vernunft zurückzubringen. Seine Ideen nichts weiter als theoretisch geträumte Darstellungen einer strengen Anstaltsführung und einengenden Tagesordnung, die bald in vielen Anstalten, die in dieser Zeit ins Leben gerufen wurden, Schule machte. Die Besetzung von Irrendirektoren mit Personen aus militärischen Dienstgraden wurde bald vielerorts praktiziert.

Dass seine theoretischen Vorstellungswelten nicht den tatsächlichen Bedingungen entsprachen, die in seiner Anstalt, der Charité herrschten, wusste Neumann offenbar nur zu gut und gaben exakt wohl Anlass zu seinen Vorstellungen. Genau solche chaotischen Zustände und Führungsmängel hatte man seinem Vorgänger vorgeworfen.

Von seinen strengen Regeln jedoch formulierte er auch Ausnahmen. Denn wenn ein Kranker nicht von sich aus im Esssaal erscheine resp. erscheinen könne, so habe der Wärter dies ihm sofort anzuzeigen. Sei der Irre widerspenstig, so Neumann, würde er entweder zum Erscheinen gezwungen, oder bestraft.

Sei der Irre hingegen körperlich krank, so Neumann, (als ob er nicht auch geistes- oder seelenkrank sein könne), würde er in den Krankenpavillon gebracht, in dem wenigstens zwei geräumige Zimmer sein müssten. Darin würden sie dann vom Arzte behandelt werden.

Würde ein solcher Irre nicht im Esssaal erschienen, weil er sich in einem Anfall der Tobsucht befände, so Neumann weiter, so käme er sofort in den entferntesten, für Wüthende eigens bestimmten Pavillon, wo er in den **Zwangsstuhl** gebracht würde. Ein solcher Zwangsstuhl war seinerzeit im Auftrag Horns angefertigt und von Neumann auch übernommen worden. (Siehe Band 5, S. 47)

Vermutlich tat sich Neumann schwerer als Horn mit der Anwendung solcher Zwangsmittel, war ihm doch der Fall der Louise Thiele, die deswegen geführten Gerichtsverfahren, Rechtfertigungsschreiben und polemisierenden Zeitungsartikel sicherlich bestens bekannt. Aber man kannte damals keine wirkungsvolleren Mittel als solche einen Schock erzeugenden Instrumente.

Eine Ausnahme machte Neumann bei den Blödsinnigen, die infolge ihrer geistigen Unfähigkeit zu einer Beschäftigung auf ihren Schlafräumen bleiben durften. Immerhin würden sie, wenn es die Witterung erlaube, jeden Tag für einige Stunden ins Freie an die frische Luft gebracht. Offenbar stank es immer noch stark nach Fäkalien und dergleichen in den Räumen der Irrenanstalt.

Neumann sah den **Betrieb einer Irrenanstalt als eine in der Form einer grossen Gutswirtschaft** an (Autonomie durch Gutsbetrieb), die durch zahlreiches ‚Gesinde‘ betrieben wurde. Zugleich, so Neumann, sei das Ganze in der Absicht gegründet, nebst der Irrenanstalt, auch eine Unterrichtsschule für dieses Gesinde zu sein, was Ordnung in den Staat bringen würde. Im besagten Unterricht seien alle **Künste des Feldbaus** gelehrt, innerhalb der gleichsam nebenher auch Übungen des Verstandes und der Kunstfertigkeiten nicht vernachlässigt werden durften.

Die Bedeutung der Arbeit, resp. des täglichen Arbeitens war zu dieser Zeit für die Krankenbehandlung weitum bekannt und galt als probates Heilmittel. Die Grundregeln dieser ‚Arbeitserziehung‘ waren:

- Alle Patienten sollen nützlicher Tätigkeit zugeführt werden,

- Arbeit diene der Beförderung des Heilverfahrens,
- Der Langweile ‚samt ihren nachteiligen Folgen ist entgegenzuwirken‘,
- Die Beschäftigung diene der Zurückdrängung irriger fixer Ideen und Wahnbilder,
- ‚Die Beschäftigung der Geisteskranken verhalte sich zum Heilverfahren wie das Mittel zum Zweck. Nie darf das Mittel höher geachtet werden als der Zweck‘.

Neumann war stolz auf seine Ideen, hatten diese doch *‚ohne Zweifel den **Vorzug der leichten Ausführbarkeit** vor vielen voraus‘.* (S. 388) Er verstieg sich sogar in die Behauptung, dass sich ein solcher Betrieb finanziell rechnen lasse:

> len voraus. Sind die Kosten der ersten Einrichtung, die wohl nicht ungeheuer sein können, überstanden, so würde das Institut wenig mehr an Unterhaltungsaufwand erfordern, als die Besoldung der Officianten, und es wäre erreicht a) daß jeder Irre, der noch einige Kraft zur Thätigkeit hat, diese sofort nützlich anwenden könnte, folglich statt dem Gemeinwesen lästig zu fallen, nach Vermögen nützte; b) daß die Irren selbst durch Fleiß und Ordnung sich glücklich, nicht als eingesperrte Gefangene fühlen müßten; c) daß ungleich mehr, besonders Wahnsinnige und Melancholische genesen würden, als jetzt in den vorhandenen Anstalten möglich ist. *)

Anmerkung *) Nach dem Vergleich zu einem Waisenhaus im Sächsischen Pirna, in dem nach dem Krieg resp. nach dem Durchzug grosser Heere und nach Verwüstungen (1815) viele Kinder, obdachlos und elternlos geworden, untergebracht wurden. Dieses Waisenhaus wurde von und durch die Hände dieser Kinder selbst bewirtschaftet (?), so Neumann und nun durch ihn zum Vergleich herangezogen.

Neumann: *‚Irrenhäuser sollten diesem Muster nachgebildet werden, denn Irre sind verzogenen Kindern nicht unähnlich‘* (ebenda, S. 389).

Im Buch (Die Krankheiten des Vorstellungsvermögens, systemisch bearbeitet, 1822) äusserte sich Neumann auch über die Melancholie. Diese Ausführungen sind zu finden unter dem Kapitel XVIII : **Vom Wahnsinn und von der Verrücktheit, Kap. V,** Unterkapitel: **E.** Von der Melancholie, dem Lebensüberdruss und dem Heimweh (S. 353):

‚Die Krankheitsform, welche durch Erhöhung der Leidenschaftlichkeit am häufigsten zu Stande kommt, ist die, bei welcher traurige Affecte, Angst, Hass, Misstrauen vorherrschen. Es ist nichts natürlicher, als dass Krankheit die Empfindung des Leidens errege, diese aber Furcht vor Gefahr,

und mit dieser Misstrauen, Angst und alle niederschlagende, düstre Leidenschaften, deren der Mensch fähig ist.'

Nach Neumann bildete der tiefste Instinkt die Selbsterhaltung, den Selbsterhaltungstrieb. Komme der Mensch zur Überzeugung, dass dieser bedroht sei, so würde er zuerst aufmerksam auf sich selbst, wodurch alle an Melancholie erkrankten Menschen beständig mit sich selbst beschäftigt seien. Der Melancholiker käme in eine ängstliche Spannung und richte sein Augenmerk auf alles, was ihm schaden könnte. So erregte er immer mehr Furcht und Misstrauen, bis die Angst in unerträgliche Grade steige, in der der Melancholiker seine Existenz zu vernichten strebe, bloss um dieser ängstlichen Qual eine Ende zu machen.

Bald gerate der Melancholiker in ein Wahngefühl, in eine Art ‚intellektuellen Wahn'. Höre z. B. der Kranke von sich reden, höre er Verleumdungen, oder üble Geheimnisse von oder über sich selber, von welchen er glaubt, niemand kenne sie – beispielsweise rufen Stimmen in den Wänden sie aus – *‚so sei die Melancholie mit einer falschen Perception verbunden'*. (S. 355)

Gleich gab er ein Beispiel: *‚Eine Irre der Charité sah aus ihrem Fenster hinter dem Gartenzaun ihre drei Kinder blutig, mit weitklaffenden Wunden ermordet liegen: so oft sie dahin sah, erblickte sie dies schaudervolle Bild deutlich, und ihr Jammer folgte aus ihrem Wahngesicht'.* Bei anderen, so Neumann, seien es Erinnerungen, die sich so unglücklich machen würden. Sie sähen sich als Verbrecher, würden vom Teufel versucht oder sollen hingerichtet werden.

Melancholische hielt man damals oft für tobsüchtig, so Neumann, oder für blödsinnig. Letzteres, weil viele Melancholiker sprachlos auf einer Stelle sässen und von allen Aussendingen keine Notiz nehmen würden. Auch könne die Schwermut sie zu heftigen, tobenden Äusserungen reizen. Eine Melancholie fände sehr selten ohne eine sie begleitende körperliche Krankheit statt. Selbst dann, wenn die Melancholie aus reinen psychischen Ursachen auftrete, wirke sich auf die somatische resp. vegetative Sphäre des Kranken.

‚Einige **(Melancholische)** *sind stumm, sitzen unbeweglich auf einer Stelle, mit bleichem, gelbem Gesicht, ausdrucksvollem, tiefen Schmerz verrathenden Blick, versagen zu essen, schlafen wenig, weisen mit Ungestüm alles zurück, was man ihnen bietet, überhaupt jede Annäherung. Andere heulen vor Angst und beunruhigen durch ihr Geschrei die Nachbarn. – Es wäre ein vergebliches Unternehmen, die Züge, durch welche sich die Melancholie verräth, zu schildern, da sie in jedem Jndividuum sich besonders gestalten, aber sie haben gemeinschaftlich, dass die Kranken immer mit sich beschäftigt, immer in ihr Inneres versunken sind, und die Theilnahme an dem, was um sie her vorgeht, ihnen unmöglich fällt'* **(ebenda, S. 357).**

Neumann bezeichnete als höchsten Grad dieser Krankheit den **Lebensüberdruss**. *,Es klingt auffallender, als es ist, dass der Mensch durch die Besorgniss für die Erhaltung seines Daseins zu dem Entschluss gelangt, es zu vernichten'* (ebenda). Diesen Entschluss, sich das Leben zu nehmen, so Neumann, wollen einige Melancholiker durch Versagung der Nahrung, andere durch blutige Unternehmungen wider sich selbst ausführen, und zwar oft mit einer solchen Hartnäckigkeit, dass man sie eng überwachen müsse.

Die Disposition zur Melancholie, so Neumann, hänge von den Ursachen ab. Die Melancholie sei aus der Ursache der Hypochondrie und Hysterie entstanden. Sie sei nichts anderes als eine Steigerung des Krankheitsbildes der Hypochondrie und Hysterie. *,Wie es rein psychische Hypochondrie giebt, so giebt es auch rein psychische Melancholie, welche jedoch in körperliche Krankheit übergeht'* (ebenda, S. 359).

Hier könnte man Neumann als Vertreter der Gilde der Physiker sehen, würde ihm jedoch nicht gerecht. Gemäss seinen Krankheitsvorstellungen seien viele psychischen Erkrankungen zurückzuführen auf somatische Krankheiten, äusserten sich jedoch psychisch. Die Therapie der Melancholie, so schrieb Neumann, resp. die Heilungsmethode zerfalle daher in eine psychische, als auch in eine somatische wie in eine palliative. Ohne Zweifel, so Neumann, könne nur die **Verbindung des psychischen und somatischen Heilverfahrens** den Kranken heilen, allein um der besseren Übersicht willen müsse jede Methode für sich betrachtet werden.

Pinel, so Neumann, habe sehr stark, ihm gemäss zu stark auf die psychischen Methoden gesetzt. Die physisch orientierten Ärzte, so Neumann, setzten dafür zu sehr auf Purgier- und Brechmittel. Am besten bewähre sich ein **schwankendes Therapieverfahren**, welches sowohl psychische als auch physische Heilmethoden anwende.

Man betrachtete damals die Therapien mittels Sturzbädern, Dreh- und Zwangsstühlen als **Schocktherapien**. Damit reihten sich die brutalen körperbezogenen Therapieverfahren ein in die sog. **,psychischen Heilmethoden'**. Diese Schocktherapien waren somit psychische Heilmethoden. Die Therapie mittels der Drehmaschine war somit ein psychisches Heilverfahren, obwohl sie auf den Körper wirkte!

Die leichteren Fälle der Melancholie, die sich in Verdauungsproblemen äusserten, liess Neumann daher durch balsamisch wirkende Abfuhr- und Brechmittel behandeln, die z. B. die Heilung des nervösen Magens resp. die unvollständige Verdauung zum Therapieziel hatten. Auch leichte Diäten waren angesagt. Sie bestanden etwa aus einer Milchdiät mit viel Zucker enthaltenden Dingen, aber auch aus leichtem Gemüse und Honig. Hier sah Neumann auch die Anwendung des Kirschlorbeerwassers sowie die Therapie mittels Blausäuren enthaltenden Arzneien als zielführend an. (auf den Körper wirkende Therapien)

Würden diese Therapien nichts bringen, seien kalte Bäder von höchstem Nutzen, besonders dann, wenn die kalten Übergiessungen täglich angewandt würden. ‚*Die Kranken betrachten sie als Strafen, als wohlverdiente Züchtigung, und finden oft darin blosse Beruhigung, dass sie jetzt für die Schuld abbüssen, die sie so ängstigt: dann nützt die Übergiessung als Heil und als psychisches Mittel zugleich*'. (S. 364) (auf die Psyche wirkende Therapien)

Die Melancholie im höheren Grade (schwere Fälle) etwa behandelte man zu Neumanns Zeiten mittels des Haarseils. ‚*Die aufs System der Cerebralnerven wirkenden Gegenreize, die schmerzhaften Mittel, namentlich das Haarseil, können oft in der Melancholie mit höchstem Vortheil benutzt werden, wenn der Kranke hartnäckig, verschlossen ist, Nahrung verweigert, aus dem Versinken in sein Inneres geweckt werden muss*' (ebenda S. 365).

Die Grenzen zwischen den auf die Psyche resp. auf den Körper wirkenden Therapien verschwammen immer stärker ineinander. Die therapeutische Trennung beider Methoden, resp. die dahinter stehenden Theorien, waren unmöglich geworden. In der Wirkung erreichten sie jedoch dasselbe.

Will der Melancholiekranke nicht essen, so Neumann, so muss er nur im äussersten Notfall mit offener Gewalt dazu gezwungen werden. Falls eine List vorgängig nicht helfe, so Neumann, ‚*… so hilft zuweilen Drohung, ja der Ekel: ich lasse Kranke, die nicht essen wollen, in einer eignen Maschine schnell im Kreise drehn, dass ihnen übel wird, dann wird inne gehalten, und in einer kleinen Weile das Essen gebracht. Versagen sie es wieder, so werden sie weiter gedreht. Noch hat keiner diese Operation öfter, als dreimal ausgehalten, ohne zu essen, und nach Einer Ausführung des Verfahrens genügte für die Zukunft das blosse Drohen*' (ebenda S. 367).

Neumann erfährt man beim Lesen immer wieder als Anthropologen wie auch als Philosophen. Im Grunde genommen waren weite Teile seines Werkes anthropologisch und philosophisch durchsetzt (Perzeption: meint die sinnliche Wahrnehmung als erste Stufe der Erkenntnis). Im Unterschied zur Apperzeption, dem begrifflich urteilenden Erfassen. In der Psychologie meint Apperzeption das bewusstes Erfassen von Erlebnis-, Wahrnehmungs- und Denkinhalten.

Aber auch durch seine anthropologischen und philosophischen Überlegungen erschuf Neumann für die verschiedensten Krankheitsbilder, die er im Werk besprach, keine bessere Klarheit und entwickelte auch kein entscheidend neues Verständnis von Krankheit. Die verschiedenen Krankheitsbegriffe, die er erwähnte und in seinen Werken besprach, seine theoretischen Erwägungen über seine Vorstellungskrankheiten wie der Wahn, die Hysterie, Hypochondrie, Melancholie, die Sinnesempfindungen, das Urtheilsvermögen, die fixen oder vagen Ideen etc. vermischten sich zu einem unentwirrbaren psychiatrischen Brei. So konnte ihm unmöglich eine neue und klare Nosologie gelingen.

Man findet in seinem Werk denn auch kein klare Krankheitseinteilung (Klassifikation). Es fehlte Neumann an jeglicher psychopathologischen Befunderhebung und damit auch an einer Grundlage für eine differenzierte Therapie. Zu dieser Zeit um 1820/30 war man noch nicht soweit. Es musste erst ein Griesinger und ein Kraepelin kommen.

Was die Behandlung des Wahnsinns (Vorstellungskrankheit) betraf, so war Neumann immerhin zuversichtlich, dass die Therapie mittels der ‚**psychischen Methode**‘ gelingen konnte. Gleichzeitig war Neumann bekanntlich eher ein Kritiker der somatischen Therapie, wie sie ein Horn noch vertrat. Es würden durch psychische Methoden mehr Heilungen gelingen, als das der Fall sei, wenn sie mit Beharrlichkeit durchgeführt würden. Zwar beruhe das Wesen der Therapie (als psychische Methode) nicht in der Widerlegung des Wahns oder des Wahninhaltes, denn dieser sei nicht zu widerlegen, er würde sich gar am Wiederspruch des Arztes noch steigern, der Wahn würde hartnäckiger und würde stärkere Wurzeln fassen.

Der Wahn würde nicht verschwinden, wenn der Arzt dem Kranken klar mache, dass in den Wänden oder Dielen keine Menschen versteckt seien, die mit ihm laut sprächen. Dies würde der Kranke zwar einsehen, aber er wüsste oder vermutete doch, dass irgendwelche Menschen da seien:
‚Jener, der sich für ein Weib hielt, sah und fühlte doch wohl, dass er ein Mann war, aber sein Wahn wurde dadurch nicht verändert. Eine Frau im Charitékrankenhause glaubte ihre Enkeltochter dem Teufel übergeben und ermordet zu haben: sie sah das Kind wachsen, sah der Entwicklung desselben bis ins sechzehnte Jahr zu, und glaubte doch, das sei sie nicht wirklich, sondern nur ihre Gestalt: die wahre Enkelin sei umgebracht‘ (ebenda S. 344).

Neumann plädierte für eine Kur des Wahnkranken, dass man ihn dazu brächte, seinen Wahn zu vergessen, anstatt mit ihm über seinen Wahn zu diskutieren und überzeugen zu wollen, dass alles nur ein eingebildeter Wahn sei: *‚Der Mensch hat jede Erinnerung um so schwächer, je seltener sie angeregt, und je oberflächlicher sie berührt wird...‘* (ebenda).

Das Mittel der Wahl sah Neumann einerseits in der psychischen Heilmethode, (in einer Art von Tiefenpsychologie vielleicht), in der Praxis der Anstalt jedoch in der Beschäftigung resp. in der Arbeit. Nichts sei besser, als Arbeiten im Freien, im Garten, in der Feldarbeit für die Männer, im Winter in den Handwerken im Inneren der

Gebäude wie in deren Werkstätten. Dies mache die Irren unmittelbar zu nützlichen Menschen und führe sie der vollen Genesung entgegen.

Daher meinte Neumann auch, dass die psychischen Heilmethoden mit den somatischen Heilmethoden parallel zu erfolgen hätten. Der Zweck sei freilich, den Kranken (Melancholiker) zu erheitern, genauso, wie man den Wahnsinn nicht allein durch Demonstrationen aufhebe, so erheitere man die Schwermut nicht durch ,Lustigmachereien'. Auch für die Schwermütigen sei die Beschäftigung dringend notwendig, das einzige probate Mittel, ihn aus dem Versinken in sein Gefühl herauszureissen und an die Aussenwelt zu binden. Allein, so Neumann, sei es weit schwerer einen Melancholischen zur richtigen Beschäftigung zu bringen, als einen Wahnsinnigen (ebenda, S. 368).

Neumann Erfolgsrezept in der Therapie des Melancholiker hörte sich so an: ,*Man muss mit dem Schwermüthigen davon beginnen, dass man sich seines Zutrauens zu bemächtigen sucht: von der Art, wie dies gelingt, hängt die ganze Einwirkung des Arztes ab. Sobald er sicher ist, dass er Theilnahme finden werde, theilt er seinen Kummer wohl mit, doch nicht auf einmal, nicht im Zusammenhange, und neugierige Frage schrecken und verschliessen ihn.*

Wie es beim Wahnsinnigen eine Hauptregel ist, nie mit ihm von seinem Wahn zu sprechen, so ist es beim Melancholischen Hauptregel, ihn seinen ganzen Kummer allmählig aussprechen und in ein theilnehmendes Herz niederlegen zu lassen. Mag nun ein Wahn diesem Kummer zum Grunde liegen oder nicht, so muss man nie den Grund des Kummers als nichtig darstellen, oder gar auslachen: im Gegentheil muss man auf die Gefühle des Kranken eingehen, und ihm Mitleid zeigen. Dadurch gelingt es uns am ersten, dass wir ihn nach und nach auf andere Gegenstände leiten, als auf die seiner Leidenschaft. Je mehr wir ihn nun in andere Gefühle verwickeln, desto leichter gelingt es uns, das Hauptgefühl zu schwächen.

Nun erst, wenn er schön teilnehmend geworden ist, können wir ihn zu einiger Beschäftigung bringen, erst zu kurzen und leichten, allmählig aber zu immer anhaltenderen, bis es uns endlich gelingt, ihn völlig thätig zu machen, und so vollständig zu beruhigen.

*Es ist freilich nothwendig, diese Kranken zu hindern, **dass sie sich nicht ermorden** oder sonst übelthun: man muss daher allerlei Zwangsmittel bei ihnen anwenden. Allein der Arzt muss den Schein annehmen, als sei er ganz unschuldig an der Anwendung dieser Zwangsmittel, denn sieht ihn der Kranke als den Urheber seiner Beschränkung an, so verliert er das Zutrauen des Kranken und mit demselben jede Möglichkeit, ihm zu helfen.*

In Irrenhäusern muss wenigstens ein Wärter oder andrer Unterbedienter sein, von dem sich die Kranken fürchten. *Und der die Berechtigung hat, ihnen alle nothwendigen Zwangsmittel anzuthun'.* (S. 368 f.)

Im Jahre 1828 legte Neumann seine amtlichen Funktionen als zweiter Arzt in der Charité nieder und privatisierte. Er verfasste ab 1828 viele angesehene Lehrbücher, in denen er sich als versierter Arzt auswies. Sie alle hier zu kommentieren, würde das gedachte Unterfangen des Autors für diese Buchreihe sprengen. Es sei daher abschliessend nur noch sein distanziertes Verhältnis zu Samuel Hahnemanns ‚Homöopathie' (1796) erwähnt, welches in seinem vielzitierten Satz über die Anwendung von Medikamenten in der Psychiatrie zum Ausdruck kommt:

'Es ist an der Zeit, dass man aufhöre, das Kräutlein oder das Salz oder das Metall zu suchen, das in homöopathischen oder allopathischen Dosen Manie, Blödsinn, Wahnsinn, Wut oder Leidenschaft kuriert. Es wird nicht eher gefunden werden, als wenn man Pillen erfindet, die aus einem unartigen Kind ein wohlerzogenes, aus einem unwissenden Menschen einen geschickten Künstler, aus einem rohen Gesellen einen feinen Kavalier machen. Gewöhnung, Übung, Anstrengung ändern des Menschen Tätigkeit, nicht Arzneien (1834)' **(Neumann, Einleitung in das Studium der Arzneiwissenschaft, 1850)**

Noch deutlicher wurde Neumann im gleichen Werk, S. 260: ‚Doch über die homöopathischen Arzneigaben ist schon so oft und viel geredet worden, dass man die Acten sehr füglich für geschlossen erklären und jemendes Wort mehr darüber als überflüssig ansehen kann'.

Neumann starb 1850.

Christian August Fürchtegott Hayner

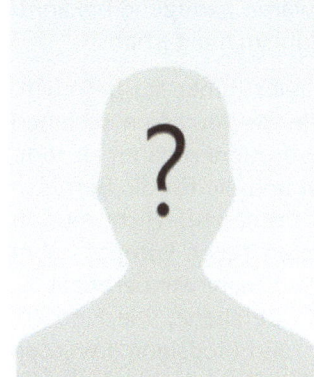

Christian August Fürchtegott Hayner
Fotoherkunft: wikipedia

Studium der Theologie und Medizin. Promovierung 1798.
Deutscher Arzt, Psychiater. Durch sächs. Staatsregierung zu
Philippe Pinel nach Paris geschickt (Hôpital de la Salpêtrière),
um sich mit der modernen Psychiatrie auseinander zu setzen.
Ab 1808 Auftrag für ein neues Nutzungskonzept für die
Festung Sonnenstein: Königl. Sächs. Heilanstalt Sonnenstein.
Eröffnung 1811. Herausgeber der Zeitschrift für psychische
Ärzte (1828-22)

Geboren: 22. Dezember 1775 in Beucha
Gestorben: 10. Mai 1837 in Colditz

Aus: Wikipedia

Hayner war seinerzeit in die Schule von Pinel resp. dessen Kompagnon Esquirol
gegangen und hatte das moderne französische Irrenhandwerk einige Zeit studiert.
Die sächsische Staatsregierung hatte ihn beauftragt, sich mit der neuzeitlichen
Psychiatrie der Franzosen auseinander zu setzen. Diese Erfahrungen bildeten
danach die Fundamente seines zukünftigen Handelns als Irrenarzt.

Im Jahre 1808 erhielt Hayner vom Direktor der Kommission für die Straf- und Versorgungsanstalten den Auftrag, ein **Gutachten zur Einrichtung einer Anstalt für
Irre** in der ehemaligen Festung Sonnenstein zu erstellen. Nach seinen Vorstellungen und Plänen entstand dann die erste deutsche Irrenheilanstalt Sonnenstein,
deren erster ärztlicher Leiter jedoch nicht er, sondern **Ernst Gottlob Pienitz** (1777-
1853) wurde. Dieser leitete Sonnenstein als Direktor von 1811 bis 1851.

Hayner hatte ab 1806 wichtige Vorarbeiten für eine neue Regulierung des Sächsischen Irrenwesens an die Hand genommen. Er präsidierte als Hausarzt das aus
einem ehemaligen Zucht-, Arbeits- und Siechenhaus entstandene Irrenhaus in
Waldheim, ursprünglich eine Versorgungsanstalt. In dieser Einrichtung verblieben,
nach der Eröffnung der einst berühmt und berüchtigt werdenden Irrenanstalt
Sonnenstein bis 1829 nur noch die sog. Unheilbaren, die heilbaren Irren wurden in
die Anstalt Sonnenstein verlegt.

Hayner war seit 1806 ärztlicher Leiter in Waldheim, holte 1829 dann aber seine sog.
‚Unheilbaren' auch mit nach Colditz, wo er sich grosse Verdienste um die Huma-
nisierung des dortigen Irrenwesens erwarb, wobei er über die Grenzen Sachsens
bekannt wurde. Es wurde ihm nachgesagt, er habe seine Anstalten jeweils
musterhaft geführt. Ein Auszeichnung angesichts der Tatsache, dass im Irrenhaus
auch Zuchthäusler und andere aus irgendwelchen Gründen aus dem Sachsenstaa-

te ausgemusterten Personen betreut, verwaltet, bestraft oder verwahrt wurden. Die allgemein schlechten Zustände in den Institutionen waren genügend bekannt. Oft herrschte in ihnen reinstes Chaos. Hayner führte Waldheim musterhaft.

In den folgenden Jahren hatte Hayner immer mehr Seelenkranke zu betreuen, weit mehr als 300 an der Zahl. Die Eintritte der Irren in die Anstalten schienen förmlich zu explodieren, der Aufnahmedruck auf die Institutionen nahm ab 1800 immer stärker zu und überforderte viele Organisationen und die für die Betriebsführung zuständigen Verwalter. Auch die leitenden Irrenärzte. Nicht nur in Waldheim oder Colditz geschah solches, sondern in weiten Teilen Europas nahm die Anzahl irrekranker Menschen immer stärker zu. Immer mehr Minderbegabte, Gestrauchelte und aus allen gesellschaftlichen Bezügen Gefallene, wie Siechen, Armenhäusler, Arbeitsscheue, Liederliche, Fahrende, Irr- und Blödsinnige wurden nun in Versorgungshäuser und speziell auch in die erst kürzlich ins Leben gerufenen Irrenhäuser eingeliefert, zumeist gegen ihren Willen.

Bis um 1800 waren in den Irrenasylen vergleichsweise wenige Irre hospitalisiert gewesen, jetzt stieg im neuen Jahrhundert die Zahl der Insassen massiv an. Staat und Bürger hatten die Versorgungs- und Irrenanstalten entdeckt, um ihre ihnen lästig gewordenen Mitbürger darin kostengünstig zu versenken.

Edward Shorter schrieb in seinem berühmten Werk ‚A History of Psychiatry from the Era of the Asylum to the Age of Prozac (1997)‘, dass bis zum Ende des 18. Jahrhundert nur wenige Irre in den berühmtesten Anstalten versorgt worden waren. So habe sich die Zahl der Irren im Londoner Bedlam, in der Pariser Bicêtre und im Wiener Narrenturm auf vielleicht nur gerade rund 100 Insassen beschränkt. Doch alsbald im 19. Jahrhundert, so Shorter, seien die Zahlen in den Anstalten förmlich explodiert.

So hatten sich, 1904, also bereits rund hundert Jahre später, in amerikanischen Nervenkliniken rund 150'000 (!) Personen befunden, **zwei pro tausend Einwohner** des Landes. In Frankreich, so Shorter weiter, seien um 1890 bereits 108 Asyle für Irre in Betrieb genommen worden, so stark war der Versorgungsdruck in diesem Land.

Um London herum gab es damals 16 Irrenhäuser, teils mit mehreren Hundert Irren überfüllt. Darunter gehörte auch das Hanwell Asylum, wo John Conolly um 1860 die Abschaffung aller Zwangsmassnahmen anordnen wird. Shorter schrieb, im Hanwell Asylum seien zu dieser Zeit (um 1900) rund 2200 Irre versorgt worden.

Machen wir aber wieder einen Schritt zurück in die Jahre um 1817. Da bereits schrieb ein gewisser Christian August Fürchtegott Hayner ein kleines Werklein, eigentlich eher ein 50 Seiten umfassendes Traktat mit dem Titel:

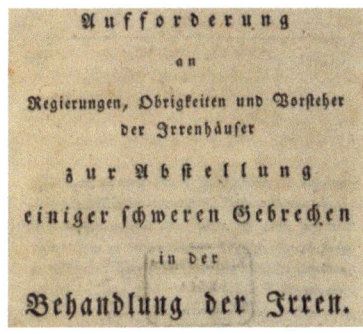

Christian August Fürchtegott Hayner:
‚Aufforderung an Regierungen, Obrigkeiten und Vorsteher der Irrenhäuser zur Abstellung einiger schweren Gebrechen in der Behandlung der Irren', Leipzig, 1817

Hayner begann darin fulminant mit den Worten:
‚Nachdem in den letzten Jahrzehnten so manches über die bessere Einrichtung der Irrenanstalten öffentlich gesagt worden ist, hätte ich nicht geglaubt 1817 noch zu diesem kleinen Aufsatze Veranlassung zu haben. Ich hätte nicht für möglich gehalten, dass es in Deutschland noch solche **Mördergruben** *geben könnte, wo man unglückliche seelenkranke Menschen wie wüthende Thiere behandelt und wie Äser vermodern und verfaulen lässt.'*

Irrenasyle wie Mördergruben?

Darin Irre wie Tiere, wie Äser vermodern und verfaulen zu lassen?

Mit Äser meinte er Aas, also Kadaver oder Leichen. Hayner zitierte im Werk einen gewissen Dr. Ruer, Arzt der Irrenanstalt zu Marsberg. Im Jahre 1812 war das ehemalige Kapuzinerkloster Marsberg in ein Irrenasyl umgewandelt worden. Reil hatte mit seinen ‚Rhapsodien' dazu einen Beitrag geleistet und in diesen Jahren der grossen politischen und territorialen Umwälzungen für die Irrenpflege neue Massstäbe gesetzt. Reil hatte nicht nur den Begriff ‚Psychiatrie' als Medizinfach eingeführt, er förderte und bewirkte mit seinem Werk auch die Gründung neuer Irrenanstalten.

Dieser Dr. Ruer also hatte Hayner mitgeteilt, dass er bei einer Reise durch einen kleinen Distrikt Deutschlands gleich auf zwei Irrenanstalten gestossen sei, in denen die Irren noch immer an die Ketten gehängt wurden. Man habe die Unreinlichen ‚nackend' in unterirdischen Löchern in ihrem Unrat sich herumwälzen lassen. Die Zustände in diesen Anstalten mussten schrecklich gewesen sein, insofern dies nicht nur in den Irrenhäusern vorkam, sondern auch in sog. **Amts- und Stadtgefängnissen** und anderen ‚**Verwahrungsbehältnissen'**, in denen nicht nur Irre, sondern auch andere Menschen verwahrt und aus der Gesellschaft ausgesondert worden waren.

Hayners Weckschrift erschien 1817. Vor rund 16 Jahren hatte Pinel ‚Traité médico-philosophique sur l'aliénation mentale ou la manie (1801)' veröffentlicht. Im Jahre 1803 waren Reils ‚Rhapsodieen' erschienen. Auf Anschuldigungen an Dr. Horn in Sachen des Todesfalls einer Patientin hatte ein gewisser Friedrich Bartels mit seiner ‚Rechtfertigungsschrift für den Herrn Dr. Ernst Horn, 1812' reagiert, denen dann Horn selber mit seiner eigenen Rechtfertigungsschrift im Jahre 1818 begegnete und den Einsatz von Zwangs- und Bändigungsmitteln propagierte. Und im Jahre 1813 hatte Tukes

Sohn einen Volltreffer namens ‚The Retreat' oder genauer: ‚Description of the Retreat, an institution near York, for insane persons of the Society of Friends. London 1813' gelandet.

Allesamt waren dies Werke, die die teils hanebüchenen Zustände in den Psychiatrien beschrieben. Die einen befürworteten ein mildes therapeutisches Vorgehen und einem humanen Umgang mit den Irren, die anderen (Bartels und Horn) ein hartes Vorgehen mittels der Anwendung von Zwang und Disziplin. Hayner wird alle diese Werke, ausser Horns eigener Rechtfertigungsschrift (1818) gelesen und studiert haben, als er sich entschloss, sich gegen die unwürdigen Begebenheiten in den Irrenasylen zu wenden.

Hayner gehörte somit zu den frühen Warnern und Aufklärern und forderte, man solle die Irren nicht mehr behandeln wie die Tiere, sie nicht mehr wie Wilde an die Ketten legen und sie endlich menschenwürdig behandeln. Im Werk erwähnte er dann auch seine Arbeit im Irrenhaus in Waldheim, die er im Jahre 1806 damit begann, als ‚erstes Geschäft, den abscheulichen Gebrauch abzuändern, dass dergleichen Elende an Ketten geschlossen wurden'. (Hayner, Aufforderung an Regierungen..., 1817, S.4) ‚Nun lebe ich seit jener Reihe von Jahren mitten unter meinen unglücklichen irren Brüdern und Schwestern, ohne dass es nur einmal nöthig gewesen wäre, jene widrigen Fesseln wieder anzuwenden'.

Hayner schrieb verschiedene Schriften, in denen er die **Abschaffung von Zwangsmassnahmen** empfahl und erlangte damit einige Aufmerksamkeit. Den Gebrauch von Ketten in den Irren- und Verwahrungshäusern sah Hayner aus folgenden Gründen als verwerflich an:

1. Es ist unanständig, einen kranken, unglücklichen Menschen wie einen Hund oder einen Bösewicht an Ketten zu hängen.

Und fuhr fort, man solle nicht glauben, dass die Irren gegen Ehre, Schande, Anständigkeit und Gemeinheit unempfindlich seien. Dies könnte, so Hayner weiter, höchsten bei manchen Blödsinnigen der Fall sein, allein bei diesen seien die Ketten sowieso gänzlich unnötig. ‚Bey den meisten Irren bleibt, gleichsam im Hintergrunde der Seele, eine grosse Empfindlichkeit für die Art, wie man ihnen begegnet... '.

Er bemerkte, dass selbst Irre in ihrer grössten ‚Raserei', in ihrer ‚Verstandes-Starrsucht' und anderen psychischen ‚Krankheits-Zuständen' mit Aufmerksamkeit sich an manches ‚Indecente' (Unanständige) im Umgang mit ihnen erinnert hätten. Damit wollte er zum Ausdruck bringen, dass selbst in tiefster und erregtester Manie oder Melancholie sich befindender und rasender Irre sich jedes unanständige Verhalten seitens der Wärterinnen und Wärter wie auch des behandelnden Arztes gemerkt resp. sich erinnert hätten. Mit anderen Wort, sie wussten genau, wer sie wann, wie oder in welcher Situation z. B. an die Ketten gelegt und sie vorgängig brutal geschlagen, geboxt oder geknebelt hatte.

2. Der Gebrauch der Ketten ist ungerecht und erbittert die Unglücklichen.

‚Fast jeder Seelenkranke fühlt es, obgleich oft undeutlich, dass er, mit Ketten belastet, eine Behandlung erfährt, die nur dem Verbrecher zukommt' (ebenda. S.6). **Und er fährt fort:**

3. Das Anlegen der Irren an Ketten ist ihrer körperlichen Gesundheit schädlich.

Hayner meinte, das Anketten verhindere die körperliche Bewegung und Genesung und behindere die Irren am Gehen. Noch ganz in galenischer Manier sprach er von **Unordnungen im Umlaufe der Säfte** (4-Säfte-Lehre), die durch die In-Ketten-Legung entstünde, von der unregelmässigen Verteilung dieser Säfte, die doch gerade im Verdacht standen, dass sie zu Seelenkrankheiten führen würden.

Er sprach auch von einer sich aus der Ankettung und Einkerkerung ergebenden **Muskelschwäche**, die allgemein später auch zur **Unbrauchbarkeit für körperliche Arbeit** führe. Die Verhinderung von genügend Bewegung führe zu **schlechter Hautausdünstung** und verhindere das normale **Verdauungsgeschäft**. Selbst die durch die Ankettung auftretenden **ödematösen Anschwellungen** an Händen und Füssen führte Hayner aus, die nicht nur zur Steifigkeit der Gelenke, sogar bis zur *‚brandiger Verderbnis'* und zum Verlust der Glieder führten, sogar den Tod des Irren zur Folge haben können.

4. Die Verwahrung der Irren durch Ketten verschlimmert die Seelenkrankheit und hindert deren Heilung.

Hayner meinte, je unvernünftiger man einen Kranken behandelt, desto unvernünftiger wird er. *‚Ich habe gesehen, dass das Rasseln der Ketten fast immer die Irren zum Lärmen reizte, und dass, wenn sie eine Zeit lang ruhig gewesen waren, das durch eine unwillkührliche Bewegung veranlasste Klirren des Eisens erneuertes Rasen und Wüthen zur Folge hatte* (ebenda, S. 8).

Die durch Fesseln bewirkten Störungen des physischen Gesundheitszustandes steigern das psychische Leiden, da Seele und Leib immer aufeinander wirken und wechselseitig ihren Gesundheitszustand bestimmen, meinte Hayner. Dies war in durchaus ernst zu nehmender und früher psychosomatischer Ansatz eines Psychiaters um 1817.

Anstatt solche erniedrigenden Sicherungsmittel gäbe es zweckmässigere. *‚Wie viel hat sein Physisches durch die hündische Behandlung gelitten! (ebenda, S.9) und wie steht es um seinen Lebensmuth, um die Stärke des Geistes, um sein Vertrauen zur Menschenliebe? Es ist leicht den Exaltiren zu demüthigen, zu schänden, ihn mistrauisch, muthlos, furchtsam zu machen, aber schwer, ihn dann wieder aufzurichten zu einem kräftigen, selbstständigen Mitgliede des gesellschaftlichen Vereins'.*

5. Das Anschliessen an Ketten war schon oft die Ursache von Rückfällen der Genesenden.

In einem nächsten Abschnitt seines Werkes prangerte Hayner die Praxis des Zwangsstuhles an. Erinnert sei an den Gyrator des Rush. Bei seinem Arbeitsbeginn in Waldheim hatte Hayner mehrere Irre angetroffen, die durch solche Zwangsstühle ,*contract und verkrüppelt*' waren.

Man habe die zu Bestrafenden auf dem Zwangsstuhl derart hart in die Riemen resp. Bandagen gezogen, mochten diese auch noch so gepolstert gewesen sein, dass Hemmungen der Blutzirkulation aufgetreten seien, die bei unsachlicher Anwendung, zu partiellen brandigen Geschwüren geführt hatten. (Brand meinte Wundbrand, Gangrän, nichtdurchblutete, abgestorbene Körperteile). Mit dem Gyrator, resp. dem Zwangsstuhl erzwang man damals ein völliges, jede Bewegung verhinderndes Stillsitzen bei aggressiven, unruhigen Irren.

Der Irre auf dem Zwangsstuhl war im unteren Kleidungsbereich entblösst und nackt auf ihn gesetzt worden, damit er seine Notdurft durch ein Loch in eine darunter gestellte Schüssel erledigen konnte. Dieses Sitzen führte gemäss Hayner zu widernatürlichen Reizungen in den ,Genitalien, Hämorrhoidalcongestionen, Hämorrhoidalauschlägen, Neigung zu Vorfällen und wirklichem Prolapsus'. (Prolaps: Heraustreten von Teilen eines inneren Organs aus einer natürlichen Körperöffnung infolge Bindegewebsschwäche)

Hayner ging nicht nur mit den Irrenasylen, sondern auch mit der Praxis der Gemeinden scharf ins Gericht, prangerte er diese doch an, dass man dort tobende oder sehr gefährliche Seelenkranke in sog. **Amts- und Raths-Custodien** (Kustodie: bewachter Bereich) und in **Gemeindehäuser** einlieferte um sie dort mittels Ketten und Zwangsstuhl und dergleichen zu beruhigen.

Offenbar hatte man diese Rückhaltungsinstrumente in den Kommunen praktiziert. Unweigerlich kommen Bilder hoch, wie man früher in Dörfern und Gemeinden (verurteilte und noch nicht verurteilte)Hexen in Ketten legte und teils öffentlich zur Schau stellte. Offenbar dienten diese Einrichtungen auch der Fixierung von Irren, als noch keine Irrenanstalten diese Aufgabe übernahm.

Die Irren wurden somit oft, bevor man sie in eine Irrenanstalt verbrachte, bereits auf dem Gemeindegebiet fixiert und gefoltert, um sie für den bevorstehenden Transport in eine Klapsmühle einzuschüchtern und um sie gefügig zu machen.

Auch über das sog. **Autenrieth'sche Irrenzimmer** (Band 6 dieser Reihe, ab S. 127) hatte sich Hayner, allerdings wohlwollend und etwas technisch, ausgelassen.

Zu dem Ende ist das Zimmer so eingerichtet, daß der Kranke nicht zu den Fenstern und zum Ofen gelangen, die Thüre nicht durchbrechen, des Geschirrs für den Unrath sich nicht bemächtigen oder dasselbe zerstören, nirgends einen Strick oder dergleichen, um sich zu erhenken, anbringen, daß man viel frische Luft zulassen und das Nachtgeschirr von außen wegnehmen kann.

Bildquelle: (Hayner, Aufforderungen..., S. 13. Bildquelle: BSB Bayerische Staatsbibliothek, MDZ Digitalisierungs-Zentrum, Digitale Bibliothek)

Das Autenriethsche Irrenzimmer.

Herr Professor Autenrieth in Tübingen hat die Einrichtung angegeben. Es hat folgende Vorzüge vor andern Verwahrungsmitteln der Irren.

1. Es hat nicht das finstere, schreckliche Aussehen eines gewöhnlichen Gefängnisses.

2. Der Kranke kann darin andern nicht schädlich oder gefährlich werden.

3. Er kann sich nicht umbringen.

4. Er ist außer Stande etwas zu zertrümmern. Der mit der Construction des Zimmers verbundene Kostenaufwand verinteressirt sich also schon durch ersparte Oefen, Fensterscheiben rc.

5. Kein Glied seines Körpers wird gedrückt oder gezwängt.

6. Er kann sich frey bewegen, nach Belieben gehen, laufen, springen, mit den Armen vagiren.

7. Die Luft, die ihn umgiebt, läßt sich leicht rein erhalten.

Dieses Zimmer hiess eigentlich **Palisadenzimmer**, denn es wurden darin kräftige Palisaden verbaut, die vor dem Irren schützten. Diese standen in gewissen engen Abständen nahe beieinander, dass man die Fenster offen halten konnte und so frische Luft zirkulierte. Damit diese Palisaden etwas freundlicher auf den Eingesperrten wirkten, strich man sie, wie auch das ganze Zimmer hell mit weisser Ölfarbe an.

Das Palisadenzimmer war nicht die einzige Erfindung jenes Tübinger Psychiaters namens Autenrieth. Er erfand auch die sog. **Autenrieth'sche Maske**, eine Gesichts- oder Kopfmaske, die imstande war, den Irren zu knebeln. Ihm war dadurch das laute Johlen und Schreien, beissen und speien verunmöglicht. Durch entsprechende Öffnungen in der Maske konnte man dem Irren Medikamente einzwängen.

Obschon in Band 6 bereits näher erläutert, sei hier nochmals darauf verwiesen, dass jener Dr. Autenrieth in Tübingen seinerzeit einen gewissen **Friedrich Hölderlin**, Dichter und Lyriker, rund 240 Tage lang in seiner Irrenabteilung behandelt hatte. Inwieweit Hölderlin Bekanntschaft sowohl mit dem Autenriethschen Palisadenzimmer, als auch mit der besagten Kopf- und Gesichtsmaske machte, ist geschichtlich leider (noch) nicht klar nachzuweisen. Man kann annehmen, dass wenn sie nicht unmittelbar in Gebrauch standen bei Hölderlin, ihm wenigstens als mögliche Zwangsmittel vorgeführt worden waren. Aber es bleibt Spekulation.

Dr. Autenrieth liess in seiner Tübinger Irrenanstalt ein **Palisadenzimmer** erbauen, gefertigt aus hartem Eichen- und Tannenholz, worin man die Tobenden und Schreienden über Stunden und Tage zwangsisolieren und zwangstherapieren konnte. Sie hatten die ‚Koben' zu ersetzen. Dieses Palisadenzimmer war deshalb eine frühe Form der heutigen Isolierzelle, man könnte es auch als frühe Gummizelle betiteln, wie man sie in modernen Kliniken teilweise noch heute kennt. Diese Isolierzimmer bezeichnet man heute fein ausgedrückt als ‚Time-out'.

Immerhin erhielt das Palisadenzimmer einen gewissen therapeutischen Zweck, wenn dieser auch nur in der Ausübung von Zwang durch weitere Zwangsmittel bestand, um die Tobenden zur Ruhe und zur Vernunft zurück zu führen. Im Vergleich zu den dunklen Verliessen (Koben) von Gefängnissen und Zuchthäusern, in die die Irren bisher geworfen und darin sich selbst und ihren eigenen grässlich stinkenden Exkrementen überlassen wurden, ersetzte man sie durch ein ‚therapeutisches', licht- und luftdurchflutetes Palisadenzimmer. Es war ein ausgeklügelter Zwangsraum, worin sich die Unruhigen, unter Aufsicht und Begleitung von Wärtern, austoben und bestenfalls auch in sich kehren konnten, mit dem Ziel der Beruhigung und der Rückerlangung der Vernunft.

Diese Palisadenzimmer nahmen den Eingesperrten weitestgehend die Möglichkeit, sich beispielsweise zu erhängen und durch die engmaschige Überwachung durch Wärter und den Arzt wurden auch sonstige Suizidversuche verhindert.

Im Gegensatz zu Hayner, der in seinem Asyl in Weinheim offenbar mindestens ein solches Palisadenzimmer betrieb und ein solches befürwortete, war der Psychiater **Heinroth** offenbar skeptisch einem solchen Isolierraum gegenüber eingestellt.

‚Dr. Heinroth erklärt sich dagegen vollkommen gegen das Autenrith'sche Zimmer, weil dabey die Idee des Heilzwecks gänzlich ausser Acht gelassen sey, indem der Tolle und Tobsüchtige nach Willkühr in dem ihm gegönnten Raume hin und her toben, oder sich wenigstens nach Willkür betragen könne, welches nun, da **die Brechung des Willens bei Irren die Conditio sine qua non sey**, *der Heilung gerade entgegen gesetzt wäre; ferner könne sich der Kranke in einem solchen*

Zimmer durch Anstossen des Kopfes an die Palisaden den grössten Nachtheil zufügen, endlich könne nie mehr als einer in ein solches Zimmer gebracht werden. ... Da aber in Irrenanstalten Augenblicke eintreten könnten, wo sich mehrere gleichzeitig für das Palisadenzimmer qualificirten, so müsste man entweder mehrere solcher Zimmer haben, die einen sehr grossen Kostenaufwand erforderten, oder man müsste sie alle in ein Zimmer einsperren, was durchaus nicht rathsam wäre etc.' (**Peter Joseph Schneider, Medicinisch-practische Adversarien am Krankenbette, 1824, S. 314)'**

Daher schrieb Hayner in seinem Werk (S. 22-25) weiter: ‚Bey der Verwahrung eines Irren in einem solchen Autenrieth'schen Zimmer ist Folgendes zu beobachten.

1. Niemals darf mehr als ein Seelenkranker darin aufbewahrt werden, zwey würden einander beunruhigen, mit vereinten Kräften doch vielleicht am Nachtstuhle etwas zertrümmern, und eine Person würde die andere vom **Zwangshemde** befreyen können, wenn etwa, wovon weiter unten die Rede seyn wird, der Arzt dasselbe anzulegen verordnete.

2. Der Person, welche in dies Zimmer gebracht wird, werden alle spitzige, schneidende, scharfe und harte Sachen, wie auch alles Band- und Strickartige abgenommen, z. B. Messer, Nadeln, Halsbinde, Halstuch, Schürze, Strumpfbänder (mancher auch wohl das Schnupftuch), kurz alles, womit sie sich zu beschädigen oder umzubringen im Stande wäre; ferner alles, womit man eine Fensterscheibe zertrümmern kann, als Schnallen, Schuhe, Pantoffeln, Jakobsdose und dergleichen.

3. Ausser dem Kranken darf durchaus nichts Bewegliches und Transportables im ganzen Zimmer seyn, kein Stuhl, Tisch etc.

4. Der Wärter schläft des Nachts in der Nähe der Thüre des Irrenzimmers. (Es ist am besten, wenn der Wärter am Tage und in der Nacht sich immer in dem Zimmer aufhält, das an das Irrenzimmer stösst.)

5. Die aufbewahrte Person darf ohne ausdrückliche Erlaubniss des Arztes nicht selbst essen, sondern muss von dem Wärter gefüttert werden.

6. Abends 10 Uhr wird der verwahrten Person für die Nacht ein Strohsack oder eine Matratze, ein Kopfkissen, und ein Deckbette (kein Betttuch) auf die Dielen des Zimmers gelegt, früh um 5 Uhr aber wieder weggenommen, und durchaus keine Bettstellen gegeben.

7. Täglich 3 mal wird das Nachtgeschirr herausgenommen und gereinigt.

8. Blos einer zur Aufsicht beauftragten obrigkeitlichen Person, dem Arzte und dem Wärter ist der Zutritt zu der in dem Irrenzimmer aufbewahrten Person zu verstatten.

9. Der Arzt bestimmt, ob der aufbewahrten Person das Zwangshemde angezogen werden soll oder nicht.

10. Es muss noch ein andres gewöhnliches Zimmer vorräthig seyn, in welches ohne Aufsehen und Weitläufigkeit der Kranke nach Ermessen des Arztes gebracht werden kann, wenn er sich so weit gebessert hat, dass man ohne Gefahr für ihn und andre den Aufenthalt unter Aufsicht eines Wärter ihm gestatten kann. Übrigens versteht sich von selbst, dass nicht alle Irren in solchen Zimmern aufzubewahren sind, sondern solche, die in der Wuth geneigt sind andre zu verletzen, oder manche Gegenstände zu zerstören, oder die Hang zum Selbstmord zeigen.

War Hayner, was die Ankettung der Irren anbelangte noch modern und den Irren gegenüber wohlwollend eingestellt, so kehrte er nun in ein Gegenteil, das ihn als durchaus hartherzigen Psychiater, der gerne Zwangsmittel in der Therapie der Irren anwandte, zeigte. Er forderte nämlich alle jene Personen ein, die mit der Verwahrung der Irren beauftragt und befugt waren auf, ohne Verzug dafür zu sorgen, dass wenigstens in den Städten je ein solches Palisadenzimmer einge-richtet werden sollte. ,Es wird sich doch wohl in jeder Stadt ein Einwohner finden, der für eine angemessen Bezahlung die Wartung des Kranken (in einem solchen Palisadenzim-mer) übernimmt' (ebenda S. 25). Am besten sei ein, am Wohnsitz eines Physikus ein solches Zimmer einzurichten, damit dieser den Kranken darin fleissig beobachten und am sichersten jede grausame und unrichtige Behandlung desselben verhüten könne. Für bereits knapp 70 Thaler, so Hayner, sei ein solches Zimmer zu erbauen.

Im nächsten Abschnitt zitierte er Reil, der gemeinte habe, das Zwangsweste, Einsperren, Hunger und einige Streiche mit dem Ochsenziemer hinreichend seien, den Irren bald zahm zu machen. Selbst Pinel, so zitierte im Weiteren Hayner, sei der Ansicht gewesen, dass Schläge bei ungebildeten und rohen Nationen in der Kur der Irren wohl nicht zu entbehren seien. Und wiederum ein anderer Psychiater habe gemeint, dass für das nackte Herumlaufen der Weiber er keinen besseren Rat geben könne, als einige Rutenhiebe.

Wieder andere, so Hayner, sahen Peitschenhiebe für nicht verwerfliche Reizmittel der äussern Sinne bei der Irrenkur an. Allerdings wandte sich Hayner nur gegen die Ausführungen dieser Psychiater, wie Pinel und Reil. Sie würden der Barbarei Tür und Tor öffnen und er könne ihren Ausführungen daher nicht zustimmen.

Dann gab er die Gründe an, weshalb er alle Schläge in der Irrenkur als verwerflich halte:

1. Die körperlichen Züchtigungen der Irren sind ungerecht.
2. Die körperlichen Züchtigungen der Irren sind schädlich.
3. Die körperlichen Züchtigungen der Irren sind unnöthig, und können recht gut durch andre Mittel ersetzt werden.

Er begründete seine Meinung vielfältig, u. a. damit, dass die Irren selbst solche Züchtigungen nicht als Therapie, sondern als Strafe ansähen. Bestrafen könne man nur Menschen, die Straftaten aus Vernunftgründen begehen wollen oder begangen haben. Dies könne der Seelenkranke nicht, folglich geschähe dem Irren bei einer solchen Bestrafung Unrecht. Zudem würden die Irren nach einer Be-strafung nur halsstarriger und misstrauischer. Stockschläge und Karbatschenhiebe (türk. Riemenpeitsche) auf den Kopf und den Rumpf seien überdies sehr gefähr-lich für die körperliche Gesundheit des Irren.

Irren durch Schläge bändigen zu wollen, so Hayner, arte jeweils stets in Missbrauch aus und der Arzt, habe er mit Schlägen einen Erfolg bei der Behandlung des Irren erzielt, lasse sich sehr leicht zu Wiederholungen hinreissen. Das Schlagen sei ein Lieblingsmittel beschränkter Köpfe und fauler Wärter, denn es erfordere kein Nachdenken. Oft habe man in Irrenhäusern, die mit einem Zuchthaus in Verbindung standen, solche harten körperlichen Bestrafungen erlaubt. So sei es in solchen gemischten Einrichtungen, in denen sowohl Verbrecher wie auch Irre eingekeckert worden seien, dazu gekommen, dass sowohl Verbrecher wie auch Irren einerlei traktiert worden seien.

Auf S. 34 seines Werkes meinte Hayner, er werde Zeit seines Lebens alles aufbieten, um die Irren in seiner Umgebung vor körperlichen Misshandlungen zu schützen und davor zu bewahren. Jedenfalls fand Hayners Meinung bei der Hohen Behörde Dresdens eine kräftige Unterstützung.

‚Verflucht sei von nun an jeder Schlag, der einen Elenden trifft aus dieser bejammernswürdigsten Classe der Leidenden! Ich rufe Wehe! über jeden Menschen, er stehe hoch oder niedrig, der es genehmigt, das verstandlose Menschen geschlagen werden!‘ (ebenda, S. 36).

Zu Punkt drei, der Verhinderung der Schläge durch andere Mittel, zählte er das Autenrieth'sche Zimmer, das Zwangskamisol (Weste) und eine Erhöhung der Wärteranzahl. Das Zwangskamisol schütze den Irren vor ‚Selbstmisshandlung'. Sollte der Irre dabei ‚unreinlich' werden, helfe das Eintauchen in kaltes Wasser oder Begiessungen im Beisein des Arztes. Helfe könne auch ständiges Nötigen des Verstandlosen auf den Nachtstuhl und – Geduld.

In der Anwendung des Zwangskamisol, der Zwangsweste sah Hayner den Vorteil, dass durch dessen Anwendung kein Glied des Irren gepresst würde. Es entfalte keinen Schmerz. Am besten sei es, den Ärmelknoten auf den Rücken zu legen, so fühle der Irre weniger Schmerzen als auf dem Brustbein. Auch der Umlauf der Säfte werden nirgends unterbrochen beim Zwangskamisol und es entstünden keine brandigen Geschwüre. Die Zwangsweste haben zusätzlich den Vorteil, dass ausser der Bewegung der Arme keine anderen Bewegungen verhindert würden.

Abschliessend sind noch jene Regeln erwähnt, die Hayner den Wärtern empfahl:

1. Man darf den Irren nicht widersprechen, wenn sie etwas Unsinniges und Falsches behaupten.

2. Eben so wenig darf man den Irren in ihren falschen Äusserungen und Behauptungen Recht geben.

3. Man muss die Irren nicht an ihre falschen Vorstellungen und Einbildungen erinnern, oder, wenn sie lächerliche oder sonst auffallende Gewohnheiten an sich haben, sie zu deren Äusserung und Wiederholung anreizen.

4. Man muss die Irren nicht verspotten oder lächerlich machen.

5. Man darf die Irren niemals belügen.

Abschliessen bemerkte Hayner (S. 47): Es sei ‚jenen Greuel und Unfug, wo er noch mit den armen Irren getrieben wird, streng zu tilgen dadurch, dass statt der Ketten, Brezeln, Fusseisen, Zwangsstühlen, Zwangsriemen, statt der Schläge, statt einer lieblosen, rohen, empörenden Behandlung fernerhin bloss Autenriet'sche Palisadenzimmer, ein freundliches, sanftes, ruhiges, verständiges Benehmen, und nur im höchsten Nothfalle Zwangkamisols gestattet und gebraucht werden'.

Und als Höhepunkt und Abschluss seines Pamphlets sei Hayner zitiert: ‚Wahrlich, es wäre euch viel besser, ihr armen elenden Geschöpfe, die ihr so oft mein Herz mit Kummer, meine Augen mit Thränen füllt, denen ein hartes Schicksal das Theuerste raubte, was der Mensch besitzt, **es wäre euch besser, wenn man euch mordete**, als dass man euer unglückliches Leben durch unsinnige Grausamkeiten und Tollheiten noch erschwert und verbittert, euch die Welt zur Hölle macht, und der Ärzte Bemühen für euer Wohl hindert'.

Hayner verfasste zusammen mit anderen Ärzten eine ‚Zeitschrift für Psychische Ärzte', an der sich u.a. folgende Mediziner mit Artikeln beteiligten: Dr. Haindorf, Hayner, Heinroth, Henke, Hoffbauer, Hohnbaum, Horn, Maas, Pienitz, Ruer und Weiss.

Herausgegeben wurde die Zeitschrift von Dr. Nasse. Selbst ein ausgewiesener Vertreter der Psychiker, Carl Wiegend Maximillian Jacobi, steuerte einen Beitrag in der dritten Vierteljahresschrift 1823 bei, obwohl Jacobi wenig von den sog. Psychikern hielt und sich wortmässig mit Heinroth anlegte. In einer dieser Zeitschriften für die psychischen Ärzte (3. Vierteljahrheft, 1818) empfahl Hayner sein sog. ‚Hohles Rad' (siehe Skizze) und weitere ‚mechanische Vorrichtungen, welche in Irrenanstalten mit Nutzen gebraucht werden können'.

Der Folgende, Haynersche Ideengang leitete zu dessen Konstruktion. Er unterteilte die krankhaften Zustände der menschlichen Geisteskräfte in eine Quantität und Qualität. Die erste konstituierte nach Hayner den Blödsinn, den man für gewöhnlich nur verbessern, jedoch nicht zu heilen imstande war.

Anders sah es aus bei den sog. **qualitativen Geisteskräften**. Diese ‚consituierten' den Wahnsinn und die Manie. Menschen, die sich mit ihren Ideen zu sehr vertieften, so Hayner, seien disponiert zu **partieller Verrücktheit** und Menschen, die sich der

Zerstreuung ihrer Vorstellungen zu sehr hingeben würden, ‚incliniren' zur **allgemeinen Verrücktheit**. (Inklinieren, eine Neigung zu etwas haben A.d.A)

Die **Melancholischen**, so Hayner, die partiell Verrückten seien zu sehr vertieft in ein und denselben Ideenkreis. Der Tobsüchtige wiederum, der **Maniacus**, sei zu sehr zerstreut und schweife von einer Idee (Vorstellung, Empfindung, Begehren) in die andere und halte an keiner fest.

Beim Wahnsinnigen suchten die Ärzte ihre fixen Ideen zu modifizieren oder zu berichtigen und beim Maniacus, dem Tobsüchtigen, gehe das ärztliche Bestreben dahin, den Kranken *‚aus der Jagd der sich auf einander drängenden phatastischen Gebilde heraus zu reissen und seine Aufmerksamkeit auf etwas Bestimmtes fest zu halten'*, (Zeitschrift für psychische Ärzte, 3. Vierteljahresheft, 1818)

Hayner gemäss fehlte es in den Irrenanstalten an einem Mechanismus, der imstande sei, den Zerstreuten anhaltend auf sich selbst zurück zu führen und den fixierten Irren aus seiner Traumwelt in die wirkliche Welt zu ziehen. Man habe auf vielfältige Weise sowohl den **Schmerz** als auch das **Gefühl der Unbequemlichkeit** zu Hilfe genommen, habe den Irren mit kaltem Wasser begossen, auf der Cox'schen Maschine gedreht, ins Zwangshemd gesteckt und sogar den Zwangsschrank (Lunatik-Box oder englischer Kasten) angewandt.

Alle diese Anwendungen hätten auf die Irren etwas **Hartes** und sie könnten nicht auf Dauer fortgesetzt werden. Hayner war überzeugt, dass noch etwas fehlte, vorzüglich für die Rasenden und Tobsüchtigen, was ohne jede Grausamkeit und ohne jeden schädlichen Einfluss auf das physische Wohlbefinden im Stande sei, *‚dem Strome ihrer meist unvollendeten, zerrissenen Ideen einen Damm zu setzen und ihre Aufmerksamkeit in der Continuation auf etwas Bestimmtes zu lenken, ihr Selbstbewusstsein zu wecken...etc.'* (ebenda, S. 341).

Und kam dann auf die **Idee eines sog. hohlen Rades**, die Reil bereits von Langermann ausgeliehen habe. Dieses hohle Rad sei gut imstande, den Kranken zu beruhigen. Auch entstünden dem Irren durch das Drehen des Mechanismus weder Verwundungen noch irgendwelche körperlichen Beschädigungen.

Indikationen waren: Tobsüchtige Verworrenheit, kataleptischer Wahnsinn. Zudem könne man durch die Anwendung des hohlen Rades den Irren zum gesellschaftlichen Leben in der Anstalt und zur allgemeinen Hausdisziplin mit den Übrigen unterwerfen.

Hayner machte sich Gedanken zu deren Konstruktion und dem Verfahren, wie man den Irren ins Rad hinein brachte: *‚Wenn die Thüre aufgeschlossen und auswärts geschlagen ist, stellt man den Kranken davor. Zwei Wärter fassen ihn unter den Armen, und heben ihn wenig zum hineinsteigen; ein dritter schiebt nöthigenfalls von hinten. (Wo der Irre Übermacht durch die Zahl der beistehenden Wärter sieht, gehorcht er bei allem diesen in der*

Regel auf des Arztes Wort). In demselben Augenblicke, als der Kranke die Thür hinter sich hat, wird sie schnell verschlossen, und eben so schnell der eiserne Bolzen, welcher, durch das Loch gesteckt, das Rad am Gestelle fest hielt, herausgezogen.

Alsbald muss der Kranke, wenn er nicht still steht, entweder vor- oder rückwärts laufen, oder er gleitet auch wohl aus, und fällt auf die Kniee oder auf den Hintern, was wegen der Enge und Rundung der Maschine durchaus ohne Schaden abgeht.

An Licht und Luft fehlt es nicht, und man kann nun den Kranken sich selbst überlassen, indem man nur einen Wärter in dem Zimmer lässt, der, wenn der Irre Gewandtheit genug hätte, an dem Gitterwerke der Seitenwände eine Zerstörung zu unternehmen, irgendwo dem Rade einen kleinen Stoss gibt, worauf es in Bewegung geräth, und dem Kranken sein Beginnen verleidet....

Von Zeit zu Zeit nimmt man den Irren aus dem Rade, und bringt ihn auf den Nachtstuhl. So kann man ihn sechsunddreissig bis achtundvierzig Stunden in der Vorrichtung zubringen lassen, welches ich unter andern bei heftigen Maniacis mit grossem Nutzen gebaut habe'. (S. 342-43)

Hayners Laufrad: (Original steht im Psychiatriemuseum Haina)

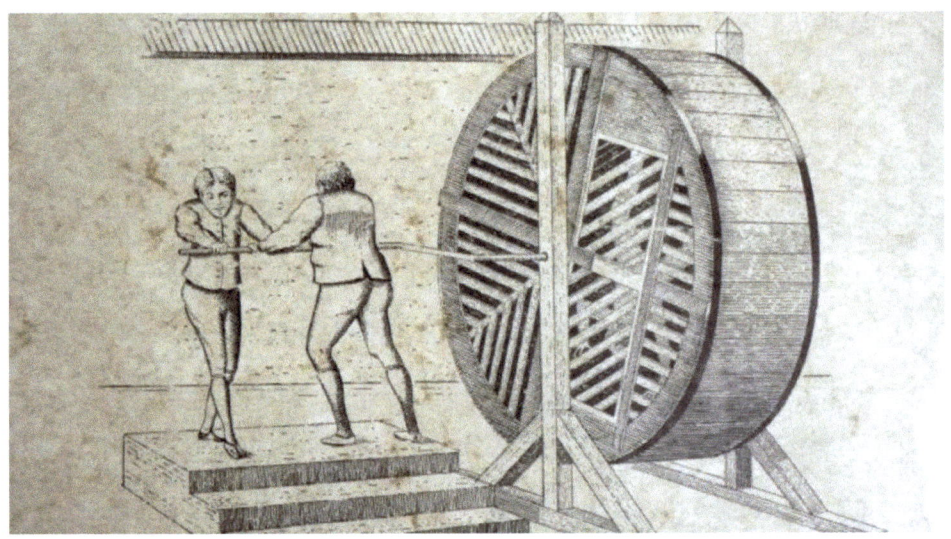

Hohles Rad um 1824 (Bild: Wikiwand.com)

Der Irre wurde im Laufrad gegen seinen Willen gedreht und musste somit mitlaufen. Tobte er sich darin wütend aus, setzte er das Rad 'unfreiwillig' sogleich in Schwung und musste es wieder ruhig halten und ausbalancieren, wollte er darin nicht fallen und sich verletzen.

Carl Wigand Maximillian Jacobi

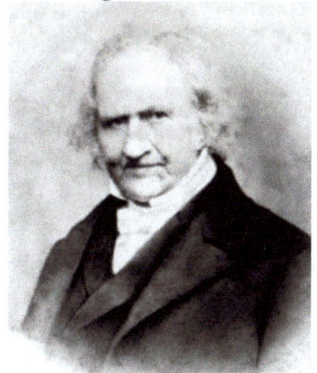

Carl Wigand Maximillian Jacobi
Fotoherkunft: wikipedia

Studium der Medizin in Jena und Göttingen. Deutscher Arzt und Psychiater. Geheimer und Obermedizinalrat. Gründer und erster ärztlicher Direktor der Siegburger Provinzial Heilanstalt. Kurzzeitig Vorgesetzter von Bernhard von Gudden (behandelnder Arzt von König Ludwig II., Bayern)
Jacobi gilt als einer der Begründer einer moderneren Irrenheilkunde. Zählt zu den Somatikern.

Geboren: 10. April 1775 in Düsseldorf
Gestorben: 18. Mai 1858 in Siegburg

Aus: Wikipedia

Bild https://www.wikipedia.org/
Daguerreotypie, um 1850

Jacobi verstand sich als Somatiker, der sich von den ontologischen und theologischen Vorstellungen der Psychiker abkehrte und sie, zusammen mit Nasse teils wortreich und polemisch bekämpfte. Noch immer spürte man unter den verschieden orientierten frühen Psychiatern diese **Dichotomie** (Zweiteilung) zwischen ‚Psychikern' und ‚Somatikern'. Trotz Verschiedenheit implizierten beide Parteien moralische Vorstellungen. Ohne diese funktionierte damals noch keine Psychiatrie.

Zu den Somatikern zählten, mehr oder weniger, auch die Psychiater Nasse, Roller, Griesinger, Schneider und auch Pienitz, obschon Letzterer gerne zwischen den beiden Lagern hin und her larvierte und in der Sonnensteiner Irrenanstalt beide Methoden (Therapieansichten) zur Behandlung der Irren zuliess, also somatische und psychische Kuren anwandte. Jacobi argumentierte als sog. ‚Somatiker' nicht sehr überzeugt organpathologisch im Sinne der aufkommenden Gehirnpsychiatrie und doch pochte er auf eine somatische Ursächlichkeit vieler Seelenstörungen. Er lehnte beispielsweise die Gehirnlehren eines Gall, wie auch eines Soemmerring ab. Ein rein somatisch denkender Psychiater war auch Jacobi nicht.

Aber Jacobi dachte sich, die Seelen der Menschen könnten nicht nur aus Sünde und Eigenverschuldung (Psychiker) krank werden, sondern eben auch wegen somatischer (rein körperlichen) Prozesse in den Irrsinn entgleisen. Trotzdem war er angetan von den sog. psychischen Prozessuren der Psychiker und kam nicht umhin, die Irren ebenfalls durch inhumane pädagogische, moralische Kurmethoden zu behandeln. Auch Jacobi praktizierte also eine auf den Kör-per wirkende, psychisch-moralische Therapiemethode, mittels derer die kranke Seele indirekt genesen sollte. Aber Jacobi sah die menschliche Seele als frei an, sozusagen frei von jeder religiösen und moralischen Beeinflussung.

Körper, Geist und Seele

In seinem Spätwerk setzte sich Jacobi vermehrt mit der Beziehung zwischen Leib und Seele auseinander. Dieses Werk hiess: ‚Natur und Geistesleben, der Sinnenorganismus in seinen Beziehungen zur Weltstellung des Menschen. 1851'.

Ein wichtiges Anliegen war für Jacobi die ‚**Freiheit der Seele**', die zwar auch durch mannigfaltige psychische Prozesse bedrängt und krank, aber auch durch rein somatische Krankheitsprozesse angegriffen werden konnte. Dahinter standen weder Religion noch Moral noch Sittlichkeit. Mit einem Abfall von Gott hatte dies, also eine psychische Erkrankung nichts zu tun. Auch die Tatsache, dass die Somatiker eine körperliche Vererbung einer psychischen Krankheit als möglich ansahen, während die Psychiker diese Theorie infrage stellten (die göttlich reine Seele kann nicht erkranken und kann auch keine Krankheit vererben), war für Jacobi der entscheidende Unterschied und daher zählte auch er sich zu den Somatikern.

Kurz: Die Somatiker sahen Geisteskrankheiten als Ausdruck einer möglichen, nicht immer eruierbaren Körperkrankheit an, die auch vererbbar war. Die kranke Seele entsprang einem kranken Körper und das war vererbbar.

Allerdings, so muss man eingestehen, führten die jeweiligen Vorstellungen über die menschliche Seele und die Möglichkeiten ihrer Erkrankung bei beiden Lagern, also sowohl bei den Psychikern wie den Somatikern, zu inhumanen, ‚pädagogischen' Kurmethoden in ihren Irrenasylen. Beide Lager griffen in der Not der Therapie gerne zu Zwangsmitteln, beispielsweise um das Personal vor Übergriffen zu schützen. Dies verlangte auch Jacobi. Man hatte kaum eine Alternative zu den Schock- und Zwangstherapien ihrer Zeit. Sie blieben oft die letzten Mittel der Wahl.

Sowohl Nasse als auch Jacobi erblickten (postulierten) in der Entstehung psychischer Störungen biologisch-organische Vorgänge, während ihre Gegenspieler, z.B. der Psychiker Heinroth, die seelische Beschränkung (Erkrankung) in einer vernunftlosen Entgrenzung, in einer unreligiösen Schrankenlosigkeit, die sich gegen Gott gewandt und gesündigt hatte, sich ergründete. Heinroth war daher voll überzeugt, diese Irre, die sich von Gott getrennt hatten, durch moralisch-pädagogische und inhumane (Zwangs- und Bestrafungs-Mittel behandeln zu müssen, um sie wieder in Gottes Hand zurück zu führen und um sie genesen zu lassen. Dies führte zu heftigen Disputen, zu polemischen Attacken zwischen Jacobi (und seinem Freund Nasse) und Heinroth.

Allerdings war und ist noch heute die Unterscheidung resp. strikte Trennung zwischen ‚Psychikern' und ‚Somatikern' eigentlich ein Missverständnis. Der Begriff ‚Psychiker' assoziierte sich nämlich nicht mit einer **wissenschaftlichen Psycholo-**

gie, wie man es erwarten sollte oder müsste und es gab (damals) auch keine Assoziationen zwischen den ‚Somatikern' und einer **biomedizinischen, natur-wissenschaftlichen Sicht** auf eine seelenlose Materie. Die Gehirnanatomie und Gehirnpathologie etc. standen noch tief in ihren Kinderschuhen.

Man hatte zur damaligen Zeit also kein einheitliches Krankheits- und Theoriekonzept innerhalb der deutschen Psychiatrie. Der Arzt war Herr im Asyl. Der Psychiater hatte in seiner ihm zugeordneten und ihm untergeordneten Anstalt mit festem Blick, mit imponierendem Gang und mit einer therapeutischen Gewissheit durch die Hallen zu wandeln, dass jedem Irren klar wurde, wer hier der Herr im Hause sei und durch wen sie geheilt werden würden. Ein besseres Vorbild als den leitenden Arzt fand man nicht.

Es wurde die Frage gestellt, ob es denn eigentlich eine denkende Geistesseele gab, oder ob der Körper den Naturgesetzen unterworfen war. Wie war das Verhältnis zwischen Leib und Seele? Woher kamen die psychischen Krankheiten? Durch die freiheitlich denkende Geistesseele oder durch den erkrankten Leib? Wer diente wem? Der Geist dem Körper oder der Körper dem Geist? Ist jede geistige Regung abhängig von der ‚Gestaltung oder Regung' des Körpers? Waren die psychischen Verrichtungen immer an den Körper gebunden? Konnte sich die Seele ohne Körperliches überhaupt ausdrücken? Brauchte Seele einen Körper um sich darzustellen?

Der Organismus ist ein Mittler der Seele zur Welt und an den körperlichen Zustand sind die psychischen Verrichtungen gebunden. Daher therapiert man noch heute psychische Krankheiten (via Medikamente oder Operationen) immer körperlich, wirkt also (indirekt) körperlich, also via Soma auf die Seele ein. Der Dualismus war geboren, die sog. Leib-Seele-Einheit war postuliert. Dadurch unterschieden sich die Psychiker nicht mehr so sehr von den Somatikern und umgekehrt.

Somatiker wie Psychiker gingen also von einer engen Verknüpfung der beiden Lebenssphären ‚Leib und Seele' aus. Die Unterschiede ihrer Auffassungen und Theorien hatten hier eine gemeinsame Grundanlage. Aber wo lag jetzt die Dominanz bei diesem Dualismus? In der Seele gegenüber dem Körper oder im Körper gegenüber der Seele? Wer war hier dominant? Wer hatte das Sagen? Und wer war wessen Instrument? Der Körper kann erkranken, kann dies auch die Seele (für sich allein)?

Dass es hier für diese Buchreihe allzu sehr kompliziert würde und ich lieber die alten Psychiater selbst zu Wort kommen lasse, um sie dieses heillose Gewirr zwischen Seele resp. Psyche und Körper selbst entwirren zu lassen, sei hier Jacobi in diesem Zusammenhang zitiert. Er sah nämlich Seele: *‚als eines an und für sich selbst immateriellen, individuellen, persönlichen, für die Entwickelung zu einem gottähnlichen Dasein* *geschaffenen und mannifaltig begabten, ... Wesen ...' das ,ausser dem Bereiche der Krankheit stehe'.* (Jacobi, Allg. Zeitschrift für Psychiatrie, Bemerkungen, Dr. Jacobi, S. 371 ff.)

Man mag sich fragen, was denn genau nun Seele sei. Und sich fragen, wo denn der Unterschied zwischen Seele und Psyche sei? Die Vorstellungen über Seele um 1800 waren mehr als nur verschwommen, und doch operierten alle Protagonisten genau mit diesem Begriff oder diesen Begriffen. Der Begriff der ,Seelenstörung' etwa kam in diesen Werken oft vor, ohne dass man exakt wusste, was diese eigentlich war. Ohne klar zu trennen von den Vorstellungen ihrer Gegner, brachten sie ihre eigenen Vorstellungen von Seele und deren Störungen ins Spiel und diese eigene Vorstellung von Seele oder Seelenstörung las sich für den Lesenden überaus nebulös. Der Unterschied zwischen einer Seelenstörung und einer psychischen Erkrankung war in diesen frühen Werken schwierig zu fassen. Jacobi sprach auch von Gemütskrankheiten, meinte jedoch dasselbe wie Seelenstörung oder psychische Erkrankung.

Die Seele als solche war in ihrer Begrifflichkeit der damaligen Zeit also schwer zu fassen. Dies könnte man auch von Begriffen wie ,Verstand' oder ,Vernunft' behaupten. Und doch wurde in den Buchwerken ständig mit ihnen operiert. Terminologisch mussten diese Begriffe endlich einmal ein für alle Mal geklärt werden. Jacobi und Nasse hatten es in ihren Werken jeweils versucht, aber gelungen ist es ihnen beiden nicht.

Immerhin glaubte Jacobi, dass eine sog. ,Seelenstörung' nicht nur wegen der Abkehr von Gott auftreten konnte, sondern auch als **Folge unglücklicher Ereignisses oder widriger Lebensverhältnisse** auftreten könnte. Diese Umstände führten, ihrer Meinung nach, ebenfalls zum Wahnsinn oder zu fixen Ideen. (Jacobi, Sammlungen für die Heilkunde der Gemüthskrankheiten, 1822, S.50)

In seinen Sammlungen für die Heilkunde der Gemütskrankheiten, Band 3, hatte Jacobi in seinen ,Beobachtungen über die Pathologie und Therapie der mit Irresein verbundenen Krankheiten' Heinroth vehement bekämpft, als er schrieb: ,Der Arzt als solcher ist Somatologe, Physiologe, Naturkündiger' und nicht Psychologe. Der Arzt und der Psychologie, so Jacobi bewegten sich nicht auf denselben Forschungsfeldern und das Moralische der Psychiker müsse abgewiesen werden. Irresein soll nur als Symptom erfasst werden, es handelt sich um eine eigenständige Krankheit.

Ansonsten war in seinem oben erwähnten Werk nichts Neues zu erfahren. Das Buch erörterte vorwiegend frühere Werke eines Pinel, eines Tuke und dessen **Retreat**, ereiferte sich über das Bedlam-Hospital (Dr. Haslam) und weitere englische Irrenasyle. Die Sinnhaftigkeit von Aderlässen und von Ausleerungen (anal und oral) wurde darin genauso thematisiert wie die richtige Diät je nach Krankheitsbild erläutert. Jacobi, so schien es, hatte darin einzig aus der Vergangenheit geschöpft um seine Abneigung gegen Zwangsbehandlungen zu begründen. Übergiessungen, Zwangsstuhl, Fesseln, Bäder, künstlicher Hunger als Behandlung und vieles mehr wurde darin daher zur Sprache gebracht. Einige Ausführungen zur moralischen Behandlung sind jedoch interessant:

,Nehmen wir die Meinung an, dass die Krankheit in der Seele entspringt, so sind offenbar solche Mittel, die auf diese unmittelbar angewendet werden, die natürlichsten, und diejenigen die am wahrscheinlichsten von einem günstigen Erfolg begleitet seyn werden.

Halten wir im Gegentheil dafür, dass die Seele nicht verletzt oder zerstört werden kann, und dass in allen Fällen von anscheinender Geisteszerrüttung irgend eine körperliche Krankheit, wenn gleich ungesehen und unbekannt, in der That besteht, so werden wir dennoch, zufolge der Wechselwirkung, welche die beiden Theile unseres Wesens aufeinander ausüben, gerne zugeben, dass die grösste Aufmerksamkeit auf alles erforderlich ist, was dahin zielt auf die Seele zu wirken' (ebenda S. 179/180).

Jacobi vertrat die These, dass es meistens gelänge, durch ein sanftmütiges Benehmen oder mittels einer gütigen Behandlung gegenüber dem Irren, dessen Zutrauen und dessen Achtung zu gewinnen. Dadurch könne er, Jacobi resp. der Apotheker des Bedlam (Haslam), sich in den allermeisten Fällen bei den Irren ,in Ansehen setzen' und sich ,Gehorsam' verschaffen (ebenda, S. 182). Ein einsichtsvolles, liebreiches Benehmen (des Arztes, Wärters) gegenüber dem Irren schien Jacobi, sie erwecke die Dankbarkeit und die Zuneigung des Irren.

Jacobi lobte im Werk nicht von ungefähr in den höchsten Tönen das ,Retreat' des Samuel Tuke, welches ihm zum Vorbild für seine Haltung als Somatiker wurde. Jacobi unterteilte diese moralische Behandlung in drei Teile:

1. Durch welche Mittel das Vermögen des Irren seine Krankheit zu beherrschen gestärkt und unterstützt wird.
2. Welche Zwangsmittel angewendet werden, wenn Beschränkung durchaus erforderlich ist.
3. Durch welche Mittel das allgemeine Wohlgefühl und die innere Zufriedenheit des Kranken gefördert wird.

Zu 1:) **Von den Mitteln, den Kranken in der Selbstbeherrschung zu unterstützen.**

Es soll hier genügen, die weiteren Untertitel seines Werkes aufzuzählen (Behandlungsteil): *,Von den Mitteln, den Kranken in der Selbstbeherrschung zu unterstützen – Vermögen der Selbstbeherrschung in der Retreat kräftig dargethan – Beweggründe für die Aeusserung desselben – hieraus gezogener Schluss, hinsichtlich der Erregungen der Furcht – Von dem Grade, in welchem Furcht mit Vortheil erregt werden kann – Vor der Erregung der wüthenden Tobsucht durch unpassende Behandlung, und von der Wirksamkeit der Überredung und eines liebreichen Betragens um zur Selbstbeherrschung zu bewegen – Grund zu Gunsten des Schreckens-Systems – Von dem Betragen der Wärter gegen Irre bei der ersten*

Bekanntschaft – Aehnlichkeit zwischen der verständigen Behandlung von Kindern und von Irren – Von der Art mit Tobsüchtigen zu reden – Von dem Raisonniren mit dem Kranken über den Gegenstand seines Wahnsinns – Von der Unterhaltung, die Melancholischen angemessen ist – Wohthätige Wirkungen der Bewegung und der Abwechselung der Gegenstände auf die Klasse, durch einen rührenden Fall erläutert – Vortheil regelmässiger Arbeit in einigen Fällen – Der Wunsch, sich geachtet zu sehen, eine mächtige Triebfeder, um den Kranken zur Selbstbeherrschung zu vermögen – Andere Mittel diese zu fördern – Die Hülfe der Religion zur Förderung der Selbstbeherrschung – Winke für die Wärter der Irren' (ebenda ab S. 187).

Dies soll hier genügen. Immerhin sei bemerkt, dass Jacobi (als Somatiker) ein grosses Interesse an den **körperlichen Erscheinungen** bei den Geisteskranken hatte, welches er mit seinem Freund, Friedrich Nasse (1778-1851), teilte. Von Nasse sei später berichtet. Zusammen mit Nasse gilt Jacobi heute als Begründer der modernen Irrenheilkunde, vielleicht sogar auch als ‚Psychosomatiker' und ‚Psychopathologe'. Denn in seinem im Jahre 1844 herausgegebenen Werk (Die Hauptformen der Seelenstörungen in ihren Beziehungen zur Heilkunde nach der Beobachtung geschildert, 1844) ging es auch um die Beschreibung resp. Beobachtung der krankheitsbegleitenden seelischen, aber auch körperlichen Symptome.

Das besagte Werk handelte von der Tobsucht, als Ausdruck einer psychischen Krankheit. In seinem Zweiten Abschnitt ab S. 337 erörterte Jacobi diese ‚Psycho'-Pathologie' in der *‚Darstellung der Erscheinungen, die sich in den mit Tobsucht verbundenen Krankheitszuständen als pathologische darbieten'*.

Diese ‚Pathologie' beinhaltete die Nummer des Falles, Name und Geschlecht, Konstitution, Temperament und beispielsweise die Herzfrequenz und Herztätigkeit inkl. einer Angabe zur Qualität und Quantität des Pulses und auf der nächsten Seite (341) Angaben zur Respirations- und Hauttätigkeit und dasselbe auch während der Remission und der Rekonvaleszenz des Tobsüchtigen. Dies sah in **Tabellenform** so aus:

Nummer.	Namen-Geschlecht.	Alter.	Constitution. Kräftig, Mittel- mäßig, Schwach.	Temperament.*)	Während der Perioden			
					Frequenz des Pulses.	Qualität des Pulses an den Radialen.	Qualität des Pulses an den Karotiden.	Herzthätigkeit.
1	H. W. M.	18	Schw.	S.	85, 100.	Klein, schnell, gereizt.	Klein, gereizt.	Choc schwach; Verbreitung gering; Geräusche normal.
2	F. R. M.	38	Mittlm.	Ch. S.	In den Exac. stets frequenter, doch nicht über 90.	Zu hoch gespannt, stark gehoben.	Zu stark überwiegend; häufiges Klopfen D Temporaten.	
3	U. L. W.	43	Kräft.	S. Ch.	Selten 80, einmal 90.	Ohne höhere Spannung.	Den Radialen entsprechend.	

Tabelle 1, links (ebenda S. 340)

der Tobsucht.		Während der Remissionen und in der Reconvalescenz			Bemerkun- gen.
Respira- tionsthätig- keit.	Hautthätigkeit.	Frequenz des Pulses.	Qualität des Radial- pulses.	Qualität des Karotiden- pulses.	
	Temp. An keiner Stelle des Körpers zu hoch, auch bei starker Aufregung; nur bei großer körperlicher An- strengung schwitzend; über- dies Fußschweiße	58, 60, 75, 80, 85 in der Re- convalescenz.	Klein, schwach, leicht unterdr., schnell.	Nicht zu stark über die Radia- len überwie- gend.	
	T. Erhöht, zumal am Kopf sehr entschieden. Langwie- rige Leiden des Hautor- gans von mannigfaltigen Ausschlägen.	In d. Remis- sionen 80; in d. Reconv. 70.	In den Remiss. gereizt, d. ob- waltend. Krank- heitszust. ent- sprechend.	In der Reconv. normal.	Ein höchst dys- crasisches Sub- ject.

Tabelle 1, rechts (ebenda S. 341)

Jacobi fasste die ‚pathologischen' Ergebnisse, die eigentlich eher somatopatholo-gische waren, sogar zusammen. *‚Aus den vorgelegten Wahrnehmungen gehen folgende Ergebnisse hervor:*

Bei 20 der in der Tabelle aufgeführten Kranken erreichte der Puls während den (aktiven) Perioden der Tobsucht in einzelnen Exacerbationen eine Frequenz von 100, 120, 130 und mehr Schlägen. In andern Exacerbationen war dieselbe bei den nämlichen Individuen oft nicht höher oder selbst geringer als in den Remissionen oder in der Revonvalescenz' (ebenda S. 352).

Aber wie erwähnt, handelte es sich hier in der Tabelle nicht um psychopatholo-gische Beschreibungen, sondern um körperliche, ganz nach dem Gusto Jacobis, der, zusammen mit Nasse, ein grosses Interesse an **körperlichen** Erscheinungen bei den Geisteskranken hatte und nicht so sehr an der exakten Beschreibung von seelischen (psychopathologischen) Erscheinungen interessiert war.

Aber an anderer Stelle beschrieb Jacobi trotzdem psychische Erscheinungen. Er ortete z. B. im vierten Kapitel der (‚Hauptformen') diese krankhaften Erscheinungen in die Sphären des **Begehrungsvermögens**, des **Gemütslebens,** des **sittlichen Gefühls** und in die Manifestation der **Willenstätigkeit** ein. Ebenso ortete er im Zusammenhang mit tobsüchtigen Menschen krankhafte Erscheinungen in die Sphären des **intellektuellen Vermögens**, der **produktiven und reproduktiven Einbildungskraft** und innerhalb des **Kombinationsvermögens** und der **Urteilskraft** ein. Dies darf psychopathologischen Beschreibungen zugeordnet werden.

Psychopathologie:
Die Psychopathologie beschäftigt sich mit der Beschreibung abnormen Erlebens, Befindens und Verhaltens des Menschen. Die deskriptive Psychopathologie be-schreibt die psychischen Störungen. Die phänomenologische und verstehende Psychopathologie fragt nach den inneren Zusammenhängen dieser psychischen Störungen und auch nach den Beziehungen zu tiefenpsychologischen Vorgängen und zu den zwischenmenschlichen Beziehungen. Diese nennt man die dyna-mische, interaktionelle Psychopathologie.

Psychologie:
Es ist die Lehre von der normalen seelischen Vorgängen. Von Interesse ist die Ent-wicklungspsychologie, die Persönlichkeitslehre, die Psychodynamik und die Psy-chotherapie.

Nachfolgend Auszug aus (Jacobi, Die Hauptformen der Seelenstörungen in ihren Beziehungen zur Heilkunde nach der Beobachtung geschildert, 1844, S. 484) Tabellen IV:

Nummer.	Krankhafte Erscheinungen in der Sphäre des Begehrungsvermögens und Gemüthslebens, des sittlichen Gefühles, der Manifestation der Willensthätigkeit.	Krankhafte Erscheinungen in der Sphäre der intellectuellen Vermögen, der productiven und reproductiven Einbildungskraft, des Combinationsvermögens, der Urtheilskraft.	Verhalten der psychischen Erscheinungen während der Erscheinungen der Remissionen der Tobsucht.
1	In den häufigen Krankheitsfällen, die Tobsucht sich kund giebt durch innnbige Weigerlichkeit, übermäßige Anstrengung bei d. Arbeit, zu großes Selbstvertrauen, Unbarmherzigkeit bei d. Mangel an Besonnenheit und ruhig mitwirkender Urtheilskraft, durch eine gereizte Gemüthsstimmung, durch Heftigkeit, Streitsucht, Haltlosigkeit in allen seinen Handlungen und gehend, ohne doch jemals bis z. Zerstörungssucht und andern heftigem Aeußerungen dieser Art gesteigert zu werden; feine Unreinlichkeit; Drange außer und während der Anfälle.	Die Urtheilskraft in den Anfällen geschwächt, aber nicht bis zum Untergehen des Selbstbewußtseins aufgehoben; einige Haftigkeit in der Folge der Vorstellungen, aber nicht in dem Grade, daß sie Posen bedingte; eine kaum methodische Beunruhigung von Wahnsinn.	In den Remissionen die Gereiztheit in der Gemüthsstimmung fast ganz schwindend. Die Urtheilskraft aber ohne fortwährend in ihrer Thätigkeit beschränkt, und der Anfang von Wahnsinn sich behauptend.
2	Der erste Ausbruch der Tobsucht mit heftiger Gemüthsbewegung verbunden, in allen Gemüthsgefühl und heftiger Reizungen unbändigkeit in den Bewegungen, Neigung zu lüsternem Vergrößern, große Bosheit, zuweilen Mordgier; häufiges Hohnlachen, brechendes Gekreisch, hartnäckiges Schweigen, Umsichbeißen, Anspeien, Treten, grausenvolles Zähneknirschen, ausnehmende Bösartigkeit überhaupt d. ganze Anblick einer ausnehmenden Bösartigkeit und Verworfenheit, Hervorsuchtigkeit in allen Reizungen des Seelenlebens. Dabei eine ausnehmende Lüsternheit u. Obscönität, doch keine Neigung zu Selbstbefleckung.	Während der Exacerbationen nicht der geringste Zusammenhang in der Ideenfolge; alle Aeußerungen des Verstandes wie des Gemüthslebens in chaotischer Verwirrung; nur einzelne Wechsele ohne allen Zusammenhang, in matter, milder Besieh hervorgerufen, wie sie in dem Gedächtniße aufhaucheten oder durch augenblickliche Eindrücke auf die Sinnesorgane hervorgerufen wurden; nie eine Spur von Wahnsinn oder von einer innern Beziehung der Vorstellungen auf Personen oder Verhältnisse; ungemein, welche Reste die reproductive Einbildungskraft bei diesem Posen spielte.	Während d. Remissionen das gleiche Gebendende v. Bösartigkeit u. Verworfenheit, bei gesteigerten Verstandesfunctionen und guten Gedächtniße; doch in d. Beugerungen des Tieferige des Trieblebens wie in den Barbarischen, mit einigem Bewußtsein dieses Zustandes, auch in diesen Perioden kein Wahn; fortwuchernde die Höchste Lüsternheit.
3	Die Tobsucht sich mehr in Raschheit und Unbauer gewaltsamer Bewegung als in Zerstörungssucht äußernd, wenn jene auch mit sinnloser Zerstörungssucht verbunden; große unreinlichkeit; unbändiges Lachen mit unmäßigem Reizen, beides ohne vorhandene äußere Veranlassungen, wechselnd.	Nur faßende, sinnlose Rede; die flüchtig verworrenen Bruchstücke von Vorstellungen durch Eindrücke auf die Sinne und das Begehrungsvermögen angeregt, ohne alle Wiederstand der reproductiven Einbildungskraft, so wie denn auch jede Anleitung eines vorhandenen Wahnsinnes fehlte.	In den Remissionen ein ganz tiefsinniges Verhalten, wobei doch einiges Selbstbewußtsein und Erinnerung vergangener Zustände mitunter hervortrat.

Auszug aus:
Jacobi, Die Hauptformen der Seelenstörungen in ihren Beziehungen zur Heilkunde nach der Beobachtung geschildert, 1844) aus: BSB, Bayerische Staats-Bibliothek (MDZ Münchener Digitale Bibliothek)

Die Psychopathologie-Befunde Jacobis lasen sich etwa so: *,Die Urtheilskraft in den Anfällen geschwächt, aber nicht bis zum Untergehen des Selbstbewusstseins aufgehoben; einige Hastigkeit in der Folge der Vorstellungen, aber nicht in dem Grade, dass sie Faseln bedingte; eine kaum merkliche Beimischung von Wahnsinn'* (ebenda Tabelle IV: Krankhafte Erscheinungen in der Sphäre der intellectuellen Vermögen... S. 484).

Somit beschrieb er die Fälle der Tobsucht in seinem Werk immer im Zusammenhang mit seelischen oder sozialen Auffälligkeiten, z. B. einer Beeinträchtigung des Intellektes, oder mit einer schrankenlos ausgeübter Selbstbefleckung, mit Wahnsinn und Blödsinn, mit Liebeshändeln, mit Prahlsucht, mit dem Gemütsleben resp. mit Gemütsverstimmungen oder einer Gemütsdepressionen, mit Gedanken an Selbstmord, mit Delirien oder Verwirrtheit, faselnder Rede (Logorrhoe), mit Depressionen und Schwermut, mit Somnambulismus, mit Hysterie und Zerstörungssucht, mit Anfällen von Schwindel und bewusstlosem Hinsinken, nach Wein- und Branntweingenuss, mit einer unglücklichen Ehe oder einem Ehescheidungsprozess, mit einer unehelichen Schwängerung, mit nymphomanischer Geschlechtsaufregung, mit der Laktation der Mutter, mit Nahrungssorgen oder Verarmungsängsten, sittlicher Ausartung nach der Entwöhnung des Kindes, oder beispielsweise mit der Milch- und Lochiensecretion oder der Amenorrhö bei Frauen, um hier nur einige Fälle zu benennen. Dahinter standen also durchaus auch soziale und psychische Ursachen in seinen Untersuchungsbeispielen.

Jacobi gab der jungen Psychiatrie eine frühe wissenschaftlich tragfähige Theorie, bedauerte er doch bereits in seinem 1822 erschienen Werk (Sammlungen für die Heilkunde der Gemütskrankheiten, Vorwort) das weitgehende Fehlen eines solchen Systems zur Grundlegung einer Psychiatrie. Jacobi wollte *,dasjenige, was über Seelenstörungen bis jetzt erkundet und gedacht worden, nach gewissen philosophischen und physiologischen Ansichten ... systematisch zu einem Ganzen verbinden'* (ebenda Vorwort, S. VI).

Jacobi war sich bewusst, dass sein Versuch, eine Darstellung der Seelenstörungen als selbstständige Krankheitsformen zu schreiben, nicht allen Lesern resp. deren Ansprüchen genügen konnte. Es war die Absicht des Verfassers, die Hauptformen von Irresein, nach ihren nosologischen, pathologischen und therapeutischen Beziehungen naturgetreu zu schildern. Sein Werkvorhaben wollte er in drei Teile gliedern. Der erste Band behandelte Krankheitsgeschichten der Tobsucht und erschien 1844, der zweite Band sollte Abhandlungen über Melancholie und Wahnsinn behandeln und der dritte Band Ausführungen über die übrigen Irreseinsformen enthalten. Allerdings wurde nur der erste Band je veröffentlich, von den weiteren zwei projektierten Bänden ist leider nichts bekannt. Sie wurden offenbar nie veröffentlich, vielleicht auch nie geschrieben.

Gewidmet hatte Jacobi dieses 1844 herausgegebene Werk seinen beiden engsten Psychiatriekollegen und Freunden **Albert Zeller** und **Christian Roller**.

Die Siegburger Anstalt

In der Anstalt in Siegburg leistete Jacobi Pionierarbeit. Sie war personell sehr gut dotiert worden und galt weitum als bekannte **Lehr- und Lernstätte** für an der Irrenheilkunde interessierte Ärzte. Jacobi als Arzt der Siegburg schaffte es, diese als eine Art von **Hochschule für deutsche Ärzte** zu inszenieren, die sich der deutschen Irrenheilkunde verschrieben hatten. Hier fanden diese Pionieren Anregungen und Lehrinstitut zugleich.

Sein persönliches Verdienst bestand darin, dass er den damaligen psychomoralischen und philosophischen Strömungen der Psychiatrie eine eher empirisch begründete, psychiatrische Naturforschung entgegen hielt, durchaus auch ernsthaft praktiziert in der Siegburger Anstalt. Er unternahm den Versuch, psychische Störungen als Begleitsymptome von krankhaften Veränderungen des Gesamtorganismus wahrzunehmen resp. zu verstehen und versuchte diese psychischen Störungen zu systematisieren. Er versuchte der sich noch bildenden Psychiatrie eine wissenschaftlich tragfähige Theorie zu geben, indem er die psychischen Krankheitsbilder klinisch zu analysieren versuchte.

Einige gewichtige Werke Jacobis galten für lange Zeit als verdienstvoll, besonders seine Werke: Annalen der Irrenheilanstalt zu Siegburg, 1837 und sein Hauptwerk: Hauptformen der Seelenstörungen, 1844.

In den (Annalen der Irren-Heilanstalt Siegburg) beschrieb Jacobi 23 Fälle, die sich zwischen 1825 und 1836 in seiner Siegburg zugetragen hatten. Zwei Fälle von Seelenstörung mit Nymphomanie als Haupterscheinung seien hier, der zweite nur in kurzer Übersicht kurz dargestellt:

Fall IX und X (Jacobi, Annalen der Irren-Heilanstalt Siegburg, ab S. 92 ff.)

‚Zwei Fälle von Seelenstörung mit Nymphomanie als Haupterscheinung dabei.

Erster Fall.

Veranlassungen und Anzeigen einer in den Geschlechtsorganen sich ausbildende Krankheit. Plötzlicher Ausbruch der heftigsten Nymphomanie mit einer schnell den höchsten Grad erreichenden Verstandeszerrüttung. Zufälliger schneller Tod. Leichenöffnung. Bedeutende szirrhöse Verhärtungen in der Gebärmutter; Entartung der Eierstöcke.‘

Frau C. F. heiratete zweimal, wobei ihre beiden Männer immer früh verstarben. Sie zog bereits fünf Kinder auf und wurde dann ein weiteres Mal Schwanger von einem Mann. Da auch dieses Kind früh starb, säugte sie andere Kinder als Amme. Mit 39 Jahren habe sie ihre Regel verloren.

Sie empfand schon länger einen Druck oberhalb der Scheide, also ob die Gebärmutter vorfallen würde. Bald stellte sich Traurigkeit ein und hypochondrische und hysterische Beschwerden zeigten sich. Im Alter von 43 Jahren begannen die Symptome ihrer Seelenstörung immer akuter zu werden. Sie zeigte sich ohne Überlegung in ihren Handlungen, fing an irre zu reden, war äusserst reizbar und auch jähzornig und alsbald zeigte sich der höchste Grad von Nymphomanie, in die ihr hysterischen Leiden bald überging.

Alle ihre Reden bezogen sich auf den Geschlechtsgenuss. Auf öffentlichen Plätzen und Strassen forderte sie die Männer auf zum einvernehmlichen Geschlechtsgenuss, drang deswegen auch in fremde Häuser ein, drohte diese in Flammen zu setzen, wenn man ihren Willen nicht teile. Auch meinte sie, sie sei sehr reich und verschenkte viele Kleider.

Zuerst wurden ihr Blutegel gesetzt, Abführmittel gegeben und schliesslich zu Ader gelassen. Da nichts half, wurde sie daraufhin in die Anstalt überführt. Inzwischen war sie sehr mager geworden, wirkte blass und eingefallen. Man führte körperliche Untersuchungen durch mit dem Ergebnis mehrerer Mängel. Ihr Atem roch übel, der Blick war unruhig und wild. Sie hatte keine Lust zu essen. Im Stuhlgang war sie durchfällig und dann wieder verstopft.

Sie viel auf durch sinnloses Reden und Handeln. Noch immer folgte sie ihrem einen grossen Trieb, daher musste sie ständig auf dem Zwangsstuhl gehalten oder auf ihrem Bett mit Gurten angeschnallt werden. Zwei Tage lang wurde sie so niedergehalten und am dritten Tag wurden ihr gegen ihr heftiges Widerstreben einige Löffel mit Suppe einverleibt. Da sie Schluckbeschwerden hatte, floss ihr die Suppe direkt in die Luftröhre, sie sank sogleich in sich zusammen und starb auf der Stelle.

Es erfolgte eine Sektion. Diese ergab, dass die inneren Genitalien in einem starken Grade krankhaft waren. Ihre Ovarien waren teils verhärtet, teils geschrumpft. Am rechten Ovarium fand man eine seröse Blase, ihr Uterus war vergrössert und teils verhärtet. Man fand überhaupt etliche Verhärtungen. Ansonsten kein besonderer Befund.

Es war offenbar eine von den Geschlechtsorganen ausgehende Krankheit, unterstützt vom Kummer um das verstorbene Kind und um die Ammentätigkeit. Auffällig war ihre Neigung zu ausserehelicher Befriedigung des Geschlechtstriebes bei herannahenden klimakterischen Jahren und das frühe Ende des Monatsflusses. Dies führte zu hysterischen Anfällen und Gemütsverstimmungen und zu Zeichen einer eintretenden Kachexie, von langwierigen Durchfällen begleitet. All dies mochte von ihren entarteten Geschlechtsorganen ausgegangen sein.

Zu alledem gesellte sich endlich der Ausbruch von Mutterwut in einem heftigen Grade. Sämtliche Erscheinungen waren das Resultat und die Erklärung für die mehrfältige Entartung der inneren Geschlechtsorgane.

Zu bemerken bleibt aber noch der gesunde Zustand, in welchem das kleine Gehirn in diesem Falle noch gefunden ward, wo man das Gegenteil eigentlich hätte erwarten können. (freie Zusammenfassung des Textes durch den Autor)

,Zweiter Fall.
Früh reger Geschlechtstrieb. Habitueller fluor albus. Grosse traurige Gemüthserschütterungen während eines Wochenbettes. Wiederholte Ausbrüche von Irresein, zuletzt mit andauernder Nymphomanie in gelinderem Grade. Bildung eines fistulösen Geschwürs an der rechten Seite der Unterbauchgegend. Entleerung einer grossen Masse von Gallensteinen aus der Fistelöffnung. Aufhebung der Nymphomanie'.

Jacobi brachte die Ausbildung und Entleerung von Gallensteinen in der unteren Bauchgegend sowie das fistulöse Geschwür argumentativ in die Nähe der Nymphomanie und auch Ursächlichkeit für ihre Tobsucht und für ihr laszives Verhalten. Mit der Auflösung der Gallensteine und Beendung der Fistelbildung habe man, so Jacobi, die Kranke dann von ihrer nymphomanischen Bedrängnis befreien können.

Mit seinen Publikationen und seinem Wirken als Arzt des Asyls machte sich Jacobi einen Namen und wurde in ganz Europa schnell bekannt, hatte er doch einen grossartigen Ruf als Psychiater und Irrenhausdirektor inne. Er erhielt an seinem fünfzigjährigen Doktorjubiläum Gratulationen nicht nur von deutscher Seite, sondern auch aus Frankreich, England und sogar aus Amerika.

Als Vertreter der Somatiker forderte und praktizierte, wenn es denn ging, eine möglichst konsequente **Vermeidung von Zwang**, oder wenigstens eine Beschränkung solcher Zwangsmittel auf das Notwendigste. Aber eine gänzliche Abschaffung von Zwang sahen sowohl er selbst als auch seine Freunde Zeller und Roller als ,unüberlegt, unweise und unheilsam' (1844) an, wandten diese in sehr schwierigen

Fällen trotzdem an. Aber die Forderung nach einer zwangslosen Behandlung stand auf den Fahnen der Somatiker, weit stärker, als auf der Seite der Psychiker (Heinroth). Hier gab es durchaus gewisse Unterschiede in den jeweiligen Betrachtungsweisen, wie man psychisch kranke Menschen behandeln sollte. Aber es wurde auf beiden Seiten auch nur mit warmem Wasser gekocht.

Immerhin urteilte Jacobi im Jahre 1834: *‚Ebenso wenig wie das Drehbett bedarf die Anstalt das hohle Rad, da es, wenn auch in seiner Anwendung ungefährlich, doch nur in wenigen Fällen entschiedenen Vortheil bringen dürfte…‘* (Maximillian Jacobi. Über Anlegung und Einrichtung von Irren-Heil-Anstalten: mit ausführlicher Darstellung der Irrenheilanstalt zu Siegburg, S. 179, 1834)

In einem Zusatz auf derselben Seite beschrieb Jacobi, dass er nicht nur Bedenken gegen die Anwendung des hohlen Rades hegte, sondern weitere dazu meinte: *‚Zu diesen zähle ich auch das sogenannte* **bain de surprise**, *sowie die Vorrichtung wodurch die Kranken auf einem Stuhle befestigt bis an die Decke eines sehr hohen Raumes, z.B. einer Kirche hinangezogen werden. Denn obgleich es zuverlässig Fälle giebt, wo das genannte Bad, wenn der Kranke bis zur wirklichen Gefahr des Ertrinkens unter dem Wasser gehalten wird, oder das Schwebenlassen unter einem hohen Gewölbe, wenn man den Unglücklichen dadurch längere Zeit in Verzweiflung und Todesangst erhält, nicht ohne eine bedeutende und vielleicht zuweilen heilsame Einwirkung auf den Irren bleibt, so wird doch, abgesehen auch von der Grausamkeit eines solchen Verfahrens, jeder bey dem Gedanken der so nahe liegenden Möglichkeit zurückschaudern, dass in dem einen Falle der Kranke würklich ertrinken, in dem anderen derselbe durch irgend ein Versehen von der Höhe hinabstürzen und zerschmettert werden könnte‘.*

Und fuhr fort: *‚Aller in einer Irrenanstalt anzuwendende Zwang kann nur den ebengenannten Zweck haben und dieser soll auf eine für den Kranken unschädliche und ihn so wenig wie möglich peinigende Weise, doch so, dass die Erreichung der Absicht vollständig gesichert ist, bewirkt werden‘* (ebenda S. 180).

Jacobi berichtete in diesem Werk über seine Erfahrungen der von ihm ab dem Jahre 1825 geführten **Irren-Heilanstalt Siegburg**, die zur Vorzeigeanstalt für die **preussische Rheinprovinz** wurde. Sie war eine sehr frühe Irrenheilanstalt auf deutschem Boden, aber nicht die erste. Rund 20 Jahre früher wurde die Irrenanstalt Bayreuth ins Leben gerufen (1805) und ebenfalls einige Jahre früher auch die Irrenanstalt Sonnenstein in Pirna (1811), die unter Pienitz (siehe dort) näher dargelegt werden wird.

In seinem Werk (Über die Anlegung und Einrichtung von Irren-Heil-Anstalten mit ausführlicher Darstellung der Irren-Heilanstalt zu Siegburg, 1834) beschrieb Jacobi seine Ideen, wie eine solche ‚reine‘ Irrenanstalt, die nicht auch noch Sträflinge bewachte, funktionieren könnte. Er hatte die Anstalt bereits im Jahre 1825 als Leiter übernommen und blickte 1834 somit auf etliche Dienstjahre zurück.

Dieses Werk erfuhr eine grosse Resonanz. Es war als bilde sich ein neuer Abschnitt innerhalb der Irrenfürsorge. Das Werk wurde in mehrere Sprachen übersetzt und wurde zu einem Leitfaden für einschlägige Fragen um den Bau und Betrieb einer Irrenanstalt.

Beschreibungen von sog. idealen Irrenheilanstalten existierten seit geraumer Zeit. Es sei nicht nur an Pinel erinnert, sondern auch an **Tukes** (Description of the Retreat, 1813), an **Battie**, oder an **Christian Friedrich Wilhelm Rollers** (Die Irrenanstalt nach allen ihren Beziehungen dargestellt, Karlsruhe 1831) und auch an **Ernst Gottlob Pienitz**, (siehe dort), der bereits 1829 die Königl. Sächsische Heil- und Pflegeanstalt Sonnenstein beschrieben hatte. Jetzt folgte ihm Jacobi rund 5 Jahre später mit eigenen Vorstellungen über ‚seine' Irrenanstalt Siegburg.

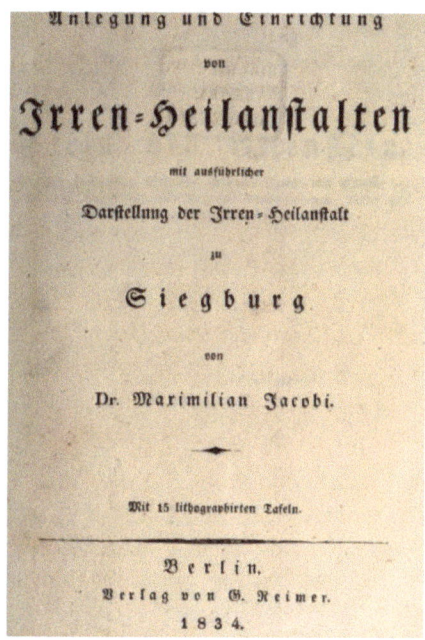

Maximillian Jacobi, Über Anlegung und Einrichtung von Irren-Heil-Anstalten: mit ausführlicher Darstellung der Irrenheilanstalt zu Siegburg, S. 179, 1834)

Jacobi hatte im Jahre 1798 eine Anna Frederike Petrina Claudius (1777-1856) geheiratet, eine Tochter des grossen deutschen Dichters **Matthias Claudius** und hatte mit ihr vier Kinder. Die vierte Tochter heiratete einen Carl Wilhelm Theodor Voigt, Pfarrer in Siegburg, die wiederum eine Tochter hatte, Jacobis Enkelin, die im Jahre 1855, drei Jahre vor Jacobis Tod, den berühmten Psychiater Bernhard von Gudden (siehe dort) heiratete.

Von Gudden war der behandelnde Arzt des **Königs Ludwig II. von Bayern**, der sich (vermutlich) in den Fluten des Starnberger Sees suizidierte und seinen Arzt, Bernhard von Gudden mit in die Fluten riss. (Siehe dort)

Jacobi übernahm im Jahre 1825 also die Leitung der neu gegründeten Irren- oder Provinzial-Heilanstalt in Siegburg nach seinen Ideen und begegnete dort seinem zukünftigen Assistenten Bernhard von Gudden. Die Irrenanstalt Siegburg war übrigens die erste extra erbaute und für den Zweck der Irrenbehandlung erbaute Irrenheilanstalt im Rheinland, Nähe Bonn. Bereits um 1830 betreute er darin rund 400 psychisch Kranke, denn bald drängte alles in diese neu errichtete Anstalt, genoss sie doch einen vorzüglichen Ruf. Die Leitung dieser Anstalt hielt Jacobi übrigens bis zu seinem Tode 1857 inne.

Johann Wolfgang von Goethe war ein Freund der Familie Jacobi. Es ist ein Schriftwechsel zwischen beiden Persönlichkeiten bekannt.

Jacobi war in der Siegburg als Arzt bereits 9 Jahre in Amt und Würden, als immer mehr Anfragen von Interessierten an ihn herangetragen wurden, eine genaue Beschreibung von der Einrichtung seiner hiesigen Irrenanstalt, resp. von einer modernen Irrenanstalt überhaupt, herauszugeben. Die Siegburger Irrenanstalt lockte immer mehr Besucher an, die sich für den Bau und die Organisation dieser Anstalt interessierten und verlangten immer öfters eine persönliche Audienz bei Jacobi. Dieser hatte die Siegburg zur einer Lehr- und Lernstätte für an der Irrenheilkunde interessierte Ärzte gemacht, man könnte sagen, zu einer Hochschule befördert. Allein für diese Aufgabe hatte Jacobi, nebst der ärztlichen Betreuung seiner Klienten, alle Hände voll zu tun.

Die Irrenanstalt Siegburg wurde in einer Lage erbaut, die man nicht frei hatte wählen können, denn sie wurde innerhalb der Mauern der bestehenden **ehemaligen Benediktiner-Abtei Siegburg** bei Bonn errichtet, ganz ähnlich wie die Sonnensteiner Anstalt in Pirna. Architektonisch gab diese alte Abtei baulich vieles vor und ein Einbau/Umbau einer Irrenheilanstalt in die alten Gemäuer erforderte etliche Kompromisse von Architekten, Bauherren und Geldgebern.

Das Buchwerk (Über Anlegung und Einrichtung von Irren-Heil-Anstalten, 1834) teilte Jacobi in zwei Abschnitte ein, wobei er den Ersten dazu verwendete, seine Ideen darin zu entwickeln und den Zweiten, eine Beschreibung anzufügen mit allen Details und Vorschriften u. a. für die Verpflegung und Behandlung der Kranken in der Anstalt, gefolgt von den Leistungen der darin tätigen und zuständigen Beamten und der ganzen Verwaltung des Institutes und vieles mehr.

Im ersten Teil, soweit sei hier eingegangen, brach Jacobi den Stab über die unheilbaren Irren, die er von den heilbaren absondern wollte. Es sprach schon im Vorwort von der *‚Nothwendigkeit der Fernhaltung fremdartiger und störender Elemente hinsichtlich der denselben zu übergebenden Individuen und wie die unheilbar an Irreseyn leidenden Kranken in dieser Beziehung zu betrachten sind und welche Kranke man als zu dieser Kathegorie gehörend anzusehen hat‘.*

Es war seit längerer Zeit eine unsägliche Tradition unter dieser frühen Psychiatergeneration, unheilbare Geisteskranke von den sog. ‚heilbaren‘ Irren auszusondern, eine Untugend und in einem gewissen Masse auch ein Todes- resp. **Verwahrungsurteil** für etliche (durchaus noch therapiefähige) psychisch kranke Menschen. Man wollte offenbar Erfolge vorweisen können, Erfolge der psychiatrischen Therapiekunst gegenüber der zahlenden Obrigkeit und dieser Erfolgsdruck führte zu dieser unguten Trennung innerhalb des Irrenklientels. Die schwer kranken Irren gab man, was ihre mögliche Therapie anbelangte, im Prinzip schon zu Beginn auf, wollte sie nicht in die neu gegründeten ‚Heilanstalten' aufnehmen, sondern sie in Verwahr- und Pflegeasyle überweisen. Man war der Irrmeinung, dass bei diesen ‚Unheilbaren' eine moderne Irrentherapie unmöglich positiv anschlagen könne und setzte sie daher in die Verwahrung, während man die sog. ‚Besseren' resp. als ‚heilbar' anerkannten Irren in den **Abteilungen für Heilbare** zu heilen versuchte. Und zwar mit allen erdenklichen Mitteln, auch mit diesen unsäglichen Zwangsmitteln, wenn es denn sein musste.

Jacobi setzte sich in diesem Zusammenhang mit der Situation der Irren auseinander und konterte die Befürchtung des Volkes, dass ein Hospitalisierter beim Eintritt in ein solches Asyl schlechte Eindrücke und Erfahrungen darin machen müsse. (Stichwort: Einsperrung in Zimmer und Zwangsisolationen). Und dass jeder Eintretende die Erfahrung mache, dass das enge Zusammensein mit anderen Wahnsinnigen sehr verstörend auf den Eingelieferten einwirken müsse. Was bei vielen anfänglich auch der Fall war.

Jacobi redete diesen Vorstellungen, die im Volke grassierten, nicht das Wort, glaubte seinerseits sogar bezeugen zu können, dass z. B. das enge Zusammenleben mit noch kränkeren und wirreren Geisteskranken auf den frisch Eingetretenen sich nicht negativ auf dessen Seele einwirken könne und meinte: ‚oder der Einfluss den andere Kranke auf ihn ausgeübt, jemals irgend einen wesentlichen Nachtheil gebracht hätte'. (Jacobi, Über die Anlegung und Einrichtung von Irren-Heilanstalten, 1834, S. 8)

Offenbar hegten viele Angehörige oder auch einweisende Behörden zur damaligen Zeit gewisse Vorurteile und Bedenken bezgl. einer Einweisung in die neu gegründete Siegburg oder überhaupt gegen Irrenasyle. Es waren dieselben Bedenken, wie sie heute noch in weiten Teilen der Gesellschaft existieren.

In einem zweiten Teil ging Jacobi auf die Sorge der Bevölkerung ein, dass bei einer Genesung dem Kranken schnell der Ruf folge, in einer solchen Anstalt gewesen zu sein (**Stigmatisierung**) und dass dies dem freiwillig wie auch dem zwangsweisen Eingelieferten bezgl. seiner bürgerlichen Verhältnisse gegenwärtig wie zukünftig zum Nachteil gereichen könne. Auch könnte ein Eingelieferter seinen Verwandten zürnen, dass sie ihn gegen seinen eigenen Willen eingeliefert hätten. Auch dies trifft noch heute zu.

Jacobi jedoch war der Ansicht, dass man das Gewicht solcher Bedenken viel zu hoch anschlage und dass er keinen einzigen Fall kenne, dem der Aufenthalt in seinem Asyl zu Siegburg zum Nachteil gereicht habe und dass die anderen schwer Geisteskranken auch keinen negativen Einfluss auf neu eingetretene Irre ausgeübt hätten. Allerdings gestand er ein, dass ein Tobsüchtiger mit seinem Raptus und ein Melancholiker und Lebensmüder mit seiner heftigen Todessehnsucht einen gewissen Eindruck auf zartbesaitete Irre zu machen imstande seien. Diese Möglichkeit bestünde zwar, so Jacobi, aber eine zweckmässige Trennung dieser Kranken von den übrigen Irren sei deshalb eine wichtige Aufgabe des Asyls.

Jacobi zitierte in dieser Angelegenheit sogar einen Conolly und Hill, die, resp. deren Werke er studiert hatte. Jacobi bestand daher auf einer zweckmässigen Scheidung/Trennung von stark Kranken und schwer Irren von Leichtkranken und Genesenden in Form einer Unterbringung in verschiedene Abteilungen. Aber auch dies war für diese Zeit der ersten wirklichen Irrenanstalten keine Neuheit und wurde von so manchen Ärzten und Psychiatern dieser Zeit gefordert, teils weil diese Ärzte in den Irrenanstalten grosse Probleme mit der Überfüllung und Zusammenwürfelung vieler Krankheitsfällen hatten.

Jacobis Ideen für eine moderne Irrenanstalt sind aber lesenswert, gehen sie doch auch ein auf baulichen Formen (Pavillonsysteme). Er unterschied etwa die Quadratform von der H-Form, diese wiederum von der Linienform und von der Sternenform und beschrieb verschiedene Irrenanstalten wie die Irrenanstalt zu Rouen, die Anstalt zu Wakefield in England, das neue Bedlam in London, die Anstalt Sachsenberg bei Schwerin, die Irrenanstalt zu Glasgow, die er alle einst in seinen Lehrjahren persönlich besucht und studiert hatte. Darin fehlte auch nicht die Anstalt zu Hanwell bei London, worin der berühmte Conolly wirkte.

Zum Aussehen eines Irrenasyls äusserte sich Jacobi: ‚Die Gesammtheit der Gebäude muss den Character der Solidität, Einfachheit und so viel als möglich der Heiterkeit an sich tragen; man soll dadurch weder an ein Schloss, noch an ein Kloster, noch an eine Fabrikanstalt, und am wenigsten an eine Zwangsarbeitsanstalt erinnert werden, sondern die Bauart soll durchaus der eines anständigen bürgerlichen Wohnhauses gleichen...,‘ (ebenda S. 47).

Man könnte Jacobi nachsagen, dass er die Irren in heilbare und unheilbare einteilte und ihm vorwerfen, dass er (bezüglich Aufnahme und Behandlung in Irrenasylen) mehrere Klassen von Kranken resp. von Menschen schaffen wollte. Und zwar aufteilen in die Klassen von Reichen, Armen, Unheilbaren und Heilbaren, was einem sozialen Rassismus nahe käme.

Wirklich beschrieb er eine nach ihm angemessene Klassifikation der Kranken und ihre bauliche Einteilung und fragte sich, ob es in einer modernen Irrenanstalt auch eine gesonderte Abteilung für Rekonvaleszenten brauche. Eine solche Einengung der Aufnahmeindikation z. B. auf Irre mit guter resp. mit schlechter Prognose, in wohlhabende und unterstützungsbedürftige Kranke kann man durchaus kritisch betrachten, war jedoch für die Zeiten um 1800 eine weitverbreitete Praxis des psychiatrischen Denkens im ganzen europäischen Kontinent. Jacobi hier allein den Strick zu drehen, wäre ungerecht.

Zu diesem Thema äusserte sich Jacobi auf Seite 48 seines Werkes: ‚Sämmtliche Kranke beider Geschlechter müssen nach Massgabe des mehreren oder minderen Einflusses der

Krankheit auf ihr sittliches Verhalten und nach dem hierdurch gegebenen Grade ihrer Fähigkeit oder Unfähigkeit Ruhe, Reinlichkeit, Anstand, Ordnung zu beobachten, gegebenen Vorschriften nachzuleben, sich zweckmässig zu beschäftigen, so wie nach der durch diese Verschiedenheit bedingten Art der ärztlichen Behandlung, strenge auseinander geschieden, in gewisse Haupt-klassen getheilt und die hiernach Zusammengehörigen in besonderen Abtheilungen der Gebäu-de untergebracht werden'.

Soweit so gut. Die nächsten Zeilen jedoch entlarven Jacobi als einen Psychiater, der die Gesellschaft in verschiedene Grade und Stände einteilte und der eine moderne Psychiatrie diesbezüglich auch entsprechend gestalten wollte: *,Ausserdem müssen in denjenigen dieser Abtheilungen, die den ruhigern und sittsamern Irren bestimmt sind, noch Unterabtheilungen eingerichtet seyn, damit die Kranken aus den untern Ständen von den Kranken aus den gebildeten Ständen geschieden werden können, und auch hier muss noch eine Zwischenstufe für wohlhabendere Gewerbsleute bestehen'* (ebenda S. 48).

Die neuen Irrenanstalten in allen Ländern hatten immer das leidige Problem, dass das Klientel, welches ihnen zugewiesen wurde, nicht so richtig in die in den Asylen eingerichteten und vorhandenen Abteilungen hineinpassen wollte. Mit dieser Problematik schlug sich praktisch jede Psychiatrie im Laufe ihrer Geschichte aus-einander, ging es beispielsweise – nebst der Internierung Geisteskranker – auch um die Versorgung von ,geistig gesunden' Paralytikern, Syphilitikern und Lues-kranken, Trunksüchtigen, Schwererziehbaren, Verwahrlosten, Milieugeschädigten (Prostituierten etc.), Fahrenden, Gerontopsychiatrischen, Kokain- und Heroinab-hängigen, Dementen und Geistigbehinderten oder auch Epileptikern, die allesamt nicht so richtig in die bestehenden Versorgungs- und Betreuungsaufträge und festgelegten Klinikausrichtungen resp. Klinikleitbilder ihrer jeweiligen Zeit passen wollten.

Das Problem der Psychiatrie bestand auch immer in der Zweiteilung der Anstalt in einen Akut- und Langzeitbereich, also in einen akuten psychiatrischen Interven-tions- oder in einen chronischen Pflegelangzeitbereich. Bald kam auch die Pro-blematik der psychisch kranken Rechtsbrecher noch hinzu, die nach gesonderten, ausbruchsicheren forensischen Abteilungen verlangte. Bald kam es auch in eine Aufteilung eines Erwachsenen- und eines Jugendbereiches, als irgendwann auch Kinder und Jugendliche psychiatrisch behandelt werden mussten. Man erhielt in den Asylen keine homogene Klientel.

Die Frage, welche Irrenabteilungen für welche Irre zu bauen waren, war die eine. Die andere Problematik war, wie flexibel ein Irrenasyl mit dem entsprechenden Versorgungsauftrag des in sie eingewiesenen Klientels umgehen konnte. Dies erforderte nicht nur bauliche Veränderungen und (Konzept-)Anpassungen, son-dern auch personelle Flexibilitäten und entsprechende Ausbildungen.

Eine Lösung des Problems bestand seit Anbeginn in der Aufteilung und Einweisung des Klientels in Spezialinstitutionen wie z. B. Anstalten für Epileptische, Forensikgefängnisse oder auch Invalidenheime. Die Institution Psychiatrie begann sich zu differenzieren. Aber diese Einrichtungen mussten erst gebaut werden. Noch waren sie nicht vorhanden.

Jacobi schlug vor, die moderne Irren- und Heilanstalt in eine a) Abteilung mit an Manie leidenden Irren und sonstigen Zerstörungssüchtigen oder zu plötzlich und gefährlichen Angriffen auf andere disponierte Kranke aufzuteilen. Er schlug auch vor, b) für die Schreisüchtigen ebenfalls eine eigene Abteilung zu bilden, aus der der Schall sich nicht auf andere Teile des Instituts ausbreiten konnte. Und c) schlug er vor, eine Abteilung zu bauen für die, vorübergehend an hohen Graden an Blödsinn leidenden Kranken vorzusehen, denn seiner Meinung nach gehörten die an einem angeborenen oder dauerhaftem Blödsinn leidenden Irren nicht in eine Heilanstalt. Mit diesen Blödsinnigen könne man, so Jacobi, auch diejenigen unreinlichen Kranken vereinigen, die nicht in die erste und zweite Abteilung gehören.

Eine weitere, d) vierte Abteilung sah Jacobi vor für jene Irren, die in die ersten drei Abteilungen allesamt nicht hineinpassten. Da gab es immer eine ganze Menge von. Das waren die in einem hohen Grade wahnsinnig gewordenen, aufgeregten Irren, die ihren Zustand auf eine für andere vorzüglich belästigende Weise kund taten, z. B. durch gewisse unablässig wiederholte Gestikulation oder Worten, durch anhaltendes Geschwätz, Deklamieren, Singen und unruhiges Umhergehen. In dieselbe Abteilungen konnte man nach Jacobi ruhig auch die widerspenstigen, tückischen, boshaften, sittenlosen und unzüchtigen Kranken einliefern. Ebenfalls in diese Kategorie fielen die tief Schwermütigen oder Melancholischen, die durch ihr Verhalten einen nachteiligen Eindruck auf die anderen Geisteskranken machen könnten. Zudem würden diese zum Selbstmord neigenden Kranken darin besser überwacht werden können.

Eine fünfte Abteilung e) war vorgesehen für die Unterbringung aller bisher nicht erwähnten Irren, eine Abteilung, die somit sämtliche übrige Irren aufzunehmen hatte. Sie enthielt sozusagen ein breites Sammelsurium von Irren einzig mit der Bedingung, dass sie allesamt friedlich und anständig sich zu betragen wussten, die Gesetzte und Ordnungen des Asyls beachten und sich vorschriftsmässig zu beschäftigen wussten.

Man spürte hier ganz deutlich die Problematik dieser neu konzipierten Irren- und Heilanstalten, die ihre Aufgabe, die ihnen z. B. durch die Politik zugewiesen worden war, im Grund nicht oder nur sehr beschwerlich erfüllen konnten. Um die Ausführungen zu Jacobis Werk (Über Anlegung und Einrichtung von Irren-Heil-Anstalten: mit ausführlicher Darstellung der Irrenheilanstalt zu Siegburg, 1834, S. 54) zu schliessen, hier noch eine letzte Einfügung:

,Nothwendig aber muss auch dafür gesorgt seyn, dass die Kranken aus den höhern und gebildetern Ständen, welche sich in den untern Abtheilungen mit den Kranken aus den untern Ständen mehr oder weniger vereinigt befinden, indem bey der Beschaffenheit ihres Leidens eine strenge Scheidung dort weder möglich noch erforderlich ist und die daher selbst noch in der vierthen Abtheilung nur den Vorzug von etwas besser eingerichteten Zimmern, einer bessern Kost und einer specielleren Wartung geniessen, in dieser fünften Abtheilung ein besonderes Revier angewiesen erhalten, in welchem sie vereinigt leben und wo die gewohnten Annehmlichkeiten des Lebens in Wohnung, Geräthe, Kleidung, Unterhaltungsmitteln usw, wenn auch mit Mässigkeit gewährt, ihnen wieder zu Theil werden, indem der Zustand solcher Kranken durchaus erheischt, dass der Sitte und dem persönlichen Gefühl in dieser Beziehung Genüge geleistet werde'.

Der besseren und reicheren Gesellschaft musste offenbar entgegen gekommen werden, indem man für sie spezielle Bedingungen anbot, die ihrer Kaste Rechnung trug. Aber auch für die arme Bevölkerung wurde gesorgt und Jacobi versuchte selbstverständlich auch sie einer Heilung zuzuführen, ohne Abwägung ihres Vermögensstandes. Der preussische Staat hat mit Jacobi einen wichtigen und guten Arzt gefunden, der durch eine Reihe von Reformen endlich ein längst fällig Modernisierung der Irrenanstalten in die Wege leitete.

Die Irrenheilanstalt Siegburg wurde im Jahre 1878 aufgelöst. Sie bot baulich-räumlich kaum Entfaltungsmöglichkeiten. Zudem kam es um diese Zeit bereits wieder zu einer grundsätzlichen Neuorientierung der Irrenreformpolitik. Man baute regional fünf neue Provinzial-Heil- und Pflegeanstalten in Preussen, die dem enormen Aufnahmedruck von psychisch kranken Menschen in Irrenhäuser zu entsprechen hatten.

Leiter

- Maximillian Jacobi (1825–1858)
- Willing (1858–1859)
- Fr. Hoffmann (1859–1863)
- Richarz (1863)
- Nasse (1863–1878)

Jacobi pflegte einen freundschaftlichen Umgang mit dem Professor für Innere Medizin **Christian Friedrich Nasse** (1778-1851). Damit war die Grundlage geschaffen für eine intensive Zusammenarbeit (der Heilanstalt Siegburg) mit der Medizinischen Fakultät in Bonn. (Nasse siehe dort)

Ernst Gottlieb Pienitz

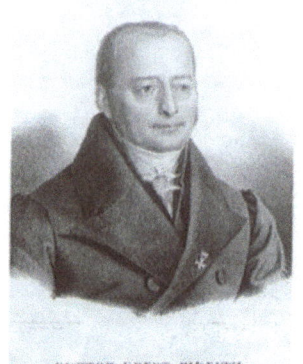

Bild https://www.wikipedia.org/

Pienitz machte sein Examen als Wundarzt und wurde um 1800 Militärchirurg. 1801 erfolgte seine Immatrikulation an der med. Fakultät der Uni Leipzig (bis 1803). Nach Erweckung des Interesses an der Psychiatrie reiste Pienitz zuerst nach Wien zu Dr. Nord und inspizierte den Narrenturm und danach zu Pinel nach Paris in die Salpêtrière. Pinel hatte die Anstalt 1795 übernommen. Pienitz studierte dort ein für die damalige Zeit modernes Irrenwesen. Im Jahre 1806 kehrte er nach Leipzig zurück und legte sein Examen ab, eine Arbeit über die Behandlung Geisteskranker.

Alsbald trat er eine Stelle als Assistenzarzt im Armen-, Kranken- und Zuchthaus in **Torgau** an und war zwischen 1807 und 1810 als selbständiger Hausarzt darin tätig. Die Anstalt Torgau beherbergte damals rund 300 Insassen, Strafgefangene, Bettler, Landstreicher und Irre. Pienitz war somit ein praktisch tätiger Arzt.

Hayner (siehe dort) hatte mit Pienitz die Aufgabe erhalten ein Gutachten zu erstellen und die Festung Sonnenstein in Pirna als moderne Anstalt für heilbare Geisteskranke einzurichten (Nutzungskonzept). Das sächsische Anstaltswesen sollte neu formiert und geordnet werden, denn die alte Torgau wurde auf Geheiss Napoleons geschlossen. Man wählte im Jahre 1811 nicht etwa Hayner zum ersten Direktor dieser neuen Anstalt Sonnenstein, sondern Pienitz, was Hayner sicherlich geärgert und auch enttäuscht haben musste. Pienitz folgte in seiner Arbeit Pinel.

Pienitz hatte 1804 am Unterricht des berühmten Arztes **Johann Peter Frank** (1745-1821) teilgenommen, der seinerzeit in seinem gewichtigen Hauptwerk: ‚System einer vollständigen medicinischen Policey, 1788' seine gesundheitlichen Feststellungen und Forderungen dargelegt hatte und dadurch sehr berühmt wurde. Frank begründete die öffentliche Hygiene und einen sozialmedizinisch geprägten Gesundheitsdienst.

Pienitz war auch ein Freund des berühmten Arztes **Esquirol**, besuchte dessen Privatklinik und diskutierte sicherlich viel über Psychiatrie mit diesem Arzt. Daher es auch, dass Esquirol bei der Heirat des Pienitz mit einer Französin als deren Trauzeuge fungierte.

Zur Festung Sonnenstein gehörten, nebst der prominenten Lage im Elbtal auch ausreichende Ländereien, eine eigene Poststelle und vor allem genügend Wasser. Die Ländereien eigneten sich für die Therapie der Irren im Freien, also in Feld und Wald. Sonnenstein erhielt schnell eine prägende Bedeutung für die Entwicklung des sächsischen Irrenwesens.

Speziell für diese Zeit war der Versuch, sozusagen erstmals eine nur für Irre beiderlei Geschlechts **eigene Heil- und Verpflegungsanstalt** zu betreiben, in der übliche ‚Pflegelinge' wie Kriminelle und Asoziale von den Geisteskranken ausgeschlossen wurden. (Nur Bayreuth war bereits um 1805 ins Leben gerufen worden. Siehe Gottfried Langermann). Sonnenstein war also eine sehr frühe, wenn nicht die erste Irrenanstalt, in der man nur Irre einsperrte und zu heilen versuchte und nicht auch noch Zuchthäusler, Armenhäusler und Asoziale.

Gemischte Unterbringungsmöglichkeiten hatte Sachsen seit Jahren betrieben, wie die Anstalt Waldheim (seit 1716) oder das Zucht- und Arbeitshaus Schloss Hartenfels zu Torgau (seit 1771) und ein weiteres Zucht- und Arbeitshaus Schloss Osterstein in Zwickau (seit 1775). Diese Anstalten hatten eine ‚ungute' Durchmischung von verschiedensten Krankheitsbildern, vom Zuchthäusler, über die Armen und Siechen, sozial Ausgegliederten, Körperkranken und alten Krüppeln, bis zu den heil- oder unheilbaren Geisteskranken praktiziert und das Chaos in diesen Institutionen schrie förmlich zu Himmel. Man hatte es in Horns Charité gesehen.

Die Unterscheidung von Pfleglingen und geisteskranken Irren verwies darauf, dass in der Sonnenstein nur therapier- resp. heilbare Irre eine gewollte Aufnahme fanden. Ob dem so blieb im Laufe der Jahre, sei dahingestellt. Man unterschied in der Sonnenstein jedoch die ruhigen von den unruhigen Patienten. Männer wurden von Frauen separiert und selbst die Armen wurden von Wohlhabenden fein säuberlich getrennt, so wie die Gesellschaft dies damals, als guter Anstand, noch verlangte. Es gab wahrhaftig eine **Zwei- oder gar Dreiklassen-Medizin** zu den Anfangszeiten der Irrenhäuser. Wohlhabende Irre suchten eher in Privatirrenanstalten Zuflucht und Therapie. Mit etwas Geld konnte man es unausgesprochen durchsetzen, dass ein wohlhabender Irrer von einem armengenössigen Irren abteilungsgetrennt in der Sonnenstein lebte. Nicht nur in den der jeweiligen Kaste angediehenen Therapien, im verschiedenen Gebrauch des Anlegens der Zwangsjacke oder im Nichtanlegen, im standesgemässen Gebrauch des hohlen Rades oder Zwangsstuhles oder nicht, sondern ganz allgemein im zu entrichtenden Kostgeld resp. dessen Höhe konnte man den Status des jeweiligen Irren gut ablesen. Und dies hatte für den jeweilig Betroffenen Konsequenzen.

Im Grunde genommen war dies einer der Skandale, die die Anfangszeit der Irrenanstalten – nicht nur in Deutschland oder in der Sonnenstein – begleiteten.

Entworfen wurde die Musteranstalt Sonnenstein also nach den Ideen Reils, Pinels, Heinroths und Esquirols, wie auch nach **Ideen Hayners** und Pienitz, wobei ein Mann besonderen Anteil am Entstehen dieser modernen Anstalt hatte: Rittergutsbesitzer **Gottlob Adolf Ernst von Nostitz und Jänckendorf** (1765-1836). Dieser sächsische Politiker förderte als oberster Leiter der Landesarmenkommission die Reorganisation der ehemaligen Festung Sonnenstein in Pirna. Die Anstalt hatte nach den Vorstellungen **Reils** zu entstehen, der zitiert wurde: ‚Eine Irrenanstalt muss‘, nach Reil's Vorschlägen, ‚in Ansehung des Locals, der Organisation und des Personals so eingerichtet sein, dass die pharmaceutische, und vorzüglich die **psychische Kurmethode** darin aufs Vollkommenste gehandhabt werden könne‘. (Nostitz und Jänckensdorf, Beschreibung der Königl. Sächsischen Heil- und Verpflegungsanstalt Sonnenstein. Enthält Gastautoren, 1829…, S. 9)

Im Jahre 1811, am 8. Juli, wurde die Sonnenstein eröffnet und Pienitz als erster Hausarzt der modernen **Irrenanstalt Sonnenstein** vorangestellt. Dieses Amt als erster Chefarzt behielt Pienitz rund 40 Jahre lang inne. Er verliess die Sonnenstein erst im Jahre 1851. Somit prägte er die Sonnenstein entschieden. Pienitz hatte in Pirna 1807 noch eine weitere jedoch private Heilanstalt für Irre ins Leben gerufen, nahm private, vermögende Irre darin auf und betreute diese bis zu seinem Tode (1853). Diese Privatirrenanstalt für Wohlhabende war jedoch bedeutend kleiner als die grosse, moderne Sonnenstein, die bald nicht nur zu Sachsens Vorzeigeanstalt, sondern es für ganz Deutschland wurde.

Pienitz kann man in gewisser Weise zu den sog. Somatikern zählen, genauso wie z. B. ein Maximillian Jacobi, Christian Friedrich Wilhelm Roller und auch ein Christian Friedrich Nasse, die für die Entwicklung der damaligen Psychiatrie bedeutend waren und von denen weiter unten berichtet wird. Die Somatiker hatten sich von gewissen theologisch-moralischen Vorstellungen innerhalb der Psychiatrie und deren geglaubten Ursachen von seelischen Krankheiten abgewandt, wie etwa von der Meinung einiger ‚psychischer‘ Irrenärzte, die Psychischkranken hätten quasi eine religiöse (Eigen-)Schuld an ihrem Irresein auf sich geladen. Nun gab eine moderne, **weniger religiöse Haltung** der damaligen psychiatrischen Wissenschaft der Irrenanstalt Sonnenstein eine andere Ausrichtung.

Pienitz vertrat jedoch keine reine somatische Behandlungsweise, sondern eher eine Mischung aus beiden Ideenlagern, zu sehr war er mit Hayner verschränkt. Auf jeden Fall wurden die Irren in der Sonnenstein mittels lauen Bädern, kalten Übergiessungen und Sturzbädern, aber auch mit Brech- und Abführmitteln oder mit ‚Hautreizungen' therapiert, wobei auch ein Drehstuhl, Zwangsjacken wie auch das Hayner'sche hohle Rad nicht fehlten. Andererseits konnten die Irren den Garten benutzen, Spiele spielen, Musizieren und die Kegel schieben, um nur einige andere, ebenso auf die Psyche wirkende Therapieformen aufzuzählen.

Wie bei Hayner beschrieben (‚Aufforderung an Regierungen, Obrigkeiten und Vorsteher der Irrenhäuser zur Abstellung einiger schwerer Gebrechen in der Behandlung der Irren', Leipzig, 1817), ereignete sich um diese Zeit (1817) der Skandal um die Anwendung des Zwangsstuhles, den Hayner quasi als Folterinstrument verdammt hatte. Pienitz war seit 1811 in der Sonnenstein in Amt und Würde und musste sich mit diesem Anliegen Hayners im Jahre 1817 auseinandersetzen. Es war so, dass der Zwangsstuhl, wie auch der Drehstuhl oder das Hayner'sche hohle Rad in der Sonnenstein durchaus zur Anwendung gelangten und weiterhin in Anwendung blieben. Der Zwangsstuhl blieb in der Behandlung der Irren erhalten: aber als **Mittel zweiter Wahl!** Die Begründung mag verblüffend sein, dass man den Zwangsstuhl doch hin und wieder einsetzte. Es wurde argumentiert, dass es dem Irren hin und wieder sehr entgegen komme und ihm angenehmer sei, wenn er das Bett, nach langem Gebrauch, mit dem Stuhl vertauschen könne.

Aber Hayner und später auch ein Conolly hatte die Frage der Humanität im Umgang mit den Irren in den Raum gestellt und sie wurde breit diskutiert. Er beförderte damit die Sensibilität für Gewalt und Gewaltanwendung. Die Frage lautete oft, ob man die Tortur-Instrumente abschaffen sollte in der Therapie der Geisteskranken. Sollte man innerhalb der Pädagogik auch mittels Schmerzen und Pein operieren? Solange die moralisch-pädagogischen Heilungsideen Oberhand hatten, blieben die den Irren peinigenden Zwangsinstrumente im Vordergrund der Therapie. Aber mit Pienitz kamen langsam andere Auffassungen auf, was eigentlich das Irresein ausmache. So verlagerte sich das Denken vieler damaliger Psychiater zur Meinung, Irresein sei eher eine körperliche Krankheit. Die Somatiker erhielten in den folgenden Jahren immer mehr Oberhand, unter sie gesellten sich Jacobi, Nasse, Roller und eigentlich auch Pienitz.

Nasse und Jacobi hatten ihrem Gegenspieler, dem Psychiker Heinroth heftige ‚Scharmützel', resp. eine handfeste Polemik geliefert und den Zweck der pädagogisch-erzieherischen Zwangsmittel infrage gestellt. Die Polemik ging jedoch nicht in erster Linie um diese Zwangsmittel, sondern um die Frage, wie eine psychische Krankheit überhaupt entstehe. Doch davon später.

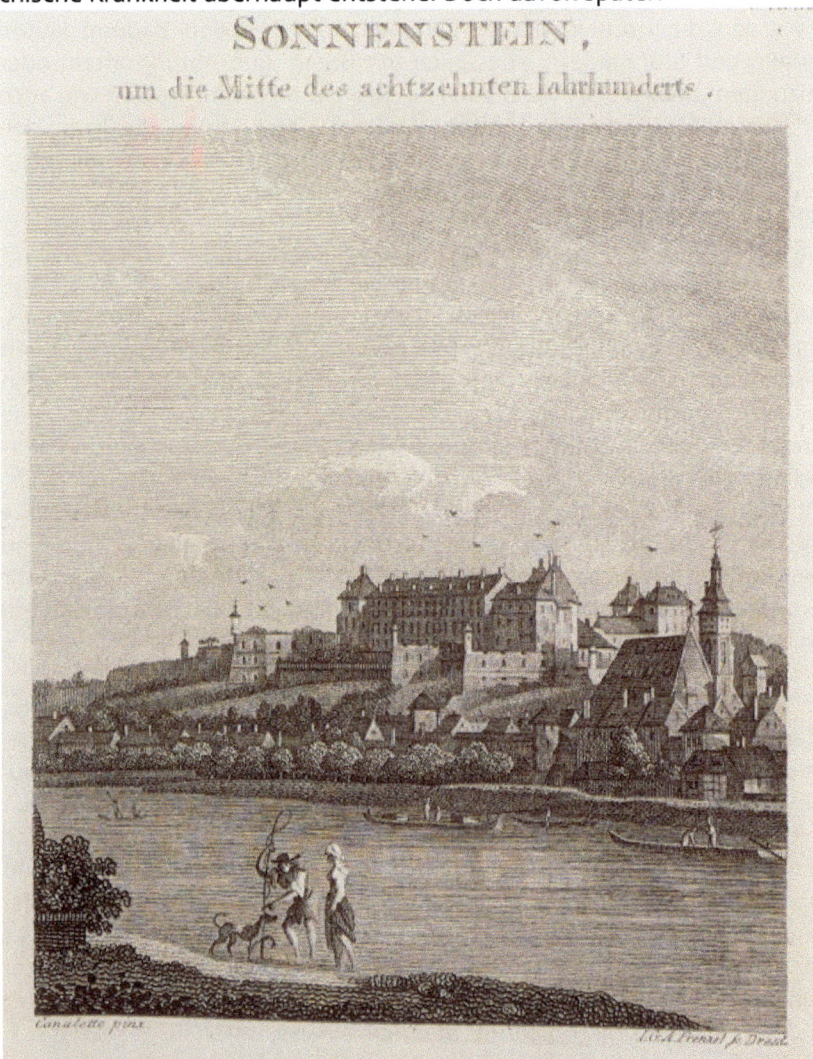

Bild: Beschreibung der Königl. Sächsischen Heil- und Verpflegungsanstalt Sonnenstein, Nostitz und Jänckensdorf, 1829

Trotzdem sprach man (in der Sonnenstein) von einer modernen humanen Behandlung, sprach von Liebe, Achtung und von besonner Ruhe in der Begegnung des Irren. Wichtig schien, so wenigstens in der Theorie, dass dem Irren Ehrgefühl entgegen gebracht wurde und man ihn mit solchen Geschäften (Arbeiten) beauftragen sollte, die seinen Kräften und Interessen entsprächen. Die Sonnenstein verfügte daher sogar über moderne Werkstätten. Das gab es eine Einrichtung für die Schneiderei und für Holzarbeiten und sogar ein Gartenbetrieb war vorhanden.

Im **,Regulatif über die Beschäftigungen und das Arbeitswesen'** der (Beschreibung der Königl. Sächsischen Heil- und Verpflegungsanstalt Sonnenstein, von Nostitz und Jänckensdorf, 1829) formulierte man das so: *,In Hinsicht der Anstellung zu Beschäftigungen und Arbeiten bilden sich drei Unterabtheilungen:*

1. *Verpflegte, welche zu aller ihrer Intelligenz und physischen Kraft gemässen Arbeit, vom Hausverwalter gebraucht werden können;*
2. *Welche zu gar keiner Beschäftigung, und*
3. *Nur zu einzelnen namhaften, vom Hausarzte vorzuschlagende Arbeiten zu gebrauchen sind.* (Nostitz, Beschreibung..., S. 197, 1829)

Im selben Regulativ war man der Meinung, dass ausnahmslos alle Patienten einer nützlichen Tätigkeit zugeführt werden sollten, denn die **Arbeit diene der Beförderung des Heilverfahrens**. Man hatte eingesehen, dass jeder Langeweile samt ihrer nachteiligen Folgen unbedingt entgegen zu treten sei. Eine enge Beschäftigung dränge auch irrige fixe Ideen und Wahnbilder zurück.

Das Arbeiten der Irren wurde belohnt. Es gab sogar ein Belohnungssystem. Irre aus der ersten Klasse wurden mit der Belohnung des Ausganges gelockt, während die Patienten der dritten Klasse gegen gute Arbeitsleistungen immerhin noch mit einer Kanne Bier belohnt wurden.

Ergänzt wurden diese altbekannten, auf die Psyche einwirkenden Mittel durch die Anwendung von Arbeitstherapie, Beschäftigungstherapie, durch Sport, Spiel und Musik, wie auch durch gesellige Anlässe und Ausflüge. Dies waren im Grunde genommen sog. soziotherapeutische Massnahmen, damals hiessen sie ,psychische Curmethoden' und entlehnten sich den Rhapsodien Reils. Immerhin waren der Aufenthalt im Garten und an der frischen Luft, das Kegelschieben, das Billardspiel, die Anwendung verschiedener Musikinstrumente und eine Buchbibliothek mit guter Literatur, wie auch die Unterhaltungen durch das Tanzen und Singen oder auch durch sportliche Anlässe **keine harten körperlichen Methoden eines Dreh- oder Zwangsstuhles**, sondern zählten eindeutig zu den **psychischen Heilmethoden** der damaligen Zeit, die auf die Genesung der Psyche wirken sollten. Es gab sogar einen für die Kranken gewählten Heilsplan.

Die Bedeutung der Arbeit als rehabilitative Massnahme war um 1800 nach wie vor eine der höchsten. Bereits Reil schrieb 1803: *,In allen Irrenhäuser müssen die Kranken zur*

Arbeit angehalten werden, welches man durch einen leichten Zwang bewerkstelligen kann, wenn sie erst unterjocht sind. Dadurch wird die körperliche Gesundheit, mit derselben frohe Laune und in dem Tollhause Regel und Ordnung erhalten' (Reil, Rhapsodieen, S. 240). Man war der Absicht und Überzeugung, die Genesenden, so es denn solche gab, auf den Eintritt resp. Wiedereintritt ins bürgerliche Leben vorzubereiten. Im Jahre 1826 gründete man sogar ein ‚**Genesungshaus**', welches zum Komplex Sonnenstein gehörte. Es diente der Rehabilitation der Irren. Ein gewählter Hausvater leitete es in der Form eines betreuten Wohnens und die Bewohner hatten die Möglichkeit, zeitweilig nach Hause gehen zu können, wo sie ihre täglichen Pflichten zu erledigen hatten. Dieses Genesungshaus funktionierte als sozialpsychiatrischer Zwischenschritt von der Sonnenstein in die Freiheit.

Aus der Apotheke des dem Sonnenstein nahen Pirna holte man bei Bedarf pharmazeutische Mittel wie den Brechweinstein, Sennesblätter (Abführung), Roborantien, sal(v)inische Abführmittel (Salze) und, etwas später, sogar Opium zur Beruhigung irritierter Irrer. (**Roborantien** sind Tonika, Stärkungsmittel, Aufbaupräparate. Allesamt Mittel zur Rekonvaleszenz und Verbesserung des Gedächtnisses. Indikation: z.B. ‚Asthenie')

Pienitz Arbeitsweise stand eindeutig unter dem Einfluss Pinels. Diesem wie Pienitz war wichtig, die Irren resp. ihre Krankheitsbilder individuell zu beobachten. Er wie Pinel plädierten somit für eine möglichst humane Behandlung. Dies hatte zur Folge, dass Pienitz in der Sonnenstein nicht mit harten, sondern eher gemässigten Methoden vorging und auf Zwangsmassnahmen, Sturzbäder, ableitende Mittel etc. weitgehend verzichtete. Eine solche eher humane Haltung forderte er auch von seinem Personal. Er warb unermüdlich für Wärter mit liebevollem Umgang.

Das Behandlungskonzept lief auf die ‚Reizfrage' zurück: Psychische Leiden gingen nach Pinel, wie nach Pienitz auf ein **Zuviel oder Zuwenig dieser Reizbarkeit** zurück. Manie und Tobsucht beispielsweise wurden mit schwächenden Methoden wie Abführmittel, aber auch kalten Sturzbädern oder, wenn nötig, auch mit Zwangsmitteln therapiert (Schwächung der Reizüberflutung). Melancholie etwa wurde mit warmen Bädern, frischer Luft und einer möglichst nahrhaften, belebenden Diät bekämpft (Die Melancholie sah er somit als Reizmangelerscheinung).

Die Versorgung der Irren mit Arznei in der Sonnenstein war geregelt. Art. 65 schrieb vor, dass jeder Kranke, nach Massgabe seines Zustandes mit Arznei zu versehen sei. Fein säuberlich wurde in sog. Manualen alle verordneten Medikamente mit den Namen der Empfänger versehen. Ein Krankenwärter oder eine Krankenwärterin gab nach Vorschrift und Instruktion des Arztes dem Irren die verordnete Arznei ein und hatte sie nach Einsatz sorgfältig zu verwahren, damit sie dem Irren nicht in die Hände viel. Der Arzt hatte die Wirkung der Arznei zu verfolgen.

Die Sonnenstein kannte auch eine sog. Zwangsmedikation: ,**Zwang zum Arznei-gebrauch**' – *Diejenigen, welche sich des Gebrauches der Arzneimittel weigern, oder sich einbilden, dass ihre Seelenleiden mit dem Körper nicht verschwistert sind, müssen durch alle Mittel der Überredung überzeugt werden, dass ihre Leiden aus dem Zustande des Körpers entspringen.*
Wo Vorstellungen nichts fruchten, muss der Kranke durch schmerzlose Verfahrungsarten, welche der Arzt anzugeben hat, dahin gebracht werden, dass er die Arzneien auch gegen seinen Willen nimmt' (ebenda Art. 67).

Während der Therapie ist der Irre bezüglich der Krankheitsveränderungen durch die Krankenwärter genau zu beobachten und bei einer Verschlimmerung, aber auch bei einer Verbesserung ihres Geisteszustandes, war der Arzt sofort zu benachrichtigen.

In Art. 70 zählte Nostitz die mechanischen Heilmittel auf, die in der Sonnenstein zur Anwendung gelangten: das **Zwangscamisol**, der **Zwangsgurt**, der **Sprungriemen**, der **Drehstuhl**, der **Zwangsschrank**, das **Schwungrad**, das **Drehbett** und das **Sturzbad**. Es ist anzunehmen, dass alle diese mechanischen Mittel in der Sonnenstein zu jeder Zeit zur Verfügung standen und in schwierigen Fällen, trotz pinelscher Milde, zur Anwendung gelangten.

In Art. 71 wurde die Anwendung derselben erläutert: ,*Bei gefährlichen Ausbrüchen von Raserei, Bosheit, heftigen Leidenschaften und Widersetzlichkeit, darf der Aufseher die für den Augenblick Gefährlichen durch Anlegung des Zwangscamisols zwar in einen unschädlichen Zustand versetzen, muss aber den Arzt und den Hausverwalter davon sofort in Kenntnis setzen. Den Gebrauch der übrigen Zwangsmittel kann nur der Arzt anordnen, und seinem Ermessen ist die Anwendung derselben für die verschiedenen Fälle ganz allein überlassen'* (ebenda S. 45).

Man machte sich auch über die Vorschriften beim Gebrauch der Zwangsmittel ebenfalls Gedanken. Die Ausführung soll rasch, still, ohne Wortwechsel, ohne heftige Gebärden und Drohungen, ohne Misshandlungen und Beschädigungen der Irren bewerkstelligt werden. Und in einem nächsten Abschnitt wurde unmissverständlich ausgeführt, dass Irre, bei denen diese mechanischen Zwangsmittel zu Anwendung kamen, während der ganzen Zeit unter eine besonders sorgfältige Aufsicht gestellt waren. Man habe sie in allen ihren körperlichen Bedürfnissen zu unterstützen. (Entleerungen, Hunger, Hygiene)

Besonders interessant war die kurze Ausführung über die in der Sonnenstein angewandten vorhandenen *‚electrischen und galvanischen Apparate'* sowie bei der *‚Carroschen Räucherung'* (ebenda Art. 74, S. 46).

Im Verzeichnis der medizinischen und chirurgischen Apparate aufgeführt waren:

- *Eine Elektrisiermaschine mit Zylinder nebst Conductor, Isolierstuhl und allen dazu gehörigen Vorrichtungen, Apparat zu electrischen Bädern und dergleichen.*
- *Ein galvanischer Apparat von dreissig Plattenpaaren, nebst Zubehör.*
- *Ein vollständiges Etui zu Zergliederungen, nebst zwei Rhachiotemen, Knochenscheere und Knochenzange.*
- *Ein vollständiger Rettungsapparat bei Verunglückten*
- *Ein Trepanationsapparat.*
- *Ein gemischter Apparat, worin Instrumente*
  1. *zur Katheterisirung;*
  2. *zur Operation der Hydocele und anderer Wasseranhäufungen;*
  3. *zur Operation von Brüchen;*
  4. *zur Ausziehung fremder Körper aus dem Schlunde und zur Tracheotomie;*
  5. *zur Setzung von Setaceen;*
  6. *zur Operation der Hasenscharte;*
  7. *zur Operation von Fisteln;*
  8. *zur Castration;*
  9. *zum Steinschnitt;*
  10. *zur Compression und Unterbindung von Arterien und zur Vereinigung von Bauchwunden;*
  11. *zur Unterbringung und Operation von Polypen*
  12. *zur Ausrottung der Mandeln.*

Minister von Nostitz und Jänckendorf liess sich in seinem Werk auch über die **physische und moralische Behandlung der Geisteskranken** aus, welche in der Versorgungsanstalt Waldheim zur Anwendung gelangte. Niemand anderer als **Christian August Fürchtegott Hayner** war dort als Chefarzt tätig (ebenda, ab S. 137).

‚I.) **Die physische Behandlung der Geisteskranken** *ist dahin gerichtet,*

A. *Das Physische der Irren so zu pflegen, dass alles gemieden wird, was Geisteskrankheit nähren oder zu deren Entstehung mitwirken kann.*

Dies geschieht z. B. durch strenge Ordnung in Hinsicht des erforderlichen Maasses von Schlaf und Wachen, von Bewegung und Ruhe, von Speisen und Getränken, deren Auswahl dem Zustande der Unglücklichen entsprechen muss, ferner dadurch, dass man den Kranken so viel als möglich den Genuss der freien Luft verstattet, und vorsichtig selbst mit den wechselnden Einflüssen der Atmosphäre befreundet, die den Leidenden umgebende Luft möglichst rein erhält, und seine ganze Lebensweise, seine Tagesordnung nach festen Regeln leitet.

Die Verstattung frischer Luft war offenbar um diese Zeit äusserst wichtig, stank es doch in den alten Irrenasylen immer wieder bestialisch, teils mangelnder Hygiene geschuldet, teils dem Angekettetsein. Besuchern, wie auch Ärzten und Wärtern muss dies ebenfalls ein besonderes Anliegen gewesen sein, denn in solchen Geruchsumgebungen war kein schönes Arbeiten möglich.

Die Regelwidrigkeiten des körperlichen Zustandes nach erprobten Grundsätzen der allgemeinen und besondern Heilkunst möglichst zu heben oder doch zu mindern, geschah: durch Blutentziehungen, durch äussere Anwendung von Kälte, durch den Gebrauch des Brechens mittels erregender oder abführender Mittel, durch Reibungen, durch laue Bäder oder durch die künstlichen Erregung des Schweisses.

,Versuche und Erfahrung in der Anstalt lehrten, dass zur Zeit specifische, physische (pharmaceutische etc.) Mittel gegen Geisteskrankheiten nicht gefunden, und dass die neuern **Hahnemann'schen und andere Schwindeleien** *auch in dieser Hinsicht werthlos sind'* (ebenda S. 138).

Samuel Hahnemann, der Propagierer der Homöopathie galt in der Sonnenstein offenbar als Schwindler (*,Hahnemannsche und andere Schwindeleien'*). Seine Verdünnungen galten als wertlos und unwirksam. Überhaupt hatte man zu dieser frühen Zeit der Psychiatrie noch kein wirklich wirkendes Präparat zur Behandlung von Geisteskranken gefunden, wenn wir die Wirkung des Opium ausser Acht lassen. Zeilen in seinem Werk auf Seite 149 mögen dies nochmals verdeutlichen: *,Experimentis in nosocomio institutis et multisaria experientia edocti sumus, hucusque specifica remedia ex classe pharmaceuticorum etc. adversus animi morbos nondum esse inventa, et fallacias jactabundas recentiorum quorundum, v. c. Hahnemannianas sive homoeopathicas, cum aliis ejusmodi merito esse contemnendas'.*

Frei übersetzt aus dem Lateinischen: ,Wir haben durch Experimente in Krankenhauseinrichtungen und durch multidisziplinäre Erfahrungen gelernt, dass ein spezifisches Heilmittel aus der Klasse der Pharmazeutika gegen Geisteskrankheiten noch nicht entdeckt wurde. Die prahlerischen Irrtümer der Neuzeit, u. a. Hahnemannsche oder Homöopathische, zusammen mit anderen der gleichen Art, sollten verachtet werden'.

Nostitz ging weiter mit der Darstellung der **moralischen Behandlung der Geisteskranken**. Auch hier gingen die Bemühungen ganz allgemein dahin, alles zu vermeiden und zu verhüten, was die krankhafte Regelwidrigkeit der Seelentätigkeit vergrössert. Gemeint war, alles zu vermeiden, was den Tobenden und Unruhigen noch mehr aufreizen würde und ihn ich seinem fixen Wahn und seinen Gefühlen und Trieben zu bestärken.

Man war bedacht darauf, dass der Tobsüchtige an gefährlichen Unternehmungen gegen sich selbst geschützt werden musste, wie auch an solchen an anderen Menschen. Dies geschah durch Einsamkeit resp. durch die abgesonderte Verwahrung in gewöhnlichen oder je nach Befinden des Kranken in den von Autenrieth zu Tübingen angeratenen Zimmern, mit oder ohne Beraubung des Lichts. Aber auch durch die Bekleidung mittels des Zwangskamisols, nach den vom Arzt öffentlich gemachten Regeln. Ebenfalls auch mit Begiessungen durch kaltes Wasser oder durch die Erregung künstlicher Geschwüre. Und zwar in dieser Reihenfolge!

Es sei darauf zu achten, so Nostitz (ebenda S. 139), dass man den Kranken nicht an den nötigen Bewegungen und auch nicht am freien Kreislauf seiner Säfte hindere. Ebenso sei man bedacht darauf, dass dabei nicht noch der letzte Rest seines Ehr- und Schamgefühls zerstöre resp. verhindere, die gerade die Wärter in Versuchung brächte. Eiserne Fesseln, Riemen, Zwangsstühle und Schläge sollen deshalb nie zur Anwendung kommen. Überhaupt sei der Gebrauch der Cox'schen Schaukel, das hohle Laufrad von Hayner, der englische Zwangsschrank nach Langermann ausser Gebrauch gekommen.

Auch der ,vorgeschlagene eiserne Halbzirkel, um den schlagfertigen und lebensgefährlich Wüthenden an die Wand zu quetschen, (sei) nie angewendet worden' (ebenda S. 139). Hierbei mochte es sich um eine Konstruktion aus Holz und Eisen gehandelt haben, mit derer Hilfe sich die Wärter dem Tobenden und Rasenden ohne Gefahr am eigenen Körper hatten nähern können, um ihm habhaft zu werden und ihn ins autenrieth'sche Palisadenzimmer zu werfen.

Ein weiteres Mittel der moralischen Behandlung eines Irren sei, ,dass die irrigen fixen Ideen, Gefühle und Triebe des Kranken so wenig als möglich erwähnt und veranlasst werden, dass man die fruchtlose Bekämpfung des Irrwahns und der irrigen Gefühle durch Widerspruch und Vernunftbeweise unterlässt, wenigstens insofern, als solche Entkräftungsversuche des fixen Wahnsinns nie geradezu an den Irren gerichtet werden… ' (ebenda S. 139) ,dass man aber seine Klagen über eingebildetes oder erlittenes Unglück und Unrecht mitleidig anhört, um sein Zutrauen zu der Fürsorge de Anstalt für sein Wohl zu gewinnen, jedoch ohne ihn in seinen Irrthümern zu bestärken. Und das man ihn, um sein Gefühl der Ehre und Schande, für Recht und Unrecht, für Pflicht und Schuld zu vermehren, wie einen Vernünftigen behandelt, und, so oft dies thunlich ist, Zurechtweisungen allgemein ausspricht, nicht unmittelbar an den kranken richtet'.

Moderner formulierte Empfehlungen im Umgang mit Irren sind nachzulesen im Buch ,Praktische Psychiatrie', Herausgeber Dr. med. Helmut Barz (Verlag Huber, Bern, 1973). Die Ratschläge zum richtigen Umgang mit Geisteskranken sind kaum von den Ausführungen eines Nostitz aus dem Jahre 1829 zu unterscheiden, was nicht heissen will, dass das moderne Werk von Barz völlig veraltet sei, sondern eher heisst, dass Nostitz für die damalige Zeit den direkten Umgang mit den Irren sehr modern und zukunftsgerichtet beschrieben hatte.

Nostitz (resp. Hayner), der als Herausgeber des Werkes unterzeichnete, liess den äusserst geachteten Hayner ab S. 137 weiter zu Wort kommen. Noch immer bemüht, dem Leser der damaligen Zeit die moralischen Behandlungen der Geisteskranken in der Irrenanstalt Sonnenstein zu erklären, fuhr er fort, dass die regelwidrigen Seelenverrichtungen der Geisteskranken zu einer der Willkür der Vernunft untergeordneten Regelmässigkeit zurückzuführen sei durch:

,α) Beschäftigung der Urtheilskraft mit Entziehung dessen, was die Phantasie schwelgerisch nährt. (z.B. fixirende Spiele, wechselnde Lieblingsbeschäftigungen für den in einseitige Gefühle vertieften Kranken),

β) Erweckung des Gefühls für Lust oder Schmerz (z.B. Musik dem Bekümmerten, Schreck und Furcht für den Dreisten). Für Befriedigung und Bedürfnis (z. B. durch Gewöhnung an ausreichendes Maass, durch künstlichen Durst zur Erregung des Hungers) usw.

γ) Erregung oder Beugung des kranken Willens (z. B. durch Lohn oder Entbehrung)

Wenn wir von Erregung oder Beugung des kranken Willens der Irren hören, befinden wir uns inmitten der Vorstellungen der moralischen Behandlung der damaligen Zeit. Dieses Beugen des störrischen Willens hörte sich an wie das Brechen des Rückgrates z. B. von Zöglingen. Man dachte sich damals, jene Menschen gefügig machen zu können, die sich dem Staat oder der Gesellschaft durch ihre Eigenarten widersetzten, indem sie gepeinigt wurden und nannte dies dann Reiztherapie. Man korrigierte die Irren mittels Lust und Schmerz, hohem Rad und Zwangskamisol, die jungen und wilden Zöglinge mit Schlägen und Kerker bei Wasser und Brot und die Strafgefangenen mit Prügel, Härte, Arbeit und Peitsche. Insgesamt waren diese Zeiten um 1795-1820 (Koalitionskriege, Napoleonische Kriege) vom Militär resp. von militärischen Exerzierungen sehr eng durchtränkt und zeigten ihre Auswirkungen bis Mitte des 19. Jahrhunderts.

Man suchte die Irren zu therapieren, indem man ihr sittliches Gefühl zu berichtigen. Dies erfolgte beispielsweise durch den Glauben, resp. durch das Vertrauen auf göttliche Hülfe, Liebe und Hoffnung und dies mittels milder, freundlicher Begegnung und durch religiöse Übungen und selbstverständlich auch durch den Beizug eines Geistlichen.

Die Oberaufsicht der Sonnenstein (u. a. Minister von Nostitz und Jänckendorf, sächsischer Politiker und Innenminister, Literat, Jurist) plädierte, zur Beruhigung und Besänftigung der Irren, sogar auf gewisse **Religionsübungen und Religionsunterricht** nicht zu verzichten. Daher waren die Priester und Anstaltsgeistlichen im

Sonnenstein gerne gesehene religiöse ‚Therapeuten', die für die Erleichterung und Erheiterung des Lebens zu sorgen hatten und die Irrenärzte unterstützten.

In Art. 63 der (Beschreibung der Königl. Sächsischen Heil- und Verpflegungsanstalt Sonnenstein, von Nostitz und Jänckensdorf, 1829) mit dem Übertitel: ‚Besuche des Geistlichen' formulierte Nostitz: ‚Der Geistliche soll im Lauf der Woche zweimal sämmtliche Anstaltspfleglinge in ihren Wohnungen besuchen, und mit ihnen kurze Unterredungen über ihre Seelen- und Leidensumstände pflegen, auch nach seinem Berufe zur Erreichung des wahren Endzweckes der Anstalt alles nur Mögliche beitragen. Vorzüglich aber muss er die auf den Krankenzimmern Eingebetteten öfters besuchen, und ihnen auf Verlangen den geistlichen Zuspruch ertheilen [3]‘ **Nach Art. 21 des Regulatifes über das geistliche Amt.**.

Selbst Pienitz schwärmte vom wohltätigen Einfluss des religiösen Lebens in der Anstalt, denn es war ihm gemäss offenbar bemerkenswert, wie die Irren des Sonnensteins an den meisten Sonn- und Festtagen ruhig und aufmerksam den Gottesdienst in der Kirche abwarteten und anhörten. Man habe allen teilnehmenden Irren morgens und abends ein kurzes Gebet vorgelesen und ein religiöses Lied mit ihnen gesungen. Im Genesungshaus, kaum tausend Schritte von der Sonnenstein entfernt, habe man mit dem Prediger und dessen Familie einen häuslichen Zirkel gebildet und so die Rekonvaleszenten bedächtig zurück in die bürgerliche Gesellschaft geführt.

Nicht nur in der Sonnenstein, auch in anderen Irrenasylen war der Besuch eines Predigers oder Pfarrers manchmal durchaus eine willkommene Abwechslung für die Irren, je nach ihrer Religiosität. Gerade die sog. ‚Unheilbaren', die oft jahrelang ihrem eigenen Schicksal überlassen wurden, waren sicherlich froh um einen ihnen beistehenden Besuch eines verständnisvollen Geistlichen, der ihnen womöglich aus ihrer misslichen Lage zu helfen versuchte und vielleicht sogar konnte und von dem man erwartete oder ihn bat, den hilfeflehenden Irren beizustehen. Manch ein Geistlicher mochte wirklich beim Anstaltsdirektor ein gutes Wort für einen solchen Unheilbaren eingelegt haben.

Konnte ein Irrer an einem Gottesdienst teilhaben, so galt er sicherlich seiner Heilung bereits etwas näher. Der Gottesdienst verband ihn mit der Gesellschaft. Womöglich schöpfte immer wieder einmal ein unheilbarer Irrer aus einer Teilnahme an einem solchen Gottesdienst, aus einem religiösen Zuspruch oder durch ein gemeinsames Gebet zusammen mit dem Prediger eine gewisse Kraft und Hoffnung für sein elendes, jammervolles und verwerfliches Leben.

Selbst ein Pienitz soll den religiösen Zuspruch beim Geistlichen des Sonnensteins gesucht haben, als ihm innert kurzer Zeitfolge sein einziger Sohn und eine Tochter entrissen wurden. Insgesamt verlor er 5 Kinder von 7. Auch Anwandlungen des Lebensüberdrusses sollen Pienitz heimgesucht haben. So habe er sich des Gebrauchs des Rasiermessers versagt und kämpfte gegen suizidale Impulse, sich von der Dresdner Elbbrücke in die Fluten zu stürzen. Während seiner letzten Lebensjahre sei Pienitz durchaus auch in heftige Erschütterungen seines Lebens geraten, so in einem Nachruf der ‚Allg. Zeitschrift für Psychiatrie' aus dem Jahre 1854.

Therapiert wurde jedoch auch dadurch, dass man in der Begegnung mit den Irren auf das Gefühl des Rechts, der Pflicht und der Ehre pochte. Dies erreichen wollte man durch eine strenge und unparteiliche Hausdisziplin, mittels Belohnungen, aber auch Entbehrungen, Rückstufungen oder Beförderungen.

Die Triebe mussten unter die Herrschaft der Vernunft gezwungen werden. Die Vernunft war das oberste Prinzip. Die Triebe hatten sich ihr unterzuordnen. Diese Denkmuster und moralischen Vorstellungen arteten textlich wie folgt aus:

,δ) Leitung der Triebe unter die Herrschaft der Vernunft, z. B.
αα) der Geilheit durch verliebte Schwärmerei und eitle Gefallsucht hindurch bis zur Decenz
ββ) der Zerstörungssucht durch quantitative Steigerung einer einförmigen mechanischen Anstrengung, durch erweckten Eigennutz (der Kranke muss das Zertrümmerte bezahlen) bis zu der verständigen Schätzung des Eigenthums etc.' (ebenda S. 141).

Es wurden zur Herstellung der Vernunft der Irren folgende **disziplinarische Einrichtungen** sprich Arbeitsmöglichkeiten vorgeschlagen und angewandt, die für die **Wiederherstellung der Vernunft** der Irren als nützlich befunden wurden:

*,1.) Die anhaltende **Beschäftigung** der Geisteskranken mit nützlichen Arbeiten und dafür bestimmte Belohnungen und Vergünstigungen.*

... Die Irren der hiesigen Anstalt fertigen Rechnungen, schriftliche Aufsätze, übersetzen aus einer Sprache in die andere, schreiben ab, arbeiten als Schneider, Schuhmacher, Leinweber, Zimmerleute, Tischler, Drechsler, Buchbinder, Zeichner, Maler, Maurer, Korbmacher, Müller, besorgen Feld und Gartenbau, sägen, spalten und tragen Holz, klopfen Steinkohlen, werden als Feldwächter, zur Reinigung der Wäsche und Gemächer, zur Unterhaltung der nächtlichen Beleuchtung, zur Wartung unbehülflicher Personen, beim Backen, beim Brauen, bei Reinigung der Schornsteine, bei Unterhaltung der Wasserröhrfahrten, zum Nähen, Flicken, Zwirnmachen, Stricken, Spinnen, zum Federnschleissen, zur Vorrichtung der Speisen für die Küche und in derselben, zu allerhand kleinen Diensten in der Anstalt, als Küster in der Kirche, als Organist, als Vorsänger, als Aufseher auf manche Beschäftigungen, als Boten in die Stadt und die nächsten Umgebungen zu Herbeiholung der nöthigen Bedürfnisse etc. gebraucht.
Die Vortheile sind: Uebung der Urtheilskraft, Fixirung der Zerstreuten, Zerstreuung der Vertieften, Erweckung der Aufmerksamkeit, der Besonnenheit, des Erinnerungsvermögens bei Verstandesschwachen, Rückkehr zur Decenz, zur Pflichtliebe' (ebenda S. 143).

Arbeit galt als beste Therapie und wurde in die Lage gebracht, gar die Vernunft und den verirrten Verstand der Irren wieder herzustellen. Dabei wurden die Irren in ‚Classificationen' eingeteilt: in ruhige, unruhige, unreinliche, körperlich schwache Geisteskranke. Je nach Zustand versuchte man, ihnen eine für sie gerechte Arbeit aufzutragen.

Eine weitere moralische Behandlung erhielten die Irren durch:
- Die gemeinschaftliche Speisung
- Die möglichst unbeschränkte Teilnahme an öffentlichen Religionsübungen

Nostitz resp. der Schreibende Hayner unterteilte drei Methoden zur Behandlung der Geisteskranken.

- **Die moralische Behandlung**
  Sie bestand gemäss Hayner darin, die Reste von sittlichen Gefühlen von Ehrliebe und von Humanität in den Irren zu erhalten und zu nähren. Bewirkt werden sollte dies durch die Gestattung von möglichst viel Freiheit, Schonung und Milde. Hayner propagierte diese Methode als die beste und für sein Irrenasyl Waldheim die bevorzugte.

- **Die indirekt psychische Methode**
  Ihre Bemühung ging dahin, durch antagonistische Einwirkung, nämlich durch schmerzhafte Erregung des Gemeingefühls der Schwäche oder Überreizung des Gehirns abzuhelfen und das psychisch-organische Leben zur Regelmässigkeit zurückzuführen.
  ‚Deshalb werden Hunger, Finsterniss, die Ekelkur, die Erregung des Speichelflusses, künstlicher Ausschläge und Geschwüre, des Schrecks, der Angst, des Schwindels, des Brechens, Purgirens etc. angewendet' (ebenda S. 145).

- **Die psychisch-somatische Beschränkungsmethode**
  Ihre Bemühung ging dahin, den Irren durch **Beschränkung** zur Freiheit und Selbstbestimmung zurückzuführen. Diese Beschränkung gelang selbstverständlich im Besten durch die bereits zur genügen vorgestellten Zwangsmassnahmen. (Zwangskamisol, hohles Rad, Drehstuhl etc.)

Nostitz und Jänckendorfs Beschreibung der Königl. Sächsischen Heil- und Pflegeanstalt, herausgegeben im Jahre 1829, ist ein einzigartiges und für diese Zeit unübertroffenes Regelwerk im Umgang mit Irren. Es gibt Auskunft über die Direktion und deren Anstellung, über die Verwaltung des Betriebes, über Befugnisse und Einnahmequellen, über die Einteilung der Gebäude sowohl für die Männer- wie für die Frauenseite, über vorhandene Säle und Gärten, über die Sicherheit der Anstalt, über die Aufsicht an den Ein- und Ausgängen, selbst über vorhandene Feuerlöschgeräte und gibt Auskunft über die Verhütung des Wassermangels.

Nostitz behandelt die Aufnahmebedingungen ins Asyl, regelt die Verpflegungsbeiträge, die Übernahme der Habseligkeiten beim Eintritt eines Irren, legt das Protokoll bei der Aufnahme fest, regelt die Unterbringung der eintretenden Irren in die jeweilige Klasse, regelt die Unterbringung von Frauen und Männern und zeichnet auch ein allgemeines Vorgehen bei Entweichungen.

Im sechsten Abschnitt regelte das Werk von Nostitz die Mittel zur Heilung der Geisteskranken, die ärztliche Behandlung bei Neuaufnahmen, den täglich vorgesehenen Krankenbesuch auf den Zimmern, die Besuche der Geistlichen und des Hausverwalters, den Arzneigebrauch, die Quacksalbereien, die Beobachtungen des Krankheitsverlaufes, die mechanischen Hilfsmittel, die Heilapparate, den Gebrauch der Bäder, die Krankenkost, den Umgang mit den Geisteskranken und verlor noch Worte über den Umgang mit Seuchen und ansteckenden Krankheiten und regelte die Krankenlisten und das amtliche Tagebuch.

Im nächsten Abschnitt werden Fragen bezgl. Bitten und Beschwerden der Verpflegten geregelt, ebenso die Fremdenbesuche, die Geschenke der Fremden, über die Bestimmung und Verwendung und Verrechnung der Krankengelder, die Benützung des Unterhaltungssaales und das Bücherlesen und Fragen im Zusammenhang mit der Bewegung an der frischen Luft und übe den freien Ausgang erörtert.

Selbst kleine Details regelt Nostitz: Das Baden, das Haareschneiden, das Bartabnehmen, die Reinigung der Verpflegten wie die Reinigung derer Kleider, die Erneuerung der Luft in den Schlaf- und Aufenthaltssälen und selbst noch ganz allgemein die Ordnung und Reinlichkeit in der Sonnenstein.

Im neunten Abschnitt seines Werkes geht es um die Beköstigung der Irren, die Beköstigungsarten, über die Auswahl der Speisen, über das Abtragen der Speisen aus der Küche, bis zu den Essenzeiten, der geforderten Ordnung während des Essens und den Umgang mit Beschwerden über Mängel, die die Beköstigung betreffen.
In einem der nächsten Abschnitte ging es Nostitz um die Regelung bezüglich der Beschäftigung der Irren, geht ein auf die Beschäftigungsarten für männliche, wie

für weibliche Irre, spricht von der Aufmunterung zur Arbeit, über das Arbeitsmaterial und die Gerätschaften, über Feiertage, über Fleiss und Trägheit.

Ein eigenes Kapitel erfuhr die Aufsicht über die Irren, die Beurteilung des Betragens des Irren gegen ihre Vorgesetzten, orientiert über anstössiges Betragen, über gefährliche Tätigkeiten und Handlungen, über Unkeuschheit oder heimlichen Verkehr mit Fremden, über Vorschriften beim freien Ausgang und auch über den Missbrauch beim freien Ausgang, insbesondere über die Entweichung. Er setzt die Schlafenszeit fest, ordnet Nachtvisitationen an, Hauptvorschriften für die Aufseher und deren Belohnungen.

Auch die religiösen Gebräuche in der Sonnenstein werden geregelt, der Kirchgang, die Betstunden, die Gottesdienste, die Abendmahlfeier, die Beichte und auch das Reichen der Sakramente sowie der Religions- und Schulunterricht.

Geregelt werden im Werk auch die Versetzungen, der Umgang mit Genesenden und auch Unheilbaren, die Entlassungen bis zu den Todesfällen.

Zum Abschluss sei an dieser Stelle noch eine Darstellung (von insgesamt 22 im Werk dargelegten Ausführungen) eines quasi typischen Krankheitsfalles angefügt, der sich im Zeitraum zwischen 1812 und 1826 in der Anstalt Sonnenstein zugetragen hatte. Die Darstellung erscheint kurz, aber exemplarisch. Es ging darum, dem Leser einige Fälle von Seelenstörungen, resp. deren Formen vor Augen zu führen und in wenigen Zügen die Behandlung deutlich zu machen.

Fall 1:
,Tobsucht, entstanden durch unmässig genährte stolze Entwürfe.
Ein angesehener wohlhabender Bürger verfiel in einen hohen Grad von Manie, und wurde auf hohe Verordnung im Jahre 1814 in den ersten Tagen des Octobers in hiesiger Anstalt aufgenommen. Acht Tage und Nächte hindurch tobte er auf eine furchtbare Weise, er zerschlug alle Fenster, zerriss seine Kleidungsstücke und Bettüberzüge, prügelte seinen Wärter, und zog sich immer ganz nackend aus, unter dem Vorgeben, ein Luftbad gebrauchen zu wollen.

Einreibungen der Brechweinsteinsalbe in den Kopf, Tropfbäder und eine wohlberechnete physische Behandlung minderten schon in der zweiten Woche die tobsüchtigen Anfälle, er klagte vorzüglich über die durch die Einreibungen verursachten heftigen Schmerzen, so wie auch über die Tropfbäder, welche, nach seinen eigenen Worten, ihm gleichsam den Hirnschädel spalten wollten.

In der dritten Woche fühlte er schon lebhaft das Unangenehme, unter Irren leben zu müssen; er, der vor vierzehn Tagen der Rasendste in der ganzen Anstalt war, beschwerte sich laut, dass man ihn noch zurückhalten wolle.

Unter Begleitung eines Aufsehers liess ich ihn nun fleissig ins Freie gehen; diese Zerstreuung wirkte sehr wohlthätig auf seinen Geist, er besserte sich mit jedem Tage zu meiner grössten Freude. Ungeachtet die Reconvalescenz erst seit Kurzem eingetreten war, so gab ich dennoch seinen Bitten nach, und beurlaubte ihm am 12. November desselben Jahres zu den Seinigen, in deren Mitte er seitdem als ein gebildeter, thätiger Mann gesund, froh und glücklich lebt, und unbedenklich von den Listen der Anstaltspflegelinge abgeschrieben werden konnte' (ebd S. 185).

In diesem Falle kam es nicht zur Anwendung von Zwangsmaschinen wie dem Drehstuhl oder dem hohlen Rad, obwohl Indikation dazu gegeben gewesen wäre. Immerhin kam die Tortur des Tropfbades zur Anwendung, die äusserst schmerzhaft gewesen sein musste und ein sog. ausleitendes Verfahren via dem Brechweinstein, der die kranken Säfte, die die psychische Irritation (Manie) verursachten, via Exkretion (Exsudat, eitrige Flüssigkeit) aus dem Körper entfernte.

Fall 4:
‚Angeborener Blödsinn.

Ein an Körper und Geist elendes Kind wurde auf hohe Verordnung im April 1812 in hiesige Anstalt aufgenommen. Dieses siebenjährige Mädchen stellte damals das Bild des höchsten Elendes dar. Sie litt an einer allgemeinen Lähmung des Gehirnes und Rückenmarks.

Sie war im höchsten Grade blödsinnig, ihre Sprache war unvollständig, undeutlich, und bestand mehr in unverständlichen Tönen, als in artikulirten Worten; ihr Blick war schielend, ungewiss, nirgends haftend, ohne Ausdruck des Einflusses der Seele, ihr ganzes Benehmen furchtsam und drückte überall ihr tiefes inneres Leiden und Unvermögen aus.

Mit dieser Lähmung des Gehirnes war auch zugleich ein paralytischer Zustand des Rückenmarkes verbunden. In allen von ihm beherrschten Muskeln herrschte eine vollkommene Unthätigkeit. Sie konnte weder gehen, noch ihre Hände brauchen, ohne Unterstützung nicht sitzen und blieb, unvermögend ihre Lage selbst zu ändern, auf der Stelle liegen, wohin man sie gelegt hatte.

Pharmaceutische, auf das lymphatische Gefässsystem wirkende Heilmittel, laue Bäder, mehrere von Zeit zu Zeit in den **Nacken applicirte Haarseile** und andere ableitende Arzneien, mit steter Sorgfalt und ausdauernden Muthe angewendet, bewirkten endlich eine wesentliche Besserung der so eben beschriebenen krankhaften Erscheinungen.

Im Februar 1816 war das nunmehr elfjährige Mädchen nicht mehr blödsinnig zu nennen; ihre Geisteskräfte hatten sich entwickelt, ihre Sprache war deutlich, ordentlich, ihr Blick voller Ausdruck und ihr ganzes Benehmen war das eines am Geiste gesunden Kindes. Selbst die vom Rückenmarke beherrschten Muskeln hatten eine grössere Thätigkeit erhalten. An einer Hand geführt, ging sie mit ihrer Wärterinn spazieren und war sogar vermögend, eine Strecke Weges ganz allein zu gehen.

Im April 1816 war sie daher, auf hohe Verordnung, in jeder Hinsicht wesentlich gebessert, ihren Eltern zurück gegeben, und späterhin gänzlich entlassen' (ebenda S. 188).

Über die Diagnose ‚angeborener Blödsinn' könnte man sich streiten. Der damalige Begriff des Blödsinnes (oder Schwachsinnes) lässt sich nicht in die heute gültige Nomenklatur transferieren, man folgte einer anderen nosologischen Konzeption. Man könnte den angeborenen Blödsinn als Kretinismus bezeichnen oder als Blödheit, Verrücktheit, Schwachsinn, Narrheit, Wahnwitz, Aberwitz oder den Begriff als Unsinnigkeit oder Intelligenzminderung durchgehen lassen, allein in Pienitz Darstellung des Falles No. 4 wurde nur der Begriff des angeborenen Blödsinnes erwähnt, was hindeutet, dass er nicht während des Lebens entstanden, sondern bereits bei der Geburt (oder vorher) angelegt war.

Womöglich meinte Pienitz den sekundären Schwachsinn oder eine Dementia. Früher wurde eine Intelligenzminderung eingestuft in: Debilität, Imbezillität und Idiotie, allein Pienitz kannte diese Ausdrücke noch nicht.

Pienitz sah den angeborenen Blödsinn noch als **Fehlen von Seelenvermögen**, als Seelenmangel an. Die Möglichkeit einer Heilbarkeit eines solchen angeborenen Blödsinnes wurde grundsätzlich bezweifelt, genauso wie das Vorhandensein einer Bildungsfähigkeit für blödsinnige Menschen. Beim Seelenmangel fehlten die Zeichen für Sprache, Intelligenz, Wahrnehmung und Gedächtnis sowie für Gedanken. Vielleicht war sogar die Sinnestätigkeit selbst eingeschränkt? *'Ihr Blick war schielend, ungewiss, nirgends haftend, ohne Ausdruck des Einflusses der Seele'.*

Erstaunen mag, dass in einer für die damalige Zeit hochmodernen Irrenanstalt, welche Ruhm in halb Europa genoss, ein gerade mal 7 Jahre altes Mädchen aufgenommen und therapiert wurde, welches dieselben Behandlungen erfuhr, wie etwa erwachsene Melancholiker sie damals erfuhren. Dass ein so junges Kind in ein Irrenasyl aufgenommen wurde, blieb bis heute ein Rätsel.

Und nun wurde bei diesem jungen Mädchen mit angeborenen Blödsinn eine Heilung versucht mittels pharmazeutischen und auf das lymphatische Gefässsystem wirkende physische Heilmittel. Auch laue Bäder sollten dem kleinen Mädchen intelligenzmässig auf die Sprünge helfen. Hier kam zum Ausdruck, das Pienitz gerne mit den Möglichkeiten der Bädertherapien operierte und **Bäder- und Wasser- oder gar Dampfkuren** eigentlich vor allen anderen Mitteln bevorzugte.

Pienitz schreckte auch nicht davor zurück, dem Kleinkind mehrere Male in deren Nacken Haarseile zu applizieren sowie andere ableitende Arzneien zu verordnen. Ein im Grunde genommen brutales und unmenschliches Vorgehen an einem gerade mal siebenjährigen Kind. Die Behandlungen in der Sonnenstein dauerten von 1812 bis 1816 an, zogen sich also 4 Jahre lang dahin und dann, so Pienitz, was für ein Wunder: *'war das nunmehr elfjährige Mädchen nicht mehr blödsinnig zu nennen'.*

Welch Wunder sich da bei diesem schwachsinnigen Mädchen zugetragen haben musste. Alles aufgrund lauer Bäder und einiger angelegter Haarseile. Um diese therapeutische Sensation zu untermauern, operierte Pienitz gerne noch mit neuro-logischen Begriffen wie ‚Lähmung des Gehirns, paralytischer Zustand des Rücken-markes' und dergleichen.

In einem letzten dargestellten Fall aus der pienitz'schen Sonnenstein, ging es therapeutisch nicht nur um die Anwendung resp. Verordnung von lauwarmem Bädern, Begiessungen mit kaltem Wasser, zweckmässigen diätetischen Behandlungen, angemessenen körperlichen Beschäftigungen, freundlichen Behandlungen, Blutentziehungen, Begiessungen des Kopfes mit kaltem Wasser, Einreibungen mit Brechweinsteinsalben und Glaubersalzen, sanft abführenden Medikamenten, kühlenden Getränken, Ermahnungen oder Drohungen.

Es ging auch um das tagelange Versenken in einem Autenrieth'schen Zimmer (mässig hell, frisch ausgeweisst und reinlich) und mittels Anlegen des Zwangs-Camisols über die Nacht und dem Drehen auf den marternden Drehmaschinen, die im Maschinensaal jederzeit einsatzbereit zur Verfügung standen:

Fall 14
‚Mit heftiger Tobsucht endende Seelenstörung in der Entwicklungsperiode'
‚Ein Bauernmädchen aus dem Voigtlande, von derber, ländlicher Natur, unangetastet von Krankheiten aufgewachsen, immer frisch und munter, fröhlich zur Arbeit, doch im jugendlichen Übermuthe und Leichtsinne nicht immer geneigt zum Gehorsam und zu ausdauernder Thätigkeit, verfiel in ihrem achtzehnten Jahre, als ihre Menstruation sich erst einige Male gezeigt und noch keinen festen Typus angenommen hatte, in Tiefsinn und Willenlosigkeit.

Ob und welche Gelegenheitsursachen einwirkten, ist unbekannt. Ihr ganzes Thun beschränkte sich darauf, dass sie sich am Morgen an- und am Abend auskleidete, und dass sie die ihr dargebotenen Nahrungsmittel zu sich nahm: Aber auch das geschah nicht immer. Blieb sie den Tag über nicht im Bette liegen, so gelangte sich doch gewiss nicht viel weiter, als bis zu der nächsten Bank.

Worte hörte man nicht leicht von ihr, weder auf Befragen, noch ausserdem. Einen Winter hatte sie so hingebracht, als an die Stelle der Abspannung Aufregung trat, jedoch den Frühling und Sommer hindurch nur die eines mässigen Grades: eine Neigung ausgelassene Reden zu führen und zwecklos auf benachbarten Dörfern herum zu laufen, bei der sie jedoch wirklich einmal als Magd einige Tage lang in dem Dienst einer Herrschaft aushielt.

Liebesverständnisse mit jungen Mannspersonen mochten ihre ohnediess aus der Bahn gewichene Einbildungskraft immer mehr mit Bildern erfüllen und dahin führen, dass im September die Krankheit sich in tobsüchtige Exstase umwandelte. Der Übergang wurde etwa vier Tage lang durch folgende und ihnen ähnliche Handlungen bezeichnet: Festlich bekleidet, später halb nackt, lief sie auf andern Ortschafen herum, drang in mehrere Häuser ein, lärmte, schrie, ergriff hier ein Messer, und machte Miene, als ob sie ein ihr begegnendes Kind ermorden wollte, verjagte dort eine schlafende Person aus ihrem Bette, und übernachtete an ihrer Stelle in demselben.

Jetzt wurde sie in obrigkeitlichen Verwahrsam gebracht und zugleich hatte auch nun die Krankheitsform ihre feste Bildung erlangt. Gegenwärtig wendete die Kranke ihre Reden nicht mehr an die Anwesenden, ihren Zorn nicht mehr gegen Dinge, wo sich ein Anschein von Grund dazu denken liess; ihre Augen sahen ihre Umgebung nicht mehr, nur Gebilde ihrer träumenden Phantasie schwebten den Sinnen vor; diesen Wesen sang sie ihre Lieder, diese schimpfte sie, und von diesen wurde sie so in Wuth gebracht, dass es Ofen, Fenster, Bettstroh und Kleider entgelten mussten, so weit es ihr die angewendeten Beschränkungsmittel erlaubten.

Nur zuweilen schien es, als ob sie gegenwärtige Personen bemerkte: Dann war es ihr unangenehm beobachtet zu werden, sie hielt die Hand vor das Gesicht, oder wendete ihnen den Rücken zu.

In diesem, einem wachenden Träumen oder einem Fieberdelirio ähnlichen Zustande wurde sie im November auf die Sonnenstein gebracht. Sie erhielt zum gewöhnlichen Aufenthaltsorte ein Autenrieth'sches Zimmer, mässig hell, frisch ausgeweisst und reinlich. Eine Wärterin beobachtete sie fleissig, ohne jedoch durch beständiges Verweilen in ihrer Nähe ihr lästig zu fallen. Des Nachts wurde ihr das Camisol mit langen Ärmeln angelegt, um ihr unmöglich zu machen, entblösst im Zimmer umher zu gehen und sich zu erkälten.

Eine Schlafstätte bereitete man ihr auf der flachen Erde, da sie sich nie in eine Bettstelle legte, sondern eine solche umstiess, oder auf irgend eine Weise ihre Wuth an derselben ausliess. Am Tage, wo das Zimmer leicht geheizt und alle beweglichen Gegenstände aus demselben entfernt wurden, die oft nachsehende Wärterin übrigens bemerken konnte, wenn die Kranke allzu lange unbekleidet einher gehen sollte, war oft auch das Nachtcamisol entbehrlich.

Das Drehen auf den verschiedenen Drehmaschinen, Ermahnungen, Drohungen oder Strafen, haben nach meinen Ansichten auf diese Höhe und bei dieser Form der Seelenstörung keinen Nutzen, von ihnen wurde fortan nicht Gebrauch gemacht. Die Kranke erhält täglich ein laues Bad mit einer der kalten Jahreszeit wegen nur mässigen Menge kalten Regens auf das Haupt verbunden. Ferner innerlich alle Tage drei Grane Brechweinstein mit drei Drachmen Glaubersalz.

Acht Wochen ihres hiesigen Aufenthaltes waren verflossen, als plötzlich Nachlass erfolgte. Binnen wenigen Tagen war die Verpflege so weit, dass sie unter die ruhigsten und fleissigsten Bewohner des Frauengebäudes versetzt werden konnte, wo sie im Stricken, Nähen und Waschen es den Arbeitsamsten gleich that. Anfangs bemühte man sich zwar vergebens durch ein Gespräch zu erforschen, wie sie sich fühle und was sie denke, denn sie antwortete nicht und

behauptete ein beständiges Schweigen; indessen nach einigen Wochen verlor sich diese wahr-
scheinlich nur auf Rechnung einer Abspannung zuschreibende Erscheinung. Die während der
über ein Jahr langen Dauer der Krankheit unterdrückten Regeln erschienen wieder, und auch
der Körper kehrte in jeder Rücksicht zur vollständigen Gesundheit zurück....'

Sonnenstein, den 1. Juli 1827   *D. Ernst Pienitz.*

Ab 1851 geriet die Sonnenstein in andere ärztliche Führung. Pienitzs Nachfolger, **Friedrich Hermann Lessing**, leitete die Anstalt bis 1883. Er übernahm das Amt im Jahre 1851, erhielt für sein Wirken 300 Taler jährliche Besoldung mit freier Kost, mit Wohnung und Heizung und freier Medizin für seine eigene Person. Lessing übernahm, nicht wie bis anhin bei Pienitz, auch die Aufgabe des Wundarztes. Er reorganisierte den Betrieb, führte ihn straffer, auch aufgrund der zu seinem Lebensende eher schlafferen Führung durch den alternden Pienitz, die sich in der Sonnenstein doch sehr bemerkbar machte. Auch Lessing war ein praktisch tätiger Irrenarzt.

Auf Lessing folgte dann **Guido Weber**, der die Sonnenstein bis 1910 führte. In dieser Zeit erfuhr die Anstalt div. Erweiterungen und auch Neubauten. Ab 1910 stand **Georg Illberg** der Klinik vor und zwar bis 1928. Dieser erfuhr seine Ausbildung unter **Emil Kraepelin** (Heidelberg), von dem wir weiter unten berichten. Illberg hielt, wie Kraepelin, die Geisteskrankheiten als Gehirnkrankheiten und war somit ein echter Somatiker. Die Beeinflussung des Gehirns sah Illberg, neben medizinischen Massnahmen, in der Beschäftigung, wobei auch über pädagogische Massnahmen eine Intervention ebenfalls als sinnvoll annahm. Selbst dem pädagogischen Milieu der Behandlungsstätten sei, so Illberg, eine besondere Aufmerksamkeit zu widmen.

Unter dem Nationalsozialismus spielte die Anstalt Sonnenstein in der Vernichtung unwerten Lebens eine leider herausragende, umso schrecklichere Rolle. Sonnenstein wurde zur Tötungsanstalt für Irre und Blödsinnige usw. umfunktioniert. (Siehe Band 9 dieser Reihe, u.a. ab S. 178)

Tafel I (Grundriss der Schlossanlage Sonnenstein, Pirna)

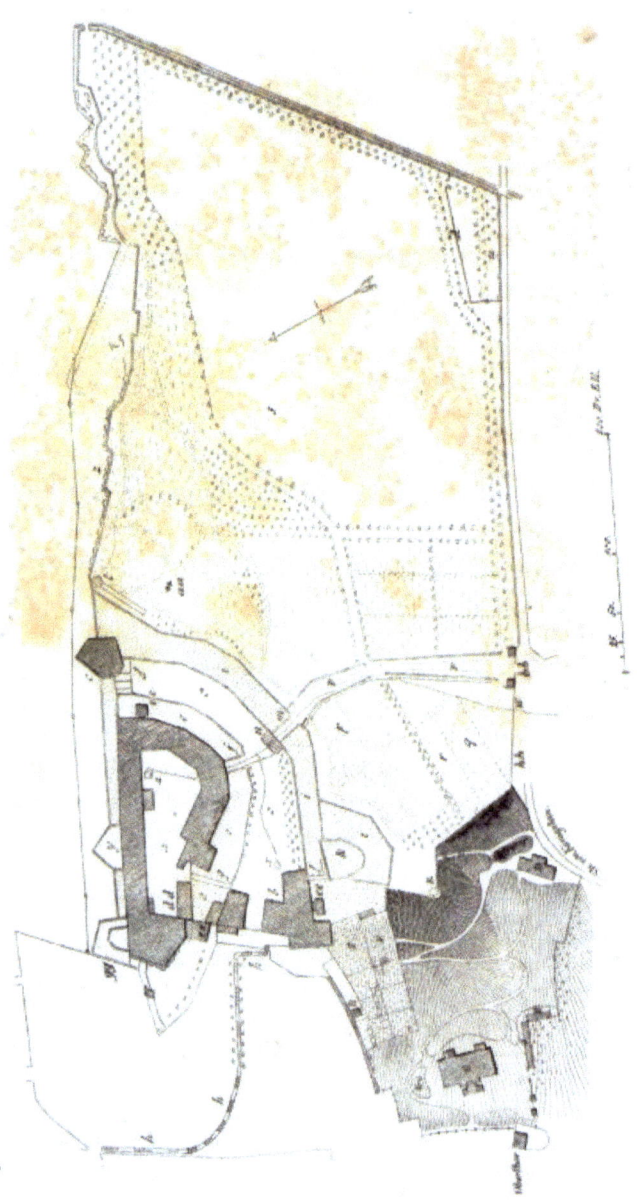

Legende:

Schloss

Genesungsanstalt
(rechts unten)

Tafel ll (Erdgeschoss Schloss Sonnenstein, Pirna)

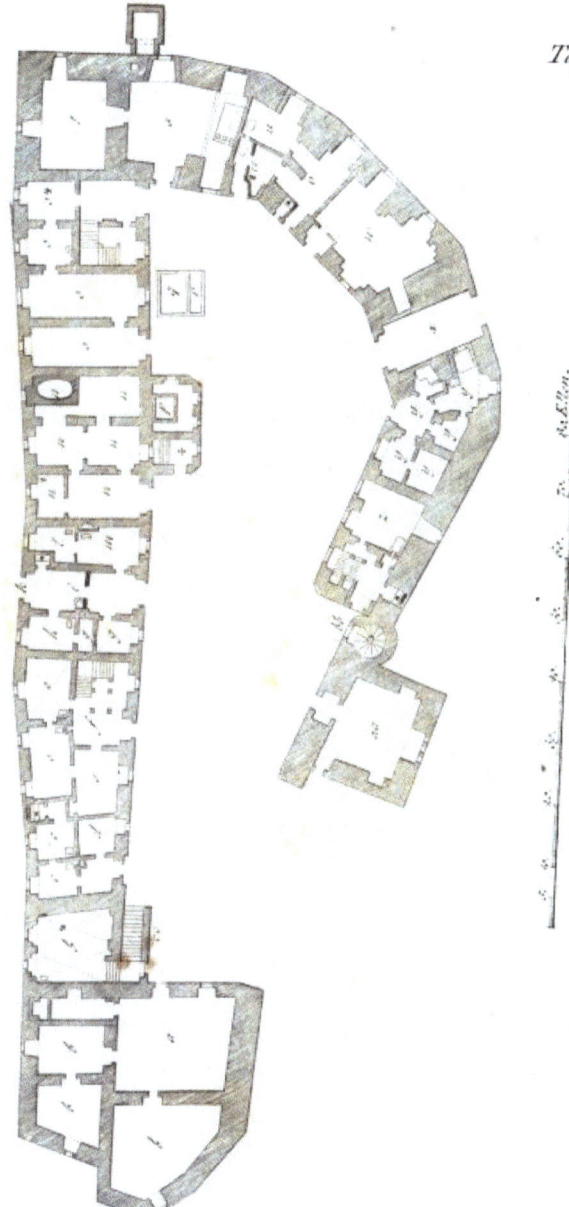

Taf. ll.

Legende:

l und m:
autenriethsche Zimmer
(links Mitte)

*l und m) Autenrieth'sches
Zimmer nebst Kammer.*

*Unterschied der autenrieth'-
schen Zimmer vor andern
Zimmern besteht im Folgenden :
Die Thüren sind fester verwahrt,
die Fenster durch starke mit
hölzernen Gitter oder sonstigen
Vermachungen, die Oefen durch
eine Vermachung mit festen
Holzstäben unzugänglich gemacht, die an die Mauern befes-
tigten Nachtstühle so eingerichtet, dass man die Geschirre von
aussen hinein schieben kann. In
dem Gitterwerke vor den Fenstern ist eine Thüre angebracht,
die der Wärter aufschliessen
kann, um zu ihnen zu gelangen
und sie nöthigen Falls zu öffnen.*
(ebenda, S. 274)

u:
Männerbad/Tropfbad mit 8
Wannen
(oben ca. Mitte)

u²:
Sturzbad
(oberhalb l und m)

Tafel III. (1. Stockwerk Schloss Sonnenstein, Pirna)

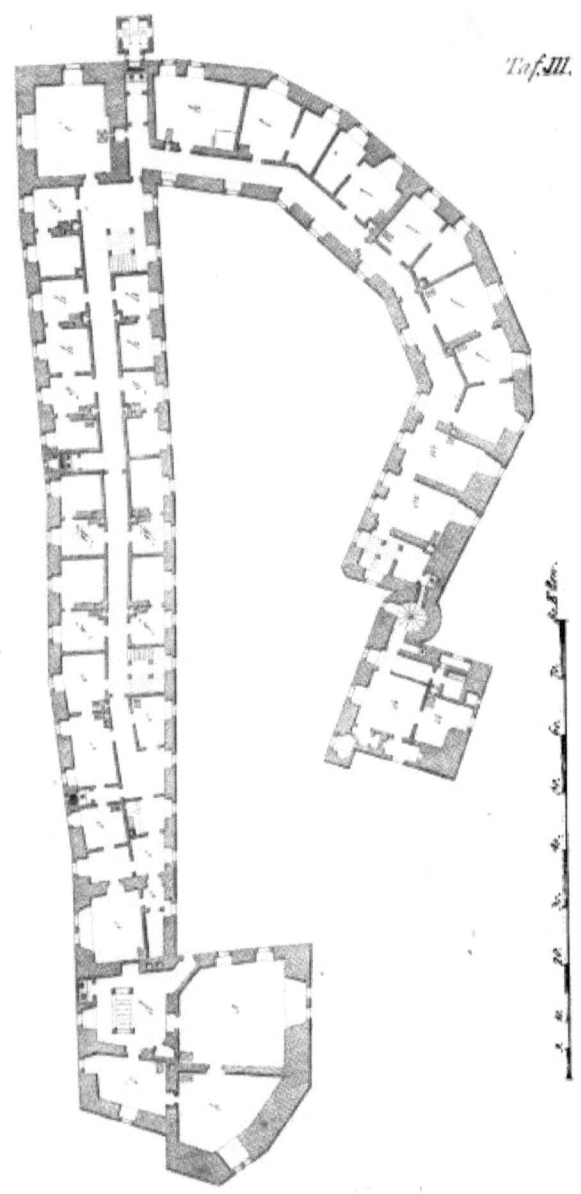

Legende:

a: Maschinensaal mit Drehstühlen etc.
(unten links)

c: autenrieth'sche Zimmer (links unten)

e,e,e,e:
Arztwohnung

f,f,ff,ff:
Vier Schlafkammern für Privatpatienten des Arztes

k: Electrisierzimmer (oben, zweites links)

Im Erdgeschoss des Frauenhauses, hier nicht abgebildet, befanden sich noch drei weitere autenrieth'sche Zimmer.

Friedrich Christian Nasse

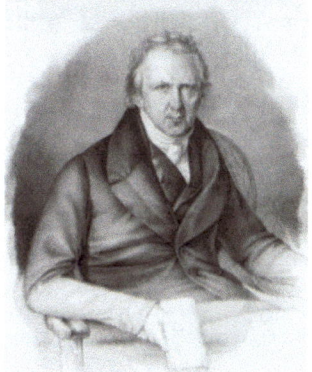

Friedrich Christian Nasse
Fotoherkunft: wikipedia

Internist und Psychiater. Promovierte als Schüler von und bei Reil. War Professor für innere Medizin an der Uni Bonn 1819. Vertreter der Somatiker. Versuchte die Psychiatrie anthropologisch zu fundieren.

Vertreter einer psychisch orientierten Temperamentlehre, Gründer mehrerer psychiatrischen Zeitschriften ua. Zeitschrift für psychische Ärzte ab 1818.

Geboren: 18. April 1778 in Bielefeld
Gestorben: 18. April 1851 in Marburg

Aus: Wikipedia

http://upload.wikimedia.org/wiki
pedia.commens/a/a4/Christian Friedrich Nasse.jpg

Christian Friedrich Nasse ging in die Schule des Johann Christian Reil in Halle (siehe dort), war sein wohl bedeutendster Schüler und vertrat bald eine erste Professorengeneration an der Bonner Universität. Er schrieb mehrere medizinische, unter anderen auch psychiatrische oder an die Psychiatrie angrenzende Werke z. B. (Über das Verhältniss des Gehirns und Rückenmarks zur Belebung des übrigen Körpers, 1818) oder (Über die richterliche Frage an den Arzt zur Beurtheilung psychischer Zustände, 1826). Für die Psychiatrie als Medizinzweig wichtig waren seine weiteren Werke (Die Behandlung der Gemüthskranken und Irren durch Nicht-Ärzte, 1844) sowie (Die Verhütung und Unterscheidung der Gemüths-Krankheiten, 1848).

Nasse blieb Reil treu und wurde ein guter Freund Jacobis (siehe dort) und ein Vertreter der sog. ‚Somatiker-Gilde‘. In der Polemik, die sich die Vertreter der Psychiker und Somatiker gegenseitig lieferten, nahm sich Nasse, im Gegensatz zu Jacobi, in der Schärfe zurück. Nasse, der nie Arzt eines ihm anvertrauten grösseren, staatlichen Irrenasyls war und somit den Irren auch nicht täglich begegnete, betreute jedoch als Arzt und Internist etliche Patienten, die an einer Gemüts- und Geisteskrankheit litten. Allerdings half er später seinem Sohn beim Aufbau einer Privatklinik und unterstützte diesen beim Betrieb. Er hatte sich eigene Vorstellungen gemacht, wie geistige Krankheiten (man sprach gerne von Seelenstörungen) entstehen konnten, wie die menschliche Seele funktionierte und was sie im Grunde ihres Wesens war. Aus diesen Überlegungen vertrat er dezidiert die Ideen der Somatiker und nicht die der Psychiker.

Nasse war Herausgeber der im Jahre 1818 gegründeten ‚**Zeitschrift für psychische Ärzte**‘, die ab 1823 umbenannt wurde in ‚Jahrbücher für Anthropologie‘. Er stand nämlich der Anthropologie, wie sein Vater, sehr nahe. Auch stand er mit dieser

Zeitschrift in enger Verbindung mit weiteren Psychiaterkollegen, wie etwa Haindorf, Hayner, Heinroth, Horn und Pienitz sowie Schneider, um nur einige zu erwähnen. Dies ermöglichte ihm ein interessanter Diskurs über die Psychiatrie.

Die Zeitschrift für psychische Ärzte (Jahrbücher der Anthropologie) E.A. 1818

Die Zeitschrift für psychische Ärzte war im Grunde genommen keine eigentliche Zeitschrift, wie man eine solche heute versteht, sondern hatte das Aussehen eines Buches. Sie erschien in eher geringer Auflage und ihr Format betrug nur ca. 13 x 21 cm. Das Buch erschien vierteljährlich und bestand teils aus über 600 gesetzten Seiten.

Die Zeitschrift richtete sich an jene Ärzte, die sich mit dem besagten Thema irgendwie in Verbindung bringen konnten, seien es Psychiker, Somatiker oder Hirn- und Nervenforscher. Die Zeitschrift sprach sicherlich alle jene Ärzte an, die z. B. in der Position waren, einem Irrenasyl vorzustehen oder in einer solchen Einrichtung zu arbeiten. Alle waren eingeladen, in ihr über ihre Erfahrungen und über Ergebnisse ihrer Arbeit zu berichten.

Nasse, später zusammen mit Jacobi, hatte vor, mit dieser Zeitschrift möglichst viele Universitätsprofessoren Philosophen, Mediziner, Psychologen, Anthropologen, aber auch Theologen und Juristen anzulocken und für sein Projekt zu begeistern, was ihm im Grunde genommen auch über weite Strekken gelang. Im Jahre 1825 arbeiteten an der Zeitschrift über 20 Mitwirkende. Man lieferte auch Übersetzungen z. B. aus dem Englischen (Haslam) oder aus dem Französischen (Pinel).

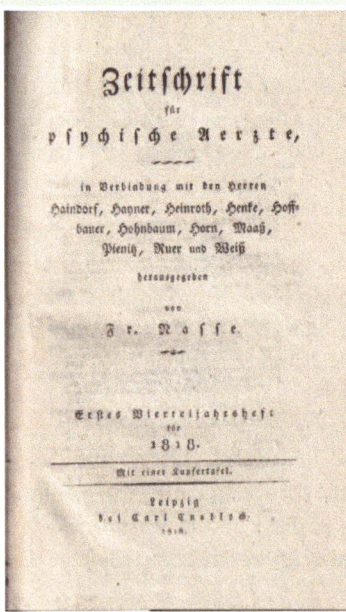

Beispiel:
Erstes - Viertes Vierteljahresheft. Hsg. von Christian Friedrich Nasse. Inhalt u. a.: **Nasse - Ueber die Benennung und die vorläufige Eintheilung des psychischen Krankseyns.** Horn – Beschreibung der in der Irrenanstalt des Königlichen Charité-krankenhauses zu Berlin gebräuchlichen Drehmaschinen, ihrer Wirkung und Anwendung bei Geisteskranken (mit 2 Kupfern). J. Alderson - Ueber Geistererscheinungen. E. Hohnbaum - Ueber die poetische Ekstase im fieberhaften Irreseyn. Ueber die von Cornish erzählte Erscheinung unter den Methodisten in Carnwallis. Ueber einige mechanische Vorrichtungen, welche in Irrenanstalten mit Nutzen gebraucht werden können (u.a. vom hohlen Rade, vom Zwangsschranke und der Coxischen Schaukel).
621 Seiten mit 6 Kupfertafeln. Cnobloch. Leipzig. 1818.

Das Besondere an dieser Zeitschrift war also die Möglichkeit des Austausches zwischen honorablen Persönlichkeiten. Es verschaffte dem Thema Psychiatrie eine weite akademische Ausbreitung und damit Publizität. Immerhin vermochte Nasse dieses Medienorgan bis 1826 weiter zu führen.

Die Psychiatrie hatte endlich ein Sprachrohr gefunden, in dem sie sich austauschen konnte. Hier kamen Psychiker wie Somatiker wie Hirnforscher zu Wort und konnten sich gegenseitig ihrer Meinung entledigen, welche dem Thema ‚Psychiatrie' in einer auflebenden Form Auftrieb und Austausch verschaffte.

Im Vorwort dieser ‚**Zeitschrift für psychische Ärzte**' (1818) ‚Ueber die Benennung und die vorläufige Eintheilung der psychischen Krankheiten' versuchte Nasse den Lesern zu erklären: ‚*Wie das Unternehmen, die Narren zu heilen, in seiner Kühnheit wohl nicht zu Unrecht mit dem Thurmbau zu Babel verglichen werden mag, so kommt es diesem auch darin gleich, dass bei beiden den Unternehmern die Sprachen in Verwirrung gerathen. Wer jetzt von Verrücktheit, von Wahnsinn, von Gemüthskrankheit zu uns redet, den müssen wir vor Allem erst fragen, was er unter diesen Ausdrücken verstehe; und es ist immer ein Glück, wenn man auch dann noch zum gegenseitigen Verständnis gelangt*' (ebenda S.17).

In der Zeitschrift für psychische Ärzte von 1818 behauptet er im gleichen Vorwort: ‚*Nachdem die Psychologen das, was die Seele angeht, die Ärzte dagegen das den Leib Betreffende zu ihrem Theil genommen, sind sich beide einander immer fremder geworden*'. (S. 6) **Das Verhältnis, so Nasse, zwischen den Psychologen, resp. den psychologischen Ärzten und den Medizinern habe sich immer mehr entfremdet. Die Psychologen, so Nasse, würden die ärztliche, somatische Kunst geringschätzen während diese wiederum den Psychologen vorwarfen, nur ein Spiel mit blossen Formeln zu spielen.** ‚*Ausführliche psychologische Schriften über Seelenzustände, die mit dem Leben des Körpers auf das Innigste zusammenhängen, gedenken der körperlichen Beziehung jener Zustände kaum mit einem flüchtigen Worte*' **so dass** ‚*der nicht-ärztliche Leser dadurch nothwendig zu der Ansicht geführt* (**werde**), *dass jene Zustände allein in psychischer Hinsicht beachtenswerth seien*'.

Da sprach Neid und vielleicht auch Missgunst aus Nasse und den Somatikern, die sich als Ärzte und Somatiker vor allem dem Körperlichen verpflichtet fühlten. Es kamen immer mehr sog. ‚Psychiker' zu Wort, die der Seele und den Seelenstörungen das Wort redeten und versuchten, den Kranken auf psychischem Wege (aber mit Zuhilfenahme von Körpermethoden) zu helfen.

Jedoch sah Nasse auch das Gegenteil, dass nämlich viele Ärzte nur über rein somatische Befunde berichteten und Worte psychischer Natur ausser Acht liessen. Dazu gehörten Ausdrücke z.B. über die Gemütsstimmung, die in diesen somaärztlichen Berichten gemäss Nasse oft fehlten oder Worte über den Grad der Geistestätigkeit oder über die genaue Art des Irreredens. Es ging rein um Körperliches, die Seele wurde ausser Acht gelassen.

‚*Und wohl noch seltener wird in ärztlichen Leichenöffnungsberichten an eine psychische Beziehung des Aufgefundenen auch nur im Vorbeigehen gedacht*' (S. 7) **und fuhr fort:** ‚*Eben weil die Psychologen bloss die Seele, die Ärzte den Leib zu ihrer Aufgabe genommen, kümmerte sich niemand besonders um die Beziehung zwischen beiden an verschiedenen Fakultäten überwiesenen Hälften der Menschennatur*'. **Hier wollte Nasse eine Brücke zwischen der Psyche und dem Körper bauen.**

Überfliegt man weitere Zeilen seines Vorwortes in besagter Zeitschrift, kommt der Verdacht auf, dass da eigentlich nicht nur ein Kampf zwischen ‚Psychikern und Somatikern' stattfand, sondern ein Kampf zwischen den Berufsbildern des psychologischen Psychiaters und z.B. dem des Internisten oder Allgemein-mediziners. Schliesslich war die Psychiatrie um 1800 eine noch sehr junge, neue und nicht sehr entwickelte und gut struktuierte ärztliche Wissenschaft, oft ohne jede Nähe zu Universitäten. Eine Psychiatrie also, die sich im Medizinbetrieb erst noch zu etablieren und zu beweisen hatte.

Immerhin bot sich dadurch an, dass die neu entstandenen Irrenasyle sich nicht völlig losgelöst innerhalb des Medizinbetriebes bewegten, sondern in einem universitären Rahmen eingebettet waren. Diese Anbindung an universitäre Gebil-de jedoch schien nicht allen Psychiatern auf der einen und Mediziner auf der anderen Seite einzuleuchten und zu gefallen. Hier bestand ein grosses Spannungs-feld.

Nasse war sich sicher, dass beide Gebiete, das Psychische wir das Physische, zu-sammen gehörten und zu vereinigen seien. Daher kam wohl seine eher milde Kritik an den ‚Psychikern' wie Heinroth zustande. Er vertrat einen eigenen Leib-Seele-Dualismus nämlich in dem Sinne, dass beide Teile zwar **vereint**, aber womöglich doch nicht **eins** seien und war der Ansicht, beide Teile könnten, zumindest ab und zu, unabhängig voneinander reagieren. Er meinte, dass auch in der Seele Sünde, Schuld und auch Affekte entstehen könnte. Aber auch nur im Körper allein. (Es bestand die Frage, ob die Seele allein auch erkranken könne.)

Er unterteilte Ärzte in solche, denen die Trennung von Psychologie und Medizin wichtig sei, in jene psychischen Ärzte, die die Seele und den Körper wieder zu vereinigen suchten. So musste ein Anthropologe auch ein Psychologe sein und diese Rolle zeugte seiner Meinung nach von einem guten Arzt. Seine Zeitschrift war denn auch für diese psychischen Ärzte mit einer Orientierung zur Anthro-pologie bestimmt.

Auf S. 20 der besagten Zeitschrift für psychische Ärzte monierte Nasse die ver-schiedenen Gattungsnamen, die eine psychische Krankheit habe und meinte, dass ein solcher Name nicht nur bloss benennen, sondern auch bezeichnen wolle, nämlich, was nach der Meinung dieses Arztes die psychische Krankheit sei und worin das Wesen dieser psychischen Krankheit bestehe. Solche Benennungen (Diagnosen) von Krankheiten könnten zwar eine Meinung leiten, aber auch miss-leiten.

Nasse zählte eine lange Liste solcher babylonischer Benennungen (Gattungs-namen) auf: *‚Als Gattungsnamen der psychischen Krankheiten finden wir in den Schriften deutscher Ärzte und Psychologen die Ausdrücke: Seelenkrankheit, Seelenverwirrung, Seelen-störung, Geisteskrankheit, Geistesverwirrung, Geisteszerrüttung, Geistesverirrung, Gemüths-krankheit, Gemüthsverwirrung, Gemüthszerstörung, psychische Krankheit, psychische Defekte,*

Verfinsterung der Psyche, Verrückung, Verrücktheit, Verwirrtheit, Unsinnigkeit, Verkehrtheit;
auch Wahnsinn und Narrheit kommen hier und da als solche Gattungsnamen vor… '. (S. 20)

Und er fragte sich mit Recht, welcher Gattungsname der beste und welcher der passenste sei und fragte sich gleichzeitig, ob sie allesamt nichts taugen würden. Die einen Gattungsnamen hätten den Fehler in sich, dass in ihnen etwas als ausgemacht ausgesprochen werde, was jedoch erst noch gewissenhaft erforscht und erwiesen werden müsse. *,Oder giebt es irgendwo einen auch nur eben genügenden Beweis, dass die Seele eines Blödsinnigen, eines an Manie oder an Melancholie Leidenden in sich krank sei, dass in ihr eine Regelwidrigkeit, Zweckwidrigkeit, ein Widerspruch, oder worin man nun das Wesen der Krankheit sehen wolle, vorhanden sei?' (S. 21)*

An anderer Stelle fragte sich Nasse, was denn genau das psychische Leiden des Irren sei, das einzelne Symptom oder dessen gesamte Krankheit? Dies sei bei vielen Ärzten noch gar nicht entschieden, daher beruhe alles nur auf Meinungen. Und wer von einer Krankheit des Geistes, der Seele oder des Gemütes spräche, der überlasse es dem Zuhörer - falls er demselben nicht gleich eine Erklärung beifügte - das zu denken, wozu dieser von sich aus geneigt sei. So könne man jede Störung der Aufmerksamkeit eines Gesunden als eine Seelenstörung benennen.

Auf Seite 23 daselbst, zerzauste Nasse die damaligen Gattungsnamen ins Bodenlose und Absurde, wenn er schrieb: *'Es ist nicht zu läugnen, dass der Ausdruck:* **Verfinsterung der Seele**, *seinen Gegenstand bildlich schön bezeichne; auch, ist er insofern der Sprache gemäss, als schon die Bibel von Verfinsterungen des Herzens, noch mehr von Verfinsterungen des Verstandes redet. Unsere Sprache bezeichnet mit dem Wort Verfinsterung sowohl das, was wirklich verfinstert ist, als auch das, was es bloss scheint; wenngleich der erste Sinn in ihr häufiger ist.*
Für den wissenschaftlichen Gebrauch, der dem poetischen meist widerstrebt, dürfte jedoch jener Ausdruck schwerlich allgemeine Billigung finden. Die Bibel redet von der Sünde; wir suchen hingegen einen Ausdruck für die Krankheit.'

Nasse setzte sich also vehement mit der Begrifflichkeit der Krankheiten (Diagnosen) auseinander, die er für unklar hielt und die er verantwortlich machte für vorgefertigte Meinungen. So klagte er, dass der Begriff des psychischen Defektes den Mangel in sich trug, dass er völlig undeutlich sei, da es ihm an Bestimmtheit fehle und dass er mit Meinungen zusammen hänge. Und er tadelte die Ausdrücke **Narrheit** und **Unsinnigkeit** neuerer Psychiater, weil sie viel zu breit und unbestimmt seien und dass diese Ausdrücke nur wenige und bestimmte Formen dieser Krankheiten ausdrücke oder bezeichne. *,Wie wenig passend dürfte es auch seyn, einen stillen Melancholischen einen* **Unsinnigen** *zu nennen!' (S. 24 unten)*

,Der Ausdruck: **Verrückung** *sagt die Entfernung eines Dinges von seiner rechten Stelle aus'. …*
'Dagegen könnte der Ausdruck: **Verrückung**, *sowohl dem allgemeinern Sprachgebrauch, als auch der wissenschaftlichen Beziehung entsprechend, unstreitig recht gut das ganze Geschlecht*

der psychischen Krankheiten bezeichnen, wie ihn denn auch in neuerer Zeit bekanntlich Kant für ein jedes Irrereden ohne merkliche körperliche Krankheit, und Erhard für das psychische Krankseyn überhaupt gebraucht haben'. (S. 28)

Es schien, als habe Nasse, was die psychiatrische Wissenschaft resp. die Psychiatrie anbelangte, nochmals von ganz vorne beginnen wollen. Man bezeichnete psychisch Kranke damals auch als unglückliche Irre und bezeichnete mit demselben Namen (Begriff) sowohl die Blödsinnigen, wie auch alle übrigen Kranken. Und Nasse meinte weiter, dass mit dem Ausdruck ,Irrereden' nichts über die Natur des beim Kranken vorhandenen Leiden ausgesagt sei.

So gesehen, war die Psychiatrie bereits damals keine exakte Wissenschaft und man kann mit einigem Grund annehmen, dass sie es auch heute noch nicht ist. Chiarugi (siehe dort) unterteilte die Geisteskrankheiten knapp in drei Klassen: Blödsinn, Manie und Melancholie. Man habe diese Einteilung teils bis heute beibehalten, so Nasse. Zwar seien in Deutschland neue Vorschläge zur Einteilung der psychischen Krankheiten gemacht worden, allein die alten seien häufig noch in Gebrauch. Selbst in Gesetzesbüchern seien diese veralteten Bezeichnungen aufgenommen worden.

*,Offenbar sind: albern, dumm, blödsinnig, Bezeichnungen für die an **Amentia** Leidenden; rasend, von Sinnen, toll, wüthig, entsprechen mehr oder weniger der **Mania**; wahn, verkehrt, tiefsinnig der **Melancholia**`.* (S. 37)

Es nahte die Zeit für eine moderne, neue und breit abgestützte und allgemein gültige **psychiatrische Nomenklatur**. Griesinger wird bald daran arbeiten und auch Kraepelin, noch war es aber nicht soweit und auch Nasse schuf hier keine Abhilfe.

Nasse war, was die Ätiologie der seelischen Erkrankung anging, ein echter Somatiker. Daher unterteilte er die Ursachen der psychischen Krankheiten in ein sog. **Kopf-, Brust- und Bauch-Modell**. Er unterschied psychische Grundfunktionen als:

- Erkenntnis- (Vorstellungs-)
- Gefühls- und
- Begehrungsvermögen

und lokalisierte sie folgenden Organsystemen zu:

- dem Kopf (Erkenntnis. Verstandes-, Gewissens- und Vernunftebene)
- der Brust (Gefühl, Affekt) und
- dem Bauchraum (Begehren, Trieb)

Die ,niederen' Vermögen beschrieb er somit gleich wie Heinroth: Begehren, Trieb, Affekt, Gefühl und Gemüt und bezogen sie auf den Brust- und Bauchraum. Die höheren Vermögen (Erkenntnis, Vernunft, Verstand und Gewissen) jedoch ordnete er dem Kopf zu. (Nasse, Von der Beziehung der Hauptrichtungen der Seele zu denen des Leibes. In: Zeitschrift für Anthropolgie, 1832, Heft 1, ab S. 58)

Die ‚niederen' triebhaften (sexualnahen) psychischen Eigenschaften ordnete er logischerweise also der Bauchregion (Sexualorgane) des Menschen zu, die höheren, edleren psychischen Eigenschaften somit entsprechend der Kopfgegend. (Verstand und Vernunft).

Die psychischen Eigenschaften des Gemüts ordnete er somit der Brust- resp. der Herzgegend zu. Wie es einst Hypokrates bereits tat. Dieses Denken Nasses führte auch dazu, dass er diese Brust- resp. Herzgegend in die Nähe von Kriminalität zog oder mit ihr verband. Nasse sah nämlich in gewissen Form- und Substanzveränderungen des Herzens die Ursachen für Angst und Schwermut und in einem weiteren Schritt dann auch für Jähzorn und Zerstörungstrieb und schliesslich für Gewaltkriminalität und Mordlust bei entsprechenden psychischen Krankheitsbildern. (Nasse, Erinnerung an die Berücksichtigung des Zustandes des Herzens bei Verrückten und Verbrechern. Archiv für med. Erfahrung im Gebiete der praktischen Medizin und Staatsarzneikunde, 1817, ab. S. 174). Das war selbstverständlich Unsinn.

Dieses Denken Nasses hatte zur Folge, dass er zunächst vehement die Ansicht vertrat, dass die Seele selbst nicht erkranken könne und dass sie quasi auch hinter dem Wahnsinn noch in ihrer reinen Gestalt erhalten bleibe. In späteren Zeiten jedoch wies er der Seele eine grössere eigene Dynamik bei der Entwicklung psychischer Störungen zu, was die Psychiker bereits länger taten.

Eine weitere wichtige, zusammen mit seinem Psychiaterkollegen und Freund Jacobi herausgegebene Zeitschrift hiess: ‚Zeitschrift für Heilung und Beurtheilung krankhafter Seelenstörungen'. Zusammen mit Jacobi vertrat er eine moderne Psychiatergeneration, die sich für eine **Psychiatrie- resp. Irrenhausreform** engagierte, die in weiten Teilen Deutschlands um den Beginn des 19. Jahrhunderts stattfand und auch als Bewegung ins Ausland (Schweiz, Österreich) ausstrahlte.

> **Perkussion**
> Organuntersuchung durch Beklopfen der Körperoberfläche und Ausdeutung des Klopfschalles.

Nasse forderte früh eine Klinik für psychiatrische Krankheiten mit einem eigenen psychiatrischen Klinikum. Auch die Stellung des Arztes im Staate war Nasse ein grosses Anliegen, für das er vehement kämpfte. Aber die politische Obrigkeit war hierzu nicht immer sogleich zu überzeugen.

Für seine Studenten führte er 1825 in der von Jacobi geleiteten Siegburger Irrenanstalt ein sog. **‚Siegburger Hauspraktikum'** ein. Als schulpraktischer Mediziner propagierte er die Vivisektion, die Auskultation, Perkussion und Temperaturmessung und förderte die physiologische Diagnostik direkt am Krankenbett. Die Mehrzahl seiner Lehrwerke betrafen jedoch die Medizin, nicht die Psychiatrie, was eine kurze Übersicht seiner Werktitel anschaulich verdeutlichen mag.

(Leichenöffnungen – zur Diagnostik und pathologischen Anatomie 1821, Die Aufgabe der Anthropologie 1823, Über den Begriff und die Methode der Physiologie 1826, Handbuch der speziellen Therapie 1830, Versuch einer praktischen Einteilung der Hautkrankheiten 1834, Anleitung zur Übung angehender Ärzte in Krankheits-Beobachtung und Beurtheilung 1834, die Isogenisis, ein Naturgesetz 1844, zum Schutz der Handwerker in den Fabriken 1846.)

Am Krankenbett forderte er eine genaue Beobachtung der Kranken resp. deren Symptome sowie auch den Einbezug ihrer jeweiligen Lebensumstände in die psychiatrischen Überlegungen. Diese ärztliche Arbeit am Krankenbett nannte man bald die ‚**Nasse-Schulung**'. Seine Erfahrungen innerhalb des diagnostischen und therapeutischen Bereiches fasste er in einem weiteren Lehrbuch zusammen, welches im Jahre 1830 erschien: (Handbuch der speciellen Therapie, 2 Bände). Die Therapie umfasste neben der eigentlichen Heillehre auch das Verhüten von Krankheiten (Krankheitsprophylaxe) sowie die Pflege des Kranken bis zum Tode.

Nasse war eine Zeit lang sogar ‚Anhänger' des **tierischen Magnetismus** eines Messmer (Band 5 dieser Reihe), zog sich dann aber enttäuscht aus der editionalen Mitarbeit des (Archivs für thierischen Magnetismus) zurück. Ihm gemäss fehlte dieser Lehre eine überzeugende theoretische Fundierung.

In einem Nachruf für Nasse wurde ihm verdankt, dass er ein grosser Förderer der Wissenschaft der Seelenheilkunde war. Er beförderte die Kenntnis der einzelnen Krankheiten und Kurmethoden. Die Verbindungen der körperlichen und psychischen Behandlungen haben in der Geschichte der Medizin seither eine grössere Bedeutung.

Insbesondere mit der Schaffung von Zeitschriften für psychische Ärzte ab 1818 - 1826 förderte er durch viele Impulse die psychiatrische Wissenschaft, in dem er auch Artikel und Aufsätze abdruckte, die zu grossen Diskussionen und Auseinandersetzungen zwischen den Psychiatern verschiedenster Couleur Anlass boten.

Am 18. April 1851 starb Nasse in Marburg während einer Visite an einer Pneumonie.

Gottlieb (Gottlob) Heinrich Bergmann

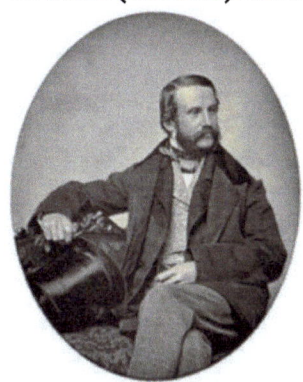

Gottlieb (Gottlob) Heinrich (Theophilus) Bergmann
Fotoherkunft: wikipedia

Deutscher Arzt, Psychiater und Anatom in Celle und Hildesheim. Kgl. Medizinalrat, Hofrat. Direktor der 1827 gegründeten psychiatrischen Irrenanstalt zu Hildesheim.

Seine anatomischen Auffassungen resp. mystischen Theorien von Berufskollegen nicht anerkannt. Der Romantik und Poesie naher Naturarzt. Importierte die Phrenologie nach Deutschland in der Verkleidung einer mystifizierten Naturphilosophie.

Geboren: 12. Juni 1781 in Erichshagen
Gestorben: 29. Oktober 1861 in Hildesheim

Aus: Wikipedia

Bild https://www.wikipedia.org/

Die Recherchen über Bergmann sind insofern schwierig, da Verwechslungsgefahr mit anderen Biografien mit gleichem Namen möglich ist.

Im Jahre 1810 wurde Bergmann Arzt des Zucht- und Tollhauses von Celle. Nach Erkundigungsreisen in Irrenasyle, die damals üblich waren und im Grunde genommen Bildungsreisen waren, errichtete er im Jahre 1827 im ehemaligen Kloster St. Michaelis in Hildesheim eine erste, für Deutschland bedeutende Irrenheilanstalt mit ca. 300 Insassen. 1833 erfolgte der Aufbau einer weiteren Pflegeanstalt im benachbarten St. Magdalenenkloster mit ca. 200 Insassen und 1848/49 kam ein Neubau im Stift Bartholomei in der ‚Sülte‘ bei Hildesheim hinzu.

Im Jahre 1866 zählte man in dieser Irrenheilanstalt, inklusive dem Magdalenerkloster und dem Stift Barholomei rund 884 Irre und Pflegelinge. Ab demselben Jahre wurde ein Teil der Kranken in die neu errichtete Irrenanstalt in Göttingen übersiedelt. Aufgrund des riesigen Aufnahmedrucks in diese Anstalten wurden weitere Gebäulichkeiten aufgebaut und in Betrieb genommen. Einen Tiefpunkt ereilte dieser Irrenhauskomplex (Sülte) im Dritten Reich, als die an die Macht gelangten Nationalsozialisten, Hunderte Irre abtransportiert und vergast wurden.

Bergmann war Anstaltsdirektor geworden und hatte direkt mit Irren zu tun gehabt. Daneben jedoch betätigte er sich gerne auch als Hirnforscher, dort mögen denn vielleicht eher seine Erfolge liegen, als als Irrenarzt. Bergmann hatte sich seinerzeit als Artikelschreiber z. B. in der Allg. Zeitschrift für Psychiatrie beteiligt, einer Zeitung, herausgegeben für Deutsche Irrenärzte. Redaktoren waren **Damerow**, **Flemming** und **Roller** (z. B. Dritter Band, Erstes Heft 1846). Es wurde ihm nachgesagt, dass er in der Behandlung der psychischen Krankheiten vorzugsweise die organischen Störungen berücksichtige. Somit musste er die psychischen

Individualitäten auch im Organischen gesucht haben, was ihn eher zu den Somatikern zählte.

Allerdings trat er vor den Kranken als liebenswürdiger Arzt auf, was ihn auch zu einem sog. psychischen Arzt stempelte, der auf die Seelennöte der Irren einging. Bergmanns Herzlichkeit, so beschrieben in derselben Zeitschrift, sei die Seele der Anstalt und ein schöneres Verhältnis zwischen Arzt und den Kranken liesse sich nicht denken. In der oben kurz aufgeführten ‚**Zeitschrift für Psychiatrie, 1846**‘ liess er einen zweiteiligen Artikel abdrucken über das Thema: (Bemerkungen über die durch getäuschte Liebe erzeugte Seelenstörung, Teil I und II, ab S. 33). Der Artikel liest sich streckenweise wie ein anthropologisch-poetisches Schwadronieren, besonders innerhalb der einleitenden Bemerkungen. Das lag aber im Trend dieser Zeit und war soweit nicht auffällig. Im besagten Artikel zitierte er u. a. auch Esquirol, Pinel und z. B. auch Haindorf, entlehnte darin auch Inhalte aus Stücken von Shakespeare, Pope und Spinoza, die er gerne für seine anthropologisch-pychiatrischen Darstellungen be-mühte.

In einem zweiten Artikel in derselben Zeitschrift für Psychiatrie beschrieb Bergmann den Fall einer **religiösen Monomanie**, die zu einer unerhörten Selbstverletzung einer Patientin führte. (Zeitschrift für Psychiatrie, 1846, ab S. 365) Bergmann stellte den Fall einer 43 jährigen Frau mit melancholischem Temperament dar, die an einer religiösen Manie ‚*mania religiosa mit intervallis lucidis*‘ (ebenda S. 366) litt und die sich selbst in einem Anfall geistiger Umnachtung die eigenen Augen herausgerissen hatte in ihrem Irresein resp. in ihrer Raserei. Sie habe gerufen: ‚*Christus habe Blut vergossen, und deshalb müsse auch sie Blut vergiessen, sonst könne sie nicht selig werden*‘.

Sie war zuvor mit **Brechweinstein** (orale Einnahme) behandelt worden, die viel Galle beförderte. Ebenfalls auch mit einer ‚**Infus. Sennae mit Natr. Sophur**‘ (S. 369). Nichts hatte ihr geholfen. Dann verordnete man noch eine ‚**Infus. kb. Digital. Purp, mit Tart. Stibiat**‘ (S. 370), die ebenfalls nichts bewirkte.

Auch das Anlegen von Blutegeln half der Frau nicht. Da verordnete Bergmann ihr noch eine ‚**Mixtur mit Kal. nitr. und Extr. hyosc**‘. (S. 370) ‚*Am Vormittage des 28.sten Juni war ich gerufen, eiligst zu der Gefangenen zu kommen, indem sie sich beide Auge ausgerissen habe. Schaudererregend war der Anblick, welchen ich hatte. Die Unglückliche sass aufrecht im Bette mit blutendem Antlitz, einzelne Partieen der Augenmuskeln mit dem Zellstoffe hingen aus den mit Blut unterlaufenen Augenlidspalten hervor, worin sie mit dem Daumen und Zeigefinger beide Hände gewaltsam und mit den Worten zerrte und riss: Sind denn die Augen noch nicht heraus?*‘ (S. 371, 72) (Hyoscyamus Niger ist schwarzes Bilsenkraut, A.d.A.)

Auf die Frage, weshalb sie sich die Augen ausgerissen habe, antwortete die Frau, es stehe in der Bibel (Matth. 5. V 29): ‚*Ärgert dich dein Auge, so reiss' es aus und wirf es von dir*‘. Nach der damaligen Ansicht musste ein zu anhaltendes Lesen religiöser

Schriften, namentlich des Alten Testaments und des Schmolke'schen Gebets-
buches, zu ihrer Verwirrung das Meiste beigetragen haben.

So sehr schicksalhaft die Beschreibung des Falles im psychiatrischen Sinne bereits
zur damaligen Zeit auf manche Leser gewirkt haben mag, möchte ich mich, bezüglich Bergmanns Leistungen als Psychiater nicht länger darüber aufhalten.

Ein ganz anderes, hirnanatomisches Thema jedoch verdiente eine gewisse Aufmerksamkeit im Zusammenhang mit Bergmann. Es ging um die **Bergmann'schen
Chorden** resp. über seine von ihm ‚erfundenen' **Chordentheorie**.

Bergmann propagierte nämlich ein **mysteriöses Chordensystem** und meinte, dass
der menschliche Geist mit dem Schwinden der Chordensysteme sich immer mehr
von der Welt verliere. Diese Chordensysteme waren nach Bergmann die Seelenorgane des Menschen. In einer Beschreibung der Sektion des Hirns einer in seinem
Asyl verstorbenen Frau Friederike Fl., 29 Jahre alt, schrieb er folgende Zeilen
(ebenda S. 221): ‚*Die Wände der Mittelhöhle, die Gränzgürtel und ein Theil der C. striata waren
gleichfalls mit dergleichen Excrecenzen besetzt, die in der Mittelhöhle mehr die Form der
faserigen (byssus) angenommen hatten; durch sie mussten alle hier befindlichen Seelenorgane,
die* **Chordensysteme***, beträchtlich leiden'*.

Von was sprach er da genau? Und was waren diese merkwürdigen Chordensysteme? In einem weiteren Falle (S. 231), besprach Bergmann den Sachverhalt von
Marie B., 24 Jahre alt, Dienstmädchen, untersetzte Statur, mit sanguinisch-
cholerischem Temperament, die ebenfalls unter einer durch getäuschte Liebe
erzeugten Seelenstörung litt.

Ein weiteres Beispiel, welches diese mysteriöse Anwesenheit der Chorden oder
ganzer Chordensysteme erwähnte, findet man auf S. 323. ‚*Die Nächte, (dieser Marie B.)
wurden gewöhnlich schlaflos und mit Unruhe und Umherwandeln hingebracht, der Anzug und
die Reinlichkeit vernachlässigt. Ward die* **Chorde** *berührt, durch die aller Missklang und alle
Verstimmung in die Seele gekommen war, so ergoss sie sich in laute heftige Klagen...'*

Was genau waren eigentlich diese mysteriösen Chorden, die berührt werden
konnten, was waren diese Chordensysteme oder Chordengruppen, von denen
Bergmann in seinem Zeitschriftenbeitrag gleich mehrmals berichtete? Es musste
etwas Hirnanatomisches sein. In einem Artikel von Dr. Rudolf Virchow wurden
diese Chorden in derselben Zeitschrift ebenfalls erwähnt und zwar im Beitrag ‚*Über
das granulirte Ansehen der Wandungen der Gehirnventrikel'* (ebenda S. 42).

Virchow (1821-1902) meinte damit vermutlich ein Sehnen-, Knorpel oder Nerven-
strang, ein Achsenskelett oder etwas wie eine Saite, also etwas Verbindendes, (so
würde man den Begriff auch heute übersetzen), sondern vielmehr etwas mysteri-
ös Anderes, etwas, was mit der Seele direkt in Verbindung gestanden haben
musste. Bergmann war überzeugt, dass es ohne jeden Zweifel gewiss sei, dass, je

mehr die einzelnen Chordensysteme lückenhaft oder zerstört seien, auch der Blödsinn umso stärker sei. (Allg. Zeitschrift für Psychiatrie, 1847. Vorläufige Bemerkungen über die Verrücktheit nebst pathologisch-anatomischen Erläuterungen gewisser dabei leidender Functionen des Gehirns, ab S. 365)

Der chronische Blödsinn könne auch durch eine Atrophie der Chordensysteme eintreten, die übrigens in der Hirnepidermis eingelegt seien. Die immer mühsam ausgearbeitete Darstellung der höchst bedeutsamen Chordensysteme, deren jedes seine durchaus gesicherte Dignität (Würde, Rang) und Funktion für das Seelenleben besitze und deren mannigfaltig abweichendes Verhalten jede Seelenstörung erst modifiziert und zu einer besonderen macht, könne aber der Umständlichkeit wegen nicht näher verfolgt werden, so Bergmann (ebenda S. 381).

Für Bergmann bildeten diese Chordensysteme eigentümliche anatomische Auffassungen. Obschon er diese in mehreren Schriften propagierte, wurden sie von seinen Zeitgenossen als solche nicht anerkannt und vermutlich auch nicht verstanden. Trotzdem wurde Bergmann im Jahre 1844 zum Mitglied der Gelehrtenakademie Leopoldina gewählt.

Im Jahre 1854 erhielt Gottlob Heinrich Bergmann die Ehrenbürgerschaft von Hildesheim und im Jahre 1855 trat er dann in den Ruhestand. Im Jahre 1861 starb Bergmann in tiefer Verbitterung über die Nichtanerkennung seiner **mystischen Theorien** durch seine Zeitgenossen. Heute nennt man sie die ‚Bergmann-Glia' oder ‚Bergmann Fasern' resp. die ‚Bergmann-Stria'

Bergmann vertrat in mehreren Schriften seine ihm eigene anatomische Richtung. So wie im Altertum und frühen Mittelalter man sich den Sitz des Pneuma vorstellte, so war dieses Pneuma (Geist, Hauch, Atem) für Bergmann in den Hirnhöhlen lokalisiert und zwar in gewissen zarten Markfasern innerhalb der Gehirnventrikel. Dieses ehemals als Pneuma aufgefasste Lebensgeistprinzip titulierte er um in Chorden resp. schuf daraus ein ganzes Chordensystem.

Diesen Chordensystemen wies Bergmann bestimmte seelische Vermögen zu, die imstande waren auf den Geist zurück zu wirken und die Gesetze des Seelenlebens bedingen zu können. Diese Chorden resp. Chordensysteme fasste er als sog. Emanationen des Pneumas auf. (Emanation=Ausfluss, das Hervorgehen aller Dinge aus dem unveränderlichen, vollkommenen, göttlichen Einen)

Vermutlich war er mit Sicherheit davon überzeugt, als Psychiater den sog. **Heiligen Gral** gefunden zu haben, der endlich alle psychischen Krankheiten verstehe und auch richtig behandeln konnte. Hier war Bergmann ein Beispiel seiner eigenen Verirrung. Nichtsdestotrotz setzte sich Bergmann vehement für eine Verbesserung des Irrenwesens ein. Man muss schliesslich auch das Positive in einer Person sehen.

Peter Joseph Schneider

Kein Foto bekannt

Manchmal werden in heutigen Werken über die Geschichte der Psychiatrie oder über den Wahnsinn wichtige Persönlichkeiten kaum erwähnt, so wie etwa Peter Josef Schneider, der es darin meistens nur auf wenige Zeilen bringt. Im Zusammenhang mit einem Hayner oder Heinroth wird Schneider hin und wieder nur kurz erwähnt, meist nicht als Irrenarzt, sondern in Verbindung mit seinem reich bebilderten und knapp 650 Seiten umfassenden Lehrwerk über die (Heilmittellehre gegen psychische Krankheiten 1824). Über dieses Buch Schneider wird hier daher näher berichtet. Gewidmet hatte Schneider sein Werk seinerzeit u.a. Friedrich Nasse.

Über Schneiders Leben zu berichten gäbe nicht viel Persönliches her, ausser dass er verheiratet war und eine Tochter und einen Sohn (Jurist) hatte. Schneider war Mitglied im Grossherzoglichen badischen landwirtschaftlichen Verein, der Naturforschenden Gesellschaft zu Halle und Mitglied in der Königlich sächsischen Gesellschaft für Mineralogie in Dresden.

Zu seinen Werken zählten, neben der obig angegebenen Heilmittellehre, u. a. auch: (Ueber die Gifte in med.-gerichtlicher und med.-polizeilicher Beziehung, 1815), (Ueber Einrichtung von Krankenhäusern in den Amtsstädten, 1838) sowie etwa (Medizinisch-polizeiliche Würdigung der Leichenhallen, 1839), um nur einige zu erwähnen.

Viele Bilder aus seinem Werk wurden bereits reichlich abgebildet und teils auch erläutert, wie z.B. das Laufrad (unter Hayner) und weitere Zwangs- und Therapiemittel, die (unter Horn) zur Erläuterung und Anwendung kamen. Diesem Hauptwerk vorangegangen waren etliche veröffentlichte kleinere Zeitungsartikel z. B. in der Hufeland'schen medizinischen Bibliothek, 1822.

Dem Hauptwerk ebenfalls vorausgegangen war quasi Band 1: (Medizinisch-practische Adversarien am Krankenbette gesammelt, 1821). Dieser eigenständige Band 1 zählte Peter Joseph Schneider also zu einem Vorwerk, wobei es darin nicht nur um Aufzeichnungen oder Notizen zu psychischen Krankheiten ging. Dieses Vorwerk war in zwanzig Kapitel unterteilt und wandte sich zu folgenden Themen:

- *Die Convulsionen der Kinder und ihre zweckmässigste Heilart*
- *Erscheinung der Periode vor dem Tode einer 83jährigen Person*
- *Einige Beobachtungen über die Bandwürmer*
- *Milch-Schlagfluss*
- *Catarrhexis vera*
- *Merkwürdiges Schwammgewächs auf dem Kopfe*

Ebenso berichtete es bereits in Kapitel 3 über ‚Krankengeschichten von Irren', für die sich Schneider zu interessieren schien. Hier berichtete er im ersten Teil über die Melancholia religiosa, über die Melancholia ex enormi ambitione, über die Moria (also die heitere Geschwätzigkeit) einer Frau, über die Melancholia enthusiastica, über die Melancholia furens, über die Mania, über die Melancholia errabunda, über die Melancholia vera, über einen weiteren Fall der Mania, über einen Fall von Melancholia attonita, über Mania puerperalis und schlussendlich auch über einen weiteren Fall von Melancholia furens, samt Darstellungen des Falles und deren angewandten Therapien.

Der 11. Fall: **Mania puerperalis** dieser Krankengeschichten von Irren sei hier kurz aber vollständig dargestellt, um einen vertiefenden Eindruck in sein Werk zu vermitteln. (PeterJoseph Schneider, Med-pract. Adversarien am Krankenbette gesammelt, Kap. 3, Fall XI. S. 100 f.)

‚Eine Frau, sechsundzwanzig Jahre alt, von einer irritablen sensiblen Körperbeschaffenheit, und von ihrer frühesten Jugend an, einige unbedeutende Kinderkrankheiten abgerechnet, meist gesund, wurde mit ihrem sechszehnten Jahre regelmässig menstruirt, und verehelichte sich im Zwanzigsten. In ihrer Ehe gebar sie drey Kinder. Die Schwangerschaften verliefen stets normal, nicht so aber die Geburten, die aus Mangel an kräftigen Wehen meist sehr langsam von statten giengen, und nicht selten mit ausserordentlich starken Schmerzen verbunden waren. Eben so stellten sich in den Wochenbetten sehr oft lange anhaltende und schmerzhafte Nachwehen ein.

Am achtzehnten May 1818 wurde sie wieder von einem Kinde glücklich entbunden; da sie sich aber in den ersten Tagen ihres Wochenbetts nicht vorsichtig genug verhielt, zu frühe das Bett verliess und besonders beim Eintritte des Milchfiebers nicht die so nöthige Sorgfalt auf sich verwendete, so entstand bey ihr, in Folge einer Erkältung, ein nervöses Milchfieber, welches ihren Kräfte-Vorrath bedeutend verminderte. Durch ableitende, gelind krampfstillende und schweisstreibende Mittel wurde sie indess wieder glücklich auf den Weg der Rekonvalescenz gebracht; ja sie übernahm sogar, trotz der eingetretenen Krankheit, von Neuem das Säugen ihres Kindes.

Am achtzehnten Juny hatte sie selbst ihre Wäsche besorgt, sich dabey stark ermüdet, erhitzt und darauf erkältet, woraus sie sogleich in eine heftige Raserey verfiel, weswegen ich dann am neunzehnten Juny zu ihr gerufen ward. Bey meinem Eintritte ins Zimmer tobte die im Bette liegende Kranke ganz ausserordentlich; sie hielt alle Anwesenden für böse Geister und Hexen, zerriss Alles, was sie umgab, stiess und schimpfte die Umstehenden und schwatzte unaufhörlich tolles und dummes Zeug. Ihr Gesicht war etwas roth und aufgetrieben, ihre Haut feucht, der Puls sehr frequent, der Durst unbeschreiblich, der Appetit unterdrückt; die Brüste waren schlaff. Das ihr dargebotene Getränk wollte sie, ihres heftigen Durstes ungeachtet, nicht nehmen, weil sie es für vergiftet hielt.

Dass hier die Milch in Folge der Erkältung zurückgetreten war, und zur Ausbildung dieser Geistesverwirrung die Hauptveranlassung gegeben hatte, bezweiflich ich um so weniger, da sowohl alle vorhandenen Symptome, als auch die vorausgegangenen Umstände für eine solche metastatische Krankheitsmetamorphose unverkennbar sprachen.

Ich verordnete sogleich einen reichlichen Aderlass am Arme, zwey Vesikatorien **(Blasen ziehen-des Einreibemittel, Zugpflaster A.d.A.)** *auf die Waden, gegen welche sich die Kranke ungemein sträubte, und innerlich zuerst eine starke sehr übel riechende Laxanz, die mehrere Stuhlausleerungen bewirkte, und liess hierauf die oben angegebene Campher-Emulsion in nach und nach verstärkter Dosis nehmen. Dabey empfahl ich eine sehr sparsame und magere Diät, zum Getränk Essig mit Wasser und Zucker, und zur Abwechslung Wasser mit Himbeersaft.*

Der Zustand der Kranken blieb sich anhaltend drey Tage gleich; sie tobte fasst immer heftiger, schwatzte tolles Zeug, duldete niemand mehr vor ihrem Bette, warf sich unaufhörlich in demselben hin und her, und konnte nie einen erquickenden Schlaf finden, bis sich endlich am vierten Tage bey allmählich verstärkter Gabe der Campher-Emulsion, das tumultarische und zwecklose Jagen, Treiben und Schwatzen bey ihr verminderte, sie ruhiger und stiller ward, von Zeit zu Zeit in einen sanften Schlaf verfiel, während welchem sie jedesmal von einem wohlthätigen Schweisse bedeckt wurde, und woraus sie stets ruhiger und heiterer erwachte.

In dem Masse, als die Anfälle ihrer Tobsucht abnahmen, verminderte ich die Gabe der Campher-Emulsion, bis ich diese endlich nach drey Wochen völlig bey Seite setzte und die Rekonvaleszentin bloss auf den Gebrauch einiger Tassen Bitterklee-Aufguss während des Tages einschränkte. Und so gelangte sie bey einer nach und nach gesteigerten kräftigen Diät nach Verlauf von vier Wochen wieder zu ihrem klaren Selbstbewusstsein, und zu ihrer Geistes- und Körpergesundheit, die bis jetzt durch keinen feindlichen Anfall mehr getrübt wurde'.

Soweit zu Band 1, der hier nicht weiter interessieren soll, auch wenn er etliche interessante Fälle von Irresein beschreibt. Die darin beschriebenen Therapien entsprachen der damaligen Zeit und ebenso der Lehre des Galenos, also von den Ausscheidungen böser Säfte durch Laxantien, Excitantia, Analeptica und Eckel und Brechen erregende Mittel (Blut, Schweiss, Stuhl, Galle, Magensäfte etc.), die in der Theorie der Ärzte um 1800 verantwortlich für so manche Krankheiten waren.

Nun zu Band II: (Entwurf zu einer Heilmittellehre gegen psychische Krankheiten oder Heilmittel in Beziehung auf psychische Krankheitsformen, 1824) In den Beschreibungen einiger aufgeführten Hilfsmittel übernahm Schneider die Angaben von Dr. Horn und Dr. Hayner, besonders, was die teils von diesen entwickelten Apparate, wie z. B. das Laufrad betraf, welches z. B. Hayner anfertigen liess.

Leider gab Schneider bei den verschiedensten Heilmitteln nicht immer ihre botanischen oder mineralogischen Bestandteile an, was wichtig gewesen wäre, aber von ihm als bekannt vorausgesetzt wurde. Er entschuldigte sich damit, dass alle diese weiteren zusätzlichen Angaben nur die Seitenzahl seine Werkes vermehrt hätten. Zudem gehe es hier bei seinem Werk um eine Erfahrungswissenschaft, um Erfahrungen und Erkenntnisse, die sich wandeln würden. Hier einige Auszüge aus seiner **Materia medica**, der Textsammlung über die Wirkung von Substanzen (Pflanzen, Tiere, Mineralien) und Apparaten und sonstigen, zu Heilzwecken des Irreseins verwendet:

Erste Abtheilung: **Materia medica**

I. Klasse
Antagonistica

    A. **Scharfstoffige- oder Eckel- und Brechen erregende Mittel**
1) Innere
    a)   Metalloxyde und Metallsalze
    b)   Aus dem Pflanzenreiche

2) Aeussere
    a)   Aeussere mechanisch-antagonistische Mittel
    b)   Aeussere dynamisch-antagonistische Mittel
    c)   Mechanisch-dynamisch-antagonistische Mittel

    B. **Cathartica**
1) Digestiva
    a)   Neutralsalze
    b)   Auflösende Extracte und seifenartige Mittel
    c)   Gummiharze
    d)   Honigartige Substanzen
    e)   Mineralwasser
    f)   Quecksilber
    g)   Spiessglanzseife
2) Drastica

II. Klasse
Antiphlogistica

A. Medizinische
B. Chirurgische

Narcotische Mittel

Sedantia, Antspasmodica, Somnifera

A. **Rein narcotische Mittel**
B. **Narcotisch scharfe Mittel**
C. **Aeusserliche beruhigende Mittel**

IV. Klasse
Excitantia, Analeptica

A. **Innere erregende Nervenbelebende Mittel**
1) Kampferhaltige- und vegetabilisch-aetherische Mittel
2) Aetherische Mittel mit bitterm Stoffe
3) Vegetabilisch-aetherische Oele
4) Thierisch-aetherische Oele
5) Gewürze
6) Phosphor
7) Geistige Mittel
8) Das Ammonium und die aus ihm bereiteten Arzneymittel
   Anmerkung über einige permanent stärkende Mittel

B. **Aeussere erregende Nervenbelegende Mittel**
1) Warme Fomentationen auf dem Kopfe
2) Niesmittel
3) Das Einathmen des oxydirten Stickgases
4) Die Electricität
5) Der Galvanismus
6) Der Magnetismus
7) Der Perkinismus

Zweite Abtheilung: **Materia diaetetica**

A. **Nahrungsmittel**
1) Feste Nahrungsmittel
   *) Uebermässige Gefrässigkeit der Irren
   **) Völlige Abneigung gegen alle Nahrungsmittel
2) Flüssige Nahrungsmittel
   *) Elixirium acidam Halleri

B. **Lebensordnung und Verhalten der Irren**
1) Aufenthaltsort der Irren
2) Natürliche Verrichtungen

3) Schlaf und Wachen
4) Beschäftigung und Erholung
5) Krankenbesuch

Dritte Abtheilung: **Materia psychica**

I. Entfernung des Irren aus seinem Wohnorte und dem Kreise der Familie
II. Verwahrung der Irren
III. Autorität des Heilarztes, und generelle Hülfsmittel desselben
IV. Besondere Hülfsmittel bey der psychischen Behandlung der Irren
    a) Erregung der Gemüthsaffecte und Leidenschaften
    b) Starke Sinnes-Eindrücke
    c) Das dunkle Zimmer
    d) Die Hungerkur
    e) Körperliche Bestrafungen und Belohnungen
    f) Musik und Gesang
    g) Religiöser Unterricht und religiöse Zeremonien
V. Art und Weise die Arzneien zu geben, und sich des Irren während der Anfälle
   der Tobsucht zu bemächtigen
VI. Psychische Kur in der Reconvalescenz

Bereits in der Einleitung deutete Schneider auf etwas hin, was für das gesamte Werk wichtig war: Die Orientierung an Cullens resp. Browns ‚**Erregbarkeits- oder Reizbarkeitstheorie**', die Brown im Jahre 1780 veröffentlichte. Es ging um die Pole Sthenie oder Asthenie resp. um die Abweichung von der mittleren Normalform. Brown war seinerzeit ein Schüler Cullens gewesen, beide hatten sich mit Willis und Sydenham auseinandergesetzt (siehe dort).

Erregung und Reizung (Excitement) auf der einen Seiten widersprachen der anderen: Zusammenfallen oder Sinken oder Trägheit (Collapse). Schneider nannte sie die zwei Haupt-Polariäten und entsprechend dieser These resp. entsprechend diesen Krankheitsvorstellungen wurden die in seinem Werke angegebenen Therapieformen denn auch eingesetzt.

Schneider folgte, so in der Einleitung erwähnt, Dr. Heinroths klarem System der Seelenstörungen, welches dieser im Jahre 1818, also sechs Jahre zuvor in dessen Werk: (Heinroth – Lehrbuch der Störungen des Seelenlebens) herausgegeben hatte.
Heinroth hatte die Seelenstörungen in verschiedene Ordnungen und diese wiederum in unterschiedliche Gattungen eingeteilt.

In der **I. Ordnung** resp. 1. Gattung reihte dieser die **Gemüthsstörungen** mit aktivem Charakter ein. In der zweiten Gattung subsummierte dieser die **Geistesstörungen** und die Verrücktheit und in der 3. Gattung die **Willensstörungen**, die Tollheit und die Tobsucht.

In der **II. Ordnung** reihte Heinroth die **Seelenstörungen** mit passivem Charakter, die Depressionen und Asthenien ein. In der 1. Gattung subsummierte er die Gemüthsstörungen, wie die Melancholie, den Trübsinn und den Tiefsinn. In der 2. Gattung die Geistesstörungen, wohin er den Blödsinn zählte. Und in die 3. Gattung legte er die Willensstörungen.

Und endlich, so Schneider, könne man mit Hilfe des Heinroth auch die Exaltation als eine **III. Ordnung** von Seelenstörungen erkennen:

1. Gattung die **gemischten Gemüthsstörungen** (stiller Wahnsinn, Melancholie mit Narrheit und andere Modifikationen und schlussendlich die stille Wuth)
2. Gattung die **gemischten Geistesstörungen** (Albernheit, Paranoia, Verwirrtheit im engeren Sinne, Verworrenheit mit Tobsucht und die allgemeine Verworrenheit)
3. Gattung der **gemischten Willensstörungen** (die reine Scheue, die Panphobia, die Melancholia hypochondriace, die Scheue mit Melancholie, die Scheue mit Verrücktheit und schlussendlich auch die Scheue mit Melancholie und Tollheit)

Schneider unterschied die zur Anwendung gelangenden Mittel in **dynamische** (Tinkturen, Aufgüsse etc.) **und mechanische** (hier psychische) **Heilmittel**. Im Gegensatz zur ersten Abteilung, den dynamischen Mitteln, die durch den menschlichen Organismus aufgenommen werden mussten und dann diesen in einen veränderten Zustand brachten, wirkten in der zweiten Abteilung die rein mechanischen Heilmittel. Diese wirkten nicht durch den Organismus, sondern als physische Kur, quasi nur von aussen und auf den Körper oder über das Körperliche (Physische) auf die Seelenorgane hinein.

Diesen Wirkmechanismus durch die sog. physischen Mittel (z. B. Laxantien, also dynamischen oder psychischen Heilmittel) kritisierten Ärzte immer wieder und Schneider fand sich deshalb veranlasst, in seiner Einleitung die Wirkung solcher Eingriffe durch dynamische Heilmittel zu verteidigen, indem er gewichtige Anwender resp. Vertreter dieser Heilmittel aufzählte und speziell auf den Helleborismus verwies. Dazu gehörten Chiarugi, Hill, Cullen, Haindorf, Heinroth, Nasse, Horn, Hufeland, von Autenrieth, Hayner, Cox und auch Reil.
Streifen wir kurz die I. Klasse der Materia medica, die **Antagonistica**:

Aus:
Peter Josef Schneider, Entwurf einer Heilmittellehre gegen psychische Krankheiten,
Tübingen, 1824
http://gogle.com

Antagonistika betrafen Heilmittel, die ganz allgemein ihrem Ausdruck nach ein entgegengesetztes Verhalten in der Wirkungsweise zweier Funktionen zeigten. Sie bedingten sich somit in einer gegensätzlichen Weise. Das Heilmittel wirkte, nach Schneider, somit antagonistisch (auf gegensätzlicher Weise).

Die antagonistischen Methode wird angewandt zur Beschränkung einer übermässig hervortretenden Sensibilität. Damit meinte er die oxydierten und oxydierenden metallischen Neutralsalze, die scharfstoffigen Mittel und die scharfen Harze, die innerlich zur Anwendung kamen. Diese vermochten entweder eine anhalten Übelkeit zu erzeugen, oder die Neigung zum Erbrechen oder sogar zu einem gewaltsamen Herauswerfen des in dem Magen und im Zwölffingerdarm Enthaltene durch intensive Reizung die Muskeltätigkeit zu deprimieren, dass das das Gleichgewicht derselben gegen die Muskeltätigkeit des Pylorus (Magenpförtner) aufgehoben wurde. Somit entstand eine rückwärtige Bewegung der Muskelfasern des Magens, welche sich auch auf den Oesophagus (Speiseröhre) fortpflanzte.

Als Nebenwirkungen traten bei den Irren heftige Verängstigungen, Übelbefinden, Mattigkeit, Gesichtsblässe, trockene Haut, Angst und ein höchst unangenehmes Gefühl in der Herzgruppe auf, verbunden mit Zittern und Beben der Lippen und der Gliedmassen, anhaltender Speichelfluss und heftiger Schweiss.

Der Inhalt des Magens wurde durch die Speiseröhre gedrängt und trat durch den Mund und teils auch durch die Nasenhöhlen aus.

Der Zweck der Ekel- und Brechmittel, die zu den unstreitig kräftigsten und wirksamsten Mitteln zählen, waren die **Erschütterung** sowie die reine **Ausleerung** des Magen- und Darminhaltes mitsamt von Schleim, Galle, unverdaute Nahrungsstoffen, Magensaft, Gifte, Säuren und andere Produkte. Ein weiterer Zweck war die **Erzeugung von Ekel**. Mittels dem Ekel wurden Nerven stark erregt. Man sprach damals bereits von der **Ekelkur.**

Mit der Therapie der Ekel- und Brechmittel behandelte man jeden Grad von Geisteskrankheit, von der leichtesten Abnormität des Verstandes, bis zu dem wildesten Ausbruche der Raserei. Es war ein Universalmittel und jeder Diagnose zugetan.

Die Brech- und Ekelkur hatte in der damaligen Zeit eine grosse therapeutische Bedeutung, der sogar auch ein rein psychischer Zweck zu Grunde lag: *,denn der Eckel ist eigentlich die Abwendung der Selbstheit von sich, der ungezähmten Selbstheit nehmlich, die keiner freien Aeusserung fähig ist. ... Oder mit anderen Worten: bey einer jeden psychischen Uebelseynsform, sie mag Manie, Melancholie oder Morie seyn, kann man figürlich annehmen, dass* **die subjective Persönlichkeit gleichsam zernichtet** *und* **die Psyche völlig ihrer körperlichen Hülle entrückt und in höhern Regionen schwebend ihre eigene Persönlichkeit nicht mehr erkennt'.** (Schneider, Entwurf einer Heilmittellehre, S. 53)

Dies habe zur Folge, so Schneider, dass im materiellen Organismus gleichsam eine neue Krankheit gesetzt werde. Und da die Psyche noch immer durch gewisse ,Fäden' mit ihrem materiellen Substrat in Verbindung stehe, würde sie gezwungen, nach und nach aus ihrer übersinnlichen Region herab und wieder in ihre Hülle zu steigen. Mit anderen Worten würde die Psyche dadurch gezwungen, wieder normal zu werden und in die Vernunft zurück gedrängt.

Schneider: *,Dieses ist der Akt der Reflexion und die* **Anchora sacra** (heiliger Anker A.d.A.) *der wiederkehrenden deutlichen Persönlichkeit; je länger daher der Eckel anhält, desto stärker wird die Aufmerksamkeit der Psyche auf diesen neuen, vorher nicht vorhanden gewesenen Prozess, desto mehr wird sie von ihrem transcendentalen Gebiete abgehalten, und desto klarer und deutlicher das Bewusstseyn der wiederkehrenden Persönlichkeit; denn der anhaltende Eckel hindert den Irren durchaus, seiner Idee nachzuhängen, und wenn man weiss, wie sehr oft allein die Unterbrechung einer solchen die Heilung beförderte; so kann es wohl nicht anders, als von grossem Nutzen seyn, wenn man die Heilung auf diesem Wege zu bewirken sucht'* (ebenda S. 54).

Somit war gesagt, wie man sich damals ein Heilungsprozess innerpsychisch vorstellte.

Kontraindikationen für die Brech- und Ekelkur waren: eine Manie mit sthenischem Charakter und in Fällen, wo Kongestionen des Blutes nach dem Gehirne, der Lungen und dem Herzen zu stark und zu heftig waren, weil dadurch schnell **Stick-**

und Schlagfluss (Erstickung und Apoplexie) erzeugt werden konnte. Weitere Kontraindikationen waren: Entzündung von Eingeweiden, ein (Hirn-)Aneurysma, organische Lungen- und Herzfehler, Durchfällen, schleichendes Fieber und Entkräftung.

Stickfluss:
Lat. Cararrhus suffocativus. Altertümliche Bezeichnung für ein Lungenödem. Röcheln und blasiges Geräusch beim Athmen. Rasseln durch die Luftröhre, schaumigschlagen von Lungenflüssigkeit. Der Stickfluss ist somit Begleiter des Lungenödems. Es kann akut und tödlich verlaufen.

Schneider zitierte auch Haslam, den Bedlamer Apotheker von London. Dieser und weitere Ärzte hätten berichtet, dass er bei der Anwendung von mehreren Tausend Brechmitteln niemals die mindesten Nutzen gesehen habe. (!) Hingegen seien ein Horn und ein Cox grosse Lobredner dieser Methode gewesen.

Bei übermässigem Gebrauch der Kur jedoch sei Vorsicht geboten, weil bei sehr starkem Erbrechen und heftigem Durchfall eine grosse Hinfälligkeit (Todesfälle) und Erschöpfung eintreten könne.

Beispiele eines **Brech- und Ekelmittels:**
- Brechweinstein (artarus stibiatus, Weinstein mit Antimonoxid gesättigt)
- Zincum sulphuricum (Zinkvitriol, schwefelsaurer Zink)
- Cuprum sulphuricum (Kupfervitriol, Schwefelsäure mit Kupferoxyd)
- Cuprum ammoniacum (Kupferammonium)
- Argentum nitricum fusum (geschmolzenes salpetersaures Silber, Höllen-stein)
- Bleizucker (Saccharum Saturni)
- Arsenik (weisses Arsenioxyd, Arsensäure)
- Zinkblume (Flores Zinci, Zincum oxydatum album)

Mittel aus dem Pflanzenbereiche:
- Radix Ipecacuanhae (Brech- oder Ruhrwurzel)
- Radix Asari (Haselwurzel)
- Cortex Caribaeus (Karibische Rinde)
- Radix Colchici (Herbstzeitlose)
- Radix Violarum (Veilchenwurzel)
- Herba Spigeliae anthemiae (Wurmtreibende Spigelie)
- Econymus europaeus (Pfaffenhütlein oder Spindelbaum)
- Cerbera Ahovai (Brasilianischer Schellenbaum)
- Radix Vincetoxici (Schwalbenwurzel)
- Thapsia foetida (Wilder Turpith, Rauchtabak)
- Viburnum cassinoides (Unechte Kassin)
- Narcissus, Pseudonarcissus (Wiesennarzisse)
- Guilandina Moriga (Behennussbaum)
- Herba Sedi minoris (Kleines Hauslauch)

- Phytolacca decandra (Gemeine Kermesbeere)
- Abrus precatorius (Paternosterbaum)
- Coronilla varia (Bunte Peltsche ode Kronwicke)
- Azalea pontica (Gelber Rosenlorbeer)
- Paris quadifolia (vierblättrige Einbeere)
- Rhododendron Crysanthum (Alpenrose)
- Mimosa farnesiana (Sinupflanze)
- Strychnos nux vomica (Gemeines bitteres Krähenauge)
- Ignatius amara (Ignatiusbohne)
- Agaricus conicus Piceo (Dünnstieliger Champignon)

Über die innerlich wirkenden, in der Natur vorkommenden Brech- und Reizmittel ist nichts weiter zu berichten, als dass sie selbstverständlich alle ihre entsprechenden Giftstoffe enthielten, die teils tödlich sein konnten und durch die verabreichten Mengen gesteuert werden mussten.

Die äusseren scharfstoffigen und Ekel- und Brechen erregenden Mittel waren dreierlei Natur:

1. Bloss von Aussen beigebrachte und durch **mechanische** Wirkung erzeugte Veränderungen im Organismus. Mechanische Mittel waren z. B. die Drehmaschine.
2. **Dynamisch** durch Einreibungen und unmittelbarem Affizieren der Sauggefässe der Hautoberfläche beigefügte.
3. Von Aussen beigebrachte **mechanisch, dynamische und antagonistische Mittel** zugleich

Beginnen wir gleich bei 1., den rein mechanisch-antagonistischen Mitteln, also den:
Ekel- und Brechen erregenden Mitteln:
1. **Drehmaschine oder Drehbett,** gefolgt vom
2. **Drehstuhl,** wiederum gefolgt von der
3. **Schaukel** und von der
4. **Hallarans Schaukel,** dann das
5. **glühende Eisen,** weiter das
6. **Peitschen mit Nesseln,** dann den
7. **ventosen oder trockenen Schröpfköpfen**
8. **Haarseil und Fontanellen**
9. **Sanftes Reiben der Haut**

Schneider bezeichnete diese Mittel als die ,*einzigen hülfreichen Waffen gegen die verschiedenen Arten der Geisteszerrüttungen, namentlich in solchen Fällen, wo den Irren durchaus keine Arzney beizubringen ist, und man sich also auf die Anwendungen äusserlicher Heilmittel lediglich beschränkt sieht*' (ebenda S. 96).

Was heissen mochte, dass mit solchen Mitteln gedroht wurde, sie einzusetzen, falls der Irre sich in seiner Tobsucht weigerte, Medizin per os einzunehmen. Oft genügte eine einzige Drohung, beispielsweise den Drehstuhl anzuwenden, weil die Irren genau wussten, was damit gemeint war und was ihnen blühen würde, wenn sie sich der Einnahme von Arzneien weiterhin verweigern würden.

Verweigerte der Irren die Einnahme ‚innerlicher' Heilmittel, drohte man ihm also mit den sog. ‚äusserlichen' Mitteln. Der Effekt, sowohl der inneren wie der äusseren Mittel blieb derselbe, man führte die Irren zum Kotzen und zum Durchfall, um die ‚Seelengiftstoffe' auszuleiten. Die das Irresein auslösenden giftigen Substanzen mussten aus dem Körper ausgeleitet werden, denn diese betrachtete man als Grund der psychischen Entgleisung.

Die einzelnen mechanischen Gerätschaften wurden in dieser Buchreihe bereits zur Genüge beschrieben und teils auch in Bildform abgelichtet. Verwiesen sei, nebst dem aktuellen Band 7 auch auf die Bände 6 und 5 dieser Buchreihe. Daher wird hier auf eine näheres Eingehen auf die einzelnen Foltermechaniken verzichtet. Beschrieben werden nur jene mechanisch-antagonischen Mittel, die bisher keine Benennung fanden und noch nicht angesprochen wurden.

Ein Detail zur Drehmaschine wurde noch nicht erwähnt, nämlich dass die Irren bereits nach 2-3 Minuten heftigen Herumdrehens durch Ächzen und Schreien ein Beendigen der Drehungen erflehten, wobei Gesunde, die zum Versuche freiwillig beigezogen wurden, bereits vor Ablauf zweier Minuten um eine Beendigung der Tortur baten, so stark zeigte sich die körperliche Wirkung dieses Drehens.

Als kleine Ausnahme seien einige **Indikationen** über die Praxis des Drehbettes kurz aus Schneiders Entwurf einer Heilmittellehre beigefügt: *‚Wir gebrauchen daher das Drehbett ganz vorzüglich bey Anfällen der Tobsucht, bey periodisch wiederkehrender Manie, bey schwermüthigen, störrischen und unfolgsamen Irren, um sie an die Hausdisciplin, an eine geregelte Lebensordnung, und überhaupt zur Folgsamkeit zu gewöhnen. Ferner bey Wahnsinnigen mit grossem Hange zum Selbstmorde, so wie bey solchen Irren, die sich zu Tode hungern wollen, bey stillen, passiven, arbeitsscheuen Geisteskranken, ganz besonders aber nach Cox und Heinroth gegen die allgemeine Tollheit (Mania catholica), wo sie als ein Specificum wirkt. ,,Wo dies nichts hilft, sagt Heinroth, da hilft nichts"'* (ebenda S. 99).

Die Schaukel ist gleichbedeutend wie ein Drehstuhl, nur viel billiger in der Herstellung. Oft wurden die Irren mit einer Zwangsweste und mittels Riemen in diese Drehstühle gezwungen, nicht, weil sie diese wirklich brauchten, sondern als Befestigung, damit die Irren bei heftiger Drehung nicht aus der Schaukel fielen. Einer der frühesten Drehstuhlentwickler war übrigens nicht Cox, sondern der **Gross-**

vater **Charles Darwins** und kann somit nicht als Cox'scher Drehstuhl bezeichnet werden, sondern als **Darwin'scher Stuhl.** (Siehe Band5) Man könnte beim Darwin'schen Stuhl auch von einem Darwin'schen Drehbaum reden, denn er entwickelte die Idee, einen ausgehöhlten Baum mittels eisernen Zapfen zwischen Decke und Fussboden so einzukurbeln, dass dieser drehbar war.

Nach bereits fünf Minuten heftigen Drehens auf der Schaukel erbrach praktisch jeder Irre seinen gesamten Mageninhalt. Hayner stellte diese Schaukel übrigens seinem Personal und auch weiteren Personen freiwillig und kostenlos zur Verfügung als sehr leichtes Emetikum (Brechmittel). Es sei ihm gedankt. Man konnte Irren, die sich eines Erbrechens zu erwehren gelernt hatten, vorgängig zusätzlich noch ein Brech- und/oder Purgiermittel, meist gegen ihren Willen, verabreichen, die ihr gastrisches System zusätzlich anreizten. Kombinationen waren hier viele möglich, wie die Liste der obig aufgeführten Emetika zeigt.

Schneider schrieb: ,*Die schätzbaren Eigenschaften dieses vorzüglichen Mittels können endlich auch noch durch den Eindruck der Furcht gesteigert werden, und dadurch in einigen hoffnungslosen Fällen grosse Hülfe leisten, wenn man z.B. die Schaukel in einem dumpfen dunkeln und finstern Saal anwenden würde, wo dann durch ungewohntes Geräusch, durch besondere aromatische Gerüche und durch manche andre energische Einwirkungsmittel seinen Einfluss noch erstaunlich verstärken würde*‘ (ebenda S. 104). **Da ergibt sich das Bild eines Horrorkabinettes, wie bei einer Kirmes.**

Eine weitere Indikation für den Gebrauch der Schaukel, des Drehstuhles und des Drehbetten waren: **epileptische Paroxysmen,** falls die Seelenstörung mit der Fallsucht zusammen verbunden war. Man wollte also nicht epileptischen Paroxysmen durch die schwindelerregenden Drehungen erzeugen, sondern man versuchte Epileptiker resp. deren Anfälle durch Drehungen, zu kurieren. Den Hammer unter den weiteren Indikationen schlug Schneider, indem er auch Menschen für die Drehstühle vorschlug, die **im bewusstlosen Zustande** waren. Denn diese waren ihm gemäss nicht imstande, Arzneien zu schlucken, sehr wohl aber konnte man sie in der Schaukel um die eigene Achse drehen! Wichtig für den Arzt war das Erbrechen.

Der Erfolg des Schaukelns jedoch war durchschlagend: ,*Cox beobachtete Fälle, wo ein Kranker, der nur durch die vereinte Kraft und Geschicklichkeit mehrerer geübter Wärter in die Schaukel gebracht werden konnte, durch die Einwirkung derselben fast völlig ausser Stand gesetzt wurde, sich zu bewegen, eine einzige Person konnte ihn jetzt ohne Mühe aus dem Stuhle heraustragen. Es erfolgte hierauf ein sehr tiefer Schlaf...* ‘ (ebenda S. 106).

Interessant war, dass Schneider von ‚hülfreichen Waffen' gegen die Seelenkrankheiten sprach (ebenda S. 107). Hätte er z. B. von Therapiemitteln gesprochen, würde man diese Instrumente eher als solche verstehen, aber beim Ausdruck dieser Mittel als Waffen befällt einem den Verdacht, es gehe hier um eine Kriegsführung gegen die Irren und nicht um eine medizinische Betreuung.

Interessant ist auch, dass man diese Drehinstrumente nicht nur für Ausleerungen einsetzte, sondern auch zur Beförderung des Schlafes (ebenda S. 109). Jedenfalls könnte man dies beim Leser der Ausführungen Schneiders so interpretieren. Genau dieser therapeutische Nutzen des Schlafes wird die Psychiatrie in nicht allzu ferner Zeit stark beschäftigen, zwar erst rund 100 Jahre später, als Jacob Klaesi, ein Schweizer Psychiater, gewisse (schizophrene und erregte) Patienten mittels einer solchen medikamentös induzierten Schlafkur behandelte. Allerdings sagte man auch einem Hippokrates nach, in seinen griechischen Tempeleinrichtungen mittels des ‚Heilschlafes' Patienten behandelt und geheilt zu haben. Die Idee des Schlafes als Kur war somit sehr alt und reichte bis in die Antike zurück.

Ein Erfolg der Anwendung der Drehstühle etc. für den Psychiater stellte sich ein, wenn die Kranken dadurch willig und folgsam wurden und die verordnete Arzney widerstandslos über den Mund einnahmen.

Zur **Hallaran Schaukel** (auch als Hängematte beschrieben)
William Saunders Hallaran (1765-1825), irischer Psychiater war lange Zeit Superintendant (eine Art Oberarzt) des Lunatic Asylums in Cork (Irland) und forschte über Geisteskrankheiten nach. Er vermochte zu unterscheiden zwischen einem organischen Delirium und Geisteskrankheit, was bemerkenswert war für die damalige Zeit. Er schuf auf Vorschlag des Erasmus Darwin eine Art zirkulierender Schaukel, man könnte auch zirkulierende Hängematte sagen, mit der er bei Manikern dadurch resp. damit einen tiefen Schlaf erzeugte, was immer wieder gelang.

‚Statt dieser Schaukel kann man auch den Kranken nach Hallaran's Beobachtung in eine Hängematte legen... Ein Wärter schaukelt alsdann den Kranken in der Hängematte vermittelst eines Strikes hin und her, wie in einer Wiege... Hierzu bedient man sich noch gleichzeitig der Stille und Dunkelheit, als besonders hülfreicher Schlaf erregendes Mittel' (ebenda S. 110).

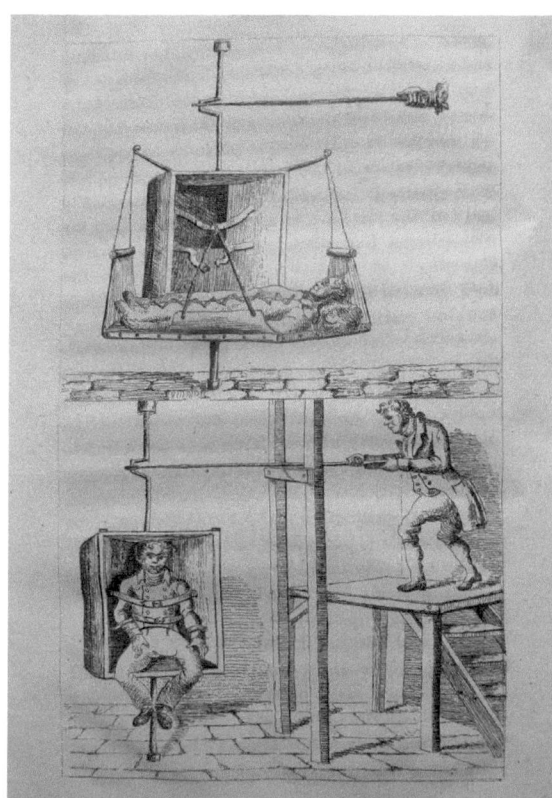

Hallarans Chair
1818 beschrieben

Schneider beschrieb, dass Hallaran dieses Verfahren bis zu acht
und sogar zehn Stunden fort-
setzen liess, während der Kranke sich wohltuend wiegeln liess.

Schneider behauptete, dass dieses Verfahren bei Tobsüchtigen
und unbändigen Irren die vor-
trefflichsten Dienste erwiesen.
Sie lägen warm eingehüllt und
ruhig da und könnten sich an
nichts anstossen.

Bild links:
Abbildung zweier Apparate, welche von
einem Wärter bedient werden konnte.
Oben Abb. einer Hallaran-Schaukel
Aus:
https://www.wiki-data.de-de.nina.az/
William_Saunders_Hallaran.html

Das glühende Eisen

Man könnte meinen, man sei in die Zeiten der Hexenverfolgungen zurück versetzt und es gehe um eine sog. Eisenprobe (Hexenprobe) in Laufe einer peinlichen-gerichtlichen Befragung, als man vermeintlichen Hexen ein glühendes Eisen auf bestimmte Hautpartien zu drücken drohte, um sie zu ängstigen und zu einem Geständnis zu drängen. Und wirklich ging diese psychiatrische Praxis auf die Zeit des grauesten Altertumes zurück, als selbst ein Hippokrates meinte, dass jene Irren, die dem Feuer zu widerstehen vermochten, unheilbar krank seien.

Aber es ging mehr um die Praxis der chinesischen, japanischen oder altägyptisch-en **Moxa** (einer Art von Verbrennung), allerdings verstanden als eines der kräf-tigsten heroisches Mittel, die man damals kannte. Man wandte sie an bei **psy-chischen Übelseinsformen**. Man war davon überzeugt durch die sog. Kauterisa-tion selbst Lungen-Schwindsüchtige (Phtisis, Auszehrung), bei mehrmaliger

Anwendung, heilen zu können. Indikationen dieser Kauterisationen waren auch Lähmungen, Schlagflüsse, Epilepsie, Rachitis, Krebs, Gicht und Neuralgien.

Dem glühenden Eisen, resp. der Anwendung des Feuers wurde eine erregende Kraft zugeschrieben, die zur dauernden Heilung fähig war. Man Schnitt den Scheitel des Schädels an und kauterisierte dann diese Stelle mit dem glühenden Eisen wieder zu. Man wandte daher die Moxa auf den Scheitel an z. B. bei Manie, bei krankhaften Vorstellungen, bei Rasenden mit sanguinischer Konstitution, in Fällen von Geisteszerrüttung. Falls nach Einreibungen mit der Autenrieth'schen Pustelsalbe die Heilung ausblieb, versuchte man es mit der Scheitel-Moxa. Eine weitere Personengruppe waren die heftig Tobenden mit kräftiger Konstitution.

Pinel, der französische ‚Befreier der Irren von den Ketten' war der Meinung, dass das glühende Eisen bei den Irren eine Art Zerrüttung bewirke und selbst bei den Wärterinnen führe diese Anwendung zu besorglichen Schrecken, wenn sie dem Arzt assistieren mussten.

‚Bey der Anwendung des glühenden Eisens nimmt man ein zwey bis drey Finger breites Eisen, welches ungefähr einen halben Zoll dick und von beliebiger Länge seyn kann; man bringt es im Feuer zur Rothglühhitze, und fährt mit diesem auf dem Scheitel über der Fontanelle, welche zuvor gut abrasirt sein muss, mehrere mal hin und her. Zur gleichen Zeit müssen zwey Gehülfen, jeder mit einem glühenden Eisen über die Fusssohlen hin und herfahren. Der dadurch erregte Schmerz übersteigt begreiflich jede Beschreibung. Nun verbindet man die Brandschorfe mit gelinden und erweichenden Salben, bis sie heruntergefallen ist. Jetzt muss die Eiterung so langsam fortgesetzt und so lange unterhalten werden, bis nach und nach die psychische Gesundheit des Irren wiederkehrt' (ebenda S. 113).

Eine ähnliche Anwendung sah man mit dem brennenden Siegellack vor, welcher man in die Handfläche der Irren tröpfeln liess. Ebenfalls zur Anwendung gelang-ten Brennzylinder, die Moxa, der Ätzstein, der lebendige Kalk, der Höllenstein, die Spiessglanzbutter und Mineralsäuren.

Das Peitschen mit Nesseln
Es war früher ein Mittel gegen Lähmungen äusserer Teile und als hilfreich empfoh-len. Nach Schneider war es eine Methode, die mit Unrecht in Vergessenheit gera-ten sei. Denn *‚Gewiss könnten wir bey trägen, listigen, boshaften, starrsinnigen, arbeits-scheuen und in sich tiefverschlossenen Irren, und bey solchen mit Neigung zum Selbstmorde, diese Methode mit erfreulichem Erfolge anwenden'* (ebenda S. 114). Und selbstredend ver-half das Nesselpeitschen auch bei einem allgemeinen Hautkrampf und beim über das ganze Hautsystem verbreiteten Torpor. Zudem beseitigte das Auspeitschen mit Nesseln gleich auch die Hindernisse des Kreislaufs, zerteilte die innere

Vollblütigkeit einzelner Organe nach der Oberfläche des Körpers und regulierte die Se- und Exkretion.

Auch ein Chiarugi (Band 6) bewirkte bei den Irren, dass diese wieder völlig zu ihrem Bewusstsein gelangten. Und: ‚Auf den Rath Dr. Horn's wurde ein Mädchen täglich einigemale mit Nesseln **gestrichen**, wodurch sie nach und nach zu sich kam, und zu einigen geringen häuslichen Geschäften wieder hatte gebraucht werden können' (ebenda S. 115).

Die ventosen oder trockenen Schröpfköpfe

Sie erregen meist Schmerz und Congestionen, erhöhen die Reizbarkeit in der affizirten Stelle, und dienen theils unmittelbar an das Gehirn angebracht, um hier den Zustand der Torpidität zu heben, theils wirken sie als revulsivische Mittel nach den Gesetzen des Antagonismus. Ueberhaupt sind sie von ausgezeichnetem Werthe und namentlich deswegen, weil wir ihren Reiz nach unsrer Willkühr sogleich auch wieder nach ihrer Entfernung beseitigen können.

Bey psychischen Krankheitszuständen mögen sie daher nur bey offenbarem widernatürlichem Blutandrange nach dem Gehirne und bey anhaltenden fixen Kopfschmerzen der Irren ihre therapeutische Anwendung finden. Zu diesem Behufe werden nun mehrere trokne Schröpfköpfe hinter die Ohren, an die Schläfegegend, am besten aber in den Nacken gelegt, und nach beabsichtigter Wirkung wieder entfernt.

Peter Josef Schneider, Entwurf einer Heilmittellehre, 1824, S. 115
Abb. aus: https://books.google.com

Haarseile und Fontanellen

‚Erst nachdem ein Cetaceum in den Nacken gelegt ward, erfolgte die Genesung wunderbar schnell' (ebenda S. 116). (Cetaceum ist eine fettartige, spröde Substanz, die aus dem Kopf von Pottwalen gewonnen wird.)

Man gebrauchte das Anlegen von Fontanellen weniger in der Psychiatrie von damals, weil man annahm, dass das Anbringen von Haarseilen wirksamer sei. Fontanellen wurden auf dem Kopfe angelegt, die Haarseile jedoch im Nacken. Weitere Ausführungen und Abbild zum Haarseil (S.53 dieses Bandes)

Schneider führte auch die **Scarifikation des Kopfes** auf und den Gebrauch des **Trepan**. Mit Scarifizierungen meinte er das (kunstvolle) Einritzen von Narben auf der Haut, sog. Ziernarben. Allerdings ritzte man solche nicht als Kunstwerk verstanden in die Haut ein, sondern zur Therapie von Irren. Die Scarifikation also war ein Ritzen oder Schröpfen des Kopfes. Man ritzte Haut im Kopfbereich ein und erhielt die danach folgende Eiterung therapeutisch so lange wie möglich. Auch diese Vorstellung ging auf ein ausleitendes Therapieverfahren zurück.

Das sanfte Reiben der Haut

Man setzte sanfte Hautreize ein um den Körper zu beleben, den Kreislauf zu stärken, die Ausdünstung sowie die Tätigkeit der Eingeweide des Unterleibs und die Se- und Exkretion positiv zu beeinflussen. Dadurch, so Schneider, würden so manche im Körper verborgene, entfernte Ursachen der Nervenkrankheiten behoben. *‚Das sanfte Reiben der Haut bewirkte eine angenehme Reizung, die vom Gehirne reflectirt und durch den allgemeinen Consensus des Nervensystems auf alle übrigen Theile desselben fortgepflanzt wird. Reil machte häufig die Beobachtung, dass Krämpfe, Schmerzen und andre Nervenzufälle augenblicklich auf ein zweckmässiges Reiben verschwinden‘* (ebenda S. 118).

Tobende Wahnsinnige, so Schneider, würden ruhig und vergnügt, wenn man ihnen den Kopf schor und sie mit einem Tuche rieb. Auch das Bürsten der Fusssohlen rege die Aufmerksamkeit des Irren an und die Unfolgsamen könnten so zur Ordnung gebracht werden.

> Wir gebrauchen daher dieses Mittel für Personen von schlaffer und seröser Konstitution, für Kinder und Weiber, und überhaupt für solche, die sich keine eigene Bewegung machen können, denen es an innerer Wärme gebricht, und in solchen Orten und Jahreszeiten, die an und für sich schon feucht und kalt sind; endlich, nach Müller, bey Stumpfsinnigen und Unfolgsamen. —

Peter Josef Schneider, Entwurf einer Heilmittellehre, 1824, S. 119
Abb. aus: https://books.google.com

Die Haut reiben konnte man mit der blossen Hand, aber auch mittels einem Stück Flanell, der Fleischbürste, der Haartücher und sogar der Metallbürste. So rieb man z. B. bei der Hysterie und bei Krämpfen des Unterleibes, bei Augenkrankheiten und nervösem Kopfweh die Stirnnerven.

Zu den äusseren **dynamisch-antagonistischen Mitteln** zählten:

- **Klistiere**
  Sie spielten keineswegs eine geringe Rolle bei der Behandlung von Geisteskrankheiten, denn sie fanden täglich Anwendung in den Irren-Asylen.
  Man setzte sie ein zur Reinigung des untersten Teils des Darmkanals, wie
  auch bei den Menstruationsbeschwerden, bei hysterischen Krämpfen und
  bei kolikartigen Schmerzen. Ein solches Klistier wurde z. B. gefertigt, indem man Weizenkleie oder Sennesblätter abkochte oder Schleenblüten
  mit Salz, Essig und Honig versetzte. Oder man goss krampfstillende
  Kräuter auf, z. B. Kamillen, Pfefferminze oder Baldrian mit Asant und
  Opium versetzt. (Asant, Harz, bekannt auch als Stinkasant oder Teufelsdreck, Pflanze
  der Familie der Doldenblütler)

  Die sog. Viszeral-Klistiere, die die Eingeweide betreffenden Klistiere,
  wurden eingesetzt gegen alte Manien, mit Melancholie und Epilepsie
  verbunden.

  Man kannte auch Klistiere aus eiskaltem Wasser, z. B. auch bei hysterischen Krämpfen (bei Weibern), bei der Windsucht, bei langwierigen
  Verstopfungen, Hämorrhoidalknoten, wobei sie alle bei Irren ausserordentlich nützlich gewesen sein sollen.

  ‚Es kommen zuweilen auch Fälle vor, wo die indizirten Brechmittel nicht durch den
  Mund gegeben werden können. Hier kann man nun eine starke Dosis von Brechweinstein in siedendem Wasser auflösen und als Klystier geben lassen' (ebenda S. 120).

- **Seidelbast**
  Der Seidelbast ist eine stark giftige Pflanze, die früh in der Medizin als
  Heilmittel eingesetzt wurde. Dem Seidelbast schrieb man im Mittelalter
  eine hexenabwehrende Wirkung zu. Auch habe die Pflanze eine Förderung der Milchleistung der Kühe zur Folge. Die Beeren der Pflanze
  wurden als Abführmittel eingesetzt. Heute ist sie nicht mehr in Gebrauch
  in der Phytotherapie, jedoch noch in der Homöopathie gegen Hauterkran-
  kungen und Schmerzen.

  Den Seidelbast setzte man in den Irrenasylen eher wenig ein zur Be-
  handlung von sog. gelinden Fällen psychischer Störungen. Man setzte den
  Seidelbast ein als Reiz auf der Hautoberfläche, worauf sich auch bösartige
  Geschwüre bilden konnten.

- **Sinapismen**

  ‚Der Gebrauch der mit Senf, Sauerteig, Salz und Essig zubereiteten sogenannten Sina-pismen oder Senfteige (**Senfpflaster**) *ist bei psychischen Störungen nicht selten indizirt, um durch unmittelbare Erregung der Haut die zu heftige Thätigkeit innerer Organe, Kongestionen und Entzündungen antagonistisch zu beseitigen‘* (**ebenda S. 121**).

  Gemeint waren sog. Senfumschläge, um Hautpartien zu reizen. Es ent-stand Brennen der Haut mit Hautröte. Die Wickel waren gefahrlos anzu-wenden. Für ein solches hautreizendes Mittel eignete sich auch Ingwer mit Branntwein versetzt, welches man anzündete und dann als Pflaster-wickel auf die Haut auftrug.

  Nach der Auftragung kam es in erster Phase zu einer Rötung der Haut, dann zu einem heftigen Schmerz, wobei dann alles bis in eine gewollte Blasenbildung überging. Liess man das Hautpflaster noch länger in der Wirkung, konnte man dadurch die Haut sogar verätzen und man erhielt dann dieselben Resultate wie bei der Therapie mittels der Moxa.

- **Blasenpflaster**

  Mit der menschlichen Blase hatte das Blasenpflaster nichts zu tun. Man legte solche auf der Haut an, auch am Kopfe oder im Nacken. Ein solches Blasenpflaster hatte ebenfalls zum Ziel, Hautpartien derart anzuregen, dass – antagonistisch – normwidrig erhöhte Tätigkeiten anderer, weiterer Organe des Körpers herabgestimmt und gemässigt wurden, die man verdächtigte, das Irresein auszulösen.

  Das Blasenpflaster war, gemäss Schneider, unter den Psychiatern nicht gänzlich und rundum beliebt und gepriesen. Es gab Befürworter und auch Gegner dieser Therapie, denn es gab offenbar auch nachteilige Wir-kungen. Auch hierdurch wollte man Eiter ausleiten (Zugmittel), einen Gegenreiz setzen und bestimmte Organtätigkeiten, die das Irresein ver-ursachten, zurücksetzen.

  Indikationen waren vielfältig, auch gegen das Delirium tremens;
  - Wahnsinn, verbunden mit Epilepsie und Konvulsionen
  - Manie
  - Melancholie
  - Wahnsinn mit einer vorherrschenden fixen Idee

  Genauso jedoch konnte eine Kontraindikation existieren bei anderen Formen der Manie und bei Melancholie, bei Hirnentzündungen, bei

Reizbarkeit, Hysterie, Hypochondrie und Erethismus. Selbstverständlich war ein Blasenpflaster auch kontraindiziert bei Erotomanie, Nymphomanie und Satyriasis und Priapismus, jeweils verbunden mit Irresein.

- **Einreibungen Pusteln erregende Salben**
  Ferriar nannte sie ‚**Konversionen**‘, Reil ‚**Übertragungen**‘. So vermochten beispielsweise die Blattern eine hartnäckige Melancholie verscheuchen, was besagte, dass auch ein Medikament nur wirksam sei, wenn sie imstande war, eine wichtige Veränderung im Organismus hervorzubringen.
  In diesem Sinne verwendete man auch die Pusteln erregenden Mittel (Salben). Man kannte damals die Autenrieth’sche und Kopp’sche Salbe.

Die Autenrieth’sche Pustelsalbe bestand aus einer Mischung von anderthalb Drachmen Brechweinstein und neun Drachmen Schweinefett. Mit einem ledernen Handschuh wurde die Salbe so lange auf die glatt rasierte Kopfhaut und in die Herzgrube einmassiert, bis sich ein Pustelausschlag zeigte. Dann erfolgten an diesen Stellen heftige Schmerzen.

‚Wunderbar ist die Nebenwirkung dieses Ausschlags auf die Genitalien und die weiblichen Brüste, an welchen Theilen während desselben oft ein sehr heftiger und lästiger Pruritus sich einzustellen pflegt‘ (ebd. S. 128).

Das durch die Salbe erzeugte Exanthem bewirkte in einem antagonistischen Sinne einen Reiz, der von der eigentlichen Geisteskrankheit ablenkte und diesen quasi zum Verschwinden brachte. So stellte man sich Heilung vor.

Die Kopp’sche Salbe bewirkte denselben Vorgang. Die Salbe setzte sich jedoch aus Quecksilberpräzipitat und aus Unqentum digitalis purpur zusammen. Beide Salben bewirkten einen Reiz und eine Ableitung.

Gefährlich waren jedoch die Geschwüre, die an den behandelten Stellen auftreten konnten, wo das Fleisch abstarb. Beide Salben galten als sehr *‚schäzbare Waffen in der Clinik psychischer Krankheiten‘* (ebenda S. 130). Indem sie den Irren von seiner Irrenkrankheit ablenkten auf das äusserst schmerzhafte Geschwür an seinem Körper. Konversion und Übertragung war erfolgreich im Kampfe gegen mannigfaltige Formen des Irreseins, denn das verlorene Bewusstsein der Persönlichkeit, so Schneider, könne dadurch wieder zurückgeführt werden.

- **Ameisen**

Auch die Ameisen standen bei psychischen Krankheiten mit dem Gehirn und dem ganzen Nervensystem in einem ausgezeichneten antagonistischen Verhältnis. Zu diesem Zwecke wurden lebendige Ameisen in einem Sacke von Flor oder Muselin z. B. am besten auf die kahlgeschorene Kopfhaut aufgelegt und so eine lästige, andere Krankheit gesetzt, die den Irren von seiner Geisteskrankheit ablenkten (Konversionserfolg).

Alternativ konnte man ein **Spiritus formicarum** (Ameisengeist) einreiben. Tinctura Cantharidum (Spanischfliegenpulver).

- **Inoculirung der Krätze** (Läusesucht)
  Dasselbe Muster geschah, indem man eine künstliche Krätze erzeugte. Genau wie die künstlichen Blattern bekämpfte sie (antagonistisch in der Manier der Konversion resp. Übertragung) viele Seelenkrankheiten. Dies geschah durch eine sog. Inokulation von Krätze (Inokulation = Impfung als vorbeugende therapeutische Massnahme). Auch mit dieser absichtlich gesetzten Krankheit wurde die *‚Aufmerksamkeit von den Verirrungen der getäuschten Einbildungskraft abgezogen und neue Gedankenreihen erregt werden‘* (ebenda S. 132).

Indikation: Blödsinn, Melancholia attonita, Tobsucht, Kranke, die wie eine Bildsäule unbeweglich waren, weder Speisen noch Getränke zu sich nahmen, keinen Laut von sich gaben und weder durch Schläge, noch durch andere schmerzhafte Mittel, aus ihrem dumpfen und seelenlosen Torpor geweckt werden konnten.

> **Krätze** (Skabies) ist eine **ansteckende Krankheit,** bei der die Haut mit winzigen **Parasiten** befallen war: den **Krätzmilben**. Die Milben gruben sich in die oberste Hautschicht ein und legten dort Eier ab. Die Haut juckte und es bildete sich ein starker Hautausschlag.

Chiarugi etwa heilte Melancholische durch Friesel und Reuss Tobsüchtige durch Einimpfung von Pocken. Heinroth beobachtete ein Mädchen, das fröhlich, munter, teilnehmend und tätig wurde, nach dem sie an einem Krätzenausschlag erkrankt war. Haindorf berichtete über einen Fall, wo durch einen zurückgetretenen Hautausschlag und eine durch sitzende und meditierende Lebensart erzeugte Hypochondrie wieder genas, als der Ausschlag wieder erschien.

Schneider empfahl die **Inokulation der Krätze**, wo eine psychische Störung durch schnell unterdrückte Hausausschläge, gewohnte Ausflüsse und Fussschweiss entstanden war.

Allen diesen antagonistischen Therapien war gemein, dass die ursprünglichen Seelenkrankheiten wieder auftreten konnten, wenn die Therapien abgebrochen wurden.

Ab S. 134 beschrieb Scheider in der ersten Abteilung seiner Materia medica die **äusseren mechanisch-dynamisch-atagonistischen Mittel:**
Allgemeine Bäder:
      a.   Das kalte Bad
      b.   Das Schneebad
      c.   Das Sturzbad
      d.   Das lauwarme Bad.
Örtliche Bäder:
      a.   Das Spritz- oder Duschbad
      b.   Das Tropfbad
      c.   Die Regen- oder Schauerbäder
      d.   Die kalten Fomentationen auf den Kopf und die Eiskappe
      e.   Die heissen Fomentationen auf den Kopf
      f.   Die lauwarmen Fussbäder.

Schneider definierte die kalten Bäder als solche mit Temperaturen zwischen 29 bis um 18 Grad. Langes Baden in kaltem Wasser erzeugte anfänglich einen plötzlichen und starken Hautreiz, der in eine heftige Erschütterung des Muskel- und Nervensystem überging. Dann trat plötzlich der Schauer ein. Die Haut zog sich zusammen und sichtbar wurde eine Gänsehaut.

Die Hautfarbe wechselte von einer anfänglich bläulichen Farbe in eine blasse. Der Körperumfang vermindere sich, so Schneider und es entstünden Schmerzen an den muskulösen Teilen.

Der Puls veränderte sich schnell, mal wurde er schneller, mal langsamer. Die Tätigkeiten des Herzens und der Arterien werden vermindert. Die Exkretion des Harns wird befördert, wie mitunter auch die Ausscheidung des Darmes.

Das Atmen würde beim ersten Eintauchen ins kalte Wasser gleichsam stossweise zurückgehalten und bleibe eine Zeitlang ungeordnet.

Dann folge eine Neigung zum Schlafe (ebenda Schneider S. 136).

Nach dem Kaltbad verbreite sich über die ganze Hautoberfläche ein erquickendes Gefühl von Wärme, die Muskelkraft habe sich verjüngt und sei gestählt, der Puls werden wieder schneller und kräftiger, selbst der gesamte Lebensprozess gehe nun mit grosser Lebhaftigkeit und Energie vonstatten.

Kaltbäder mit noch kälterem Wasser (18° – 0°), so Schneider, gehörten zu den grössten Schwächungsmitteln, sie würden jedoch kaum angewandt.

Das kalte Bad war somit ein tief in den Körper und in die Seele (Nervensystem) eingreifendes, adstringierendes Therapiemittel. Die therapeutische Wirkung erfolgte entweder via Reiz, der den krankhaften Willensakt beim Irren vernichte, so Schneider, oder durch die plötzliche Anwendung des kalten Wassers auf die Oberfläche des Körpers des Irren sich nicht mit dessen krankhafter Willensäusserung vertrage, was ähnlich wirkte.

Absicht war also, beim zu behandelnden Irren eine plötzliche und kräftige **Erschütterung** zu bewirken, eine Art **Schockzustand**. Dadurch entstand Furcht im Irren, diese appellierte an das allgemeine Gefühl. Nach den Gesetzten des Antagonismus fand nun Ableitung statt, eine andere Richtung der Tätigkeit wurde angestossen und diese bewirke Degression (Verminderung) der Irritabilität (Reizbarkeit, Empfindlichkeit). So stellte man sich damals der Wirkmechanismus des kalten Wassers vor.

Indikation des kalten Bades
Bei Irresein mit vermehrter Tatkraft (Tobsucht, Manie, Rasende), bei starken Kongestionen (Blutandrang, Anhäufung von Blut) nach dem Kopfe und bei einer entzündlichen Beschaffenheit des Gehirns, dessen Gefässe normwidrig mit Blut angefüllt (überfüllt) seien. Bei Irren, die sich den angeordneten Arzneien widersetzten. Bei Kranken, die sich sämtlichen als zweckmässig angesehenen (Verhaltens-) Massregeln (z. B. der Hausordnung des Irrenasyls) widersetzen. Bei Geisteszerrüttungen, Melancholie, Hypochondrie und Hysterie. Mutterwut, Satyriasis. Auch bei Onanisten.

Helfe dies nichts oder nur wenig, so empfahl Richard (ebenda S. 138) häufiges bespritzen (anpumpen) mit kaltem Wasser. Ganz besonders aber ‚das Hinunterwerfen der Irren von einer Brücke in kaltes Wasser, in dem sie solange verbleiben müssten, bis sie die Gefahr des Ertrinkens selbst empfänden, die Heilung zu erzwecken‘ (ebd. S. 138).

Das Baden im Kaltwasser wie auch das Begiessen mit kaltem Wasser habe den Vorteil, so zitierte Schneider diesen Richard, dass es nebenher nicht nur ein vorzügliches wie unschuldiges Zwangsmittel sei, weil es sogleich auch Heilmittel sei. Zudem beenge es die natürliche Freiheit des Menschen nicht so sehr, wie die übrigen Zwangsmittel und errege keine Empörung des wilden Gemüts, sondern bewirke vielmehr eine heilsame Beruhigung, Kühlung und Dämpfung der Angst.

Kontraindikationen der kalten Bäder

Gemäss Schneider waren diese kalten Bäder kontraindiziert dort, wo überhaupt Wärme fehle, das Nervensystem zu tief herabgesunken sei, so dass es normwidrige und tumultuarische Bewegungen hervorbringte. Ferner wo innere organische Fehler vorhanden seien, welche man daraus erkennen könne, dass die Irren nach dem ersten kalten Bade stark frieren und zittern und nicht jene behagliche Wärme verspüren würden, sondern sich im Gegenteil völlig abgemattet fühlten. Kontraindiziert waren die kalten Bäder auch, wenn der Irre dabei in Ohnmacht fiel oder Krämpfe (auch epileptische) erlitt.

Andere Mediziner jedoch empfahlen das kalte Bad medizinisch zur Behandlung gegen Zuckungen und (kontraindiziert) gegen die Fallsucht, gegen Blödsinn und Wahnsinn. Eine radikale Heilung des Wahnsinnes gelinge dann, wenn man die Irren völlig und für einige Zeit im kalten Wasser untertauchte und sie tief nach unten drückte, zumindest für die Dauer des vollständigen Gebetes des **Psalms Miserere mei, Deus** (Psalm 51 des Gregorio Allegri).

Miserere mei, Deus: secundum magnam misericordiam tuam.

Et secundum multitudinem miserationum tuarum, dele iniquitatem meam.

Amplius lava me ab iniquitate mea: et a peccato meo munda me.

Quoniam iniquitatem meam ego cognosco: et peccatum meum contra me est semper.

Tibi soli peccavi, et malum coram te feci: ut justificeris in sermonibus tuis, et vincas cum judicaris.

Ecce enim in iniquitatibus conceptus sum: et in peccatis concepit me mater mea.

Ecce enim veritatem dilexisti: incerta et occulta sapientiae tuae manifestasti mihi.

Asperges me hysopo, et mundabor: **lavabis me**, et super nivem dealbabor.

Auditui meo dabis gaudium et laetitiam: et exsultabunt ossa humiliata.

Averte faciem tuam a peccatis meis: et omnes iniquitates meas dele.

Cor mundum crea in me, Deus: et spiritum rectum innova in visceribus meis.

Ne proiicias me a facie tua: et spiritum sanctum tuum ne auferas a me.

Redde mihi laetitiam salutaris tui: et spiritu principali confirma me.

Docebo iniquos vias tuas: et impii ad te convertentur.

Libera me de sanguinibus, Deus, Deus salutis meae: et exsultabit lingua mea justitiam tuam.

Domine, labia mea aperies: et os meum annuntiabit laudem tuam.

Quoniam si voluisses sacrificium, dedissem utique: holocaustis non delectaberis.

Sacrificium Deo spiritus contribulatus: cor contritum, et humiliatum, Deus, non despicies.

Benigne fac, Domine, in bona voluntate tua Sion: ut aedificentur muri Jerusalem.

Tunc acceptabis sacrificium justitiae, oblationes, et holocausta: tunc imponent super altare tuum vitulos.

,Sei mir gnädig, o Gott, nach deiner grossen Barmherzigkeit.
Und nach der Menge deiner Barmherzigkeit tilge meine Missetat.
Wasche mich weiter von meiner Ungerechtigkeit: und reinige mich von meiner Sünde.
Denn ich kenne meine Schuld, und meine Sünde ist immer gegen mich.
Dir allein habe ich gesündigt, und ich habe Böses vor dir getan, damit du gerecht wirst in deinen Worten und damit du gewinnst, wenn du gerichtet wirst.
Denn siehe, ich bin in Ungerechtigkeiten gezeugt worden, und meine Mutter hat mich in Sünden gezeugt.
Denn siehe, du hast die Wahrheit geliebt: du hast mir die unsicheren und verborgenen Dinge deiner Weisheit offenbart.
Besprenke mich mit Ysop, und ich werde rein sein; **wasche mich**, und ich werde weisser als Schnee.
Ihr werdet meiner Zuhörerschaft Freude und Wonne bereiten, und die gedemütigten Gebeine werden sich freuen.
Wende dein Angesicht von meinen Sünden ab und tilge alle meine Missetaten.
Schaffe ein reines Herz in mir, Oh Gott, und erneuere einen rechten Geist in meinen Eingeweiden (!).
Verwirf mich nicht aus deinen Augen und nimm deinen heiligen Geist nicht von mir.
Gib mir die Freude deines Retters: und stärke mich mit deinem Hauptgeist.
Ich werde die Gottlosen deine Wege lehren, und die Gottlosen werden sich zu dir wenden.
Befreie mich von Blutvergiessen, o Gott, Gott meines Heils, und meine Zunge wird sich über deine Gerechtigkeit freuen.
O Herr, du wirst meine Lippen öffnen, und mein Mund soll dein Lob verkünden.
Denn wenn du ein Opfer gewollt hättest, hätte ich es bestimmt gegeben: Du wirst keine Freude an Holocausts haben.
Ein Opfer, das Gott vom Geist dargebracht wird: Ein gebrochenes und demütiges Herz, oh Gott, wirst du nicht verachten.
Tue Zion freundlich, O Herr, in deinem guten Willen, damit die Mauern von Jerusalem gebaut werden.
Dann wirst du das Opfer der Gerechtigkeit, die Opfergaben und die Brandopfer annehmen; dann werden sie die Kälber auf deinen Altar legen'

Während der Irre im kalten Wasser lang untergetaucht wurde und beinahe ertrank und bald dachte, sein Leben sei nun endgültig zu einem Ende gekommen in diesem schrecklichen Irrenasyl, während er also nach Luft und nach Sauerstoff schnappte oder, noch immer unter Wasser gedrückt, zu schnappen versuchte, das Auftauchen ersehnte, aber weiterhin brutal niedergedrückt wurde, hatte er trotzdem und unerbittlich das Ende dieses Psalms abzuwarten.

Glücklich schätzen konnten sich jene Irren, die einen Wärter wussten, der diesen Psalm auswendig und zügig herunterhaspeln konnte. Die Irren mussten abwarten und mancher wird in seiner Verzweiflung kaltes Wasser in seinen Lungen danach ausgehustet haben und beinahe erstickt sein. Die Wärter jedenfalls andererseits mussten sehr geübt darin sein, dass ihnen nicht ungewollt ein Irrer bei dieser Prozedur ertrank. Vermutlich kam es immer wieder einmal zu bösen Zwischenfällen.

Immerhin zitierte Schneider auch Mediziner, die Zeugnis gaben, dass durch das Untertauchen einige Irre vollkommen hatten geheilt und dann entlassen werden können. Manche komplettierten ihre Therapie in Kombination mit dem Setzen von Blutegeln oder Aderlässen, verbunden mit dem Trinken von Molken, auch in Verbindung mit lauen Bädern, in welchem man den Kopf des Irren mit Eis und Schnee bedeckte, um sein Temperament abzukühlen. Alles schien darauf abzuzielen, Vernunft und Verstand der Irren wieder herzustellen.

Bald verordnete man das kalte Bad auch als besänftigendes Mittel bei Tobenden, bald als stärkendes Mittel, um Schwäche zu beheben. Oft verordneten die Anstaltsärzte auch kombinierte Heilverfahren, begannen eine Therapie mit dem Gebrauch der **Digitalis**, erweiterten sie dann mit **Brechweinstein**, gaben den Irren auch **Opium**, um sie letztendlich der heilenden Wirkung des **kalten Bades** auszusetzen. Selbstverständlich wurden in vielen Fällen die Kranken dadurch wieder völlig hergestellt.

> Bey dem Gebrauche der kalten Bäder vermeide man alles hartherzige, gefühllose und tumultuarische Benehmen, man entkleide den Kranken durch die wechselseitige Unterstützung mehrerer geübten Wärter, und lege ihn hierauf in das oben bezeichnete kalte Bad, wobey es räthlich ist, zu Anfange nicht gleich den stärksten Grad der Kälte zu gebrauchen, sondern damit nach und nach zu steigen. Auch ist es zweckmäßig, dem Kranken kalte Fomentationen auf den zuerst abgeschornen Kopf zu machen. Was übrigens die Dauer des Bades betrifft; so mag unter zehn Minuten anfänglich die geringste, eine halbe bis drey Viertel-Stunden hingegen die längste Periode seyn.

Peter Josef Schneider, Entwurf einer Heilmittellehre, 1824, S. 142
Abb. aus:
https://books.google.com

Auf weitere Ausführungen der verschiedenen Bäderarten, wie das Schneebad, das Sturzbad, das Spritzt- und Duschbad sowie das Regen- und Schauerbad sei hier, ausser dem Tropfbad und den Fomentationen auf den Kopf, verzichtet.

Das Tropfbad
Es gehörte gemäss Schneider der Gattung der topischen Bäder an. (Topisch = äusserlich) Gemäss dem Zeugen Plinius (Band 1 dieser Reihe), der die Scharlatan-

erie vieler griechischen Ärzte in Rom anprangerte, sei das Tropfbad erfunden worden vom berühmten Arzt **Asklepiades**, wobei dessen Erfindung jedoch auch viel früher stattgefunden haben konnte, denn irgendwie gelangte auch dieser griechische Arzt in den Besitz seines damaligen Wissens. Plinius ordnete die Erfindung auch der sog. ‚Schwebebäder' dem Asklepiades zu, wie auch die hängenden Bäder, die sog. ‚Schaukeltherapie' sowie die ‚Regenbäder'. Und eine spezielle Art von Regenbad war gewiss auch das Tropfbad.

Asklepiades von Bithynien war ein griechischer Arzt der Antike gewesen, genauer der Zeit des späteren Hellenismus zugehörig, der in Rom gewirkt haben soll und dort die griechische Medizin im römischen Weltreich bekannt gemacht habe. (ca. 90 v. Chr.)

Früh erkannte man also die heilende Kraft des Wassers. Ihre Anwendung zog sich über alle Zeiten hindurch und landete schliesslich um 1800 in den westlichen Irrenhäusern in Form z. B. des damaligen Tropfbades.

Asklepiades soll dieses Tropfbad also erfunden haben und nannte es ‚**balincae pensiles**', (pensiles = hängend oder hängendes Bad) was eine Art von Tropfbad gewesen sein soll.

Das Vorgehen war wie folgt: Man liess Wasser in kleiner Menge durch ein dünnes Rohr, z. B. durch einen Strohhalm oder eine Rabenfeder aus einer Höhe von 10 bis 20 Fuss (je nach Region zw. 28 – 33 cm breit) auf den kahlgeschorenen Kopf der Irren herabtröpfeln. Je nach Raumgrösse war die Fall-höhe somit zwischen minimal 2,8 Meter bis maximal ca. 6,5 Meter, wobei sich das genaue Mass durch die Raumhöhe des Asyls und insbesondere des Badetraktes ergab. *‚Dies verursacht nicht selten eine so heftige Wirkung, die, wenn dasselbe zu lang fortgesetzt wird, sogar Konvulsionen hervorbringen kann'* (ebenda S. 152).

Oft durchbohrte man zu diesem Zwecke die Decke des Badetraktes. Im darüber liegenden Stockwerk goss dann ein Wärter kaltes Wasser solange durch einen Trichter hindurch, als das Tropfbad durch den behandelnden Arzt verordnet war. *‚Nun wird der Irre entkleidet in ein lauwarmes Bad gebracht, und sein Kopf durch einen andern Wärter in senkrechter Linie mit den herunter stürzenden Tropfen gestellt, so zwar, dass diese nun unmittelbar auf den Scheitelpunkt des Kopfes fallen'* (ebenda S. 153).

Diese Methode, von Schneider als sog. antagonistisches Mittel zur sanften Erhöhung des Gemeingefühles empfohlen und bei vielen Fällen psychischer Störungen angewandt, ähnelte stark gewissen **Foltermethoden** südostasiatischer Praktiken, um dadurch politische Gegner gefügig und gesprächig zu machen. Auf alle Fälle mussten die Schmerzen unerträglich auszuhalten gewesen sein, vor allem dann, wenn die ‚Therapie' des Tropfbades sich über Stunden hinzog.

Die kalten Fomentationen

Mit den **kalten Fomentationen** Umschlägen) auf dem Kopfe und auch mit der Eiskappe meinte Schneider das Anbringen resp. Aufbringen von z. B. Umschlägen mit eiskaltem Wasser oder Eis auf den kahlgeschorenen Kopf der Irren, um sie dann zu erneuern, wenn sie die Kälte verloren. Zu diesem Zwecke reichte auch eine mit kaltem Wasser und Eis oder Schnee gefüllte Rindsblase, der auf dem sog. leidenden Teil angebracht resp. aufgesetzt wurde.

Auch Lehm war für eine Kältepackung bestens geeignet. Eine weitere Methode der kalten Fomentation war das Giessen von Äther auf den kahlgeschorenen Kopf des Irren, welches dann mittels eines anhaltenden Luftstromes in eine Verdunstung geführt wurde, die eine starke Kälte erzeugte. Selbst eine mit Quecksilber gefüllte Blase wurde hin und wieder versucht.

So liess Harke einem wahnsinnigen Mädchen das Haar abschneiden, worauf er sie nach einigen Stunden ruhiger und nach acht Tagen sogar völlig hergestellt fand (Schneider S. 154).

Indikation dieser speziellen Anwendung:
Bei Anfällen von Manie, um Reizung und Wut zu besänftigen und um Schlaf herbei zu führen sowie bei beträchtlichen Kongestionen nach dem Gehirne. Bei phrenitischen und wahnsinnigen Kranken, Wahnsinn nach einer Entbindung.

Kontraindiziert war ‚der Gebrauch dieser örtlichen Anwendung der Kälte bey blutarmen und entnervten Subjekten, so wie bey solchen, die an einer allgemeinen und partiellen Plethora (vermehrter Blutandrang), besonders des Gehirns leiden.

Die heissen Fomentationen

Dann gab es neben den kalten Fomentationen auch die **heissen Fomentationen**. Im Grunde genommen war eine Fomentation auch das Anbringen eines warmen Umschlages zum Zwecke der Linderung von Schmerzen und zur Heilung. Dies geschah, indem der Irren in einer warmen Badewanne sitzend mit 90 – 108 ° Fahrenheit (32 – 42 Celsius) erwärmtes Wasser auf den kahl geschorenen Scheitel herabgegossen wurde. Auch hier führte Schneider an, dass diese Behandlung mehrmals zur Heilung des Wahnsinns geführte habe (ebenda S. 155).

Die lauwarmen Fussbäder

Der Anwendung des Wassers schrieb man eine grosse Heilkraft zu. So therapierte man die Irren auch mit lauwarmen Fussbädern. Indikationen waren viele: namentlich bei Manie, Melancholie mit periodischen Anfällen von Manie, Epilepsie verbunden mit Melancholie, kurz, in allen Fällen von Seelensträung mit normwidrigem Andrange der Säftenmasse nach dem Gehirne, den Lugen und dem Herzen. So beschrieb das Schneider auf S. 156.

Die Heilkraft der lauwarmen Fussbäder erhöhte man durch Beigabe von Senf und Salz und auch von Asche. Ebenfalls eine gute Heilwirkung zeigte sich angeblich, wenn man dem Wasser z. B. aromatische Kräuter wie etwa Rosmarin beifügte.

Interessant im Zusammenhang mit der Badetherapie, die in vielen Irrenasylen über eine lange Zeit guten Anklang fand, war die Beschreibung über die zweckmässige Einrichtung einer Badewanne überhaupt: *,Denn da die Erfahrung lehrt, dass die Irren nie oder selten die bestimmte Zeit ohne grossen Zwang in einer gewöhnlichen Badwanne verbleiben, ferner, dass sie in solchen Badewannen immer von Wärtern gehalten werden müssen, wodurch sehr oft wegen des unbändigen Betragens derselben Quetschungen und Hautbeschädigungen an ihrem Leibe entstehen, endlich dass die Wärter, namentlich bey kalten Begiessungen der Irren, eben so sehr wie diese durchnässt werden, und daher eine grosse Unreinigkeit und Nässe im Zimmer erzeugt wird, so kam man nach und nach auf die Idee zu einer zweckmässigen Construction einer besondern Badewanne'* (ebenda S. 157).

Insbesondere Dr. Christian August Fürchtegott Hayner, der auch dem Darwinschen Stuhl modifiziert hatte und ein Palisadenzimmer, eine Drehschaukel und ein hohles Laufrad in seinem Irrenasyl betrieb, hatte zur Situation des Betriebes der Badewanne geschrieben: *,Wenn der Kranke in die Wanne gesetzt ist und nöthigenfalls, bis der Deckel feststeht, darin gehalten wird, so fasst man den Deckel bey dem Griffe, schlägt die beiden Klappen nach Aussen auf, und lässt nun den Deckel so auf den Kranken herab, dass das durch die aufgeschlagenen Klappen entstandene Viereck seinen Kopf und Hals durchlässt. Dann schlägt man eine Klappe, z.B. die rechte, nieder, legt den Hals des Kranken sanft in den halbzirkelförmigen Ausschnitt derselben und hält Hals und Kopf so lange fest, bis die linke Klapper herabgeschlagen ist… '* (ebenda S. 158).

Bei der Beschreibung des Vorganges erkennt man gut die Funktion des Deckelbades, in dem die Irren, meist gegen ihren Willen, bis zu 72 Stunden lang in lauwarmen Wasser beruhigt und ,therapiert' wurden. Eine trichterförmige Öffnung wurde ebenfalls angebracht, sie diente der Wasserentnahme und der Wasserzugabe. Das Wasser konnte so erneuert werden und die Temperatur auf einem bestimmten Niveau gehalten werden. Die Verrichtung der Notdurft geschah teils in der Wanne.

Aus:
Peter Josef Schneider, Entwurf einer Heilmittellehre gegen psychische Krankheiten, Tübingen, 1824
http://gogle.com

,Unter dieser grossen Klasse von Mitteln verstehen wir solche, welche die Se- und Exkretion der Gedärme befördern und vermehren, wobey meist die Stuhlausleerung flüssiger als gewöhnlich wird', umschrieb Schneider dieses nächste Kapitel ab. S. 159.

Die Cathartica

Das waren Mittel, die die Se- und Exkretion der Gedärme beförderten, wobei die Stuhlausleerung flüssiger als gewöhnlich vonstatten ging. Somit dachte man durchwegs noch in den altväterlichen, galensisch-hippokratischen Vorstellungen der Ausleerungen und des Aderlasses, also noch immer in der veralteten Theorie der antiken 4-Säfte-Lehre, die das ,Böse und Krankmachende' in den Säften und Schleimen des Körpers mutmasste und dieses aus demselben hinausbefördern wollte. Wichtig war, dass mit heftigem Reiz und Schneiden in den Gedärmen, verbunden mit Schmerzen und tenesmodischen Zusammenziehungen das ,Pathologische' stürmisch und tumultarisch aus dem Körper gestossen wurde. (tenesmod = schmerzhaftes Drängen zum Stuhldrang A.d.A.)

Dazu unterteilte Schneider die **Cathartica** in zwei Gebiete:

    1. Die Digestivmittel
    2. Die drastischen Arzneykörper

Schneider bemerkte auf S. 160, dass diese darmausleerenden Mittel nach den Gesetzen des Antagonismus eine sog. topische Krankheit des Darmkanals erzeugen würden. Durch peristaltische Bewegungen der Gedärme werde die Ausleerung beschleunigt und man könne durchaus in Kauf nehmen, dass dabei auch Blut mitvergossen würde.

Durch die Einnahme dieser Mittel würde heftiger Ekel, Übelkeit, allgemeine Kraftlosigkeit und Niedergeschlagenheit, eine heftige Erschütterung des ganzen Körpers, Ängstlichkeit und eine widrige Empfindung im Unterleibe sowie auch Aufgetriebenheit erzeugt. Diese Aufwühlungen schlügen, so Schneider, auch über in weitere Organe des Unterleibes, namentlich auch auf das Genitalsystem.

Diese Klasse der Arzneimittel beförderte die Absonderung und Ergiessung der Galle in die Leber und Gallenblase, wodurch die Ausleerung derselben vorbereitet würde. Auch würden dabei die Lymphgefässe des Darmkanals entleert. Dies bewirke allgemein eine heilsame Umstimmung des gesamten Nervensystems des Irren, welches also Zweck sei.

Schneider beschwor noch immer die **alte Hypothese der schwarzen Galle**, die bereits von den altehrwürdigen Veteranen propagiert wurde, die durch sie die **Entstehung der Verrücktheit** hergeleitet hatten (ebenda S. 161). Schon der altehrwürdige *‚Aretaeus setzt die Ursache der Phrenitis in das Gehirn, die der Manie und Melancholie aber in die Eingeweide des Unterleibs‘*. Und nach Galen verursachte die schwarze Galle die Melancholie, die gelbe Galle jedoch die Manie.

Auch **Boerhave** bemerkte, dass die Melancholie von schwarzer Galle entstanden sei, die durch auflösende und ausleerende Mittel geheilt werden könne. Da die Manie denselben Ursprung habe, erfordere sie dieselbe Heilart.

Schneider verwies auf den sog. Helleborismus und die Behandlung mit der weissen und schwarzen Nieswurz. Ziel war also immer noch, die schwarze Galle und das rohe und zähe Phlegma abzuführen.

Er zitierte weiter aus der ihm bekannten Natur. Darin würde der Sitz und Ursprung der verschiedenen Geisteszerrüttungen sehr selten im Gehirn lokalisiert. Vielmehr sei der Sitz der psychischen Störungen im Unterleibe zu lokalisieren. Schneider zitierte hier nicht nur die ihm bekannte Literatur, sondern vertrat gleichzeitig selbst diese völlig veraltete These. Selbst Pinel, so Schneider, hielt den Unterleib für den primären Sitz der Neurosen. Die Aufmerksamkeit der Ärzte richtete sich also auf die Organe des Unterleibes und sahen die Ursachen vieler psychischen Krankheiten in den sog. ,**thierischen Funktionen‘**. Gemeint waren wohl auch die ‚thierischen‘ Sexualfunktionen.

Es bestand bei Schneider ein beständiger **Konsens zwischen dem Gehirn und den Unterleibsorganen**. So wirkten ihm gemäss heftige Leidenschaften auf die Verdauungswerkzeuge ein. *‚Wie oft sehen wir nicht, dass das Schielen, die erweiterte Pupille, die Blindheit, der Schwindel, die Blässe des Gesichts, das Juken in der Nase und die Konvulsionen von angesammelten Würmern oder andern Krankheitsreizen im Darmkanal herrühren?‘* (ebenda S. 163).

> **‚Thierisch' meint:** (gemäss A.d.A.)
> nach der Art der unvernünftigen, nur sinnlichen Trieben folgenden Tieren, somit also grob sinnlich, bestialisch, viehisch. **Das ‚thierische' stand im Gegensatz zum Gott-Vernünftigen.** Mit ‚thierisch' gemeint waren die tierischen Eigenschaften des Menschen, welche auf dem Niveau eines Tieres daherkamen. Gemeint waren die sinnlichen Empfindungen und die sinnlichen Triebe des Menschen, somit die Sinnlichkeit schlechthin. Man warf den Irren vor, dass sie ein ‚thierisches' Leben geführt hätten, dass sie ‚thierischen Trieben' nachgegeben und sich ‚thierischen Vergnügungen' hingegeben hätten, denen jegliche Moral und Religiosität fehlen würden. Deshalb seien diese ‚gefallenen' Irren krank geworden. Der höchste Grad des ‚Thierischen' war somit das Viehische, welches jedes normale gesellschaftliche Leben beim Irren unterbräche resp. schon unterbrochen habe. Dies führte zum Irresein.

So sei es durchaus vorgekommen, dass man den freien Gebrauch seiner intellektuellen Kräfte wieder erhielt, nachdem man bei Irren über *‚siebenzig Spuhlwürmer'* abgetrieben habe (ebenda S. 165). Darmwürmer hatte man oft zu jener Zeit um 1820 und mit kräftigen Ausleerungen hatte man sich auch dieser entledigt oder sie sich zu entledigen versucht. Würmer im Darm waren damals, entsprechend den hygienischen Zuständen, eine allgemein verbreitete gesellschaftliche Plage.

Also: *‚So dürfte wohl die Lehre, dass die Manie, die Epilepsie, die Chorea, die Hypochondrie usw. idiopathische Hirnkrankheiten seyen, aus triftigen Gründen verworfen und dagegen ihr primairer Sitz in jedem Falle in den* **Organen des Unterleibs** *gesucht werden'* (ebenda S. 165).

Psychische Übelseinsformen wurzelten in den Anomalien der Abdominalorganen,
‚bey welchen namentlich ein hoher Grad von Reizlosigkeit prädominirt, der sehr häufig erst Folge des Topors in den Abdominalnervengeflechten ist, z.B. der chronische Status gastricus, pituitosus, biliosus, Gallensteine, Anschoppungen und Verhärtungen der Leber, der Milz und andrer Eingeweide, Anschwellungen und Verkleinerungen der Milz, Scirhositäten des Netzes, der Lymphdrüsen, der Eierstöcke, Aufgetriebenheit des Darmkanals, Ueberfüllung desselben mit einem zähen, schwarzen, Glas- und Pechartigen Schleime, oder Ansammlung von Würmern daselbst usw.' (ebenda S. 166).

Die Abführmittel, so Schneider, seien ganz vorzüglich angezeigt bei jener Art von Manie, bei der der Kranke von melancholischem Temperamente sei. Somit galt um diese Zeit selbstverständlich auch noch die Temperamentlehre des Hippokrates und Galen. Im Grunde genommen befand sich die ärztliche Wissenschaft um 1820 noch immer in tiefstem Mittelalter.

Nicht geeignet hingegen seien Abführmittel bei Seelenstörungen dann, wenn zu grosse Schwäche und zu lebhafte anomale Reizbarkeit und Empfindlichkeit der Organe des Darmkanals und des Genitalsystems bestünden, so Schneider. Und auch, wenn ein zu grosser Mangel an Säften vorhanden sei, ferner bei Neigungen zu Blutungen aus dem Darmkanale und den Geschlechtsteilen. Sowie auch bei vorhandenen entzündlichen Affektionen der Gedärme und den nahe liegenden Gebilden, ebenfalls bei Brand und bei Geschwüren. (Brand = Gangrän, Wundbrand A.d.A.)

Digestivmittel

Sind antagonistische Heilmittel, die die unmittelbare Erschlaffung des Darmkanals und auch die seriösen Absonderungen bewirken. Sie beschleunigen die peristaltische Bewegung, schwächen die Kraft des Muskel- und Gefässsystems.

- a. Neutralsalze
- b. Auflösende Extracte und seifenhaltige Mittel

Neutralsalze

1. Magnesia Suphurica
   Die schwefelsaure Talkerde, Bittersalz.
   Verbindung der Schwefelsäure mit Talkerde

2. Kali sulphuricum
   Schwefelsaures Kali, Doppelsalz
   Verbindung der Schwefelsäure mit Kali

3. Natrum sulphuricum
   Schwefelsaures Natron, Glaubersalz
   Verbindung der Schwefelsäure mit Natron

4. Natrum phosphoricum
   Phosphorsaures Natron
   Verbindung der Phosphorsäure mit Natron oder Soda

5. Kali citricum
   Zitronensaures Kali, Zitronenweinstein
   Verbindung der Citronsäure mit Kali

6. Kali tartaricum
   Weinsteinsaures Kali
   Verbindung der Weinsteinsäure mit Kali

7. (fehlt)

8. Kali aceticum
   Essigsaures Kali
   Verbindung der Essigsäure mit Kali

Auflösende Extracte und seifenhaltige Mittel

Hier handelte es sich um eine Mischung aus Salzen und Eiweissen, was eine seifenartige Substanz ergab.

1. Extractum fumariae
   Erdrauch, Taubenkropf
   Eine einjährige Pflanze auf Äckern und in Gärten

2. Extractum Taraxaci
   Löwenzahn, Pfarrenröhrlein, Hundeblume
   Überall auf Wiesen und Wegen vorkommende einjährige Blume

3. Extractum Graminis
   Graswurzel, Quekenwurzel
   Eine perennirende Pflanze, die als Unkraut im Getreide wächst

4. Extractum Cichorei
   Wegwart, Hindläufte.
   Eine zweyjährige Pflanze an Wegen und auf Wiesen

5. Extractum Chelidonii majoris
   Schöllkraut, Goldwurzel, Schwalbenwurzel
   Eine perennierende, überall an schattigen Orten wachsende Pflanze
   (Man verabreichte dieses Mittel in Verbindung mit Seife, auflösenden Neutralsalzen, Gummiharzen, Spiessglanzpräparaten und Kirschlorbeerwasser)

6. Fel Tauri inspissatum
   Rindsgalle von Bos Taurus

7. Sapo medicatus
   Medizinische Seife zum innerlichen Gebrauche
   Eine Verbindung aus reinem Laugensalz mit fettem Oele

8. Herba Trifolii fibrini
   Bitterklee, Fieberklee
   Eine perennierende, an Sümpfen, Gräben und auf feuchten Wiesen wachsende Pflanze

Die Indikationen waren je nach angewendetem Mittel: bei Stockungen im Pfortadersystem, bei Hypochondrie, Hysterie und Melancholie. Erweitert wurden die Indikationen mit Gelbsucht, Mania melancholica, Wahnsinn, Epilepsie, Dispepsie, nach heftigen Manien, Verstopfung, Verschleimung und Verhärtungen im Unterleibe. Spezifischer waren die Indikationen nicht.

Gummiharze

Es waren Verbindungen des scharfen Harzstoffes mit prädominierenden ätherischen Ölen. Sie affizierten die Gefässnerven, die Handwerkzeuge und das Genitalsystem und verursachten Erhitzung.

1. Asa foetida
   Gummi Asac foetidae, stinkender Asand
   Der verdickte Milchsaft aus der Wurzel der ferula Asa foetida, einer einjährigen Pflanze aus Persien. Pillenform.
   Der Stinksand war das stärkste, harzig-gummöse Mittel dieser Abteilung der Medikamente.

   Indikationen:
   Hauptmittel bei Hypochondrie und Hysterie, bey Schwindel, Angst und bey Melancholie, Convulsionen und Fallsucht von Würmern, und überhaupt bey den verschiedenartigsten Leiden der Nervengeflechte des Unterleibs, so wie bey Torpidität und Stockungen im Pfortadersystem, Anschwellung und Verhärtung der Leber und anderer Organe des Unterleibs.

2. Gummi Ammoniaci
   Ammoniakharz. Es ist der Saft eines in Afrika, der Wüste einheimischen Doldengewächs
   Es ist mehr auflösend und weniger krampfhaft, als der Asand.

3. Gummi Galbani
   Mutterharz. Es ist der getrocknete Saft aus Bubon Galvanum, einem afrikanischen perennierenden Gewächs.

Indikationen waren je nach angewendetem Mittel: neben den bereits angegebenen auch bei Hysterie, Hypochondrie, Blödsinn und Melancholie sowie bei Hämorrhoidalkoliken, bei Abnormitäten der Menstruation und davon herrührenden Seelenstörungen.

Honigartige Substanzen

Diese gab man bereits in der Antike ab und wirkten sicherlich auch gegen Melancholia und Mania.

Mineralwasser

In diese Gruppe gehörte aller kurmässige Gebrauch von alkalisch-salinischen Wasser. Also alle Mineralwasser, in denen mehr oder weniger die Neutralsalze bereits aufgelöst enthalten waren. Genannt wurden von Schneider unter anderem: Das Meerbad, die Soolbäder, die Nenndorfer Quellen, die Bäder zu Baden, das Wildungerwasser (Bad Wildung), das Bad zu Hofgeismar, das Karlsbad, das Pyrmonterwasser, das Triburgerwasser, das Wasser bei Wiesbaden.

Alle dieser Wasser, so Schneider, hätten in etwa dieselben Wirkungen, wie bereits bei den Neutralsalzen erwähnt.

Mercurius (Quecksilber)

‚Das Queksilber, sowohl das versüsste als der Sublimat, wurde in neuerer Zeit bald mit auf-fallend gutem, bald aber auch wieder mit gar keinem und sogar schädlichen Erfolge gegen Geisteszerrüttungen vielseitig angewandt und empfohlen. Wirklich liegen mehrere glänzende Beobachtungen vor, dass nemlich das bis zum Speichelflusse gegebene Quecksilber von den heil-samsten Folgen bey Geisteszerrüttung war. Selbst die Natur heilte zuweilen durch einen frey-willigen Speichelfluss verschiedenartige Krankheiten des Seelenorgans… ‘ (ebenda S. 190).

Über die teils verheerenden Wirkungen des Quecksilbers, resp. über die medi-zinische Behandlung durch die Einnahme oder das Auftragen des ‚Mercurius‘ wurde bereits in Band 3 dieser Reihe (siehe Iatromedizin) berichtet. Schon damals sah man die Salivation (Speichelfluss) als quasi ‚ausleitendes Verfahren‘, wodurch die bösen Säfte dem Körper entnommen, resp. ausgeleitet werden konnten.

Die Einnahme des gefährlichen Quecksilbers, die in vielen Fällen zu einer heftigen Vergiftung führte, war nach Schneider indiziert bei Melancholie (Schwermut), auch ausgelöst durch eine unglückliche Liebe. Wichtig war die genaue Beo-bachtung des Mondes, resp. des Mondwechsels, denn je nach Stand, hatte die Einnahme des Quecksilbers eine andere Wirkung. Bei der Zunahme des Mondes steigerte sich der Speichelfluss, bei der Abnahme soll er sich vermindert haben.

Die Therapie resp. der Speichelfluss wurde weiter gefördert mit der gleichzeitigen Einnahme des Kalomels, so konnte man offenbar eine bestehende Melancholie vollkommen beseitigen. Kalomel (Calomel) war ein zur damaligen Zeit bekanntes Brech- und Purgiermittel und war eine Chlor-Quecksilber-Verbindung. (Sublimat = Quecksilberchlorid)

So habe Heinroth eine durch einen Schreck entstandene Melancholie durch versüsstes Quecksilber und kalten Begiessungen geheilt sowie auch eine Paranoia maniaca durch die Abgabe von Kalomel. In einem anderen Falle (Wahnsinniger) wurde dem Irren gesamthaft hundertsechzig Gran Kalomel, dreissig Gran Sublimat und mehr als einhundertachtzig Gran Präzipitat verabreicht, ohne dass andere Symptome als bloss eine Salivation auftrat. (Präzipitat = eine Art von Niederschlag oder Fällstoff, der sich bei Ausscheiden eines gelösten Stoffes aus einer Lösung bildet / ein Gran = Einheit, ca. 60 mg. Apothekergewicht. A.d.A.)

Die Gefährlichkeit des Quecksilbers wurde von Schneider ebenfalls beschrieben. Es gab auch Ärzte, die den Gebrauch des Mercurius als gefährlich ansahen und davor warnten. Von diesen Ärzten sah keiner eine günstige Einwirkung des Queck-silbers auf psychische Störungen.

Schneider sah jedoch einen Zusammenhang zwischen dem Speichelfluss und der Geschlechtslust und verwies darauf, dass allgemein bekannt sei, dass die Geschlechtslust bei starken Rauchern ebenfalls vermindert sei. ‚Bey Onanisten und andern in den Geschlechtsfunktionen ausschweifenden Menschen, deren Genitalien oft krankhaft gereizt werden, ist anfänglich eine vermehrte Speichelsekretion vorhanden; zuletzt stellt sich aber durch eine solche Überrreitzung eine solche Trockenheit des Mundes und der Gaumenhöhle ein, dass dadurch die Speisen nicht gehörig mit Speichel vermischt werden, wodurch ihre Verdauung sehr beeinträchtigt wird'...,Auch bey Wohllüstlingen findet man gleichzeitig mit dem gesteigerten Organismus der Genitalien die Speichelsekretion so sehr vermehrt, dass Augen und Mund vor der Befriedigung der niedern Sinneslust, wie bey niedern Thieren, fast in Feuchtigkeit schwimmend, erscheinen' (ebenda S. 193).

Man dachte, dass das Quecksilber die krankhafte Reizung (die Geisteskrankheit) vom Gehirn in die Speicheldrüsen verlagere und das somit resp. dadurch die eigentlichen psychische Störung via Speichel ausgesondert würde.

Quecksilber wurde bei den sog. ‚venerischen Kranken', also bei Menschen mit Syphilis oder auch Lues, gerne therapeutisch eingesetzt, da sich offenbar hier Erfolge zeigten. Bei übermässigem Gebrauch des Quecksilbers konnten diese venerischen Kranken aber auch verrückt werden, so Schneider.

Indikation des Quecksilbers
(In Zusammenhang mit dem Geschlechtsfunktionen): In jenen Fällen von Melancholie, bei denen eine fixe Idee vorherrscht. Bei Melancholie aufgrund einer unglücklichen Liebe. Man gebe das versüsste Quecksilber täglich zu einigen Granen bis zur eintretenden Salivation, die dann sogar einige Monate durch die weitere Abgabe unterhalten wird. Man gab das Quecksilber zusammen z.B. mit Rhabarber und Aleo. Eine weitere Indikation des Quecksilbers bestand auch im Gebrauch als Abführungsmittel.

Kontraindikationen:
Bei mageren, ausgezehrten Personen.

Zur Quecksilbervergiftung:
Die Abgabe resp. Einnahme des hochgiftigen Quecksilbers war zwar bei einigen Ärzten verpönt, bei anderen jedoch wurde den Irren das flüssige Silber gerne und in teils starken Mengen verabreicht. Quecksilber ist ein chemisches Element (HG, Ordnungszahl 80). Es ist bei Standartbedingungen flüssig. Die Oberfläche ist stark kohäsiv, das Metall ist wie alle Metalle elektrisch leitfähig.

Die Verwendung als Zahnersatzmittel resp. Zahnfüllmittel ist heute umstritten wegen seiner toxischen Wirkung. Man verwendet Quecksilber auch für Fieberthermometer oder für barometrische Messungen.

Quecksilber kann bei Zimmertemperatur bereits verdampfen. Diese Dämpfe sind sehr toxisch, wirken weit toxischer als durch die Einnahme über den Verdauungstrakt. **Organische Quecksilberverbindungen** hingegen sind sehr toxisch, da sie fettlöslich sind. Sie können also über die Nahrung wie auch über die Haut aufgenommen werden und verbleiben im Körper. Diese Quecksilberverbindungen werden zwar praktisch vollständig resorbiert, aber dann in fetthaltiges Gewebe eingebaut.

Symptome einer Quecksilbervergiftung sind:

- Verstärkte, übelriechende Ausscheidungen wie Schweiß, Speichelfluss, Mundgeruch, Durchfall.
- Schwindel beim Aufstehen, beim Heben des Kopfes, mit Schwarzwerden vor den Augen, mit dem Verlangen sich hinzulegen, im Liegen Gefühl geschaukelt zu werden.
- Brennen oder Stechen in den Schläfen, Reissen und Bohren im Kopf.
- Starker, brennender, wund machender Tränenfluss, eitrige Entzündung der Lidränder, empfindlich gegen Licht und Feuerschein.
- Grünlicher Schnupfen, anhaltend, wund machend. Nase geschwollen, gerötet, schmutzig. Gefühl, als ob etwas Schweres die Nase herabdrückt. Nasenbluten beim Schnäuzen, beim Husten, im Schlaf, Blut gerinnt beim Heraustropfen.
- Gesichtsschwellung besonders rechts, einseitige reissende Schmerzen, rissige, geschwürige Mundwinkel und Lippen.
- Schlaffe, belegte Zunge mit Zahneindrücken, Zahnfleisch geschwollen, Aphten, metallischer, fauliger oder süsslicher Geschmack, übler Geruch, starker Speichelfluss und viel Schleim, besonders nachts.
- Entzündungen der Mandeln, besonders rechtsseitig, Schlucken schmerzt bis in die Ohren, aber Drang zum Schlucken.
- Halslymphknoten entzündet, geschwollen, schmerzhaft.
- Heisshunger schon gleich nach dem Essen, aber nach wenigem Essen Magen schwer und schlechte Laune. Verlangen nach flüssigen Speisen, Abneigung gegen Fleisch und trockene Speisen.
- Magenbrennen und Druck, Schluckauf und Aufstossen nach dem Essen. Gefühl, der Magen ist zusammengeschnürt.
- Schleimiger, blutiger, schmerzhafter Durchfall, unverdaut, grünlich.
- Geschwürige Entzündungen der Vorhaut, Schweiss und Wundsein in der Leistengegend.
- Gelblicher oder eitriger Scheidenausfluss, wund machend.
- Reichlicher Schweiss bei fast allen Beschwerden, Frösteln mit Hitze des Gesichts, starker Nachtschweiss, übel riechend, sauer, färbt die Wäsche gelb.

- Juckreiz, Wundsein, trockene Ekzeme der Handgelenke, Ellenbeugen und Achseln, eiternde Blasen, Bläschenausschlag.
- Zittern der Hände, des Kopfes, der Zunge.
- Ein ruheloses Hin und Her, schreckhaft, labil.
- Sprache schnell und stotternd.

Man kann sich gut vorstellen, wie damals die irregewordenen Dirnen, die gegen ihre Geschlechtskrankheit, auch Krätze genannt, mit Quecksilber behandelt und überdosiert wurden, durch diese oben beschriebenen Nebenwirkungen Tag für Tag quasi bis zu ihrem erlösenden Tode gequält wurden. Auch an Melancholiker und an Manie erkrankte Irren, im Prinzip an allen sog. Geisteskranken wurde eine sehr lange Zeit (bereits im Mittelalter) reichlich von diesem Gift abgegeben, alles mit der Idee, die Geisteskrankheit habe ihren Sitz im Gedärme und dieses müsse mithilfe des Quecksilbers stark purgiert werden.

Spiessglanzseife (auch Spiessglasseife)
Sulphur auratum saponatum. Hier handelte es sich um eine Mischung aus mit dem Spiessglanz, Quecksilber und Seife. Es war eine Verbindung resp. Verreibung des gelben Schwefelspiessglases mit Quecksilber und Seife. Man verband durch lange Mischung rohen Spiessglanz mit Quecksilber (schwarzpulveriger Spiessglanz-mohr). Dieses empfahl man damals bei Drüsenverstopfungen, hartnäckigen Haut-krankheiten (venerische Krankheiten) und auch bei rheumatischen Beschwerden. Aber auch bei Anschwellungen, Verstopfungen und Verhärtungen der Unterleibs-organe. Die Indikationen erweiterte man bei: Wassersuchten, Abzehrungen, Nervenkrankheiten, Melancholie und Blödsinn. Torpidität der Nervenplexus des Unterleibs, bei Stockungen und Anfüllungen in den Organen desselben Systems, woraus die Seelenstörungen ihren Ursprung zu nehmen pflege, so Schneider.

Drastica
Drastica, die nächste Gruppe der Medikamente von damals, waren drastische Pur-giermittel mit einer grossen Lebhaftigkeit auf den Darmkanal. Sie erzeugten kräftige und schnelle peristaltische Bewegungen von Magen und Darm. Die Abgabe von drastischen Mitteln wirkte äusserst heftig.

Die Drastica wirkten vorzüglich auf die meisten Geisteszerrüttungen, speziell bei hohen Graden von Hypochondrie, Narrheit, Blödsinn, Tiefsinn und Raserei.

‚Der Gebrauch dieser Mittel erfordert viele Umsicht und grossen Scharfblick, indem sehr reitz-bare, sanguinische, zu Krämpfen und zu Blutstürzen aus der Gebährmutter, den Haemorrhoidal-gefässen geneigte Subjekte, ferner solche mit ausgezeichnet phthisischer Architektur, so wie bey heftigen Durchfällen, bey Onanisten und Nymphomanisten sie schlechterdings nicht ohne

den grössten Nachtheil vertragen werden. *Bloss für fette, schwammigte, wässrige, aufge-dunsene, phlegmatische, aber doch nicht reitzlose Kranke, sind jene Mittel in Gebrauch zu ziehen'* (ebenda S. 199).

1. Rhadix Rhei
   Radix Rhabarbari, Rhabarber. Die Wurzel von mehreren Arten des Rheum undulatum, palmatum und compactum. Wachsen in China und Sibirien.
   Seelenstörungen resultierten oft aus asthenischen Krankheitsformen des Unterleibes, namentlich bei Stockungen in der Leber, dem Pfortadersystem, bei Stockungen und Anschwellungen der Gekrösdrüsen. Abzugeben auch bei Hypochondrie, Hysterie, Bleichsucht und Kachexie.

2. Folia Sennae
   Sennesblätter. Strauchgewächse aus Aegypten, Arabien und Tripolis sowie auch aus Griechenland und Italien.
   Ebenfalls ein starkes Purgiermittel. Bei den meisten Fällen von psychischen Übelseins-formen. *,Bey dem Gebrauche dieses Mittels geht nicht selten eine unglaubliche starke Menge schwärzlichen, pechartigen, verhärteten und entsezlich übelriechenden Unraths, oft mit auffallender Erleichterung der Zufälle durch den Stuhl ab'* (ebenda S. 201). Indikationen: Tobsucht, Melancholie mit Anfällen von Manie, hohen Graden von Morie, bei Mania puerperarum.
   (Moria = Witzelsucht, Torheit. Irre mit exzessiv-jovialem Verhalten, die ständig unangebrach-te Witze oder Geschichten erzählen A. d. A.)

3. Herba Iaceae
   Freysamkraut, Stiefmütterchen, Dreyfaltigkeitskraut. Wachsen auf sandigen Feldern und in Gärten.
   Auch dieses Kraut affizierte den Nervenplexus des Unterleibes und wirkte purgierend.

4. Radix Jalappae
   Ialappenwurzel. Eine perennierende Pflanze in Amerika, Westindien und besonders in Caroline, Florida und Mexiko
   Vorzügliches Reizmittel zur Erregung der Unterleibsorgane. Wirkte gegen verschiedene Arten von Seelenstörungen. Beruhigend und Schlaf fördernd.
   ,... verordnete einst einer dreyssig Jahre alten tobsüchtigen Wöchnerin, als dieselbe alle Arzney versagte, zwey Quentchen Pulv. rad. Jalappae auf Reis-Brey gestreut, welches die Kranke für Zimmet ansah und verzehrte. Es erfolgten zwanzig Stühle mit aashaftem Geruche, und die Kranke wurde ruhiger. Alle zwey bis drey Tage wurde diese Evacuation wiederholt; die Tobsucht verging, die Vernunft fehlte aber noch, sie stellte sich aber beim Gebrauche von Helleborus albus schon nach drey Tagen wieder ein' (ebenda S. 202).

5. Scammonium
   Purgierwinde. Der eingedickte Saft von Convolvulus Scammonea. Eine perennierende Pflanze aus den Gebirgen des westlichen Asiens.
   ,... welches nicht nur gegen sehr bösartige Wechselfieber, sondern sehr wahrscheinlich auch gegen Manie, Melancholie und Daemonomanie angewandt worden seyn musste, da man in jenen finstern Zeiten solche Unglückliche beynah immer von bösen Geistern und Teufeln besessen glaubte, wozu denn auch ihr wüthendes und sonderbares Betragen und Geberden die erste und nächste Veranlassung gegeben haben musste' (ebenda S. 203).

6. Gummi Guttae (Gummigutt)

7. Radix Cucumeris asinini (Eselskürbis)

8. Pulpa Colocynthidis (Coloquinthenmark)

9. Herba Gratiolae (Wildaurin, Gottesgnadkraut)

10. Radix Bryoniae (Zaunrübe)

11. Radix Hellebori nigri (Schwarz-Nieswurz)

12. Aloe spicata (Aloe)

13. Folia Alypi (Kugelblume)

14. Radix Cyclaminis europaei (Schweinsbrod, Waldrüben)

15. Grana Tiglii (Purgierbaum, Wolfsmilchgewächs)

Es folgten noch: Weisse-Niesswurz, Purgierflachs, Attichblätter, Kreuzbeere, Sabadill-Samen, Stephanskörner, deutsche Senna, Meerwinde, Wolfsmilch, rother Gauchheil und der Lerchenschwamm. Somit führte er insgesamt 27 Drastica auf und beschrieb ihren Gebrauch, ihre Wirkung, ihre Indikation und Gegenindikation.

In der nächsten, zweiten Klasse beschrieb Schneider die sog. Antiphlogistika.

II. Klasse.

Antiphlogistica.	224
A. Medizinische	225
B. Chirurgische	231

Darunter verstand er kühlende und antiphlogistische Mittel, die die Körpertemperatur verändern konnten. Die antiphlogistische Wirkung bezog sich auf Entzündungen und Fieber. Man versuchte mit diesen Mitteln, die sog. Kopf-Kongestionen und die Entzündung des Gehirns zu lindern, die für das Irresein resp. für die Seelenleiden eine gewisse Verantwortung trugen. Gemeint war die Behandlung z. B. der Mania inflammatoria oder der Geisteszerrüttung, die aufgrund übermässigen Genusses geistiger Getränke zustande kam.

Nicht geeignet waren nach Schneider die Antiphlogistika bei Melancholie, bei Blödsinn und auch bei sehr schwächlichen, reizbaren, leucopflegmatischen, wassersüchtigen und gelähmten Subjekten. Mit Subjekten waren Geisteskranke gemeint.

Die medizinischen Antiphlogistika
- Kali nitricum – Salpeter
- Pulpa Tamarindorum – Tamarindenmus
- Acidum muriaticum oxygenatum – übersaure oxygenirte Salzsäure
- Acidum tartaricum – Weinsteinsäure
- Acidum citricum – Citronensäure
- Oxallium – Sauerkleesalz
- Acetum vini destillatum – destillierter Weinessig

Die chirurgischen Antiphlogistika
- Aderlass – Venae Sectio
- Blutegel
- Blutige Schröpfköpfe

In der nächsten, dritten Klasse beschrieb Schneider die narcotischen Mittel. Er fasste sie auch als Sedantia, Antispasmodica und Somnifere auf. Er unterteilte diese Mittel folgendermassen:

Narcotische Mittel.

Sedantia, antispasmodica, somnifera 240

A. Rein narcotische Mittel	. . . .	240
B. Narcotisch scharfe Mittel	. . .	266
C. Aeusserliche beruhigende Mittel	. . .	281

,Wir begreifen unter dieser Klasse von Mitteln solche, welche das Vermögen besitzen, bey ihrer innerlichen und äusserlichen Anwendung, die wilden Ausbrüche der zügellosen, ungeregelten und normwidrig erhöhten Thätigkeit des höhern Nervensystems, zu welchen sich sehr häufig auch noch Abnormitäten des Gefässystems gesellen, zu besänftigen, zu beschwichtigen, seinem ungeregelten Forttoben Gränzen zu setzen, die pathologisch gesteigerte Reizbarkeit des gesammten Nervensystems und des Seelenorgans allmählig herab zu stimmen, zu kalmiren und so nach und nach den ungetrübten psychischen Gesundheitszustand wiederherzustellen' (ebd. S. 240).

Rein narkotische Mittel waren solche, sofern solche überhaupt existierten, die durch Paralyse, durch normwidrig erhöhte Empfindlichkeit, durch Schmerz und Krampf sich beurkunden:
- Crocus sativus (Safran)
- Herba et Semina Daturae Stramonii (Stechapfel)
- Herba Hyoscyami (Bilsenkraut)
- Herba Nicotianae (Tabak)
- Herba Solani Dulcamarae (Alpranke, Bittersüss)
- Radix Mandragorae (Alraun)
- Aqua Laurocerasi (Kirschlorbeerwasser)
- Acidum Prussicum (Blausäure)

- Chelidonium Claucium (gehörnter Mohn)
- Opium (Mohnsaft)
- Semina Sidae asiaticae (asiatische Sida)
- Herba Lactucae sylvestris (wilder Lattich)

Schneider beschrieb diese Mittel recht genau und verwies auf Gefahren im Umgang mit ihnen. Er beschrieb ihre lähmende, niederbeugende und herabstimmende Wirkung auf das muskulöse System, bis hin zu der vollständigen Lähmung. Darin beschrieb er die Wirkung z. B. des Safrans als ähnlich der des Opiums, jedoch milder und beschrieb es als erregendes und besonders erheiterndes Mittel. Nahm man es im Übermass, konnte man sich förmlich zu Tode lachen. Die Wirkung des Safrans endete mit einer Beruhigung, Erschlaffung und Betäubung, was bei vielen Irreseinsformen offenbar die richtige Indikation war. Indikationen: Stumpfsinn, Melancholie, Hypochondrie, Hysterie, Manie und Morie.

Auch **Christian Friedrich Samuel Hahnemann (1755-1843)**, der Begründer der Homöopathie, hatte sich in die Auseinandersetzung der Wirkungsmechanismen dieser narkotischen Mittel eingemischt und beherrschte teils sogar die Hypothesen der Ärzteschaft, allerdings oft zum Unmut etlicher Psychiater von damals. Der Genuss des Stechapfels beispielsweise setzte nach *,Hahnemanns homonopathischer Ansicht die Aerzte in den Stand, die Dämonie oder monströse Phantasien in Begleitung von krampfhaften Gliederbewegungen, so wie die Gedächtnisschwäche durch Stechapfel zu heilen... '* (ebenda S. 243).

Man wusste, dass der Genuss des Stechapfels auch wunderbare Phantasien erregen konnte, der aber auch die Besinnung und Rückerinnerung des Irren wegnahm. Mit dem Stechapfel beispielsweise behandelten gewisse Ärzte eine mit der Manie abwechselnden Melancholie, womit also alternierende Gemütsverwirrungen (Unausgeglichenheiten) behandelt wurden. Welche homöopathischen Indikationen Hahnemann daraus schloss, ist unklar. Vielleicht bemühten sich seine D30 Verdünnungen ebenfalls wie in der psychiatrischen Wissenschaft von damals um seelischen Ausgleich von Menschen mit ähnlichen Symptomen wie der manisch-depressiven Erkrankung, quasi also und um eine Nivellierung des unausgeglichenen Temperaments des kranken Homöopathiegläubigen.

Was die Wirkung auf die Besinnung und Rückerinnerung der behandelten Irren betraf, glaubte Hahnemann bei seiner D30 Verdünnung vielleicht an ein ,Loslassenkönnen' bei Patienten mit inneren Anspannungen. Es ist aber nicht ganz klar.

Schneider befand diese Arzneigruppe als die wirksamste gegen psychische Störungen. Es leistete beim Wahnsinne ausgezeichnete Dienste, aber auch bei Manie, bei Tobsucht, bei fixem Wahn und auch Wahnsinn nach dem Kindbett. Zudem wirkte diese Arzneigruppe, insbesondere der Stechapfel auch bei Fallsucht und Geisteszerrüttung. Und sie heilte auch die Daemonomania.

Sobald die Pupillen des Irren sich erweitert hatten, musste man mit der Dosis eher fallen als steigen. Die Wirkung dieser Mittel wurde erhöht, wenn man dem Kranken gleichzeitig ein Haarseil in den Nacken applizierte. Manche Mittel führten ebenfalls zu Speichelfluss, andere eher zu Schluchzen, Gliederschmerzen, Angst, Fieber, Frösteln und Jucken der Haut.

Das Bilsenkraut gehörte zu den stärksten kalmierenden, also beruhigenden Mitteln dieser Zeit in den Irrenasylen. Es förderte die Erschlaffung und Schwächung des Irren, falls dies indikatorisch beabsichtigt war. ‚*Daher bemerkte Hahnemann, dass manche Aerzte mit dem Gebrauche des Bilsenkrauts gegen Geisteszerrüttungen glücklicher gewesen seyn würden, wenn sie keinen andern Wahnsinn damit zu heilen unternommen hätten, als das Bilsenkraut in seinen Primairwirkungen zu erzeugen vermag...*‘ (ebenda S. 247). So sehr vermochte damals der erklärte Homöopath Hahnemann sich in die psychiatrische Wissenschaft einzumischen.

Abschliessend zu den aufgeführten Narkotika lässt sich sagen, dass die Ärzte von damals teils mit ungemein gefährlichen Mitteln aus dem Pflanzenreich experimentierten, die, wie beispielsweise die Blausäure (Zyanidvergiftung), bei einer zu hohen Dosierung durchaus schnell tödlich wirken konnte.

Die unter B. aufgeführten **narcotisch scharfen Mittel** waren:
- Herba et Radix Belladonnae (Wolfskirsche oder Tollkirsche)
- Herba Conii maculati (gefleckter Schierling)
- Herba Cicutae (Wütherich, Wasserschierling)
- Herba Digitalis pupureae (rother Fingerhut, Digitalis)
- Rhus Toxicodendron (Eichenblättriger Giftbaum)
- Herba Aconiti (Eisenhut)
- Semen Lolium temulentum (betäubender Lolch, Taumellolch, Tollkorn, Tollgerste)

Es handelte sich also im Prinzip um toxikologisch wirkende natürliche Substanzen aus dem Pflanzenreich, mit denen man um diese Zeit die Irren behandelte. Die Tollgerste, das Tollkorn etwa war und ist noch heute sehr gefürchtet, wenn sie beim Ernten und Verarbeiten nicht entdeckt wurde, war und ist diese Pflanze doch sehr neurotoxisch. Sie erzeugte starken Schwindel (Taumeln) und auch Sehstörungen und konnte durchaus eine tödliche Wirkung entfalten.

Nun noch zu C., den **äusserlich beruhigenden Mittel**:

Im Werk Schneiders wurden unter der III. Klasse (Materia medica), der Klasse der narkotischen Mittel unter Ruprik C die äusserlich beruhigenden, also narkotisierenden Mittel verstanden. Gemeint waren die verschiedenen Zwangsmittel, die in diesem Band an anderer Stelle bereits genügend beschrieben wurden. Zudem wurden in anderen Bänden dieser Buchreihe gelegentlich immer wieder solche Zwangsmittel beschrieben, sodass hier die in Schneiders Buch aufgeführten Mittel nur in einer kurzen Übersicht aufgelistet sind. Ausnahmen, in welchen gewissen Erläuterungen unumgänglich sind, werden der **Fallhut**, die **Birne** und die **Opiaträucherung** sein, da diese beruhigenden Mittel bisher wenig in diesem 9-Bändigen Werk Erläuterungen fanden.

Aufschlussreich jedoch waren die einleitenden Ausführungen Schneiders zu dieser Kategorie, die hier vollumfänglich aus seinem Werk übernommen werden.

1. Der Sack
2. Der Schrank
3. Das hohle Rad
4. Die Autenrieth'sche Maske
5. Der Fallhut
6. Das Zwangskamisol
7. Der Zwangsstuhl
8. Das Zwangsstehen
9. Die Zwangswiege
10. Der Zwangsriemen
11. Die metallenen Armbänder
12. Das Binden der Hände und Füsse
13. Der Däumling
14. Die Birne
15. Das Autenrieth'sche Palisadenzimmer
16. Die Opiaträucherung

Einleitung zu:

C   *Äusserliche beruhigende Mittel (S. 281-318)*

‚So wie man durch den innerlichen Gebrauch von Heilmitteln, die wilden und zügellosen Ausbrüche der pathologisch gesteigerten Seelenkräfte zu mässigen, zu besänftigen und zu mildern im Stande ist; ebenso versuchte man durch mechanische Vorrichtungen die Gefahr, die bei solchen stürmischen Auftritten nicht sowohl für die Wärter und nächsten Umgebungen der Irren, als auch für sie selber erwächst, auf eine kräftige, nachdrückliche und Niemand beschädigende Weise abzuwenden.

Tobsüchtige werden sehr oft, sehr gefahrvoll für sich und ihre nächsten Umgebungen, sie erforderten daher früher eine ganze Schaar von Wärtern, die selbst oft nicht immer hinreichenden Widerstand demselben leisten konnten; ein Umstand, der viele und beträchtliche Auslagen, sowohl in Privat- als Irrenhäusern veranlasste.

Sperrte man dagegen den tobenden Irren in eine einsame fest vermauerte und stark mit Eisen vergitterte Zelle ein, so lehrte nicht selten die traurige Erfahrung, dass solche Unglückliche in ihrer höchsten Wuth sich selbst zernichteten. Allmählig entschloss man sich, die furchtbar rasselnden Ketten den gefährlichen Tobsüchtigen anzulegen.

Dies war freilich für die Irrenvorsteher sowohl, als für die Wärter eine Bequemlichkeit, die sie mit jedem Tage mehr anlachte; dabey wurde aber nicht bedacht, dass schon das äusserst Unanständige, welches in der Anlegung der Ketten selbst liegt, jeden Therapeuten davon hätte abhalten sollen; denn schon in psychologischer Rücksicht muss dieses schauderhafte Bändigungsmittel nothwendig den Unmuth und die gerechteste Erbitterung solcher schmachtenden Vernunftlosen auf das Höchste steigern, und in somathischer Beziehung war es der körperlichen Gesundheit gewiss von offenbarem Nachtheile; es verschlimmerte nicht nur das Seelenleiden, hinderte die Kur und wurde sehr oft auch die Ursache von Rückfällen der Genesenden, sondern es machte wirklich aus das psychische Leiden in manchen Fällen sogar unheilbar'. (Peter Joseph Schneider, Entwurf zu einer Heilmittellehre gegen psychische Krankheiten oder Heilmittel in Beziehung auf psychische Krankheitsformen, Tübingen, Heinrich Laupp Verlag, 1824, S. 281 f.)

Auch aus heutiger Sicht gelten diese eindrücklichen Worte Schneiders über die Irren und deren Umgang in den Irrenasylen von damals als vorzügliches Mahnmal für den klinischen oder gesellschaftspolitischen täglichen Umgang mit heute lebenden oder zukünftig geborenen Menschen mit einer psychischen Erkrankung. Je nach Intention könnte man auch von einem psychischen Gebrechen, einem Seelen-Leiden oder einer Gemüths-Krankheit reden oder von einer Variation der Vernunft oder einer Modulation des Verstandes. Man könnte auch von einer Störung der Auffassung, der Interpretation des In-Persona-Seienden etc. sprechen, wobei jeder gewählte Ausdruck für sich selbst eine Haltung resp. Gesinnung, Meinung, Überzeugung, Vorstellung oder ein Urteil über diese Menschen resp. über ihr ‚Innen-Seiendes' enthält.

Diesen Menschen gemeinsam ist, dass sie ein WIR sind und sich von uns übrigen Menschen, die vermeintlich auf der ‚gesunden oder logischen Seite' des Lebens stehen, in Nichts oder allerhöchstens nur in Wenigem von UNS unterscheiden. Sie sind, wie wir alle sind. Man wies Irre in die Asyle ein, aber es kamen Menschen.

Schneider sprach nicht nur von Beruhigungsmitteln, sondern unverhohlen auch von (das Gesetz darstellenden) Zwangsmitteln, die u. a. angebracht waren bei verschiedenen Formen des heftigen Wahns, der Mutterwuth und der Tobsucht.

Die Psychiater von damals mussten über mehrere verschiedene Zwangsmittel disponieren können, die sie in ihrer therapeutischen Not sogar selbst erfanden und durch Fachleute konstruieren liessen. Sie benötigten diese Mittel zur Isolation und zur Disziplinierung, aber auch zum Schutz der Irren vor sich selbst. Sowie zum

Schutz der Wärter oder fremder Personen und Mitpatienten. Viele Mittel waren gedacht zur Prophylaxe und Therapie, denn die Irren von damals fühlten sich, nach Schneider, völlig gesetzlos und die Vernunft sei für sie nicht da. Und *,gleichwohl können diese Irren nur durch das Gesetz zur Ordnung gebracht werden* (**Law and Order A.d.A**) *und das dies auf keine andere Art möglich ist, so muss ihnen das Gesetz als Zwang mechanisch erscheinen'* (ebenda S. 282).

Diese ,unschädlichen', mechanischen Vorrichtungen sollten die Kranken schrittweise zu sich selbst zurück führen, zur *,Reflection* und *zum Wiedererwachung der eigenen Persönlichkeit'* (ebenda S. 282) führen. So die Begründungen. Näher zu erwähnen sind hier diese drei Vorrichtungen:

Der Fallhut

Mit dem Fallhut in der Psychiatrie galt es, die körperliche Bewegung der Tobsüchtigen und Aggressiven zu beschränken und den Kopf vor Verletzungen zu schützen. Der Fallhut galt als Kopfschutz, da viele Irre in ihrer Tollheit mit dem Kopf in Wände rannten oder diesen mit Verletzungsabsicht an der harten Bettstatt anstiessen. Sie hielten es nicht mehr aus in ihrer seelischen Not. Sie trachteten danach, sich Schädelverletzungen zuzufügen, etwa um sich selbst wieder einmal zu spüren oder um medizinisch-ärztlich gepflegt zu werden. Der Fallhut eignete sich (bis heute) auch vorzüglich bei Epilepsiekranken vor Kopf- und Gesichtsverletzungen während des Anfalls. Der Fallhut des Kleinkindes war das Vorbild.

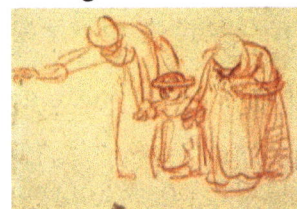

Links: Zeichnung Rembrandts.
https://de-academic.com/pictures/
dewiki/82/Rembrandt.fallhut.jpg

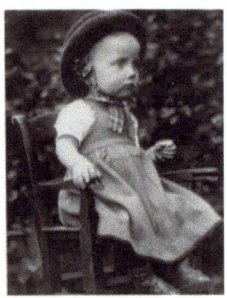

Rechts: Foto eines Fallhutes
https://upload.wikimedia.org/
wikipedia/commons/a/ac/Ludorff-
Kind mit Fallhut um 1900.jpg

Oft wurde der Fallhut zusammen mit dem Gängelband eingesetzt, um den Kopf des Kleinkindes vor Fallschäden zu schützen. Er entlastete sowohl Mütter, Ammen als auch Gouvernanten. In der Psychiatrie entlastete der Fallhut Ärzte, Wärter und Mitpatienten.

Die Birne

Die hölzerne Birne mit Querstil band man im Nacken des Irren straff zusammen, wobei diese ihm vorher in den Mund gesteckt wurde. Dadurch verhinderte man sein lautes und unvernünftiges Schreien und Lärmen. Die Irren konnten zwar nicht mehr deutlich artikulierend sprechen, dafür noch immer laut brüllen, was jedoch einer starken Anstrengung bedarf. Diese Anstrengung wurden sie bald müde und sie verhielten sich bald ruhiger.

Der Zwang durch die Birne bedurfte der mehrmaligen Wiederholung, wenn der Irren nicht aufgab und nach deren Entfernung aus dem Mund erneut zu schreiben begann. Eine Erstickungsgefahr bestand im Grunde nur dann, wenn sich der schreiende Irre übergeben musste oder bei sehr starkem Speichelfluss, weil der Schluckvorgang mit dieser Zwangsbirne sehr beeinträchtigt war.

Die Opiaträucherung
Mit Opiaten handhabe man nicht nur in den Irrenasylen, sondern auch in Spitälern. Das Räuchern mittels althergebrachten Opiaten hatte eine beruhigende und auch narkotische Wirkung auf den Geisteskranken. Die Wirkung war ihnen nicht unangenehm, sondern wie Schneider meinte, ‚wohlthätig‘ (ebenda S. 316).

Im Allgemeinen versetzte Opium den Menschen in eine angenehme, teils extatische Stimmung, die zwar auch in einem negativen Sinne ausarten konnte. Die Räucherung, resp. die von Opium geschwängerte Luft, versetzte den Irren in sehr angenehme Träume, wobei sich die anwesenden Wärter und Wärterinnen, die die Therapie begleiten mussten, ein mit einem mit Weinessig getränkten Schwamm vor dem Munde halten mussten. Das Wartpersonal musste sich vor der betäubenden und berauschenden Wirkung dieser opiathaltigen Luft schützen, wobei ihnen das Trinken von starkem Kaffee half, nicht ebenfalls narkotisiert und berauscht zu werden. Allerdings mochte die eine Wärterin oder der andere Wärter heimlich mitgeatmet haben.

Indikationen der Opiaträucherung:
Hysterie und Hypochondrie, Tobsucht, melancholische Wöchnerinnen, Wahnsinn, tumultuarische Nervenfieber, was immer auch das hiess und bei gegen alle möglichen Geisteszerrütungen mit normwidrig erhöhter Sensibilität und pathologisch gesteigerter Muskeltätigkeit.

In der nächsten, IV. Klasse seines Entwurfes einer Heilmittellehre widmete sich Schneider den Excitantia und Analeptica.

Nicht näher eingehend seien hier nur kurz die einzelnen Substanzen aufgelistet, ohne die jeweiligen Indikationen etc. dazu anzugeben. Schneider begann mit den sog. **kampferhaltigen- und vegetabilisch-ätherischen Mitteln:**

- Kampfer
- Radix Serpentariae virginianae (Virginische Schlangenwurzel)
- Radix Anelicae (Engelwurzel)
- Radix Contrajervae (Wurmtreibende Dorstenie)
- Herba Salviae (Salbey)
- Herba et flores Rarismarini (Rosmarin)
- Flores Lavendulae (Lavendelblüten)
- Herba Melissae (Zitronenmelisse)
- Herba Mari veri (Katzen- resp. Moschuskraut)
- Herba flores et semen Tanacete (Rainfarn)
- Herba Chenopodii ambrosiodis (Mexikanisches Traubenkraut)
- Radix Valerianae minoris (Baldrian)

Der damalige Psychiater hatte somit über ein gutes Wissen über den Gebrauch dieser Kräuter, Blüten und Wurzeln aus der Natur zu haben. Einige dieser Mittel aus der vegetabilen Natur haben sich bis in die heutige Zeit gut erhalten, so z. B. der Baldrian oder auch der Lavendel, die zur Behandlung von Schlafstörungen, bei innerer Unruhe und teils noch immer bei leichten Depressionen von Ärzten und Apothekern verschrieben werden. Damals war ein guter Psychiater somit auch ein **Naturheilarzt** oder **Homöopath** mit hahnemannscher Ausbildung.

Gefolgt von **ätherischen Mitteln mit bitterem Stoffe:**

- Thea. Chinensis (grüner Tee)
- Flores et radices Arnicae (Arnika, Wolverlei)

Vegetabilisch-ätherischen Öle waren:

- Oleum Cajeput (Kajeputöl)
- Oleum aethereum Cinnamomi (Zimmtöl)

- Oleum Caryphyllorum (Gewürznelkenöl)
- Oleum aethereum Juniperi (Wachholderöl)
- Oleum aethereum Sabinae (Sevenbaumöl)
- Oleum Carvi (Kümmelöl)
- Oleum Foeniculi (Fenchelöl)
- Oleum Cumini (Römisch Kümmelöl)
- Aleum Anisi (Anisöl)
- Oleum menthae piperivae (Pfefferminzöl)
- Oleum Pimpinellae (Pimpinellöl)
- Oleum Terebinthinae aethereum (Terpentinöl)

Thierisch-atherisch-ölige Mittel waren:
- Moschus (Bisam)
- Castoreum (Bibergeil)
- Cantharides (Spanische Fliegen)
- Oleum animale aethereum (reines tierisches Öl)

Gewürze:
- Radix Zingiberis (weisser Ingwer)
- Radix Galangae minoris (Galgantwurzel)
- Radix Zedoariae (Zittwerwurzel)
- Radix Enulae s. Helenii (Alantwurzel)
- Semen Amomi (Nelkenpfeffer)
- Fabae Pichurim (Brasilianische Bohnen)
- Nuces Moschatae (Muskatnüsse)
- Macis (Muskatenblumen)
- Semen Sinapeos nigrae (schwarzer Senf)
- Piper album et nigrum (schwarzer und weisser Pfeffer)
- Piper Indicum (spanischer Pfeffer)
- Cardamomun minus (kleine Kardamomen)
- Cubebae (Kubeben, Schwindelkörner)
- Siliqua Vanilae (Vanille)

Was heute allgemein im Kochtopf und in den Menüs guter Restaurants landet, wurde früher als psychiatrische Intervention verordnet und diente der Wiederherstellung so mancher Art und Form einer Seelenkrankheit.

Phosphorus:
hatten sowohl animalischen wie auch mineralischen Ursprung.

Geistige Mittel:
- Naphta vitrioli (Schwefeläther, Vitriol)
- Aetjer aceticus (Essigäther)
- Alte Weine

Ganz adäquat zu den Opiumtherapien hatten die alten Weine ebenfalls eine berauschende Wirkung auf mancherlei Geisteskranke.

Das Ammonium und die aus ihm, oder mit ihm bereiteten Arzneymittel:

- Liquor ammonii caustici (ätzender Salmiakgeist)
- Liquor ammonii vinosus (weiniger Salmiakgeist)
- Liquor ammonii anisatus (anishaltige Ammoniumflüssigkeit)
- Liquor C.C. succinatus (bernsteinhaltige Ammoniumflüssigkeit)
- Tinctura Serpentariae virg. Aetherea (ammoniumhaltige Schlangenwurzel)

B. Aeussere erregende Nervenbelebende Mittel	
tel	375
1) Warme Fomentationen auf den Kopf	375
2) Niesemittel	377
3) Das Einathmen des oxydirten Stickgases	378
4) Die Electricität	380
5) Der Galvanismus	387
6) Der Magnetismus	405
7) Der Perkinismus	422

Über die **Fomentationen auf den Kopf** wurde an dieser Stelle bereits kurz berichtet. Diese warmen Umschläge auf den kahlgeschorenen Kopf wurden um 1820 oft angewandt, daher traf man bei Besuchen in den Asylen immer wieder auf kahlgeschorene Kranke, die Zeuge solcher Therapien waren. Als Fomentation (warmer Umschlag) konnte man z. B. aromatische Kräuter verwenden mit heissem Wein oder Branntwein infundiert, aber auch mit sog. ‚geistigen‘ Flüssigkeiten wie z. B. Wein oder Branntwein. Man löste Kampfer, Balsame und Terpentinöle zusammen mit Weingeist und wusch den Kopf des Irren damit ab oder rieb dieses Gemisch über eine längere Zeit mit Lappen auf den Schädel ein.

Die **Niesmittel** (Errhina) waren offenbar auch bei den Irren recht beliebt, besonders auch das Tabakschnupfen. *‚Ueberhaupt sind die Errhina kräftige Reizmittel für jene Nerven, die mit dem grossen Gehirne in nächster Verbindung stehen...‘* (ebenda S. 377). Diese Niesmittel bestanden aus florentinischem Veilchenwurz, aus Waldrebe, Bertramwurzel, Kamillenblumen, Haselwurzel, Euphorbium, Fingerhut, Majoran, Quajak, Senf, Ysop, Katzenkraut, Kampfer, weisse und schwarze Nieswurzel, Wolverley und bspw. auch aus Meerzwiebeln und waren in Pulvergestalt vorhanden.

Man zog das Nies-Pulver durch die Nase ein und musste alsbald mehrmals heftig niesen. Was übrigens den Charakter eines Ausleitverfahrens trug, denn die bösen Stoffe mussten aus dem Körper ausgeleitet werden, analog der **Salivation**

(Ptyalismus) oder dem Aderlass. Chiarugi und Reil jedenfalls empfahlen den Gebrauch der Niesmittel gleich bei verschiedensten Geisteszerrütungen.

Einatmen des oxydierten Stickgases (Distickstoffmonoxyd oder Lachgas)
Haindorf empfahl den Gebrauch des **Einatmens des oxydierten Stickgases**. Er sah darin Parallelen zu den Wirkungen der Riech- und Niesmittel. Die Anwendung dieses damals noch weitgehend unbekannten Heilmittels war neu in die Psychiatrie eingeführt worden. Willis hatte diese Therapie seinerzeit bekannt gemacht, Haindorf empfahl nun deren Gebrauch. Wurde ein Raum, in dem sich der Irre befand, mit diesem oxydierten Stickgas geschwängert, empfand dieser eine Art von entzückter Seligkeit vor lauter Berauschung (vermutlich auch aufgrund des Sauerstoffmangels).

Das oxydierte Stickgas von damals mochte dem heute unter dem Namen ,Lachgas' bekannten Schnüffelstoff nahekommen, denn wird dieses für kurze Zeit eingeatmet (z. B. aus einem Ballon oder anderen Gefäss), tritt nach wenigen Sekunden ein für kurze Zeit anhaltender Rauschzustand ein, der Halluzinationen und Glücksgefühle fördern kann. Diesen Rauschzustand verordneten die Psychiater von damals, allerdings mit teils knappen Kenntnissen über die Gefahren dieser Therapie, bei etlichen Irrenkrankheiten. Heute ist das Lachgas ein Hype bei Jugendlichen.

Indikationen für das Stickgas:
Lähmungen, Paralyse des Gehirns mit Depression der Seelentätigkeit verbunden, z. B. bei Blödsinn, bei Schwachsinnigkeit und Kretinismus.

Die Electricität
Ab S. 380 beschäftigte Schneider sich mit der Anwendung und Indikation der ,Electricität' und des Galvanismus, die/der eine **Erhöhung des reizlosen Zustandes** des Gehirns bewirken sollte. Er sprach von einem im Gehirn des Irren ,*normwidrig angehäuften electrischen Fluidums*' (ebenda S. 381), welches an die Theorien eines Anton Messmers (Band 5, ab S. 82) erinnerte. Denn von einem animalischen Magnetismus war die Rede. Durch diese Elektrizität sollte das im Gehirn angehäufte elektrische ,Fluidum' auf die übrigen Teile des Körpers verteilt werden.

Schneider sprach auch von einem **galvanischen Fluidum**, also von Galvanismus, welches bei den Fallsüchtigen ungünstig verteilt sein musste. Daher erläuterte Schneider folgende Indikationen für diesen Galvanismus, resp. dieses elektrische Fluidum:

,Bekannt ist der grosse Nutzen der Electricität in spasmodischen und Nervenkrankheiten, wie z. B. in der Fallsucht, dem Veiztanz **(siehe Annex Band 2, ab S. 92),** der Hysterie, der krampfhaften Engbrüstigkeit, in schmerzhaften Uebelseynsformen u.s.w. Ganz vorzüglich hülfreich erwies sie sich aber sowohl gegen allgemeine als partielle Lähmungen des Nervensystems in den Empfindungs- und Bewegungsorganen. Die Electricität erregt und steigert die Lebensthätigkeit des Organismus in seinen Flächen, auf welche sie gerichtet ist' **(ebenda S. 381).**

Die Vorstellung der damaligen Psychiater war, dass bei gewissen Nervenkrankheiten der elektrische Stoff normwidrig angehäuft sei und dass man daher zur Heilung dieser Krankheit die **negative** Elektrizität, d. h. die Entziehung dieses Stoffes anwenden müsse. Obschon die damaligen Psychiater vom Wesen der Elektrizität nicht viel verstanden, wandten sie z. B. galvanisierende Apparate in den Asylen gerne an. Das wirkte auf Besucher irgendwie modern.

Obwohl damals also die Erfahrungen in der Verwendung solcher Elektrisiermaschinen weitgehend fehlten, empfahl Schneider die negative Elektrizität in der Behandlung der Manie, die positive Elektrizität hingegen in der Behandlung bei asthenischen Affektionen der Psyche und des Blödsinnes. Obschon man daraus ableiten könnte, dass das Negative mindern, das Positive fördern sollte, sprach **Schneider:** ,Diese Angabe ist aber doch unrichtig, indem sowohl die positive als negative Electricität ein heftiges Reizmittel ist' **(ebenda s. 383).**

Man therapierte, indem man die Elektrizität etliche Tage lang anwandte und dem Irren jedes Mal dreissig bis vierzig Stromschläge ,von dem Kopfe bis zu den Füssen gegeben wurden' **(ebenda S. 383).** Unzimperlich ging man dabei nicht vor. Schneider beschrieb Elektrotherapien, die zu dem sog. Tarantismus (Tanzwut, Veitstanz) führte, der dann wiederum mittels Digitalis und kalten Begiessungen herabgestimmt werden musste. Der Tarantismus (bei einer Frau) führte nach Angaben **Schneiders zur Nymphomanie,** ,dass sich ihr keine männliche Gestalt nahen durfte, ohne dass sie dieselbe zu erhaschen suchte, und sich fest an sie anklammerte. Auf einen fremden Arzt, der sich in der Irrenanstalt zu Würzburg umsah, sprang sie mit einer solchen Wuth aus dem Bette, dass dieser in vollen Schritten davon rannte'. **(S. 383)**

Dieselbe Frau wurde nach kalten Begiessungen und durch Calomel, das den Speichelfluss beförderte, soweit wieder hergestellt, dass sie sich endlich wieder ankleidete und im Zimmer dann ruhig umherging und insgesamt wieder ruhig wurde.

Die Therapie mittels Elektrisiermaschine half gemäss Schneider auch bei vielfältigem Charakter einer Depression, wobei er hier wirklich von Depression und nicht etwa von Melancholie sprach.

,Eine der gelindesten Formen der Anwendung des Electrums ist das electrische Bad, welches man als vorbereitende Kur deshalb bey sensiblen Subjekten anwendet, weil es als die gelindeste Form im Stande ist, den Grund der Empfänglichkeit des Kranken zu bestimmen. Zu diesem Behufe electrisirt man entweder die Luft des Zimmers, oder man stellt den Kranken in die Nähe des Conductors so, dass das elektrische Fluidum aus demselben in ihn überströmt, oder man isolirt den Kranken und setzt ihn mittelst einer Kette mit dem Conductor in Rapport' (ebenda S. 384).

,Ungleich kräftiger ist der electrische Wind' (ebenda S. 384), den man erzeugte, indem man an den Konduktor (Überträger) eine Platte mit etlichen Drahtspitzen schraubte, die dem Kranken gegenübergestellt wurde. Man konnte den Kranken auch isolieren und aus ihm die Elektrizität ausleiten, musste ihn dazu ganz nahe an diese Platte bringen, um an seiner gegenüberliegenden Seite wiederum mittels einer Platte die Elektrizität wieder von ihm auszuleiten.

Zum Elektrisieren diente auch ein Strahlenbüschel, welches an den Konduktor angeschlossen wurde. Damit berührte man die Irren, die dann stossweise elektrisiert wurden. In ihnen wurde ein Gefühl höchst unangenehmer Empfindung ausgelöst. Zog man sogar Funken aus dieser Maschine, wurde der Körper des Irren noch mehr gereizt. Die fürchterlichste Tortur erlebten die Irren, wenn diese Funken auf ihren quasi kranken Körperstellen ein starkes Brennen und Röte oder sogar Entzündungen und Konvulsionen der Muskeln hervorriefen. Die ,elektrische Operation' musste wenigstens drei, längsten fünfzehn Minuten andauern. Bei Schlägen durfte die Anzahl nie über zwanzig gehen.

Das Ganze endete, nachdem man sich immer mehr gesteigert hatte, mit heftigen elektrischen Schlägen. Hier war in der Dosierung äusserste Vorsicht geboten, denn sie gehörten zu den erschütterndsten und kräftigsten Reizmitteln überhaupt. Im Jahre 1937, also rund einhundert Jahre später werden die beiden Italiener **Ugo Cerletti und Lucio Bini die Elektrokrampftherapie** zur Behandlung von Menschen mit psychischen Störungen einführen. Man könnte sagen, die ersten Erfahrungen mit der Therapie durch Strom machten die Psychiater bereits viel früher, nämlich um 1820 und leisteten für die EKT eine gewisse Vorarbeit.

Es war ein **Werner Siemens**, der 1866 mit einer Konstruktion erstmals einen effektiven Generator erstellte, mit der man z. B. via Wasser- oder Dampfturbinen kontinuierlich Strom erzeugen konnte. Erst 1882 wurde eine solche grössere Zentralstation in der Pearl Street in New York eröffnet, wobei kleinere Stationsanlagen (Einzelanlagen, Blockstationen von Siemens) bereits um 1866 in Deutschland betrieben wurden.

In England hatte man diesbezüglich die Nase leicht vorne, denn mit der Galvanisierungs-Fabrik in Birmingham betrieb man bereits in den 1840er Jahren eine Silberschmiede. Diese Galvanisierungsanstalt betrieb ein eigenes Elektrizitätswerk (magnet-elektrische Maschine), ausgerüstet mit Gleichstromgeneratoren und Permanentmagneten.

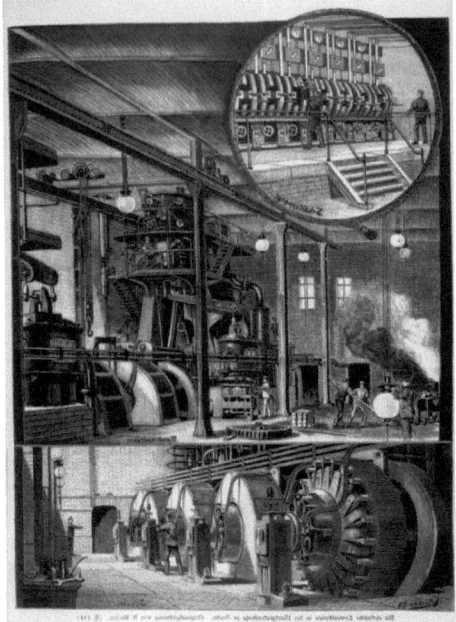

Ein **erstes öffentliches Kraftwerk** wurde in Deutschland jedoch erst 1885 in Betrieb genommen und versorgte in öffentlichen Gebäuden rund 5'000 Glüh-Lampen mit Strom. Die erste brauchbare Glühlampe hatte Edison erfunden, wobei er selbst angeblich nicht der Erfinder der Glühlampe war.

Genannt wurden James Bowman Lindsay (1835) und Frederick de Moleyns (1841) als Erfinder der Glühlampe.

Zentralstation in der Markgrafenstraße zu Berlin - Inbetriebnahme 1885

Bild:
https://www2.vde.com/wiki/chronik_2016/Wiki-Seiten/Kraftwerke.aspx

Der Galvanismus (Therapie mit Gleichstrom)

Schneider pries den Galvanismus, den er von der Elektrizität unterschied (Wechselstrom) zu den glücklichsten und segenreichsten Erfindungen des vorigen Jahrhunderts und rühmte den grossen **Galvani** und **Volta**. Klar war, dass die Elektrizität, weniger der Galvanismus, bereits zu dieser Zeit für die Entwicklung der Gesellschaft und für die aufkommende Industrie etc. eine grosse Rolle spielte. Und gewissermassen der Vorläufer der Elektrizität war der Galvanismus, der galvanische Gleichstrom, der bereits um die Jahre 1780 von Luigi Galvani entdeckt wurde.

Galvanischer Strom ist Gleichstrom, der kontinuierlich und ununterbrochen in einer Richtung, vom (+) Pluspol zum (-) Minuspol fliesst. Das heisst, dass die negative Elektrode die elektrische Ladung aufnimmt und die positive Elektrode diese abgibt. Dieser Mechanismus wird hauptsächlich bei verschiedenen Elektrotherapien angewandt. Der elektrische Strom ist auf ein sicheres, niedriges Spannungsniveau gleichgerichtet und ist daher ungefährlich. Über Elektroden, die auf der Haut platziert werden, wird der Strom an den Körper abgegeben.

Es gibt beim Gleichstrom keinen Polaritätswechsel, der Strom fliesst vom Pluspol zum Minuspol und die Stromstärke (Ampere) kann angepasst werden. Ausser einem Kribbeln ist die Anwendung bei tiefer Stromstärke schmerzlos. Man kann die Anwendung jedoch pulsen, man kann also die Therapie pulsierend verwenden, was einen Effekt erzielt. Dies führt z. B. einen Muskel zur Kontraktion (Stimulation), was ihn aufbaut und stärkt. Anwendungen ergeben sich für sog. Hypotrophien des Muskelbaus.

Das galvanische Bad
Dient dazu um Schmerzen zu lindern, Muskulatur zu lockern, Rheuma zu bessern und die Gewebedurchblutung zu erhöhen.
Nebenwirkungen: Säurereaktionen der Haut, des Gewebes
Kontraindikationen: Herzprobleme, Schwangerschaft, Thrombophlebitis etc.

Was ist ein galvanisches Element?

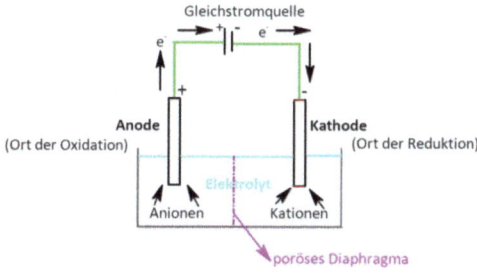

Ein galvanisches Element oder auch galvanische Zelle genannt, bestehen grundsätzlich aus einer Anode, einer Kathode und einer leitfähigen Flüssigkeit, dem Elektrolyt.

Das Ziel eines galvanischen Elements ist es, chemische Energie in elektrische Energie umzuwandeln. Diese elektrische Energie wird als galvanischer Strom bezeichnet. Das Galvanisieren zielte auf das Nervensystem des Menschen ab.

Bild: Allg. Aufbau eines galvanischen Elementes
Quelle: https://www.abiweb.de/anorganische-chemie/...

Der Galvanismus ist die Lehre von der Umwandlung chemischer Energie in elektrische Energie. Er ist nichts weiter als eine historische Bezeichnung für eine zufällig entdeckte Muskelkontraktion eines Froschschenkels, ausgelöst durch elektrischen Strom. Die Naturphilosophie kam im 18. Jahrhundert auf, fand um diese Zeit ihren Höhepunkt und stützte sich erkenntnistheoretisch auf die objektive Gesetzmässigkeit der Natur. Die Psychiatrie bemächtigte sich ihrer.

Schnell galt der Galvanismus als biologische Grundlagendisziplin und wurde in der Wissenschaft bald sogar zu einem zentralen Merkmal des Lebens. Bei einem Versuch hatte der italienische Arzt und Anatom Luigi Galvani (am 6. Nov. 1780) durch reinen Zufall die Kontraktion eines vorbereiteten Froschschenkels unter dem Einfluss von Elektrizität entdeckt. Diese Entdeckung hatte es in sich, denn bald nannte man diesen Vorgang Galvanismus, getreu nach dem Erfinder Galvani. Damit war die Möglichkeit gegeben, ab diesem Zeitpunkt mittels Vorrichtungen sog. kontinuierliche elektrische Ströme zu erzeugen, die man für Versuche und zur Therapie auch in der Medizin anwandte. Dazu brauchte es aber noch einige Zeit.

Schneider hielt in seinem Werk sowohl die Elektrizität, den Galvanismus wie auch den Magnetismus als gemeinsame Töchter ein und derselben Mutter, ausgehend vor einer gemeinsamen Urkraft. Da der Galvanismus, resp. der durch den Galvanismus erzeugte Strom, eine *,eigenthümliche Einwirkung auf den kranken Organismus'* (ebenda S. 389) hatte, hielt Schneider diesen für eines der grössten und kräftigsten Heilmittel. Denn auf den leidenden Organismus angebracht, wirke der Galvanismus reizend, erschütternd und auch belebend und war somit ein Reizmittel nicht nur für das Muskel-, sondern auch für das Nervensystem.

Denn durch den Galvanismus wurde *,dem pathologisch affizirten Nervensystem eine äusserst wohlthätige und heilsame Stimmung gegeben, wodurch der Galvanismus auch sogar auf die psychische Kehrseite des Menschen einwirkt, und wirklich als Heilmittel gegen psychische Störungen gebraucht werden kann'* (ebenda S. 389). Denn durch die Behandlung mittels galvanisch erzeugten Stroms passiere Folgendes:

- Erhöhte Wärme bis zur Transpiration
- Zufälle örtlicher Entzündung bei schwacher und topischer Anwendung
- Galvanisches Fieber
- Galvanisches Exanthem und bei etwas kräftigeren Anwendung der Voltsäule
- Zusammenziehung der Muskeln
- Verstärkte Erregbarkeit der Sinnesorgane
- Alcalischer und säuerlicher Geschmack (Geruch)
- Rötlich-blauer Lichtstrahl
- Klingen, Sausen und Brausen der Ohren
- Prickelndes Gefühl der Oberhaut usw.

Um die Wirkung des Galvanismus zu steigern, so Schneider, müsse man die Oberhaut des zu galvanisierenden Teils mit Salzwasser vorher befeuchten, was im Unterschied zur Elektrizität dort nicht notwendig sei. Durch Elektrizität könne man einen isolierten Irren völlig elektrisch machen und Funken aus ihm ziehen, was jedoch beim Galvanismus so nicht der Fall sei. Überhaupt dringe der galvanische Strom intensiver, stärker und leichter in die Nerven ein, während sich die Elektrizität mehr gleichmässig über die ganze *,thierische Masse auf der Oberfläche des Körpers verbreitet'* (ebenda S. 390). War der Begriff der tierischen Masse eine Entlehnung der Vorstellungen eines Mesmers?

Ein weiterer Unterschied zwischen Elektrizität und Galvanismus sah Schneider in der Tatsache, dass das galvanische Agens nach dem Tode noch kräftige Reaktionen in der Leiche hervorbringe, wobei die Elektrizität hier völlig wirkungslos sei. Je nach Anwendung *,müsse also die deprimirte Sensibilität, und namentlich die in vielen psychischen Uebelseynsformen darnieder liegende Denkfunctionen durch den Galvanismus mächtig empor gehoben werden können'* (ebenda S. 391).

Somit war man damals veranlasst, den Galvanismus gegen psychische Störungen einzusetzen, und zwar besonders bei Irren, die eine auffallende Geistesschwäche verrieten und nahe an den Blödsinn grenzten. Somit war der Galvanismus ein psychisches Heilmittel, welches besonders gute Wirkung zeigte bei Idioten und Kretinen. Auch bei Melancholie wirke der Galvanismus sehr heilkräftig. Bei der Anwendung des positiven Pols der Voltsäule auf bestimmte Regionen des Kopfes würde der Mut belebt und bei Ängstlichen und Furchtsamen das Gedächtnis gesteigert, so Schneider.

Bei der Anwendung des negativen Pols der Voltsäule auf die Gehirnteile könne die *,luxurirende Thätigkeit des Begattungstriebes, die Abnormität des Circumspectionsvermögens, die Aengstlichkeit in ihren excentrischen Aeusserungen gehemmt werden'* (ebenda S. 392). (Circumspection = Umsicht, Klugheit, Vorsicht) *,Diese Ansicht bekräftigt die unzweifelhaft gute Wirkung der galvanischen Operation bey epileptischen Anfällen, da die öftere Complication der Epilepsie mit Manie, die regelmässige Verkettung und Succession des epileptischen und wahnsinnigen Paroxismus, so wie die Unheilbarkeit der Manie bey ihrer Vermählung mit Fallsucht die grösste Aufmerksamkeit und nähere Untersuchung verdienen'.*

Was auffiel bei dieser speziellen Beschreibung der Wirkung des Galvanismus, war der damalige Glaube, man könne auch die Unheilbaren (Manie plus Fallsucht) irgendwie doch noch heilen und man müsse diese bisher als unheilbar angesehene Klientel durchaus nicht kampflos ihrem Schicksal überlassen. Damals unterschied man nämlich noch sehr stark zwischen Irren, die irgendwie noch heilbar waren oder als heilbar galten und den sog. Unheilbaren, die sich selbst überlassen auf psychiatrischen Abstellgeleisen ein äusserst erbarmungswürdiges und kümmerliches Dasein zu fristen hatten.

Auch wenn man Schneiders Entwurf der Heilmittellehre als **therapeutischen und pädagogischen Psychoterror** (inkl. der Anwendung des Galvanismus) bezeichnen kann, wodurch die frühe Psychiatergeneration sich unzweifelhaft auszeichnete, kann man aber auch eine ,edle' Absicht dahinter erkennen. Man wollte diese schwertherapierbaren und heilungsresistenten Irren mit ihren unklaren Krankheitszuständen mittels einer idealistischen und phrenetischen Begeisterung unter allen Umständen einer Heilung zuführen. Diese körperlich intensive und peinigende Art der Heilung bezweckte immer wieder eine schnelle Entlassung der Irren aus den Asylen.

Die edle Absicht heiligte somit die Mittel! Man versuchte diese Irren von ihren Schicksalen zu erlösen. Ob allerdings die von den einzelnen Asylvorständen proklamierten Heilungen wirklich erfolgten und auch von Dauer waren und ob die Entlassungszahlen der einzelnen Asyle rechnerisch auch wirklich korrekt angegeben wurden und ob dadurch die Aufenthaltsdauer der Irren in den Asylen wirklich vermindert wurde, kann man aus heutiger Sicht in Zweifel ziehen.

Das Ganze war im Grunde genommen ein Politikum und je nach deren Idee, füllte man zu gewissen Zeiten Langzeitstationen für sog. Unheilbare recht gerne, während zu anderen Zeiten es für eine Anstalt als vorzüglich und schicklich galt, wenn sie die Anzahl und die Aufenthaltsdauer der Langzeitpatienten in psychiatrischen Mauern drastisch senken konnte. Gewiss lastete auf den Schultern dieser ersten muralen Psychiatergeneration ein starker Erfolgsdruck, hatte man doch aufgrund ihres Enthusiasmus viele grosse und teure Anstalten gebaut und je positiver diesbezüglich ihre selbstgemachte Statistik sich zeigte, desto renommierter und ruhmumkränzter war ein solcher Asylpsychiater und schwelgte in Ruhm und Ehre.

Daher schrieb Schneider: ,Wirklich hat die medizinische Geschichte einige sehr interessante Fälle von psychischen Krankheiten, die durch den Galvanismus vollkommen beseitigt wurden, aufzuweisen' (ebenda S. 393). Was zu bezweifeln ist. Und seine Erfolgsmeldung einer Galvanisationsbehandlung hörte sich dann so an: ,So berichtet Dr. Erdmann aus Wittenberg, der mit Genehmigung des Dr. Nord in der Irrenanstalt des allgemeinen Krankenhauses zu Wien den Galvanismus gegen verschiedene Gattungen von Gemüthsstörungen anwandte, dass ein **Idiot** von sechszig Jahren, ein äusserst träger und furchtsamer Mensch, der selten auf eine ihm vorgelegte Frage antwortete, dabei beständig einige Gebetsformeln hermurmelte, und bey dem sowohl alle Geistesfähigkeiten als die Schädelabdrücke der Gehirntheile nur sehr wenig entwickelt waren, mehrere Tage lang durch 20 bis 25 Minuten an einer Säule von 60 Lagen durch Stosserschütterungen operirt wurde.

Der Hydrogenpol, der positive Pol durch Silber – oder Kupferberührung, wurde bey ihm auf den geschorenen und benetzten Scheitel, der Oxygenpol hingegen, der negative Pol durch Zinkberührung in die flache Hand geleitet. Er zeigte grosse Empfindlichkeit für den Galvanismus, und fing meist laut zu beten an.

Bald nachher bemerkte man an ihm eine grosse Veränderung. Er hörte nemlich auf zu beten, sprach mit jedem, der ihn anredete, und vertheidigte sich muthig gegen Vorwürfe, die man ihm machte. Dieser Erfolg blieb unter Wiederholung der galvanischen Operation der nemliche' (ebenda S. 393).

Immer wieder sprach Schneider vom sog. ,thierischen' Organismus, von Fluidum und Magnetismus, relativierte dann aber auch den Erfolg dieser Methode, da es viel zu früh sei, hierüber Positives festzusetzen. Man müsse auf jeden Fall genaue Kenntnis der Konstruktion einer galvanischen Säule haben. Zudem seien seit der Entdeckung des Galvanismus häufig Modifikationen an den Apparaten angebracht worden, z. B. der Galvanometer, das Galvanoskop, die Batterien mit den Konduktoren und z. B. auch Bandagen.

Bleibt noch zu erwähnen, dass der Galvanismus auch angewandt wurde, um Epileptiker zu heilen auch solche in Kombination mit Manie, Hysterie und auch Manie verbunden mit der Fallsucht sowie auch bei Geisteszerrütungen, phlegmatischen Temperamenten, Trägheit in den Körperbewegungen, Appetit-losigkeit und Leibesverstopfungen. Die Psychiater, die einen solchen galvanischen Apparat anwandten, waren recht frei in der jeweiligen Indikation. Versuchen konnte man es mal.

Schneider meinte, man solle sich jedoch hüten vor einer Überreizung durch das galvanische Fluidum, das sich ganz besonders durch Schwindel, Erbrechen, allen möglichen Arten von Konvulsionen, z. B. Zwerchfellkonvulsionen und ‚Sehnen-hüpfen' (krampfhafte Zuckungen einzelner Muskeln)

Abschliessend sei hier noch darauf hingewiesen, dass in Band 6 dieser Reihe, ab Seite 249 in einem kleinen Exkurs eine Elektrisiermaschine und das Galvanisieren (Faradisieren) beschrieben wurde.

Der Magnetismus
An die Konfusion eines mesmerischen Magnetisierens anknüpfend, sind auch die Ausführungen Schneiders zu verstehen. Wer hier noch psychiatrische Wissen-schaftlichkeit erwartete oder vermutete, wurde enttäuscht. Schneider pries die Therapie mittels des Magnetismus als verborgene Wunderwaffe im Einsatz gegen psychische Krankheiten, wenn er Hufeland zitierte: ‚Wir kennen weder das Wesen dieser wunderbaren Kraft, noch ihre Grenzen. Aber alles zeigt uns, dass sie in die Tiefen des Organismus eingreift, und das innerste Leben des Nervensystems, ja selbst das Geistige zu affiziren und aus seinen gewöhnlichen Verhältnissen zu setzen vermag. Wer also sich dieser Kraft zu bemächtigen und sie zu handhaben unternimmt, der unternimmt wahrlich ein kühnes Wagestück, - vielleicht den grössten Eingriff in die höheren Gesetze der Natur, der möglich ist – und dies bedenke er wohl' (ebenda S. 419).

Man versetzte durch die verschiedensten Methoden des Magnetisierens den Irren, bei dem der Arzt/Magnetiseur sich zuerst ein vollkommenes Zutrauen erwerben musste, in einen **Zustand des Hellsehens**. Man magnetisierte den Kranken zu einem sich in Ekstase befindenden Hellsehenden. Er war dann nicht nur in der Lage, sich selbst und damit seinen Krankheitszustand (quasi introspektiv) zu erkennen, sondern konnte vom nicht ganz edel an Geist und Körper denkenden Heilarzt gar als Orakel dienen, resp. missbraucht werden, wovor Schneider dringend abriet. Denn man sollte sich aller Fragen enthalten, die nicht unmittelbar auf den Krankheitszustand des Patienten abzielten.

Die beste Zeit für eine magnetische Kur, die anfänglich nicht länger als eine Viertelstunde dauernd durfte, war jeweils der Morgen oder Vormittag. Nicht nur, weil zu diesen Zeiten der Irre selbst empfänglicher für die magnetischen Einwirkungen war, sondern auch, weil der ‚Magnetiseur' oder der magnetisierende Arzt selbst noch bei voller Kraft und Energie war.

Es bot sich an oder es war ratsam, den Irren, vornehmlich die weiblichen Irren, nicht ohne Zeugen zu magnetisieren, denn man hätte sich und die weibliche Kranke leicht gewissen Missdeutungen aussetzen können. So durfte sich die weibliche, aber auch der männliche Irre nicht entkleiden, indessen war es trotzdem ratsam, sich möglichst dünn und leicht bekleidet magnetisieren zu lassen, wobei vorgängig streng darauf geachtet werden musste, dass die Irren jegliches Metall wie Schmuck und dergleichen abgelegt hatten.

Wie bei Mesmer (siehe Band 5 dieser Reihe) verfielen die Probanden hin und wieder, bedingt durch die magnetische Behandlung in einen ‚stürmischen Zufall'. Den Irren könnte man einen sog. ‚Schub' nachsagen, während die Damen aus besserer Gesellschaft, die sich bei Mesmer behandeln liessen, nur in eine Art von Ekstase fielen, die man im Séparée weiter behandeln musste.

Womöglich hielt sich Schneider in seiner Abhandlung stark an das vortreffliche Werk (1815) eines Carl Alexander Kluge, welches sich mit Magnetismus befasste. Da klangen Ausdrücke wie Besprengen, Spagiren oder Aufwerfen (Laden) nach, wobei man auch die Methode des Spritzens von Wasser mit blossen Händen in das Gesicht des Irren befürwortete und besprach. Auch von **Manipulation auf Distanz** war die Rede, die in einer vorgeschriebenen Entfernung vom Irren empfohlen wurde, die zwischen zwei und sechs Zoll zu wirken hatte.

Nebst der Manipulation auf Distanz bediente sich Schneider folgender Begriffe:
- doppelte Pugnal-Manipulation
- contrahirte Digital-Manipulation
- expandirte Digital-Manipulation

Die Palmar- und Digital-Manipulation zerfiel in je eigene Manipulationen, wobei die Erstere meist von sanfter, erwärmender, erheiternder und beruhigender Natur war, weswegen sie als kalmirende Methode genannt wurde, während die zweite, die Digitalmanipulation, in oben aufgeführten Manipulationsarten zerfiel, die mehr Schmerz und unangenehme Zufälle erregen konnte.

Die Volmarmanipulation war die wirksamste Art aller Manipulationen, wobei es noch die Marginalmanipulation und die Dorsalmanipulation gab, je nach der Art und Weise des Gebrauches des Handtellers, des Handrückens oder der Handkante des Magnetiseurs resp. Arztes.

Dann gab es da auch die sog. magnetischen Striche, die ab- und auswärts vom Kopfe des Irren zu den Extremitäten verliefen, wobei die Gegenstriche einwärts und aufwärts zu erfolgen hatten. Erstere Art wirke wohltätig, sanft, erquickend und kalmirend, die Letztere dagegen brächte das genaue Gegenteil der Ersten. Bei der Letzteren, eigentlich wirksameren sei die Wirkung stark, es käme dabei zu den fürchterlichsten Konvulsionen, zu Erstickungsanfällen und zu heftigen Krämpfen.

Die Methode des Figirens (?) (auch als stetige Behandlung genannt) zielte jeweils nicht auf die ganze Körperoberfläche, sondern nur konzentriert auf einen Punkt. Die vagirende (?) Manipulation hingegen wiederum war die Behandlung durch die magnetischen Hände des Magnetiseurs in einem grossen Bogen.

Grundsätzlich waren die magnetischen Methoden einerseits erst mal nur ‚praeperiend' oder ‚vorbereitend', will sagen mit der Aufgabe, den Magnetiseur und den Irren in eine Übereinstimmung, also in einen gewissen zwischenmenschlichen Rapport zu versetzen. Dann war die Magnetische-Manipulations-Methode auch ‚effectiv' manipulierend.
Selbst ein Heinroth war der Ansicht, dass der psychische Magnetismus, wie man ihn auch nannte, eine ganz besondere Kraft auf den Willen des Irren ausübe, die nur durch Berührung oder Auflegung der Hände auf den Irren übergehe. Dazu musste also ein Arzt mit einem starken ‚gläubigen Willen' ausgerüstet sein und müsse gleichzeitig einen heiligen Lebenswandel führen. Der gläubige Wille dieses Arztes, der einer Gottheit nahe stehen musste, erlangte diese Kraft durch seinen festen und unerschütterlichen Glauben an den göttlichen Heiland und seinen Lehren.

Als Zielpersonen des animalischen Magnetismus als Heilquelle aufgeführt waren psychische Störungen, die mit einer Nervenschwäche einher gingen. Opfer dieser Therapie waren auch Kranke, die sich in einem der Paralyse analogen Zustand befanden. Ferner wirkte der Magnetismus auch bei Irren mit einer normwidrig erhöhten Reizbarkeit verbunden mit einem Mangel an Tatkraft. Ebenso gebrauchte man den animalischen Magnetismus gegen Schwäche und übermässige Reizbarkeit einzelner Organe und bei Krankheiten der Verdauungs-Werkzeuge, bei Lähmungen und Fehlern in der Periode. Und zum Schluss auch bei:

- krampfhaften Übelseinsformen
- Konvulsionen
- Epilepsie
- Starrsucht
- Veitstanz
- Kinnbackenkrampf
- Partielle Krämpfe des Kopfes, der Brust und der Gebärmutter.

Wirkungsweise (Grade oder Stufen des Magnetisierungszustandes)
Schneider beschrieb sechs magnetische Grade, die ein magnetisierter Kranker resp. Irrer durchlief.

Diese waren:

1. Grad:
   ,Der erste Grad ist noch der Zustand des Wachens; hier sind die Wächter der Seele, die Sinne, unversehrt und aufgeschlossen, so, dass die Psyche noch mit der Aussenwelt in Verbindung steht' (ebenda S. 410).

2. Grad:
   Halbschlaf oder unvollkommene Krise. Getrübte Sinnlichkeit.

3. Grad:
   Sinnlichkeit (scheint) völlig erloschen. Der Irre tritt aus allen Verbindungen mit der Aussenwelt und geht in eine unbekannte Dunkelheit über. Schwelle zweier Welten, Pforte des Übergangs in ein höheres besseres Leben. Betäubungszustand oder magnetischer Schlaf. Der Irre nimmt seine Erinnerung an das wirkliche Leben zu den höheren Graden hinüber und knüpft die dortige Gegenwart an sein voriges Leben an, wobei bei seiner Rückkehr ins Hier und Jetzt nichts von diesem Grade zurückbleibt, beim Wachen.

4. Grad:
   ,Der vierte Grad unterscheidet sich von dem vorhergegangenen theils durch die Gegenwart des Bewusstseyns im gewöhnlichen Grade und das Aeusserungsvermögen, theils durch das eigenthümliche Verhältniss der Verbindung mit der

Aussenwelt. Diesen Grad nennt man vollkommne Krise, oder den einfachen Somnambulismus'. (S. 411)

5. **Grad:**

Der Irre bekommt eine helle lichtvolle Erkenntnis seines inneren Körpers und Gemütszustandes durch ein erhöhtes Gemeingefühl und durch ein gesteigertes Bewusstsein. Im Irren weht ein prophetischer Geist, der die Folge der Krankheitserscheinung nicht nur an sich selbst erkennt, sondern auch an anderen Personen, mit denen er im Kontakt steht und zwar auf eine weise Art (Weisheit besitzend, wissend). Er ist nun in der Lage, sich selbst zweckdienliche Heilmittel zu verordnen. Grad der Selbstbeschauung. Der Irre ist hellsehend.

6. **Grad:**

Grad der allgemeinen Klarheit, der Ekstase (Verzückung) oder Entzückung. Hier scheint der Irre eine höhere Verbindung mit der Gesamtnatur eigegangen zu sein, *,indem sich die in ihm entwickelte Klarheit der Selbstbeschauung über das Nahe und Ferne im Raume und in der Zeit ausbreitet. Von allem Niedern des Irdischen losgetrennt lebt der kranke Irre das höchste, veredeltste und reinste geistige Leben, daher auch sein ganzes Wesen völlig verklärt erscheint'* (ebenda S. 412).

Dass Schneider die nähere Beleuchtung des oben Gesagten resp. Geschriebenen sowie die Erörterung dessen, jedoch nicht als wichtigen und geeigneten Gegenstand für seine hier dargestellte Heilmittellehre hielt, sei hier noch abschliessend beigefügt. Seiner Meinung nach gehöre die Erörterung und Beleuchtung dieser Grade der Magnetisierung in die Hände der Physiologie, Psychologie und Anthropologie und vermutlich auch in die Hände der Theologie und gewiss auch in jene der Esoterik-Wissenschaft, sofern es die Letztere überhaupt gibt. Findet der Autor.

Der Perkinismus

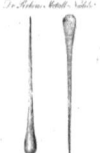

Der **Perkinismus** ist das zu Heilzwecken unternommene kunstgerechte Streichen von kranken, besonders schmerzhaften Theile mit metallenen Nadeln, wie links abgebildet. Erfinder war ein nordamerikanischer Arzt namens Perkins um 1785.

Sein theoretisches Gebäude glich auffällig dem Franz Anton Mesmers. Sein Werkzeug war jedoch nicht der Magnet oder die eigenen magnetischen Hände, wie bei

Mesmer, sondern zwei Nadeln aus verschiedenen Metallen. Eine war aus Messing, die andere aus nicht magnetischem Eisen.

In der therapeutischen Anwendung strich man 400mal mit der Spitze der Nadeln, 100mal mit der messingenen, 100mal mit der Eisennadel und 200mal mit beiden gleichzeitig den Kranken ab, und zwar vom leidenden Teil nach anderen, muskulösen und gesunden Teilen in kurzen oder langen Abständen. Schmerzen vertrieb man, indem man vom schmerzhaften Teil zu den Extremitäten hin strich.

Es war normal, dass dabei auf den (sauber gewaschenen) Hautpartien eine gewisse, diskrete Rötung entstand, die sogar leicht übergehen konnte in Richtung einer sehr schwachen Entzündung. Man strich also über die Haut des Patienten und dieses Streichen zeigte bald einen gesundheitlichen Effekt.

Gesundheitseffekte der Nadelstreichung bei Irren: ‚mit abwechselndem Glücke gegen:'

- *Entzündungen*
- *Geschwülste*
- *Schmerzen aller Art*
- *Hemikranie* **(einseitiger Kopfschmerz, Migräne auch Hemialgie genannt)**
- *Nervösen Rheumatismus*
- *Nervöses Kopfwehe*
- *Zahnwehe*
- *Fliegende Gicht*
- *Krämpfe*
- *Nerven-Krankheiten* **(ebenda S. 423).**

‚Wie gesagt, Manche wurden durch den Gebrauch dieses Mittels sehr erleichtert oder gar geheilt, bey Andern half es oft nicht nur nichts, sondern es vermehrte sogar die Schmerzen' (ebenda).

Man erklärte sich den Perkinismus verschieden. Bald durch den mechanischen Reiz, bald als Leitung der Elektrizität und bald durch die Gesetze des Galvanismus. In Mesmer-Manier könnte man sagen, die Wirkung dieser Methode entstehe durch antagonistische Aufregung und Verteilung des animalisch-magnetischen Fluidums, was jedoch nur eine modifizierte Anwendung des (mesmerschen) Magnetismus war. Übrigens fungierten die Nadeln nur als Leiter der magnetischen Kraft in der Hand desjenigen, der sie auf den Kranken anwandte, also den Magnetisierenden oder Magnetopathen oder des spezialisierten Irrenarztes.

Aber der Perkinismus fiel, wie der kräftigere animalische Magnetismus in Deutschland, jedoch auch in Amerika, England und Dänemark bald in Ungnade.

Materia diaetetica (zweite Abteilung)

Peter Josef Schneider
Entwurf einer Heilmittellehre, 1824
Zweite Abtheilung

Dass die Psychiater der ersten Stunde die Heilung der Irren auch durch eine bestimmte **Diätetik** sowohl in Form von fester oder auch flüssiger Nahrung versuchten, mag nicht erstaunen, da ihnen insbesondere die übermässige Gefrässigkeit der Irren sowie bei anderen deren völlige Abneigung gegen jegliche Nahrungsmittel, ein Dorn im Auge war, den man therapeutisch nutzte. Unter die **Materia diaetetica** fielen denn seltsamerweise auch die Lebensordnung und das Verhalten der Irren (innerhalb wie ausserhalb der Mauern). So beschäftigte man sich psychiatrisch mit den richtigen Aufenthaltsorten der Irren, den natürlichen Verrichtungen, dem Schlafen und Wachen, der Beschäftigung und Erholung der Irren und auch mit der Möglichkeit der therapeutischen Intervention mittels eines persönlichen Krankenbesuches. In diesem Sinne waren die psychiatrischen Interventionsmöglichkeiten der Psychiatrie um die Jahre 1825 recht breit aufgestellt und erstaunlich umfassend.

Auf eine zu genaue Beschreibung der zweiten Abteilung der **Materia diaetetica** sei hier jedoch verzichtet, sie ist dem Umfang dieses Werkes geschuldet, doch lohnt es sich für den Forscher und Ernährungswissenschaftler ein genaueres Studium der auf rund 55 Seiten beschriebenen Materie durchaus. Das Werk Schneider steht im Internet zum Studium bereit.

Einzig die ersten Ausführungen des **Vorwortes dieser Materia diaetetica** seien hier erwähnt: *Wir kommen zur Regulirung der Diät, des Verhaltens und der eigentlichen Lebensordnung für solche Irre, die entweder noch in ihrem heftigsten Kampfe sowohl gegen ihre Persönlichkeit, als die gesammte Aussenwelt sich befinden, oder die sich schon herausgewunden* *haben aus dem verworrenen Chaos und wieder erwacht sind zur Morgendämmerung der wieder-kehrenden Vernunft und der subjektiven Erkenntnis ihres Ich's'* (ebenda S. 425).

Begründet wurden die folgenden Ausführungen über Diäten, Nahrungsmittel und über das Verhalten und die Lebensordnungen der Irren mit dem lateinischen Sprichwort: ‚qui bene distinguit, bene medebitur' (wer gut unterscheidet, wird gut geheilt).

Schneider unterteilte die Krankheitsbilder der Geisteszerrüttungen in jene mit fiebrigem Charakter (Synocha, also normwidrig erhöhte Gehirntätigkeit) und jene mit einem Lähmungscharakter. Die Fiebrigen waren die erregten, rasenden und tobsüchtigen Irren, während die ‚Lähmenden' die schwachen und die kraftlosen Irren darstellten. Je nach Einteilung erfolgte die Verköstigung der Irren, entweder war sie also aufbauend oder im eigentlichen Wortsinn nur eine abbauende ‚Diät'.

Bei den Kranken mit einer normwidrig erhöhten Gehirntätigkeit, also z. B. an Manie erkrankten, bei Moria usw. hatten die Nahrungsmittel gänzlich kühlend zu sein und von der Art, dass sie wenig Nahrungsstoff enthielten und weder erhitzten noch reizten.

Gegenteil gab man Nahrungsmittel ab, die kräftigend und belebend wirkten, also nahrhaft und mit den verschiedensten Aufbaugewürzen und Zucker bespickt oder versetzt wurden. Sie bauten die ‚Lahmen' auf. Auf S. 437 seines Werkes tauchte eine interessante Diagnose, resp. ein modern klingendes Krankheitsbild auf, welches hier im Zusammenhang mit der Ernährung stand: *‚2) oder wir finden bey Irren gerade das Gegentheil (zur ungeheuren Gefrässigkeit), nemlich eine ungewöhnliche Abneigung gegen alle Nahrungsmittel, die bald aus körperlichen, bald aus psychischen Verhältnissen besteht, welche wir* **Anorexia** *nennen'.*

Anorexia: (Magersucht)

‚Schwieriger hingegen ist die Behandlung jener Anorexie, welche aus psychischen Momenten wurzelt, die mithin nur durch List, da jeder Versuch zur Gewalt immer fruchtlos bleibt, bekämpft werden muss, und wobey sich besonders P e r c i v a l folgenden sehr einfachen und schlauen Kunstgriffs bedient: er lässt nämlich Zwiebak, oder Brod, oder auch sonstige zweckmässige Nahrungsmittel auf eine solche Weise in die Zelle des Irren verstecken, dass dieser das Verborgene zufällig findet, und sich dann einbildet, als wisse er allein um das Geheimnis, was ihn das Gefundene zu essen bestimmen wird, und worauf er sich besonders etwas zu gut hält, dass er klüger gewesen sey, als seine Wärter' (ebenda S. 374).

Genug davon. Somit sei hier auf die **Dritte Abtheilung**, auf die **Materia psychica** übergeleitet.

Peter Josef Schneider
Entwurf einer Heilmittellehre, 1824
Dritte Abtheilung

Für die damalige Zeit ausserordentlich wichtig schien dem modernen Psychiatriewesen, die Entfernung des Irren aus seinem Wohnorte und aus dem Kreise seiner Familie. Eine Einweisung und Einlieferung in die erst kürzlich erbauten, teils riesig dimensionierten Irrenasyle schien für die Genesung des Irren nur Vorteile zu haben.

In seiner zweiten Abteilung, in der Materia diaetetica, beschrieb Schneider, wie und auf welche Weise überhaupt Irrenanstalten auf eine zweckmässige Weise erbaut und eingerichtet sein sollten. Die Vorbedingung für den Ausbau des damaligen (deutschen) Psychiatriewesens bestand nicht nur darin, dass man Irre aus den Städten entfernte, sondern dass man ihnen einen Aufenthaltsort anbot, ein Gebäude, welches eine heitere und erhabene Nähe z. B. zu einem Fluss und zu einer zweckmässigen Gartenanlage und lichtdurchflutete Räume mit einer gesunden Einrichtung habe.

Schneider beschrieb die mit Rosshaaren und Eichenhölzer ausgestatteten, geräumigen Zimmer für die tobenden Geisteskranken in diesen Anstalten und auch die starken und doppelt gefütterten Türen, mit Schiebern und Öffnungen zur Beobachtung der Irren. Der Irre musste auch an die freie Luft kommen können, denn diese sei ebenso heilsam, wie die Erhaltung seiner körperlichen Reinlichkeit. Daher seien die Irren regelmässig zu baden, zu reinigen und zu kämmen. Die Aufenthaltsräume seien fleissig zu lüften und zu säubern und die Bett- und Leibwäsche stets zu wechseln.

Selbst ein regelmässiges und heilsames Schlafen und Wachen war in den Asylen geregelt, sollte geregelt sein, wie auch eine zweckmässige Beschäftigung der Irren. Selbst die Freizeitbeschäftigung sollte aus Tanz, Schauspiel und Musik sowie aus Deklamationen guter Bücher bestehen. Kegelschieben, Billard, Kartenspiel, Wettrennen, Reiten, Spielen und Schaukeln gehörten zu den ablenkenden Freizeitbeschäftigungen.

So kam auch die Idee auf, dass man grosse Rücksicht auf Besuche von Verwandten nehmen sollte, in dem man solche, waren die Auswirkungen dieser Besuche auf das Irresein irgendwie gegen die Rekonvaleszenz gerichtet, streng einschränkte. Dadurch wollte man die Irren von der unheilsamen Aussenwelt abschirmen. Die Heilung der Irren erforderte die Einhaltung bestimmter Abläufe und äusserer Bedingungen.

Immer wieder kam es vor, dass die Verwandten von Geisteszerrütteten keine Erfolge in der Behandlung ihrer besuchten Familienmitglieder sahen und dem Arzt vorwarfen, dass seine Kurversuche offensichtlich misslungen waren. Nicht nur, dass sie daher nicht zu einem Dank verpflichtet waren, sondern es ging so weit, dass sie sogar über die Ärzte spötteleten und sie schlecht darstellten.
Die meisten Kranken selbst hassten die Ärzte oder begegneten ihnen mit einem ängstlich gefärbten Respekt, wobei die Ärzte genau diesen von den Irren forderten. Viele Ärzte waren überzeugt von der sog. **moralischen Behandlung** der Irren.

Schneider führte auf, dass sich in den ältesten Werken über Geisteszerrüttung bereits deutliche Winke zur **psychischen Heilung der Irren** finden, so z. B. in **Asklepiades von Bithynien (124-60 v. Chr.)**, den er als den Vater der psychischen Medizin verehrte, weil dieser bereits zur Zeit der Antike den Gesang, die Musik, aber auch die Peitsche, den Zwang zur Arbeit, das Binden, den Wein und die Liebe und auch den Zwang durch Hunger und Durst als gute psychische Heilmittel empfohlen habe.

In den heutigen Asylen, so Schneider, brauche es einen Vorsteher, der den Irren ein Gefühl von Furcht und Achtung einzuflössen imstande sei und sich mit den Anwendungen der psychischen Heilmethoden auskenne. So könne ein guter psychischer Arzt beispielsweise durch:

- einen psychischen Reiz die krankhafte Reizbarkeit des Gehirns, des Herzens oder der Leben abändern und erschöpfen
- die Aufregung des Gefässsystems und durch die Erzeugung eines Fiebers das körperliche Übel, welches den regelwidrigen psychischen Erscheinungen zu Grunde liegt, beseitigen und
- seinen Einfluss auf die Absonderungen und Ausleerungen den Kranken heilen (ebenda S. 479).

Schneider befürwortete also die Entfernung des Irren aus seiner Familie und seines anvertrauten Umkreises. Dabei zitierte er **Horn**, der mit Recht gesagt hatte: *‚Es ist ein wichtiger und öffentlicher Schritt, die Überlieferung eines Geisteskranken an eine öffentliche Irrenanstalt....‘* (ebenda S. 483). Denn, so Schneider, es lehre die Erfahrung, dass oft der Eintritt solcher Irren in das Irrenhaus von der augenblicklich günstigsten Wirkung war, indem die Irren auf der Stelle zu klaren Einsicht ihrer Persönlichkeit und zum freien Gebrauch ihrer intellektuellen Kräfte dadurch gelangten und für immer geheilt worden seien (ebenda).

Offenbar sah man die Familie, in der der Irre lebte, als krankmachende Noxe an und daher erschien die Entfernung des Irren aus diesem krankmachenden Umfeld als Hilfsmittel zur Genesung. Allerdings kann man sich des Eindruckes nicht erwehren, dass zu Hause in der Umgebung der Familie die Anwendung von den in den Irrenasylen praktizierten psychischen Methoden gänzlich unmöglich gewesen wäre. Wie sollte man im Familienkreis und in der angestammten Wohnung z. B. ein Drehstuhl etc. in Einsatz gebracht werden?
Die **Entfernung des Irren aus seinem Wohnorte** und aus dem Kreise der Familien begründete und verglich man damals auch mit der **Wirkung des Reisens auf die Irren**. Das Reisen, auch das **Seereisen** wurde ebenso herzlichst empfohlen, da dadurch z. B. der Melancholische geheilt werden könne.

Die **Verwahrung der Irren** begründete Schneider damit, dass dem Irren die psychische Freiheit eingeschränkt oder gar gänzlich entzogen werden müsse. Zuhause im Kreise der Familie könne dies nicht geschehen, aber im Irrenasyl sei diese Einschränkung der Freiheit möglich und gewährleistet, was ein therapeutisches Eingreifen ermögliche. Der Irrenarzt und das Asyl gestattete dem Irren die physische Freiheit so lange, als sein Betragen von der Art ist, dass es für niemand schädlich wurde und keine anderen Menschen gefährdete. So wurde dem Irren alsbald beim Eintritt alles entfernt, wodurch er andere Menschen hätte beschädigen können: Messer, Gabel, Schlüssel, Waffen etc. (ebenda S. 488).

Die Verwahrung der Irren sei auch geboten aus Gründen der öffentlichen Sicherheit. Zudem sei der Arzt in der Pflicht dafür gerade zu stehen, dass er nur Irre aus den Asylen wieder entlässt, die sich in der wieder erlangten Freiheit, sprich in der Gesellschaft, ungefährlich zu betragen wissen. Schliesslich würden die Heilärzte bei den Entlassungen der Irren diesbezüglich in Verantwortung gezogen.

Es sei die Beschränkung, die solche Irren wieder zur Norm der Vernunft zurückbilden würde. *,Beschränkung führt den rohen ungebildeten Menschen zur Wissenschaft, Kunst und zu aller Tugend, Beschränkung ist es auch, durch welche der aus Form und Ordnung getreten Mensch zu derselben, d. h. zur Vernunft zurückgeführt wird'* (ebenda S. 489).

Das Beschränkungsmittel hiess Gewalt. Und zwar die sanfte Gewalt der Liebe bis zur äusseren mechanischen räumlichen Gewalt.

Was die Autorität des Heilarztes anbelangte, hatte dieser, wenn der Irre aus dem Kreise seiner Familie entrissen und sich endlich an einem sicheren Ort in Verwahrung befand, bestimmte Bedingungen zu erfüllen, welche die Gründung seiner Autorität, seines Ansehens und seiner Macht zum Zwecke hatte. Diese Bedingungen waren:

Der Arzt muss ein Mann sein, dessen Gemütlichkeit und Geist auf einer hohen Stufe von Vollkommenheit sich befinden. *,Hohe und tiefe Menschenfreundlichkeit, vielseitige, umfassende Bildung des Geistes durch Wissenschaft, tiefe physiologisch, psychologisch und anthropologische Kenntnisse, durch Kunst, Talent, Welt und Energie des ganzen Characters in Wort und That müssen in jedem Augenblicke den Mann von Werth beurkunden; seine Sinne seyen geschärft, und als treue Wächter für die Aussenwelt empfänglich, sein Herz sey fromm, es schliesse sich der leidenden Menschheit auf, und werde gerührt durch das vielfache Leiden der Seelenkranken; er schone die zarten Seiten des Menschen, und ehre im Irrseyn dennoch den Menschen.*

In seinem Benehmen herrsche stete Unpartheylichkeit und philosophische Consequenz, in ihm sey der sanfte liebenswürdige Charakter eines Weibes mit der vernünftigen stets sich gleichbleibenden Strenge des Mannes innig vermählt, es herrsche in seinen Ermahnungen Liebe, Freundschaft und Wohlwollen, so wie in seinen Zurechtweisungen Pünktlichkeit und gleichsam militärische unwidersprechliche Strenge.

Schon sein Äusseres sey imponirend, Ehrfurcht und Gehorsam gebietend; in seiner Physiognomie muss der Kranke Ernst und Scherz, Freundschaft und Liebe, Härte und Wohlwollen, Verachtung und gänzliche Wegwerfung deutlich lesen können. Und ein solcher Heilarzt wirkt nun theils durch seine gleichsam heilige Gegenwart auf den Kranken, theils durch die Kraft seines Willens, überhaupt durch sein ganzes Wesen; ,denn der Wille liegt im Menschen, sagt Heinroth, als unbekannte Kraft da, der Wille ist es aber, aus welchem Alles geschaffen wird, der Wille ist das Prinzip der Wunder, aber der Wille ohne Geist ist blind, und ohne Gemüth unfruchtbar. Der Vernunftmensch verbindet alle Kräfte seines innern Wesens zum vollen Begriffe und zur lebendigen That'.

So erscheint der psychische Heilarzt als Meister seiner Kunst; denn er muss alle Saiten des Individuums richtig zu greifen wissen, und entweder durch geniales oder instinktmässiges Eingreifen jede Dissonanz in Harmonie aufzulösen, und so das ganze Individuum wieder mit sich ins Gleichgewicht zu bringen verstehen.

‚Für einen solchen Heilarzt, bemerkt Haindorf, so ganz aus der Fülle der Wahrheit, ist die Menschennatur kein Geheimnis mehr und er kann nun nach Umständen, indem er sich entweder zur Stufe eines bestimmten Individuums herablässt, und sich demselben gleichsetzt, das Individuum mit sich heben, oder auch demselben nöthigenfalls sein Uebergewicht fühlen lassen, um dieses dadurch zu demüthigen und zur Einsicht zu bringen, und durch diese Erhebung und Herabsetzung eines Individuums ist im Allgemeinen die ganze Möglichkeit der geistigen Heilmethode gegeben'' (ebenda S. 496).

So in etwa hatte man sich damals die Autorität eines Irrenarztes vorzustellen. Sie erreichte ihren Höhepunkt durch das Erwerben des Vertrauens des Irren z. B. durch Zuneigung und Liebe, welches am Ende bis in einen blinden Gehorsam gesteigert werden konnte. Interessant ist, dass beim Erwirken des Zutrauens des Irren zum Arzte die Wärterinnen und Wärter keine Rolle spielten, so als ob sich die ganze therapeutische Beziehung nur zwischen dem Irren und dem Arzt abspielen würde. Ein interdisziplinäres therapeutisches Setting war somit damals nicht gegeben.

Im nächsten Kapitel der dritten Abteilung der Materia psychica von Schneider sei hier nur auf die beiden Unterabschnitte der psychischen Hilfsmittel 4 d) **Hungerkur** und auf 4 e) **Körperliche Bestrafungen und Belohnungen** eingegangen.

Über die *‚Erregung der Gemüthsaffecte und Leidenschaften als psychische Hilfsmittel'* sei hier nur angefügt, dass gerade diese sowie die zu heftige und zu geringe Anstrengung der *‚intellectuellen Kräfte'* als die fruchtbarste Quelle psychischer Übelseinsformen betrachtet und anerkannt wurden. Die Therapien damals richteten sich daher genau auf jene Erregung der Leidenschaften und auf die Erzeugung von Gemütsaffekten. Sie waren die Ziele sozusagen aller **psychisch-moralischen Therapien** dieser Zeit und beleuchteten die möglichen Hergänge oder Ursachen von Geisteskrankheiten.

Die Hungerkur

Die Hungerkur, so Schneider, kannte man aus dem Altertum, wo sie bisweilen angewandt worden war und nannte in diesem Zusammenhang den **Asklepiades**, der sich dieser Methode bedient haben soll. Auch **Celsus** habe eine Art von Hungerkur durchgeführt und auch **Aurelianus** habe dieses Verfahren bereits gekannt. Dann wurde auf die Hungerkur offenbar über Jahrhunderte wieder verzichtet und sie kam therapeutisch aus der Mode.

Wer die Hungerkur wieder ins Spiel gebracht hatte, liess Schneider offen, obwohl er in diesem Zusammenhang einen **Prof. Winslow** (Kopenhagen) erwähnte, der am Ende des achtzehnten und zu Beginn des neunzehnten Jahrhunderts offenbar mit dieser wieder experimentierte, jedoch ohne Schriftliches zu hinterlassen. Jedenfalls kannten auch die Irrenasyle in Frankreich und in England (Bedlam) sog. Frühlingsentleerungen, die nach medizinischen Vorstellungen eines Galen jeweils für die gesamte Irrenpopulation in den Asylen verordnet wurde. Zur Anwendung kamen jeweils im Frühling durchgeführte Therapien, die praktisch bei jedem Irren angewandt wurden: Blutlassen, Abführungen, Einsatz von Brechmitteln. Weshalb sollte man es nicht wieder mit Hungerkuren versuchen?

Nun griffen also die sog. Psychiker, die psychischen Ärzte, gerne auf solche drastische Verfahren zurück, therapierten diese Ärzte doch gerne mittels brutaler körperlicher Methoden zum Zweck, die Seelen der Irren möglichst tief zu erschüttern. Da boten sich diese Hungerkuren geradezu an. Sie trugen in sich schliesslich ebenfalls das Zeugs, die Seelen der Irren heftig zu erschüttern. Neben den Ruten, den Stöcken und Peitschen, neben Drehstühlen, Laufrädern, kalten Sturz- und Schneebädern, Zwangsstehen und Fomentationen, Senfpflastern, Galvanismus und schlagender Elektrizität, konnten Hungerkuren schliesslich auch ein Garant sein für eine erfolgreiche psychische Therapie und das psychiatrische Angebot der damaligen Zeit abrunden.

Schneider S. 556: ‚*Besonders wurde die Hungerkur gegen eingewurzelte chronische namentlich syphilitische und pseudosyphilitische Krankheitsformen, veraltete Geschwüre u.s.w. bald mit grösserem Erfolge angewandt*'.

Wie Schneider formulierte, wurde zwar die Hungerkur in der Ärzteschaft auf der einen Seite apodiktisch verworfen, jedoch auf der anderen Seite kategorisch behauptet. So ging es offenbar auch durch die psychiatrische Ärzteschaft in Deutschland, wo auf der einen Seite die Hungerkur für ein sehr vorzügliches Mittel gegen viele Formen des Irreseins zur Anwendung gelangte. Die Idee der Psychiker war, durch den Entzug (Entbehrung) der Nahrungsmittel den Irren zu zwingen, seine bunte Traumwelt zu verlassen um zur lebendigen Erkenntnis seiner selbst zurückzukehren.

Die Gegner der Hungerkur versuchten Einfluss zu nehmen auf die Psychiker, indem sie ihnen drastisch vor Augen führten, wie gross die Sterblichkeit der Irren in gewissen Irrenanstalten war, wo man die ‚Speiseordnung der Kranken auf einen äusserst kärglichen Antheil von Mehlspeisen herab' gesetzt habe (ebenda). Selbst ein berühmter Pinel habe vor den verderblichen Folgen dieses unsinnigen Verfahrens gewarnt.

‚Denn sowohl in dem Bicêtre als in der Salpetriére stellten sich auf die Verschmälerung der Kost und auf die Reducirung derselben auf eine sehr sparsame vegetabilische Diät wässrige Bauchflüsse und Ruhren mit unglücklichem Ausgange ein, so zwar, dass die lange Reconvalescenten neuerdings in Tobsucht verfielen, und laut schrieen, dass man sie zu Tode hungern wolle' (ebenda S. 557).

So gesehen war es sowohl in therapeutischer Beziehung zweckdienlicher und auch heilsamer, den Irren eine angemessene **vegetabilische und animalische Diät** angedeihen zu lassen, wodurch man sie nicht hungern, aber sich auch nicht mit Nahrungsmittel überfüllen liess. Trotzdem kam es, dass auch Heinroth das verhältnissmässige Fasten als Bestrafung zu verordnen guthiess, wenn ein Irrer ungehorsam und ungezogen sich verhielt.

‚Nur in solchen Fällen des Irreseyns, wo der Irre unfolgsam, boshaft, verschmitzt, eigensinnig, leidenschaftlich und arbeitsscheu ist, könnte eine sehr sparsame Diät, als Hungerkur und als psychisches Heilmittel, so lange in Gebrauch gezogen werden, als derselbe sich nicht zur strengen Hausdisziplin, zur Ordnung, Folgsamkeit, zweckmässiger Beschäftigung und zu einem ruhigen, verträglichen und menschenfreundlichen Betragen bequemt' (ebenda S. 558).

Die Hungerkur wurde hier eindeutig als psychisches Heilmittel dargestellt, das zur Herstellung von Ruhe und Ordnung, zur Disziplinierung von Unruhigen und Unangepassten eingesetzt wurde.

Verordnung: Mittags und Abends jedesmal zwei Unzen mageres Fleisch und ebenso viel Brot plus täglich drei Pfund ‚**Decoct Sassaparillae**' und Frühmorgens und Abends fünf Gran Belladonna mit ebenso viel Rhabarber. (Dekokt Sas(r)saparillae, ein abgekochtes Stechwindengewächs, Stechweide, als harntreibendes und als stuhlförderndes Mittel)

Behauptet wurde von Schneider ein Beispiel, indem der Irre innerhalb von sechs Wochen vollkommen hergestellt worden sei. Allerdings wechselte man von der Kostart von der fleischlichen auf die pflanzliche und umgekehrt. Kehrte man nämlich von der vegetabilischen (pflanzlichen) Diät ab und gab eine ‚Portion Fleischdiät', ‚verschwand die schreiende Gefrässigkeit, welche vorher in diesem Hause endemisch war, fast gänzlich' (ebenda S. 559). ‚*Die Gemüthsstimmung, die Ruhe und das Wohl-befinden der Kranken wurde sichtbar verbessert, und der sehr beschwerlichen Geneigtheit derselben zu Durchfällen auf einmal entgegen gewirkt'.*

Körperliche Bestrafungen und Belohnungen

Trug die Hungerkur in sich deutlich den Charakter einer Bestrafung und Dis-ziplinierung, so stellte Schneider einige körperliche Strafen und Belohnungen bei Irren als psychische Heilmittel dar.

Die Ausführungen begannen mit einer Huldigung auf die Zeiten der Aufklärung, in der man die unglücklichen Irren nicht mehr in die Kategorie der Verbrecher ein-reihen und in die Zuchthäuser sperren durfte. Zudem waren sie endlich von ihren eisernen Ketten und Pfählen entbunden. Gefolgt von einer Geschichte aus Pinels Werk, wo angeblich in Schottland ein von herkulischem Körperbau ausgestatteter Pächter die Wahnsinnigen zu den härtesten und beschwerlichsten Feldarbeiten herangezogen und gezwungen hatte und wie billige Lasttiere auf dem Hof und als Hausgesinde in der Anstalt beschäftigte. Leisteten diese armen Irren Widerstand, gab er ihnen eine starke Tracht Prügel, bis sie ihm wieder Gehorsam und Respekt entgegenbrachten.

Andernorts habe man Nahrungsverweigern, Unruhigen, Lärmenden im Wieder-holungsfall zehn Streiche mit dem Ochsenziemer versetzt und wenn nötig, auch wiederholt. Die Belohnung der Irren hingegen sei erfolgt dadurch, dass die Gehor-samen im klösterlichen Speisesaal ihre Mahlzeiten neben dem Aufseher ein-nehmen durften. Widersetzte er sich der Tischordnung, schlug man ihm mit einem Stab auf die Finger und deutete ihm, sich sogleich zu bessern.

‚*Die körperlichen Züchtigungen müssen indess nach den heutigen Grundsätzen, so sparsam sie auch immer geschehen mögen, für immer aus den Irrenanstalten und den Privatzellen der Irren verbannt werden; denn sie sind im höchsten Grade ungerecht, den Psychischkranken sogar schädlich, und können sehr füglich durch andere Mittel ersetzt werden'* (ebenda S. 561).

Der Hintergrund dieser humanen ärztlichen Haltung war die Erkenntnis, dass die Exzesse der Irren immer krankhafte Sinnestäuschungen und Erzeugnisse eines falschen Wahns waren. Zudem wusste man, dass die sanktionierten Irren sich der barbarischen Bestrafungen durch die Wärter sich sehr wohl gut erinnern konnten. Denn, so Schneider, hätten rohe und zur Gewalt geneigte Wärter sich der Anord-nungen des behandelnden Arztes widersetzt und sie hintergangen und dazu sogar missbraucht und verleitet, noch roher, herzloser und noch gleichgültiger den Irren zu begegnen.

Wie bereits formuliert, gelang es den Anstaltsärzten zu dieser frühen Stunde der Irrenasyle nicht immer, genügend gutes und geschultes Personal anstellen zu können. Damals fehlte es an einer Grundausbildung, die erst im Begriff war, sich unter den Arztassistenten auszubilden. *,So bemerkt z. B. der verdienstvolle Dr. Horn in Berlin, dass er innerhalb zwölf Jahren sechzig solcher niederträchtigen Wärter verabschiedet habe, die des strengsten Verbots ungeachtet, sich dennoch solche Fehler zu Schulden kommen liessen'* (ebenda S. 562).

So war es für Schneider völlig unbegreiflich, dass ein hochverdienter Reil etliche Ruthenstreiche und Hiebe mit dem Ochsenziemer verteidigte und befürwortete bei:

- unruhigem und störrischem Betragen der Narren
- dem Nacktgehen der Weiber

Selbst Dr. Heinroth nahm die Backen- und Ruthenstreiche auf den Hintern noch in Schutz, weil er in ihnen gute Erfolge sah. So gab er selbst einer Frauenperson noch einen gehörigen und derben Backenstreich, um sie wieder in den Anstand zurück zu führen.

Aber im Allgemeinen vermeide man doch jede Gegenrache durch Erwiderung des Schlages, den man von einem Irren erhalten habe, sondern suche mit Ernst und Kraft nach jenem Zwangsmittel, der dem Umstand gerecht werde. Schliesslich dürfte die **Schmälerung der Diät** und **strenge Arbeit**, so Schneider, hinreichend sein, diesen krankhaft gesteigerten Ausbrüchen der Irren zu begegnen. Die Bestrafung bei Ungehorsam gehöre, so Schneider, niemals in die Hände der Wärter, sondern liege immer beim behandelnden Arzte. Diese durch ihn verordneten Züchtigungen jedenfalls hätten ohne jede Leidenschaft von Seiten der Wärter zu erfolgen und zwar in Ruhe und mit einem tiefen Ernste. Zudem sei die Bestrafung dem Irren zu erklären und ihm darzulegen, dass bei weiteren Zuwiderhandlungen die Strafen stufenweise vermehrt würden.

Zweckmässig seien also nicht Bestrafungen, sondern Belohnungen. Diese könnten z. B. dadurch geschehen, dass der Heilarzt den Irren rühme, etwa bei Fleiss, Pünktlichkeit, Ordnungsliebe, Gehorsam und Diensteifer. Zudem belohne man den Irren, indem man ihm frei und allein spazieren lasse, oder dass er bei Tische zuweilen ein besonderes, schmackhaftes Gericht erhalte.

Ziel sei es, im Irren ein Ehrgefühl zu wecken, ihm Hoffnung auf Genesung zu geben, auf Besserung seines Zustandes hinzuweisen und in Aussicht zu stellen, dass er bald seine einsame Zelle, in welcher er noch gefangen sei, verlassen könne und ihm ein helles und freundliches Zimmer verspreche.

Die Irren *‚sind und bleiben meist dem gewogen und folgsam, der ihnen Gutes erweist, und selten verliert sich bei ihnen das Andenken an ihre Wohlthäter'* (ebenda S. 566).

Die Ausführungen über die damaligen Heilmittel, die uns Peter Joseph Schneider hinterlassen hatte, sind in diesem Werk ungeplant ausführlich dargestellt. Gelten diese Heilmittelvorstellungen für die Jahre um 1800 bis ca. 1850, während denen Reil, Heinroth, Horn, Hayner, Jacobi, Pienitz und Nasse in Deutschland das Sagen hatten, blieben sie auch einige Zeit darüber hinaus durchaus noch in wissenschaftlich anerkanntem Gebrauch, auch wenn um die Mitte des gleichen Jahrhunderts sich etliche Psychiater wie ein Conolly und Griesinger um eine Erneuerung der psychiatrischen Wissenschaft bemüht hatten. Sie zählten allesamt zu den frühen Pionieren der deutschen Anstaltspsychiatrie, die einen sehr grossen Einfluss auf die kommende Psychiatrieentwicklung in ganz Europa hatten.

Da Schneiders Werk ‚Entwurf zu einer Heilmittellehre gegen psychische Krankheiten oder Heilmittel in Beziehung auf psychische Krankheitsformen, 1824' eine überragende Stellung innerhalb der Werke der Heilmittellehre anderer Psychiater hatte, seien hier zuletzt noch Registerseiten vollumfänglich abgedruckt. Der Autor dieser Buchreihe empfiehlt das eigene Studium und das freie Herunterladen dieses Werkes aus dem Internet (Pdf-Format).

Register.

A.

B.

Baccae Spinae cervinae. 220.

Badewanne, verbesserte von Dr. Hayner. 157.

Bäder. 134. kalte 135, warme. 145.

Baldrianwurzel. 338.

Begiessungen mit kalt. Wasser. 144.

Belügen der Irren. 509.

Belohnungen der Irren. 565.

Bemächtigung wilder Irren. 577.

Beschäftigung der Irren. 462 — 468.

Beschämung der Irren. 537.

Beschränkung der Irren. 489.

Betrug, absichtlicher, als Heilmittel. 511.

Bibergeil. 351.

Bilsenkraut. 246.

Binden, das, der Hände und Füsse. 304.

Birne, die. 306.

Bisam. 348.

Bitterklee. 185.

Bittersalz. 171. Bittersalzige Mineralwasser. ebendas.

Bittersüfs. 251.

Blasenpflaster. 122.

Blausäure. 357.

Bleyzukker. 74.

Blut, Transfusion, als Heilmittel. 372.

Blutegel. 237.

Blutung, ihre Bedeutung in psychischen Krankheiten. 237.

Bohnen, brasilianische. 356.

Boletus laricis. 223.

Brassica marina. 222.

Brechmittel. 50.

Brechwein. 68.

Brechweinstein. 62.

Brechwurzel. 77.

Bubon Galbanum. 188.

Bulimia der Irren. 437.

Bryonia alba. 208.

C.

Cambogia Gutta. 204.

Camphora. 322.

Cantharides. 353.

Character des psychischen Arztes. 494.

Cardamomum minus. 360.

Cassia Senna. 200.

Castoreum. 351.

Castratio. 17.

Cathartica. 159.

Cauteria actualia et potentialia. 114.

Cerbera Ahovai. 87.

Chelidonium Glaucium. 259. majus. 182.

China. 371.

Christwurz. 209.

Cichorium Intybus. 181.

Cicuta virosa. 270.

Colchicum autumnale. 83.

Colutea arborescens. 221.

Conium maculatum. 269.

Constitution der Irren, ihre psychische Bedeutung. 504.

Convolvolus Jalappa. 202. C. Scammonium. 203. C. Soldanella. 222.

Coronilla varia. 90.

Cortex Caribaeus. 81.

Cremor tartari. 228.

Crocus sativus. 242.

Croton Tiglium. 214. Oel. 215.

Cubebae. 360.

Cucumis Colocyntis. 205.

Cuprum sulphuricum. 69. ammoniacum. 70.

Cyclamen europaeum. 214.

D.

Dankbarkeit der Irren. 566.

Darmausleerende Mittel. 159.

Datura Strammonium. 242.

Daeumling. 305.

E.

F.

G.

H.

I.

K.

O.

P.

Q.

R.

Peter Willers Jessen

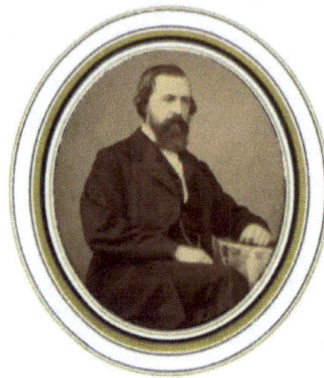

Bild https://www.wikipedia.org/

Peter Willers Jessen
Fotoherkunft: wikipedia

Entstammt einer Pastorenfamilie. Studien an der Uni Göttingen und Kiel und in der Charité Berlin. Studien in England und im Asyl Sonnenstein. Arzt und Professer für Psychiatrie. Anstaltspsychiater des ersten Asyls in Schleswig ab 1820 und des Privatasyls Hornheim (bei Kiel) ab 1845.

Stellte früh die These auf, dass Neurolues als Folge der Syphilis zu verstehen sei. Engagement für Gemütskranke.

Geboren: 17. Sept. 1793 in Flensburg
Gestorben: 29. Sept.1875 in Hornheim bei Kiel

Aus: Wikipedia

Sein Vater war ein Verlags- und Sortimentsbuchhändler in Flensburg. Sein Sohn wurde Arzt, resp. Psychiater hatte wiederum sechs Söhne und eine Tochter, zwei Söhne verstarben recht früh, da damals noch immer eine hohe Kindersterblichkeit grassierte.

Nach seinem Medizinstudium im Berlin, Göttingen und Kiel habilitierte er sich mit der Dissertation ‚De melancholia attonita', die im Jahre 1820 erschien. Darin wunderte er sich über die vielen Namen, die der Melancholie bisher zugeordnet worden waren wie z. B. ‚Athymie' oder ‚Dysthymia', ‚Ekstase' oder auch ‚Starrsucht', ‚Katalepsie' oder ‚Stupidité', wie die Franzosen sie zuweilen nannten, wodurch man der Melancholie sogar eine Art von Idiotie zuschrieb.

Jessens Studien führten ihn auch nach Berlin, wo er Horn und die Charité kennenlernte und nach England. Auch war er zu Studienzwecken mehrere Monate lang im Asyl Sonnenstein, wo er Ernst Gottlob Pienitz kennengelernt haben musste. Sonnenstein war ein gutes Lehrstück für Jessen. Sie war eine Art Musteranstalt für Deutschland, ihre geistigen Väter waren Reil, Heinroth und gar Esquirol, deren Ideen in dieses berühmte Asyl flossen. Sie wurde als Vorbild für weitere geplante Asyle gehandelt und Jessen tat gut daran, sie genau zu studieren, war er doch bereits 1820, als noch junger Arzt, vorgesehen, Leiter eines frühen psychiatrischen Krankenhauses bei der Stadt Schleswig zu werden.

Jessen musste sich in mehreren Sprachen ausgekannt haben, sprach man doch in Schleswig-Hohlstein nebst dem Friesischen, auch Dänisch (Skandinav. Sprachfamilie) und ‚Sinti und Roma' oder Romanisch (Romanes).

1820 eröffnete man also ein neues Irrenasyl in Schleswig unter der Leitung des jungen Jessen. 12 Jahre später, 1832 oder 1833, ernannte ihn die renommierte **Christian-Albrechts-Universität in Kiel** (CAU) zum Titularprofessor.

Jessen hatte im Irrenasyl als einziger Arzt bis zu 300 Insassen zu betreuen, was zur damaligen Zeit durchaus üblich war. Diese Anstellung gefiel ihm jedoch nicht sonderlich, weil die Schleswiger Irrenheilanstalt nicht erweitert werden konnte oder nicht dazu vorgesehen war, obschon sie aus allen Nähten platze. Denn man erwägte in Kiel einen Neubau. Auch wäre er gerne zu einem ordentlichen Mitglied der dortigen Klinikdirektion (in Schleswig) geworden, aber die ihm übergeordnete Verwaltung verweigerte ihm ihre Unterstützung dazu.

So kam es, dass Jessen nach beinahe 25 jähriger Tätigkeit als Irrenarzt im Asyl in Schleswig um seine Entlassung aus diesen Diensten bat.

Kaum frei von der Aufgabe des Asyl-Direktors begann er mit Vorlesungen über die psychische Heilkunde und bereits im Herbst 1845 gründete er eine eigene private Irrenanstalt bei Kiel. Zu Ehren seiner ehemaligen Lehrer in der Charité, Ernst Horn und Ernst Ludwig Heim, nannte er dieses Asyl ‚Hornheim'. Somit war auch dieses Asyl eine sehr frühe private psychiatrische Irrenanstalt in Deutschland. Sie bestand bis 1905. Das Gebäude und die Gartenanlage gestaltete er auch nach dem Vorbild der **Illenau** (Christian Roller, Bernhard von Gudden).

Die Psychiatrie war damals in Bewegung geraten und man gründete z. B. an einer Versammlung der Gesellschaft deutscher Naturforscher eine Sektion Psychiatrie. Die Psychiatrie hatte sich der Wissenschaftlichkeit verpflichtet und suchte ihren gebührenden Platz in der medizinischen Wissenschaft. Jessen vertrat darin die wissenschaftlichen Standpunkte in der Psychiatrie auf einer klinisch-empirischen Basis und zwar unter dem Einfluss einer wissenschaftlichen Psychologie.

Innerhalb der Therapie dominierte nicht die Behandlung eines einzelnen Zustandes, sondern man sah die Therapie als Einwirkung auf der Basis eines gesammtheitlichen Behandlungsprozesses auf den Irren an. Nicht desto trotz blieben die Therapievorstellungen dieselben, die schon Horn und andere zu dieser Zeit vertraten, mehr oder weniger variantenhaft einmal vordergründig durch die Behandlung mit Diäten, aber jeweils begleitet vom Gedanken einer auf die Gesundheit positiv einwirkenden Arbeitstherapie, der moralischen Erziehung sowie mittels entsprechendem Unterricht. Und selbstverständlich auch mittels dem Einsatz verschiedener bekannter physikalischer Therapien, die etwa ein Horn oder ein Heinroth vertraten.

Sein Hauptwerk war die Schrift: (Versuch einer wissenschaftlichen Begründung der Psychologie, 1855). Darin vertrat er seine Ideen und Theorien zur Psychologie des Menschen auf rund 715 Seiten. Inhaltlich bestand das Werk aus zwei Teilen, wobei der erste Teil auf das Seelenleben des Menschen im Allgemeinen einging. In den drei Kapiteln des ersten Teiles beschrieb Jessen den Begriff des Seelenlebens, das Wesen und die Entwicklungsstufen des Seelenlebens und zuletzt die Seelenkräfte im Allgemeinen.

Im zweiten Teil widmete sich Jessen dem menschlichen Seelenleben im wachenden und im schlafenden Zustand. Im ersten Abschnitt vom Seelenleben im wachenden Zustande, gefolgt vom Seelenleben im träumenden Zustande. In dem zweiten Abschnitt referierte er z. B. über den Traum, die Delirien, über das Nachtwandeln und Schlafreden sowie auch über die ‚Ecstase‘ und über den magnetischen Somnambulismus.

Im ersten Abschnitt über das menschliche Seelenleben äusserte er sich über die **Funktionen des Geistes** und der **Intelligenz** (Sinnestätigkeit, Verstandestätigkeit und Vernunfttätigkeit). Im zweiten Abschnitt referierte er über die **Funktionen des Gemüts** (Gemeingefühl, Selbstgefühl und über das moralische Gefühl und über das Gewissen) und im letzten Abschnitt über die **Funktionen des Willens** (Instinkt, Willkür und freier Wille). Es waren Ausführungen über die Psychologie, wie sie damals verstanden wurde.

Dazwischen fand auch Platz für Ausführungen über die Entgegensetzung von Geist und Gemüt, über Identität von Geist und Gemüt, über die Wechselwirkungen von Geist und Gemüt, wie auch Referate über den Zusammenhang der Seelenkräfte wie etwa den Kreislauf der Ideen und der Nerventätigkeit, vom Selbstbewusstsein und vom Gedächtnis sowie auch von der Selbsttätigkeit oder Spontaneität der Seele.

Den Inhalt dieses Hauptwerkes hier näher zu erläutern, würde den Rahmen dieser Buchreihe über alle Masse sprengen. Um einen kleinen, schmalen Begriff sich machen zu können, seien hier kurz einige Zeilen aus diesem psychologischen Werk dargestellt. In Punkt 3 (Moralisches Gefühl oder Gewissen) tönte es etwa so: *‚Das moralische Gefühl beruht auf dem Glauben (Frömmigkeit, Religiosität), in welchen sich die passive, centripetale Rührung (Ergreifung des Gemüthes, Mitgefühl, Mitleiden) mit der activen, centrifugalen Liebe vereinigt‘.* (Versuch einer wissenschaftlichen Begründung der Psychologie, Berlin, Verlag Veit&Comp. 1855, S. 310)

Um nicht despektierlich gegenüber Jessen zu wirken, sei hier noch ein weiteres Beispiel erwähnt, denn Jessen setzte sich auch sehr tief und ernsthaft mit gewissen Krankheitsbildern auseinander. Jessen war sehr belesen und zitierte teils auch aus Werken Esquirols, Reils, Horns, Heinroths, Jacobis und Nasses und setzte sich mit ihren Lehren auseinander.

Zum Thema des Deliriums wäre mehr zu berichten, allein bleibt hier wenig Raum. Jessen verstand unter einem Delirium einen abnormen Seelenzustand, welcher sich durch ein lebhaftes Hervortreten und Zuströmen der Gedanken bei gleichzeitigem Mangel an Zusammenhang und logischer Aufeinanderfolge oder Inkohärenz der Ideen charakterisierte. Damit meinte er das fieberhafte oder fieberlose Irrereden oder die Verwirrung des Verstandes. In einem weiteren Sinne des Begriffes verstand er darunter auch eine krankhafte Störung der Verstandestätigkeit. Damals übrigens verstand man einen fixen Wahn auch als partielles Delirium (ebenda S. 554). Diese (die krankhafte Störung der Verstandestätigkeit) jedoch schloss er in seinem Werk vom Begriff des Delirium aus.

Ausgeschlossen vom Begriff des Deliriums, so Jessen, blieb ihm gemäss auch die chronische Verwirrtheit, die von den Franzosen ‚Démence' (Demenz) genannt wurde, welche oft nach einer vorausgegangenen Manie und Melancholie zurückbleibe. Auch sie zählte gemäss Jessens Definition nicht zum Delirium.

Man hinterfragte damals den Begriff des Deliriums und versuchte dieses Krankheitsbild genauer zu umschreiben und zu definieren. Hier lag ein weiterer Versuch vor, **nosologisch exakter** zu werden und die Krankheitsbilder systematischer einzuordnen und zu beschreiben. Die Lehre von den Krankheiten entwickelte sich weiter.

Wichtig zu erwähnen ist, dass Jessen bald ein Mitherausgeber der ‚**Zeitschrift für Beurtheilung und Heilung der krankhaften Seelenzustände**' wurde, die ab 1837 durch Jacobi und Nasse herausgegeben wurde und in Verbindung mit drei Irrenanstalts-Direktoren stand: **Flemming** (Sonnenstein in Pirna, Irrenheilanstalt Sachsenberg)**, Jessen und Zeller** (Heilanstalt Winnental). Sie war für die junge psychiatrische Wissenschaft von hohem Wert, weil sich die Anstaltsärzte zu einem Krankheitsbild und auch über ihre Erfahrungen als Irrenärzte näher austauschen und abgleichen konnten.

Es fehlte der psychiatrischen Wissenschaft damals für lange Zeit ein solches Forum zum Austausch zwischen den Klinikdirektoren und auszubildenden Psychiatern. Auch wenn man heute unter einer **Zeitschrift** etwas anderes versteht, die Ausgabe aus dem Jahre 1838 verfügte nämlich über mehr als 760 Seiten und enthielt auch zwei Beiträge von Jessen, war diese Zeitschrift im Grunde genommen vielmehr ein Buchwerk und wurde von einem Verlag in einer gewissen Anzahl (G. Reimer, Berlin) gedruckt und vertrieben.

Diese Zeitschrift von Jacobi und Nasse hatte leider keine lange Erscheinungdauer, aber bald erkannte man erneut den Bedarf an dieser Form des Austausches und es folgten weitere ähnliche Zeitschriften, z. B. die ‚**Allgemeine Zeitschrift für Psych-**

iatrie und psychisch-gerichtliche Medizin, 1847', die von Hauptredakteur Damerow sowie von Flemming und Roller als Redaktoren herausgegeben wurde und in die auch Jessen einige Beiträge einsetzen liess.

Gleich auf den ersten 18 Seiten einer solchen obig erwähnten Ausgabe von 1847 liess Jessen einen Artikel abdrucken, einen Überblick über sein Wirken, welchen er für seinen Vortrag an der Naturforscherversammlung in Kiel (21. Sept. 1846) geschrieben hatte und jetzt in der Zeitschrift für Psychiatrie und psychisch-gerichtlichen Medizin, im Jahre 1847 veröffentlichen liess.

Der Artikel hiess: **,Über die in Beziehung auf Geistes- und Gemüthskranke herrschenden Vorurtheile'**. Darin bekannte er, dass er 25 Jahre lang einer bedeutenden Irrenanstalt (Schleswig) als Direktor vorgestanden sei und dabei über 1500 Irre kennengelernt und ärztlich behandelt habe. Jessen beklagte sich über die gesellschaftlichen Vorurteile gegenüber den Geisteskranken. *,Es sind die Geistes- und Gemüthskranken, von denen ich rede; es ist die Beseitigung eines alten, tief eingewurzelten, allgemein verbreiteten und für diese Kranken sehr verderblichen Vorurtheiles, warum es sich handelt'* (ebenda S. 1). *,Dieses Vorurtheil besteht darin, dass man die Geistes- und Gemüthskrankheiten noch immer aus einem ganz anderen Gesichtspunkte ansieht, wie alle übrigen Krankheiten, dass man sie zum Theil mit moralischen Gebrechen vermengt und verwechselt, dass man eine thörichte Furcht und Scheu vor Gemüthskranken hegt, ja dass man es sogar als etwas Schimpfliches betrachtet, von einer Gemüthskrankheit befallen zu werden, oder in einem zur Heilung dieser Krankheiten bestimmten Krankenhause, in einer Irrenanstalt gewesen zu sein'.*

Er forderte dazu auf, die Irren nicht mehr gesondert zu sehen und sie nicht weiter mit moralischen Gebrechen zu verwechseln, sondern sie wie normale Krankheiten zu behandeln. **Schliesslich beruhe jede psychische Krankheit wesentlich auf einer gestörten Funktion resp. Krankheit des Gehirns**, meinte Jessen. Und wirklich war es in seinem Asyl Hornbach an der Tagesordnung, dass er mit seinen rund 60 Patienten, die meist aus der Oberschicht stammten, öfters zusammen spielte, kegelte, mit ihnen tanzte und mit ihnen zusammen die Mahlzeiten einnahm und mit ihnen aus Büchern und Zeitungen las.

Allerdings sah er in der engeren Teilnahme der Irren am täglichen Familienleben und im engeren Umgang mit ihnen durchaus auch Probleme. So schrieb er in der Allgemeinen Zeitschrift für Psychiatrie 1859 auch folgendes: *,Die Theilnahme vieler kranker, namentlich Unheilbarer, am Familienleben, Umgange u.s.w. ist ohnehin illusorisch; die meisten sind zu verkehrt oder zu sehr von krankhaften Ideen und Gefühlen geplagt, um für feinere Empfindungen noch zugänglich zu sein'.*

Er versuchte die Anwesenden der Naturforscherversammlung zu überzeugen, dass der eingebildete **Gegensatz von Vernunft und Wahnsinn** in Wirklichkeit nicht existierte und war ebenso der Überzeugung, dass es dem Menschen zur Ehre gereiche, von einer Gemütskrankheit befallen zu sein, als dass sie ihm zur Schande gereiche. Das waren doch markante Worte, die er da ins Plenum hinein donnerte.

‚Wohl aber halte ich es für eine Schande, wenn in unserem aufgeklärten Zeitalter, welches sich des regen Fortschreitens aller Wissenschaften und der allgemeinen geistigen Bildung rühmt, ein so leeres, thörichtes und nichtiges Vorurtheil fortdauert' (ebenda S. 3).

Jessen liess es sich nicht nehmen, auch diese starken Worte an jener Versammlung, abgedruckt in der obigen Zeitschrift, vorzutragen: *‚Ich bekenne frei, dass ich Gemüthskranke im Allgemeinen höher achte, als Andere, dass ich gern unter ihnen lebe, dass ich in ihrer Gesellschaft den Umgang mit Vernünftigen nicht vermisse'* (ebenda S. 3). **Was für einen Affront gegen die sog. Normalen und Gesunden!** *Ja, dass sie mir zum Theil natürlicher und vernünftiger erscheinen, wie ich die Menschen im Allgemeinen finde. Ich habe Vertrauen, Wohlwollen, Liebe und Dankbarkeit in ihrer Mitte häufiger gefunden, als anderswo, und jedenfalls kommt bei ihnen die wahre menschliche Natur in vielen Fällen weit mehr zum Vorschein, als in der bürgerlichen Gesellschaft, wo nur zu oft der Schein an die Stelle der Wahrheit tritt'* (ebenda). **Deutlicher kann man solches nicht formulieren.**

Was für ein Plädoyer für die Irren! Und er fuhr fort: *‚Ich weiss es wohl, dass ich eine besondere Vorliebe für Gemüthskranke hege, dass jeder Mensch, von dem ich höre, er sei gemüthskrank, mir als ein verwandtes und befreundetes Wesen erscheint: es wäre daher möglich, dass mich diese Vorliebe zu Täuschungen und einseitigem Urtheile verleitet haben könnte'* (ebenda S. 4).

Und Jessen fragte sich, wie das Gemüt beschaffen sein müsste, wenn es nicht erkranken könne? Und liess gleich seine Antwort verlauten; *‚Meine Herren, diese Frage werden Sie selbst beantworten können. … Wer kein Gemüth hat, der hat auch keine Gemüthskrankheit zu besorgen, wen aber die Natur mit einem tiefen reichen und edlen Gemüthe ausgestattet hat, der trägt auch den Keim der Krankheit in seinem Inneren'* (ebenda S. 5). *‚Nur die sogenannten Verstandesmenschen, die kalten, herzlosen, jedes tieferen Gefühles entbehrenden Naturen haben den Vorzug, nicht leicht von einer Gemüthskrankheit befallen zu werden; wer die Liebe in seinem Herzen trägt, wer gewissenhaft ist, der ist auch disponirt zu Gemüthskrankheit'.*

Einen weiteren Grund für Vorurteile gegenüber den Gemütskranken sah Jessen in der Tatsache, dass die Versorgungsanstalten für Irre (und verurteilte Verbrecher etc.) bis zum vorigen Jahrhundert sich in einem schlechten, furchtbaren und traurigen Zustand befanden. Er monierte, dass bisher nur wenig Heilanstalten für Gemütskranke existierten, dass es lange Zeit nur Tollhäuser in Deutschland gab und dass diese meist in einer unmittelbaren und unheilvollen Verbindung zu

Zuchthäusern und Strafanstalten standen. Dies habe in der Gesellschaft bewirkt, dass man die Gemütskranken den Verbrechern gleichstellt habe. Ob ein Verbrecher oder ein Irrer in ein solches Zuchthaus eingeliefert wurde, machte, was die Behandlung und den Umgang der Insassen betraf, keinen Unterschied: Die Tollen, so Jessen, wurden auf ähnliche strenge Weise behandelt, wie die Sträflinge.

‚Wohlverwahrte, finstere Zellen, Thüren mit schweren Riegeln und Stangen, Ketten und Bande, körperliche Züchtigungen und Misshandlungen waren die Hülfsmittel, deren man sich zur Bändigung und Heilung der Gemüthskranken bediente‘ (ebenda S. 6).

Erst Pinel, so Jessen, habe das unsterbliche Verdienst erworben, den Gebrauch der Ketten bei Wahnsinnigen zu verbannen um eine psychische oder sogenannte **moralische Behandlung** an die Stelle der Zwangsmittel zu setzen. Diese Befreiung von den Ketten sollte demnächst ein in England praktizierender Conolly erneut in die tägliche Praxis umzusetzen versuchen. Denn Jessen schrieb auf der nächsten Seite: *‚In wie fern dies selbst bei Tollen, Wüthenden und Rasenden möglich und zweckmässig sei, ist gegenwärtig eine der wichtigsten Streitfragen in der Psychiatrie, und in einigen englischen Irrenanstalten ist bereits der Versuch gemacht, sich in keinem Falle eines anderen Zwangsmittels zu bedienen, als des Einschliessens des Kranken in ein isoliertes Zimmer‘.*

Jessen musste somit bereits im Bilde gewesen sein, dass in England seit wenigen Jahren ein gewisser Robert Gardinger Hill (1811-1878) und ein Conolly ein neues Krankheitskonzept entwickelten, das sog. **No-Restraint-Prinzip**, welches bald zu einer grossen europäischen Bewegung führen wird. Erstmals angewandt und erprobt wurde dieses Prinzip offenbar im englischen Hanwell Asylum im Jahre 1839. Einige Jahre später erschien dann das epochale Lehrbuch des Psychiaters Conolly mit dem Titel: (The Treatment of the Insane without Mechanical Restraints. 1856)

Jessen monierte auch, dass die Psychiatrie um Jahrhunderte hinter der übrigen Entwicklung der Heilkunde zurückgeblieben sei, sie habe jedoch in den letzten Jahrzehnten erhebliche Fortschritte gemacht.

An der 24.ten Versammlung der Naturforscher und Ärzte in Kiel hatte man in der Sitzung eine neue Sektion für praktische Psychiatrie gefordert (gebildet), mit dem Zweck, die praktische Psychiatrie zu fördern und um einen gegenseitigen Austausch der Erfahrungen praktischer Irrenärzte damit zu veranlassen. Man forderte die Anwesenden auf, in der nächsten, 25. Versammlung mehr praktische Ärzte dazu einzuladen, um sich austauschen zu können.

Ein weiterer Punkt zum gegenseitigen Austausch an der besagten Tagung war, über die Anwendung von Zwangsmitteln in deutschen Irrenanstalten im Vergleich zu der gänzlichen Abschaffung derselben in englischen Anstalten zu sprechen. ‚Das Resultat dieser Discussion fiel dahin aus, dass eine übermässige Anwendung von Zwangsmitteln in den letzten Decennien nur in wenigen deutschen Irrenanstalten statt gefunden haben möchte'… ‚Eine gänzliche Abschaffung aller Zwangsmittel sei nicht statthaft, wenn nur in ihrer Anwendung die individuelle Verschiedenheit der Fälle gehörig berücksichtigt werde' (ebd. S. 9).

Dass die Irrenhausdirektoren damals in der Abschaffung der Zwangsmittel als nicht statthaft betrachteten, geschah aufgrund der bisherigen Erfahrungen mit schwierigen und aggressiven Irren und war vermutlich auch dem Mangel an geeigneten Räumlichkeiten geschuldet, die in den Asylen teils noch fehlten. Zudem stellte man fest, dass ein Missbrauch der Zwangsmittel nur sehr selten in diesen Asylen stattgefunden hatte. Es gab einzelne Fälle, doch diese waren quasi marginal.

Auch war mein bei den einzelnen Zwangsmitteln nicht ganz sicher und sich nicht ganz einig, ob diese als psychische oder auch als physische Heilmittel zu gelten hatten oder gar in beiderlei Form und Art als wirksam galten. Noch immer war man zu dieser Zeit recht gespalten in der Frage, ob ein Heilmittel nur auf die Seele, oder auch auf den Körper wirke oder gar zweierlei.

Verbunden mit dieser Unsicherheit und Frage war man sich auch nicht einig, ob eine Gemütskrankheit aufgrund psychischer oder physischer (sozialer) Einflüsse entstanden sei und diese Unsicherheit wirkte sich aus auf die Frage, ob man es mit somatischen Krankheiten oder rein psychisch bedingten Krankheiten zu tun hatte. Sollte man mit ‚psychischen Curmethoden' gemäss Reil weiterhin behandeln oder nicht?

Die Unterscheidung in Somatiker und Psychiker war, was die Therapiemethoden anbelangte, praktisch unmöglich, denn es vermischten sich die Heilmethoden dieser jeweiligen Protagonisten sowieso unheilbar durcheinander. Noch immer waren die Leib-Seele-Verhältnisse verworren, die Begrifflichkeiten und die Merkmale auf beiden Seiten unscharf und beschränkten sich nur auf ganz bestimmte Akzente und Schwerpunkte. Sollte man die Seele durch physische Gewalt schocken und zutiefst erschüttern, um eine Heilung herbeizuführen? Soll man weiterhin Peitschen, Stöcke, Drehmaschinen aller Art und Bettfixationen, Kaltwasserbäder etc. weiterhin einsetzen zur Behandlung der Irren oder nicht? War die Anwendung von kalten Sturzbädern eher ein psychisches oder ein somatischen Heilmittel?

Ist bei der Ursächlichkeit einer Geisteskrankheit immer eine somatische Grundlage anzunehmen, oder kann eine Geisteskrankheit lediglich durch psychische Einflüsse hervorgerufen werden? Da war man sich damals noch nicht sicher.

Abschliessend ist zu berichten, dass Professor Jessen zu Hornheim bei Kiel für die nächste Versammlung der Sektion der Psychiater zu deren Präsidenten gewählt wurde. Jessen hielt an der nächsten Versammlung gleich eine Rede zum Thema: ‚Über das Verhältnis des körperlichen Krankseins zu den Gemüthskrankheiten'. Darin legte er dar, dass jede psychische Krankheit wesentlich auf einer gestörten Funktion des Gehirns beruhe, wobei nach heutigen (damaligen) Mitteln keine materielle Störung nachweisbar sei. Dies war das Dilemma.

Das Gehirn sei auf jeden Fall ‚irritiert', so Jessen, will heissen, dass diese Irritation aufgrund eines rein körperlichen Leidens entstanden sei, z. B. aufgrund einer Krankheit der *‚Circulation, der Blutmischung, der Unterleibsorgane u.s.w., aber auch unmittelbar aus Gemüthsaffecten, theils plötzlich und heftig, theils allmählig und anhaltend einwirkend'* (ebenda. S. 11).

Es gab noch weitere Sitzungen der Sektion für praktische Psychiatrie unter dem Vorsitz von Jessen. Darin wurde beispielsweise auch über den Einsatz des Opiums verhandelt, oder auch über den Aderlass bei der Krankheit der Manie. Oder über die Folgen von Vorurteilen gegenüber Gemütskranken.

Die Sitzungen hatten etwas von der Form von Erfahrungsgruppen, von lebendigen Fortbildungen der praktischen Psychiatrie, wie man sie noch heute kennt. Die gegenseitigen Besuche in den jeweiligen Asylen, die die einladenden Psychiater organisierten, förderten mit Bestimmtheit ebenfalls die damalige praktische Psychiatrie und gaben ihrer Entwicklung viele Impulse.

Jessen schuf auf einer späteren Versammlung der Naturforscher in Hannover (1865) die **Theorie eines doppelten, alternierenden Bewusstseins** bei einigen Irren. Diese Theorie Jessens kann man heute als Vorläufer des Ausdrucks resp. der **Theorie des Spaltungsirreseins** deuten, welchen Emil Kraepelin später postulierte. (Bleuler: Spaltung der Persönlichkeit bei Schizo-Phrenie)

Im Jahre 1870 schlug Jessen in seiner Denkschrift ‚Ueber Zurechnungsfähigkeit' für § 46 des (Entwurfs) eines Strafgesetzbuches für den Norddeutschen Bund folgende Formulierung vor: *‚Ein Verbrechen oder Vergehen ist nicht vorhanden, wenn der Thäter zur Zeit der That in Folge eines abnormen Geisteszustandes unzurechnungsfähig war, oder wenn derselbe durch eine Gewalt gezwungen wurde, welcher er nicht widerstehen konnte. Die Unzurechnungsfähigkeit ist eine Thatsache, welche durch den Ausspruch der*

Richter (resp. de Geschworenen) festzustellen ist'. (Allg. Zeitschrift für Psychiatrie und psychisch-gerichtliche Medicin, Kleine Mitteilungen, 1871 S. 240)

Somit beschäftigte sich Jessen auch mit der sog. psychisch-gerichtlichen Medizin resp. mit gerichtlicher Psychologie. Jessen besprach Idelers Lehrbuch der gerichtlichen Psychologie, welches 1857 erschienen war (Allgemeine Zeitschrift für Psychologie, 1857, S. 546 ff). So verfasste Jessen in der Allgemeinen Zeitschrift für Psychiatrie, 1865 seine Thesen zur gerichtlichen Psychiatrie.

Sein ‚Kind' das **Asyl Hornheim bei Kiel** gab Anlass zu einigem Ärger für Jessen. Er schrieb darüber ein Werk mit dem Titel: ‚Das Asyl Hornheim, die Behörden und das Publikum, 1862'. Auf 132 Seiten drückte Jessen seine Erfahrungen und seinen Unmut über die Angst und die Vorurteile der Kieler Bevölkerung gegenüber Geisteskranken aus.

Auch mit den Behörden, die Geisteskranken wie den privat geführten Asylen eher ein Misstrauen entgegenbrachten, hatte Jessen einigen Ärger und als zwei ehemalige Patienten übel über das Asyl und über die Arbeit Jessens als Arzt berichteten, führte das zu einer nicht erwünschten Publizität Hornheims, die beinahe juristische Folgen nach sich zog. Diese blieben zwar schliesslich aus, aber beschleunigten die behördlichen Arbeiten zur Gesetzgebung über das Asyl- und Irrenwesen bezgl. Einweisung und Unterbringung der Irren, vor allem aber über die Kontrolle, resp. das Kontrollwesen auch über die privat geführten Irrenasyle. Auch das behördliche Misstrauen wurde so nicht geschmälert.

Das Asyl Hornheim hatte ansonsten einen weiten Ruf bis nach Dänemark, Schweden und Norwegen hinauf und auch in die Hansestadt Hamburg trug es ein gewisses Ansehen. Hornheim war die vierte psychiatrische Privatanstalt im deutschsprachigen Raum. Es nahm gerne betuchte Patienten aus höheren gesellschaftlichen Kreisen und höherem Bildungsstande auf und wird sich so finanziert haben, denn Subventionen erhielt es nie. Die ungefähr bis zu 60 Patienten und Patientinnen, wovon ca. zwei Drittel Männer waren, mussten zum Teil für ihre Unterkunft, für die Kost und die Pflege bis zu drei Monate im Voraus bezahlen.

Manche Irren waren offenbar Langzeitpatienten, denn die durchschnittliche Behandlungsdauer soll bei den Männern 6 Jahre, bei den Frauen 5 Jahre betragen haben. Das Durchschnittsalter soll 37 Jahre gewesen sein. (aus: https://de.wikipedia.org/wiki/Hornheim_(Kiel))

Wie bereits beschrieben, lebte Jessen zusammen mit seiner Familie im Asyl selbst und pflegte einigen persönlichen Umgang mit seinen Irren. Jessen gedeihte ihnen eine ganzheitliche Therapieform an, inklusive Diäten, physikalischen Therapien und Arbeiten in Haus und Garten. Selbst erzieherische Massnahmen und Unterricht fehlten nicht im Repertoire der Behandlungen. Über die Anwendung von Zwangsmassnahmen ist näher nichts bekannt. Ganz auszuschliessen jedoch waren sie wohl nicht.

Im Jahre 1875 verstarb Jessen und sein gleichnamiger Sohn führte das Asyl noch bis 1898 quasi in den Fussstapfen seines Vaters weiter. Inzwischen wurden in Deutschland immer mehr grosse Psychiatriepaläste erbaut auch private Kliniken, mit zum Teil mehreren hundert oder gar tausend Plätzen. So verlor das Asyl Hornheim immer mehr an Bedeutung und Ansehen, als es einst hatte.

Jessen war ein guter Freund Flemmings, welcher hier weiter unten ebenfalls besprochen wird.

John Conolly und die Non-Restraint Bewegung

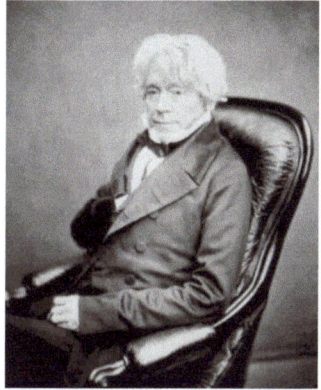

John Conolly
Fotoherkunft: wikipedia

Britischer Arzt für Psychiatrie, Mitbegründer der Vorläufer-
Organisation der British Medical Association.Bürgermeister.
1829 Professur für Medizin.

Verfechter einer gewaltfreien Behandlung resp. Verzicht auf
Anwendung von körperlichem Zwang in Irrenabteilungen
(**Non-Restraint-System** oder No-Restraint-System): ,**The
Treatment of the Insane without Mechanical Restraints.** 1856'

Geboren: 27. Mai 1794 in Market Rasen (Lincolnshire)
Gestorben: 05. März 1866 in Hanwell, England

Bild https://www.wikipedia.org/

Wie wir bei Horn gesehen haben, war die Anwendung von Zwangsmitteln in der
Psychiatrie und vor allem in der Öffentlichkeit umstritten, aber in der Psychiatrie
von damals durchaus verbreitet. Es gab kaum ein Irrenhaus in Europa, die auf den
mechanischen Zwang verzichtete. Im Falle Horns und dessen Anwendung des sog.
Zwangssackes führte dieses spezielle Zwangsmittel zu heftigen und in der Öffentlichkeit ausgetragenen Kontroversen unter Ärzten. In der breiten Bevölkerung war
die damals im Entstehen begriffene Psychiatrie überhaupt noch ein Buch mit sieben Siegeln und was man von solchen Institutionen hörte und über sie verbreitete,
gefiel den Bürgern wenig. Ab und zu führte das Kolportierte zu grossem Unmut
gerade bei Angehörigen von ,inhaftierten' Irren und dieser führte teilweise auch
zu richterlichen Anklagen resp. zur Anrufung der Justiz.

Immer wieder kam es in der Einschätzung des Arztes, ob der Patient in der Lage
sei, in eine bestimmte Behandlung einzuwilligen oder nicht, zu Verordnungen
resp. Anwendungen von Zwangsmitteln (moralische Behandlung), vor allem dann,
wenn der Irre nicht kooperierte oder infolge seines Geisteszustandes resp. seiner
Psyche nicht in der Lage war, zu kooperieren. Teils lagen die Gründe des ärztlichen
Entscheides, Zwangsmittel anzuwenden, in der Selbstgefährdung des Kranken,
teils in dessen möglichen Fremdgefährdung. Teils lag der therapeutische Ent-
scheid des Arztes, beispielsweise den Drehstuhl anzuwenden, jedoch in dessen
eigenen Willkür und **ontologischen oder theologischen Vorstellung** von Therapie
und Intervention. In der Tendenz verhalfen eher die sog. Psychiker den Zwangsmitteln zum Durchbruch (Reil, Heinroth, Neumann und Ideler), aber auch die
Physikergilde bediente sich dieser brutalen Zwangs-Therapien. Schocktherapien
waren eine Zeit lang ,en vogue'.

> **Ontologie:** Lehre vom Sein, von den Ordnungs-, Begriffs- und Wesensbestimmungen des Seins.

Die Gründerväter der ‚Psychiker' bildeten Battie und die beiden Tukes (moral treatment, moral management). Sie übernahmen und forcierten, wenigstens teilweise diese brutalen Behandlungen mittels Zwangswesten, Drehstühlen und Zwangssitzen, allerdings unbedingt mit dem Anspruch, mit ihnen resp. durch sie **auf die Psyche der Irren einzuwirken.** Man dachte die schockkurmässigen, moralischen Therapien quasi als ‚psychotherapeutische' Interventionen.

Die Psychiker, als naturphilosophisch orientierte Vertreter der Medizin, verfielen sehr stark den sog. ontologischen und theologischen Vorstellungen der Therapie von psychisch Kranken und hatten zum Ziel, die Irren von ihrer religiösen Schuld zu befreien. Im Gegensatz zu den Physikern (Somatiker wie ein Jacobi, Roller, Pienitz und Nasse), die sich von diesen ontologischen und theologischen Vorstellungen abkehrten und sie gar bekämpften. Diese Unterschiede in den Ursachen eines Irrsinnes hatten Folgen für ihre Behandlung und auch Folgen für den allgemeinen Umgang mit den Irren.

Eine weitere Ursache, zu **dramatischen Schocktherapien** zurückzugreifen, lag gewiss auch in der weitverbreiteten **therapeutischen Ohnmacht** der damaligen Gründerzeit der Psychiatrie, den teils Schwerstkranken und Gefährlichsten oder stark Leidenden oft nicht helfen konnte. Wer nicht therapierbar war, galt als unheilbar. Daher unterschied man zu dieser Zeit noch stark in Heilbare und Unheilbare.

In der Entwicklung der Psychiatrie gab es im internationalen Vergleich Unterschiede in der Anwendung solcher Zwangsmassnahmen. Sie lagen einerseits in bestehenden, resp. nicht bestehenden Gesetzen und Richtlinien und/oder fehlenden oder bestehenden ethischen Empfehlungen, die in den jeweiligen Staaten oder Bezirken herrschten, andererseits in den z. B. kulturell bedingten verschiedenen Gepflogenheiten (Usancen) der Institutionen selbst.

Diese verschiedenen Usancen lagen auch an den solchen Irrenhäusern vorstehenden Chefärzten, die die Anwendung oder Nichtanwendung der Schocktherapien massgeblich beeinflussten. Das Verständnis, was genau eine psychische Krankheit sei und wie eine solche zu therapieren oder zu verhindern sei, war alles andere als einheitlich geregelt zu dieser Gründerzeit und oblag in der individuellen Einschätzung der Vorsteher dieser Irrenanstalten. Jeder Arzt hatte da seine eigene Theorie von Krankheit und Therapie, die er in seiner Irrenanstalt, der er vorstand, entsprechend anwandte und damit zum Ausdruck brachte. Zu diesen Anfangszeiten der Psychiatrie als Wissenschaft hatte sich der Arzt entweder zur Psychikerbewegung oder zur Physikerbewegung anzuschliessen.

Die Anordnung und Durchführung einer Zwangstherapie war auch immer verschränkt mit den jeweiligen geltenden Rechten der Irren. In manchen Ländern verloren die Irren ihre Grund- und Menschenrechte spätestens beim Eintritt in eine Nervenklinik, manche verfügten über diese persönlichen Rechte nicht einmal **vor ihrer Einweisung** in ein Sanatorium. Die Einweisungsrechte oblagen Gesetzen und/oder einweisenden Bestimmungen von (Sozial- oder Waisen)-Behörden. Man kannte **Fürsorge- und Armengesetze.** Viele Psychiatrie-Betroffene verfügten über kein ordentliches, gesetzlich geregeltes Recht, sich gegen eine unfreiwillige Einweisung in ein Irrenhaus zu wehren, geschweige denn nicht einmal, sich durch einen Advokaten vertreten zu lassen. Es gab sogar Armen- und Fürsorgegesetze, da war die Hilfe eines Anwaltes ausdrücklich nicht erlaubt, wenn es um eine Einweisung in die Psychiatrie ging. (z.B. Graubünden, Schweiz)

Diese **Rechtlosigkeit von geistig irren Menschen** bei behördlicher Einweisung wurde in Gesetzesbüchern, in Gesundheitsverordnungen und Fürsorgereglementen und dergleichen mancherorts also **ausdrücklich paragrafisch erwähnt.** Die Irren verfügten damals in vielen Ländern Europas über keinerlei Rechte, die Persönlichkeit der Bürger war mangelhaft geschützt. Ein rechtsstaatliches Vorgehen bei einer Einweisung eines Irren oder Blödsinnigen war damals noch in kaum einem Artikel oder Paragrafen klar festgeschrieben und teils noch nicht einmal zur parlamentarischen Diskussion vorgesehen. Eine solche musste in den Parlamenten erst verhandelt und niedergeschrieben werden. Gesetze und Regelungen harrten also bezüglich Fragen des fürsorgerischen Freiheitsentzuges, der Zwangseinweisung und der Zwangsbehandlung somit mancherorts noch einer gesetzlich geregelten Paragrafierung, Verabschiedung und Inkrafttretung.

Zwangsmassnahmen waren (und sind) **vom klinischen Standpunkt aus med. Interventionen, die gegen den ausdrücklichen Willen des Patienten durchgeführt wurden.** Es gab jedoch auch andere Standpunkte, ausser einem klinischen. Zwang lag in der Natur der Sache, denn wäre ein ausdrücklicher Wille zur Behandlung dagewesen, spräche man auch nicht von einer Zwangsmassnahme. Zwangsmittel waren, neben den Anwendungen der Drehmaschine oder des Drehstuhles auch die Anwendung des kalten Wasser- und Sturzbades, das Zwangsstehen, das tagelange Sitzen im Zwangsstuhl und das Anziehen einer Zwangsjacke. Selbstverständlich auch das Fixieren mittels Gurten an die Bettstatt, das Isolieren und Verbringung des Tobenden oder zu Bestrafenden in dunkle und unbeheizte Kellerräume und Verliesse, wie auch das Anketten an Wänden und Pfählen sowie das zwangsweise Verabreichen von ‚sedierenden' Medikamenten, die je nach Optik des Betrachters einzig Giftverabreichungen darstellten oder als reine Disziplinierungsmassnahmen eingesetzt wurden, geschweige denn zur medizinisch-therapeutischen Intervention.

Allen Zwangsmassnahmen standen (und stehen noch heute) zugrunde: die **Einschränkung der persönlichen (Bewegungs-) Freiheit mit dem Ziel, Eigen- und Fremdgefährdung zu vereiteln!** Manchmal wollte man damit renitenten Irren aber auch nur deren Rückgrat (Willen) brechen, um sie dadurch gefügiger zu machen und um sie für den sozialen Raum, in dem sie sich befanden, erträglicher zu machen.

Im Vordergrund stand bei der Zwangsmassnahme also oft einzig die **Brechung des Willens** und die **Bestrafung zwischenmenschlich schlechten Verhaltens von Irren.** Daher sahen (und sehen noch heute) viele betroffene Patienten diese Zwangstherapien als reine Foltermassnahmen und böswillige Misshandlungen an. Den therapeutischen Sinn resp. den Hintergrund dieser Schocktherapien zu erklären, mochte manchen Irren und Widerspenstigen nicht leicht gewesen sein.

Die Zwangsmassnahmen versteckten sich jedoch meistens hinter dem Willen und der vorgeschobenen Absicht des behandelnden Arztes, jenen armen geistig Verwirrten **medizinisch-therapeutisch helfen zu wollen,** um sie wieder gesund, gesellschafts- und vor allem arbeitsfähig zu machen. Vordergründig bemerkte man jedoch oft nur eine beabsichtigte Ruhigstellung aufmüpfiger, lauter und körperlich übergriffiger Irrer.

Zwangsbehandlungen erfuhren in der Geschichte der Psychiatrie auch politisch Dissidente, Oppositionelle, Andersdenkende, Staats- und Verfassungsfeinde. Andersdenkende, so dachte man, müssen ‚umtherapiert' werden. Ein mit Sicherheit eintretender Effekt solcher Zwangsbehandlungen war - bei den eigentlich Irren, wie beim Andersdenkenden oder Staatsfeinden - immer ein **Verlust des Vertrauens gegenüber dem behandelnden Arzt und dessen Institution resp. Gefängnis sowie gegenüber dem herrschenden Staat resp. dessen polizeilichen und politischen Organen.** Dieser Vertrauensverlust führte hier wie dort zu keinem wirklichen Therapieerfolg und schon gar nicht zu einem Umdenken.

Wie bereits früher in anderen Bänden dieser Reihe beschrieben, war die sog. **‚Erklärung der Menschen- und Bürgerrechte',** innerhalb der französischen Revolution um 1789 der Ausgangspunkt der Entwicklung der allg. Menschenrechte in den europäischen Ländern. Wir berührten dies bei Pinel in dessen Hôpital de la Salpêt-rière in Paris, wo er offiziell die darin gefangenen resp. hospitalisierten Insassen von den Ketten befreien liess (Band 6, ab. S. 26), was in der Realität jedoch nicht nachhaltig war.

Denn die Irren waren jedoch weder von Pinel noch von Esquirol wirklich von ihren Ketten befreit worden. Auf Zwangsjacken nämlich griffen beide Psychiater der ersten Stunde weiterhin zurück und erklärten diese als therapeutisch begründete Interventionen zum Wohle der Irren.

Es bestand also bei der Anwendung von Zwangsmitteln stets die Diskrepanz, diese einerseits als therapeutische Massnahme zu verstehen oder verstehen zu wollen, andererseits diese Zwangsmittel als Sicherheitsmassnahmen zum Wohle der Irren und der Irrenanstalt einzusetzen. Das Zusammenleben von hunderten unruhigen, aggressiven und nicht ganz bei Sinnen stehenden Irren auf engstem Raum, dieses rechtlose auf engem Raum Eingepferchtsein, hatte seinen Preis. Ob die groben Wärter resp. ausgedienten Soldaten damals bereits sog. Deeskalationsmass-nahmen gekannt und angewandt hatten, ist angesichts ihrer fehlenden Ausbil-dung und ihres rüpelhaften Einsatzes auf den Irrenabteilungen eher als unwahr-scheinlich anzusehen.

Die Psychiatrie stand damals schnell vor der Möglichkeit einer **therapeutischen Ohnmacht,** falls die Irren sich einer vertrauensvollen Kooperation mit dem behan-delnden Arzt, dem Ärzteteam und dem Wärterpersonal verschlossen.

In der Allgemeinmedizin besteht noch heute eine therapeutische Ohnmacht dann, wenn alle Therapien keine Erfolge zeitigen und der Patient an der behandelten Krankheit verstirbt. Dann konnte man dem Kranken nicht helfen. Ein Beinbruch jedoch konnte man damals meistens operieren oder schienen und einer Heilung zuführen, weil Patienten mit gebrochenen Beinen die Hilfe eines Arztes gerne in Anspruch nahmen und in die vorgeschlagenen Therapien auch freiwillig und meist ohne zeitliche Verzögerung einwilligten.

Viele Irre sind sich ihrer psychischen (mentalen) Krankheit, ihrer Seelenstörung oft jedoch nicht bewusst, genauso wie Gläubige sich nicht bewusst sind, dass eine andere Religion möglicherweise doch die bessere (gottesnähere oder gottgefälli-gere) als die eigene sei. Es war und ist noch heute schwer, sich selbst zu erkennen und sehr schwierig, die eigene Situation, in der man sich befindet, richtig einzu-schätzen, einzuordnen und zu interpretieren. Diese Schwierigkeit oder gar Unzu-länglichkeit, sich selbst einzuschätzen, trifft auf Patienten mit einer psychischen

Krankheit in einem besonderen Masse zu. Dazu fehlt ihnen der archimedische Punkt.

Selbst Politiker sehen die durch sie gewählte Zugehörigkeit zu ihrer Partei als die vermeintlich Beste an, als die ihrer politischen Gegner und kommen meist nicht auf einen guten Nenner in Diskussionen mit parteilich Andersdenkenden. Sie sind und bleiben Widersacher und verharren in ihren antipodischen Gesinnungen. Wie soll da ein psychisch Kranker verstehen, dass er krank sei und alle anderen um ihn herum gesund?

Schnell kam bereits damals die **Frage der Urteilsfähigkeit** hoch. Eine Zwangsbehandlung war (und ist) unter Umständen möglich, wenn der Patient nicht urteilsfähig war. Aber wie kann diese sicher überprüft werden? Und bei der Bejahung einer solchen auftretenden Urteilsunfähigkeit stand dann alsbald die Frage im Raum, welche Zwangstherapien oder Zwangsmassnahmen im Hinblick auf die jeweils spezifische Situation und Krankheit des Irren gerechtfertigt erschienen.

Nun wagte sich ein englischer Psychiater, **John Conolly**, diesem Zustand der teils brutalen Zwangsbehandlungen in vielen europäischen Irrenhäusern sich als Psychiater in den Weg zu stellen und beschrieb in seinem wichtigsten Lehrbuch: ‚The Treatment of the Insane without Mechanical Restraints. 1856' das sog. **No-Restraint-Prinzip,** welches zu einer Bewegung wurde. Es war ein Behandlungskonzept, welches bereits von einem **Robert Gardiner Hill** (1811-1878) begründet und von Conolly im Hanwell Asylum 1839 erstmals konsequent umgesetzt wurde.

Das Non-Restraint-System (keine Zurückhaltung, Begrenzung)
Das Non-Restraint-System ist ein um 1850 entwickeltes sozialpsychiatrisches **Behandlungskonzept in der Psychiatrie**, welches auf jede Form einer **mechanischer Zwangsbehandlung verzichtet.** Im Hintergrund stand die **moralische Behandlung** resp. ein moralisches Engagement (moral management) gegenüber den Irren.

Begründet wurde das ‚**Non-Restraint**' vom dritten Superintendenten des Hanwell Insane Asylums, des späteren St. Bernhard Hospitals, **John Conolly** in England.
Sein Werk: ‚THE TREATMENT OF THE INSANE WITHOUT MECHANICAL RESTRAINTS, 1856'.
Deutsch (Dr. C.M. Brosius, 1860): ‚Die Behandlung der Irren ohne mechanischen Zwang, 1860'

Das Non-Restraint-System beinhaltete nicht nur die Abschaffung der Zwangsmittel, sondern beinhaltete ein ganzheitliches Irrenbehandlungssystem, das im Augenblick des Eintrittes eines Irren in die Anstalt begann.
In diesem Zusammenhang wurde ein weiterer Psychiater erwähnt (siehe dort):

Den Boden zu seinem Non-Restraint-System gebildet hatten die in England seit 1774 (1808) verabschiedeten **Madhouse-Acts**, Gesetze für die Irrenhäuser und Irrenbehandlung in England. Sie wurden teils wegen skandalösen Begebenheiten in englischen Irrenanstalten ins Leben gerufen, wobei ein schwerer Fall eines Patienten namens James Norris den Ausschlag gab, der im **Bethlehem Hospital** (Bedlam) mit Eisenketten an die Wand gefesselt worden war. Der leitende Arzt dieses Irren-Asyls, **Thomas Monro**, war alkoholabhängig und blieb offenbar monatelang seiner Aufgabe als leitender Arzt fern. Ebenfalls im Jahre 1808 wurde in England ein Gesetz erlassen, das es den Gemeinden erlaubte, Steuern für die Einrichtung eines Irrenasyls zu erheben.

Ein anderer Boden bildete die Arbeit eines **Samuel Tuke** in seinem privat geführten Heilanstalt ‚The Retreat', in welchem er einer milderen Irrenbehandlung nach ging und (möglichst) auf eine Ankettung von Irren wie auch auf weitere Zwangsmassnahmen verzichtet hatte. Sein therapeutisches Prinzip sah vor, dass alle Patienten in seiner Privatanstalt in einer ruhigen und familiären Atmosphäre ohne jede Gewaltmassnahme sozusagen wie undisziplinierte Kinder behandelt wurden. Dies ging nur, weil Tuke seine Patienten aus einer höheren und gut zahlenden Gesellschaftsschicht bei sich hatte aufnehmen können. Die englische Psychiatrie war damals aufgeteilt in eine Klassenschicht.

Zudem wurde in England im Jahre 1828 erstmals, nach dem Madhouses Act von 1774, eine Irrenkommission ins Leben gerufen, die es zur Aufgabe hatte, die staatlichen (und privaten) Irrenhäuser zu kontrollieren. Diese Kommission war die **Metropolitan Commissioners in Lunacy**. Bis zum Jahr 1842 wurde der Zuständigkeitsbereich dieser Kommission über London hinaus auf ganz England ausgedehnt. Die Kommission bestand aus 11 Männern. Sie waren die Kommissare des Wahnsinns. Als Conolly seine Arbeit in Hanwell begann, war die Kommission bereits in Amt und Würde.

Nicht zu unterlassen ist aufzuführen, dass bereits ein **Abraham Joly** (1748-1812) im Jahre 1787 in Genf als Verwalter des dortigen Hôpital général psychisch Kranke in einer gewissen Weise human behandelte, somit also einem Non-Restraint nahe kam. Auf sein Geheiss hin durften seine Patienten nicht mehr an Wände und Pfähle angekettet werden.

1793 erörterte und praktizierte auch ein Philippe Pinel in Paris diesen humaneren Ansatz. Es wurde In Band 5 dieser Reihe bereits beschrieben.

Um es gleich vorweg zu nehmen, Conollys Methoden verbreiteten sich zwar in England, nicht sogleich jedoch in Deutschland oder auf dem europäischen Kontinent. Erst ein **Wilhelm Griesinger** setzte sich im Jahre 1868 in Deutschland für die Non-Restraint-Bewegung ein. **Caspar Max Brosius** (1825-1910) schliesslich war es, der Conollys Werk in die deutsche Sprache übersetzte und so den Weg für dieses System ebnete. Brosius führte als Psychiater eine Anstalt in Bendorf.

Im Jahre 1818 hatte Conolly Medizin studiert und 1821 promoviert. Zuerst praktizierte er als Arzt, wurde zum Bürgermeister seines Wohnortes Stratford gewählt und ab 1828 (1829) erhielt er, im Alter von 34 Jahren, vom Londoner University College die **Professur für Medizin**. Ab 1830 setzte er sich für eine Verbesserung der englischen Irrenversorgung ein.

1839 geriet Conolly in eine neue und für ihn auch entscheidende Phase seiner beruflichen Laufbahn, als er zum ärztlichen Leiter, resp. zum **Superintendenten** dieses **Hanwell Insane Asylums**, dem späteren St. Berhard Hospital, mit vollem Namen dem **Middlesex Courtry Pauper Lunatic Asylum in Hanwell** gewählt wurde. Auch er machte sich Gedanken über den Bau und die Führung einer ‚modernen' Irrenanstalt und schrieb darüber das Werk: ‚The Construction and Government of Lunatic Asylums and Hospitals for the Insane, 1847'.

Die Ideen des Conolly waren **Idealvorstellungen** (ideale **Visionen**) für eine human geführte Irrenanstalt, aber die Realität liess sich an diesen Idealen nicht messen und sah auch in England bei Weitem in den Irrenhäusern nicht so human aus. Im Gegenteil, die Realität in den Anstalten sah hart und brutal aus. Trotzdem blieben und waren seine Visionen auch handlungsweisende Wegmarkierungen oder Zielbeschreibungen, die ernst zu nehmen waren und Missstände und die Möglichkeit ihrer Behebung aufzeigten.

Conolly wollte das Ziel der Heilung erreichen ohne jeglichen Einsatz von Zwangsmitteln, die nicht nur die Psyche erreichten, sondern auch den Körper malträtier-

ten. Er versuchte in seinem Asylum in Hanwell auf jede mechanische Zwangsbehandlung (theoretisch) zu verzichten. Jegliches Anketten war verboten.

Dem Non-Restraint-Prinzip lag die moralische Behandlung (moral treatment) des
Tuke zugrunde. In Hanwell führte Conolly die bereits von Robert Gardiner Hill
entwickelte „Non-Restraint"-Behandlung ein. Dieser galt eigentlich als deren frühe
Entwickler, Conolly setzte seine Ideen jedoch alsbald konsequent in die Praxis um.

Die moralische Behandlung
auch als **moral management** bzw. **moral treatment** etc. übersetzt, ist ebenfalls ein
psychiatrisches Behandlungskonzept, entwickelt um 1795 vom Psychiater **Wiliam
Tuke** (1732-1822) in seinem Privatsanatorium oder Madhouse ‚**The Retreat**'
(Zufluchtsort) in York, England. (siehe Band 5 dieser Reihe ab S. 73)

Sie vereinte durchaus auch somatische Vorstellungen und Behandlungsverfahren,
setzte jedoch weit mehr auf eine die Psyche behandelnde Therapieform, die später von der ‚Psychiker-Gilde' unter den Psychiatern übernommen wurde. Zu diesen Psychikern gehörten u. a. Reil, Heinroth, Neumann und Ideler und gewiss auch
Horn.

Ziel der Therapie war die Psyche des Irren zu behandeln, darin stand im Vordergrund die erzieherische Einwirkung auf: Sünde, Moral, Laster, Eigenschuld. Die
moralisch Behandlung setzte jedoch auch auf die Anwendung von Zwangsmitteln
wie Zwangsjacken, Drehstühlen und dergleichen, wenn keine anderen Möglichkeiten mehr halfen.

Mit der ‚Moralischen Behandlung' verbunden, stand die Schwierigkeit einer genau-
en Beschreibung, denn man verstand unter ihr und den weiteren Begriffen wie
moral treatment oder **traitement moral** etc. nicht genau dasselbe. In Frankreich
etwa bedeutete der Begriff ‚Moral' eher etwas Psychologisch-subjektives, in England etwas Gemeinschaftlich-gesellschaftliches. (‚mores', lat. Kult, Sitte, Brauch, Gewohn-
heit sowie Glauben an die Wirksamkeit von Erziehung, Erholung und menschliche Güte)

Die moralische Behandlung wurde oft von den ‚Psychikern' gerne übernommen,
beinhaltete, neben den religiösen Vorstellungen und Überzeugungen, beispielsweise eines William Tuke, auch somatische Vorstellungen und Behandlungsverfahren, wie z. B. die Abgabe geregelter Mahlzeiten, ausreichende Erholung, genügend Schlaf, gesittetes Zusammensein aller Patienten, Versorgung der Kranken
durch eine freundliche, individuelle Pflege, Beschäftigung, religiöse Überzeugung,
Vergnügungen aller Art, Studium, Erholung im Garten oder in der Landarbeit.

In beiden Auslegungen in Frankreich und England, wie auch in Deutschland war der therapeutische Optimismus für den Begriff der moralischen Behandlung verbindend, obwohl die moralische Behandlung Frankreichs, die eher einen administrativen Charakter zeigte, mit derjenigen des englischen Stils nur bedingt zu vergleichen war.

In Deutschland kam ein gewichtiger, militärisch affiner Erziehungsaspekt hinzu. Eingeführt wurde die moralische Behandlung von **Reil**, der sich jedoch zumindest in Preussen, wegen seines liberalen Behandlungsstils, nicht durchsetzte. Dort gewann ein Johann Gottfried **Langermann** wegen strengerer Auffassung, was die Behandlung der Irren anbelangte, die Oberhand. In Preussen vorherrschend war das Sicherheitsdenken für Staat und Gesellschaft. Die Grundlage dieses Denkens bildete auch die Vorstellung, dass psychische Krankheit als fehlgeleitetes sittliches Handeln und Wollen aufzufassen sei und der Irre an seinem Zustand Mitschuld trage. Den Irren, so die Vorstellung, mangele es an moralischen Kräften, die dem Irren eine Genesung erschwere, die aber durch die körperlich züchtende Therapie gefördert werden könne. Es genüge, so die weitere Vorstellung, dass man die gesellschaftlichen Moralvorstellungen auf die Irren zu übertragen habe.

‚Wir Alle, welche den Beispielen William und Samuel Tuke's gefolgt sind, ohne sie erreicht zu haben, müssen stets dankbar anerkennen, wie Grosses wir ihnen schulden. Es ist wahr, weder sie noch Pinel wagten es, den mechanischen Zwang gänzlich abzuschaffen; Charlesworth blieb es vorbehalten, dieses zu versuchen, Gardiner Hill, es in Lincoln durchzuführen, und in Hanwell sollte es in weitester Ausdehnung befestigt werden'. (S. 12, John Conolly, The Treatment of the Insane without Mechanical Restraints. 1856)

Mit diesen Worten stieg Conolly in sein Werk ein und 50 Seiten später formulierte er seine Begründungen dazu damit, dass Pinel fand, seine Irren seien zur Ruhe gekommen, nachdem das Geklirr der Ketten zum Schweigen gebracht worden war. Und Hill meinte, dass nach der Vernichtung mechanischer Zwangsmittel für ihn völlig unerwartete und bedeutende Besserungen bei seinen Irren erfolgten resp. eingetreten seien (ebenda S. 62).

‚Mr. Gardiner Hill's ‚Lecture' hatte mich fest überzeugt, dass das, was aus Lincoln berichtet worden, auch in anderen und grösseren Anstalten durchgeführt werden könne. In dem Anhange zu jener Schrift wurde gezeigt, dass vor 16, 17 Jahren Dr. Charlesworth, Arzt am Lincoln-Asyle, durch genaue Beachtung der Wirkungen des mechanischen Zwanges den Weg zum Non Restraint-Sytem anbahnte.' (ebenda S. 100).

Conolly berichtete von einem Fall im **Lincoln-Asylum**, in dem ein Kranker über Nacht in einer Zwangsjacke mit starken Riemen ans Bett gebunden worden und dann verstorben war. In der Parallele zu Horns Fall, in dem eine Jungfer durch die Anwendung des Zwangssackes ebenfalls verstarb, geriet auch das Lincolm-Asylum durch den Tod dieses Mannes ebenfalls in eine Erklärungsnot und in den öffentlichen Disput. Im Einklang mit dem sog. ‚**Lincoln-Committee**', dem Vorstand dieses Irrenhauses, beschloss resp. verordnete man, dass wenn *Restraints des Nachts* zur Anwendung gebracht würden, immer ein Wärter im selben Zimmer zu bleiben und den Irren zu kontrollieren habe.

Dieselbe Verordnung hatte den zusätzlichen Erfolg, dass man überzeugt wurde, **Zwangsmittel seien nicht so häufig notwendig**, als man bisher annahm. Des Weiteren hatte man von nun an alle angewandten **Restraints sofort zu melden**. Offenbar war dies bis an nicht so geregelt worden und es konnte durchaus sein, dass die Wärter eigenhändig, quasi in eigener Befugnis und ohne eine ärztliche Anordnung Irre kurzerhand angekettet und in Zwangsjacken gesteckt hatten.

Ein weiterer ‚Erfolg' dieses unglücklichen Todesfalles war, dass man **alle schweren Fuss- und Handeisen einsammeln und vernichten liess**. Zwangsjacken wurden durch das Asyl unbrauchbar gemacht und entsorgt. Bald (im August 1834) berichtete man, dass oft viele Tage nacheinander keine Zwangsmittel eingesetzt worden seien. Zu dieser ganz frühen Zeit war es ein **Mr. Samuel Hadwen, Hausarzt** des Asyles in Lincoln gewesen, auf den eigentlich diese Verbesserungen zurück führten und Conolly dies erst später tat. Das Aufgeben von Zwangsmitteln ist somit auch nur Gardiner Hill zuzuschreiben, sondern diesem früher im Asylum Lincoln tätigen Arzt. Lincoln befreite die Irren vor dem Hanwell-Asylum von den Ketten und zwar durch diesen Dr. Samuel Hadwen.

Dr. Samuel Hadwen fiele somit eigentlich die erstmalige Anwendung des Non-Restraint-Systems zur Ehre, denn Gardiner Hill, sein Nachfolger, trat sein Amt erst im Jahre 1835 an, als die schweren Ketten und Zwangsjacken bereits vernichtet und kaum noch in Gebrauch waren. Zitat Dr. Hadwin: *‚Zurückhaltung bildet die eigentliche Grundlage und das Prinzip, auf denen die vernünftige Behandlung von Verrückten beruht.'* (Lincoln Asylum, 1841)

Conolly begann seine Arzttätigkeit im Jahre 1839. Bald fand er sich veranlasst, einerseits durch seine Beobachtungen in seiner eigenen Anstalt und andererseits wegen einiger Andeutungen verschiedener Irrenärzte, diesen Versuch der Abschaffung mechanischer Zwangsmittel bei der Behandlung seiner eigenen Irren fortzusetzen.

Möglicherweise war Conolly zu Beginn seiner Arzttätigkeit noch gar nicht fest überzeugt von den Ideen des Non-Restraint, aber er war willig und neugierig, dieses System versuchsweise anzuwenden und die Irren dabei zu beobachten. ‚Die Zeit wird lehren, ob die Anschaffung eine absolute sein und als Prinzip ausgesprochen werden kann‘. (Conolly, The Treatment of the Insane without Mechanical Restraints, S. IV) ‚Mit Phrasen und theoretischen Auseinandersetzungen kommt man über die Frage: „Restraint oder Non Restraint“ nie und nimmer hinaus; nur Thatsachen entscheiden, nur ein langjähriges, allgemeines Experiment wird ihre endgültige Lösung herbeiführen‘ (ebenda).

Conolly war ein Praktiker, der sich Versuchen gegenüber durchaus aufgeschlossen zeigte. Er polemisierte und provozierte auch gern, als er im Buch mit grossem Selbstbewusstsein schrieb: ‚Mögen daher die deutschen Anstaltsärzte einen ernsten Versuch machen, in Behandlung der Irren mit den mechanischen Zwangsmitteln zu brechen; traurig, wenn Vorurtheile und die Praxis von Jahrhunderten uns hindern sollten, auch noch in der letzten Hälfte des neunzehnten Jahrhunderts einen alten Weg zu verlassen, für den in England ein besserer gefunden zu sein scheint‘ (ebenda).

Er war offenbar doch sehr in Flamme für sein Kind, denn selbst ein negatives Resultat, selbst ein Misslingen des Versuchs, in der psychiatrischen Praxis den mechanischen Zwang abzuschaffen, muss der Wissenschaft unendlichen Vorteil bringen, meinte Conolly. Was für eine wunderbarer Denkansatz!

Immer wieder erhielt das Asylum Hanwell Besuche von Menschen, die beweisen wollten, dass das Non-Restraint-System in Wahrheit nicht funktioniere. Sie kamen mit vorgefassten Meinungen ins Asyl und anstatt darin genau zu beobachten, was da vor sich ging, verharrten sie in ihren alten Vorstellungen von der Idee eines strengen und gewaltsam geführten Irrenhauses, welches Mittels mechanischen Zwangs ihre irren Insassen zu therapieren und zu erziehen hatten.

Conolly gab Ihnen zu verstehen, dass ein Irrenhaus zumindest **drei Bedingungen** zu erfüllen habe, um mit dem modernen Non-Restraint-System gewaltfrei und mit Erfolg operieren zu können:

1. Eine erste Bedingung sei ein zweckmässiges Gebäude. Wichtig seien genügend Licht und Luft, eine schöne Aussicht und vor allem genügend Raum für die körperliche Bewegung und Klassifikation der Irren und auch entsprechenden Mitteln für Beschäftigung und Erholung.
2. Eine zweite Bedingung nach Conolly war eine beständige und wachsame Aufsicht durch humane und verständige Beamte (Vorsteher), die mit Überlegung und Gerechtigkeit ein tätiges Wärter-Corps in allen Dingen zu kontrollieren habe.
3. ‚Fernere Bedingung ist die Vorsorge für Nahrung, Kleidung, Bettzeug und allgemeine Reinlichkeit, damit alle vermeidlichen Veranlassungen zu physischen und geistigen

Beschwerden wegfallen. Verschiedene Beschäftigungen, einiger Unterricht, verständiger religiöser Zuspruch, häufige Vergnügungen sind mächtige und unerlässliche Hülfsmittel. Kurz, die ganz Behandlung und Verpflegung der Kranken und die Leitung des Asyls muss vor allen Dingen geistige und körperliche Heilung und Besserung bezwecken und sich einerseits eben so weit von der Ökonomie und Organisation eines Arbeitshauses, als andererseits von den Einschränkungen eines Gefängnisses entfernt halten'. (8. Bericht, 1848 in ebenda, S. 151)

Conolly hatte seine Amtszeit im Jahre 1839 begonnen. Nach einer 7 Jahre dauernden humanen Praxis (1846), während der kein Zwang im Hanwell-Asyl zur Anwendung kam, seien insgesamt rund 1100 (!) Irre aufgenommen worden und die Zahl der im Asyl sich aufhaltenden Irren bezifferte Conolly auf 1000, während eines grossen Teils dieser Zeit. Diese rund sieben Jahre erfolgreichen Durchführens des Non-Restraint-Systems machten Conolly grosse Hoffnung und bestätigten ihm, auch durch die ganz wenigen aufgetretenen Fällen von Zwangsanwendungen, dass sein System einwandfrei klappen konnte, auch wenn man es im Hanwell immer weiter zu perfektionieren hatte.

Die Krankenzimmer, so Conolly seien durch flexible Möbel eingerichtet worden. Die Fensterläden hätten sich als überflüssig herausgestellt. Auch habe man bessere Kopfkissen angeschafft. Vor allem aber habe man der früher praktizierten Überfüllung der Krankensäle mit Irren vehement Einhalt geboten. Auch habe man, so Conolly, mit der Entfernung der Erderhöhungen oder Mauern, welche vormals die Fenster verdeckten, in den Zimmern nun Licht und Luft geschaffen. Die Irren blickten heute auf freundliche Rasenabhänge.

‚Für den Winter ist durch Errichtung offener Feuerherde in mehreren Wohnzimmern für die Behaglichkeit und Gesundheit älterer und schwächerer Kranken gesorgt' (ebenda, S. 152).

Conolly führte weiter die Einrichtung von sog. **Waschkabinetten** in vielen Zimmern an, die zu einer grösseren Reinlichkeit und persönlicherem Wohlbefinden der Kranken sorgen. Selbst das Cacao-Frühstück, anstatt Hafergrütze, habe allgemein be-friedigt. Auch die Ersetzung von Mehlklössen mit Korinthen, kleinen Weinbeeren, am einzigen Suppentag in der Woche, habe die Ursache der Unzufriedenheit über die allgemeine Diät sofort beseitigt.

Auch habe man die alten schweren Eisenteller ersetzt durch weisse, elegante Porzellanteller und die alten gefährlichen Gabeln ersetzt durch feinere Nickelgabeln. So habe man der Mittagstafel in vielen Zimmern ein freundlicheres Ansehen gegeben und man habe vor, dies in einiger Zeit in allen anderen Zimmern zu versuchen.

In seinem elften Bericht des Jahres 1849 blickte Conolly alsbald zurück auf 10 Jahre Behandlungs-System, welches jeglichen Zwang ausschloss. Selbst seine Königliche Hoheit, Prinz Albert meinte nach einer neuerlichen Grundsteinlegung, dass auch in diesem neuen Asyl niemals mechanische Zwangsmittel eingeführt werden.

Allerdings, so Conolly, sei sehr entmutigend, dass noch immer in vielen öffentlichen Asylen und auch in mehreren Privatanstalten in Britannien es Tatsache sei, dass dort die rohen Mittel (Zwangsmittel) noch immer täglich angewandt und auch verteidigt würden. Man verteidige dies immer vom Gesichtspunkt aus, dass der **Restraint der Jacke** dem **Restraint der Hände** kräftiger Wärter vorzuziehen sei. Man entgegnete damals diesem Einwand, dass im Hanwell die Auswahl der Wärter niemals nur in der Rücksicht auf ihre körperliche Kraft zum Non Restaint-System gehöre. Gemeint war, dass man nicht kräftige Wärter und deren zupackende Hände anstelle von Zwangsmitteln einstelle, sondern Personal mit humaner Gesinnung und positiver Hinneigung zu den psychisch kranken Irren.

,Ich bemerke ferner ganz einfach, dass jetzt volle 10 Jahre hindurch in unserem grossen Asyle niemals bei einem aufgeregten oder verzweifelnden Kranken die Hände oder Füsse gebunden, dass keine mechanischen Zwangsmittel aus irgend welchem Grunde in den Gemächern angewandt, ja nicht einmal darin zugelassen wurden. Kein Kranker wurde bei Tag in den Zwangsstuhl gesetzt oder bei Nacht an das Bett befestigt; jeder, der restrainirt im Asyl ankam, wurde, wie aufgeregt, wie anscheinend unlenksam er auch sein mochte, sogleich und für immer befreit' (ebenda, aus dem elften Bericht, S. 153).

Der Nichtgebrauch der Zwangsmittel in seinem Asyl hatte zur Folge, dass die Gefahren vermindert wurden, sich günstige Einflüsse auf die neueintretenden und auf die heftigsten Fälle zeigten, sodass das Schauspiel der schrecklichen Formen der Manie und Melancholie bei der allgemeinen Ordnung und Munterkeit im Asyle eine Seltenheit war. Es zog offensichtlich Ruhe ein im Asyl. Zur Melancholie später.

Immerhin räumte Conolly aber ein, dass in seltenen Fällen und quasi als Ersatzmittel zum mechanischen Zwang doch eine temporäre Einsperrung des erregten Irren vorkam, jedoch nur selten und nur für wenige Stunden. Und zwar wurden die Erregten in ein sog. **Polsterzimmer** geführt. Darin jedoch wurden sie nicht gefesselt und geknebelt, sondern konnten frei herumlaufen und sich austoben. Heute würde man diesen Vorgang als ,**Auszeit**' benennen.

Die kalten Duschen, so Conolly, wurden niemals angewandt, das sog. Schauerbad ebenfalls nur selten oder nur für medizinische Zwecke. Fensterläden, kräftige Kleidungsstücke, Bettdecken-Überzüge, welche das verderbliche Treiben mancher

Kranken zu hindern versuchen, waren, so Conolly, nur verhältnismässig selten erforderlich geworden.

'Man darf dabei aber niemals vergessen, dass die Nothwendigkeit solcher Hülfsmittel immer von dem Charakter der Beamten und Wärter abhängt. Das grosse und allein ächte Ersatzmittel für Restraint ist unveränderliche Güte. Diese muss Jeden bei Ausführung aller Pflichten beseelen' (ebenda S. 154).

Diese Güte, so Conolly, zeige sich in der beständigen Aufsicht und Sorgfalt, in der Geduld und Selbstbeherrschung, in der nie fehlenden Aufmerksamkeit auf das Wohlbefinden, die Kleidung, Nahrung, Reinlichkeit, Beschäftigung und Erholung der Kranken.

Mit anderen Worten: Quantität und Qualität der Pflege und Betreuung der Irren und die ihnen zugeneigte Güte ersetzen jegliche (mechanischen) Zwangsmittel und zwar sogleich ab dem Eintritt ins Irrenhaus. Was für ein Wort im Munde eines Psychiaters. Immer noch seien in Hanwell kranke Irre zu sehen, die von Hand- oder Fussfesseln zu befreien man einst für zu gefährlich hielt, die früher jeden Tag in der verdriesslichen Befestigung des Zwangsstuhles zubrachten und jede Nacht durch Riemen oder Ketten an ihrer Bettstatt gesichert wurden, die aber jetzt bereits 10 lange Jahre davon frei seien. Das Non-Restraint-Prinzip, so Conolly, beginne bereits beim Eintritt ins Irrenhaus:

'Zum Non Restraint gehört aber ganz wesentlich der Gedanke, dass, wie auch immer der Zustand und die Lage eines neu aufgenommenen Kranken sei, er ins Asyl kommt, um geheilt zu werden, oder, wenn er unheilbar ist, um beschützt und gepflegt, vor Unheil bewahrt und beruhigt zu werden, dass man aber durch die Zwangsjacke keinen dieser Zwecke erreicht.

Mögen daher die Kranken auch in so sicheren Banden **(gefesselt und geknebelt)** *ankommen, dass sie sich kaum rühren können, sie werden sofort von allen Bändel und Fesseln befreit.*

Gewöhnlich scheint dieses Verfahren sie selbst zu überraschen... ' (ebenda S. 23).

Allerdings befürwortet Conolly (ebenda S. 25) auch die Exklusion (Separierung) von unruhigen und aggressiven Irren, indem er sie, anstelle des Gebrauches von Zwangsmitteln, in das Polsterzimmer verbringen lässt, in dem sie sich meist beruhigen würden. *'Man hat hierbei übersehen, dass bei uns die Seklusion nur in Anwendung kommt, wenn der Kranke aus Rücksicht auf sein eigenes Wohl oder auf die Sicherheit Anderer nicht frei sein darf, und dass wir allen anderen Schwierigkeiten ohne die Jacke, durch Wachsamkeit und Vorsicht, durch wohlgewählte Kleidung und verschiedene andere Mittel begegnen, von denen keines den Kranken aufregt, oder hülflos und unreinlich macht, wie die Zwangsjacke immer thun muss'.*

Das Polsterzimmer war in Hanwell mit dicken weichen Polstern von Kokosnussfasern ausgekleidet, die von Zwillich, einem Baumwollgewebe überzogen an den vier Wänden des Zimmers befestigt waren, sodass diese schützende Polsterung vom Fussboden bis zu einer Höhe reichte, die der Kranke nicht erreichen konnte. So war diese Polsterung vor den Zerstörungsbemühungen des Irren gut gesichert und geschützt. Auch der Fussboden war derartig gepolstert resp. mit einer dicken Matratze ausgelegt. Im Zimmer selbst befanden sich keine Möbel, nur Kissen und Pfühle (Polster, Federkissen).

Nun kann man ein solcher Isolations- resp. Polsterzimmer selbst auch als Zwangsmassnahme ansehen, verhindert es doch frische Luft, freie Sicht und die Ausübung der Notdurft. Aber immerhin war die freie Bewegung von Armen und Beinen nicht behindert, man war darin keinerlei Fesselung unterzogen und konnte sich stundenlang austoben resp. lieber, aus der Sicht des Psychiaters, beruhigen. In Hanwell jedoch, so beschrieb Conolly, hatte sich ein Fenster im Polsterzimmer befunden, welches mit starken Drahtblenden geschützt wurde und durch das Licht und Luft dringen konnte.

‚Ist er zum Selbstmord geneigt, so ist seine Kleidung so stark und dicht, dass er sie zur Erreichung seines Zweckes nicht in Schnüre zerreissen kann. … In einem solchen Zimmer kann der Kranke weder sich selbst leicht verletzen, noch zufällige Verletzungen erleiden‘ (**ebd. s. 27**).

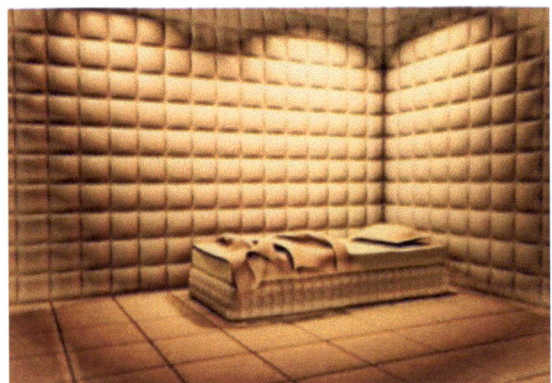

Seklusion
‚Die Seklusion, so wie sie in Hanwell nach Vorschrift ausgeführt wird, ist nur die Entfernung eines Kranken aus einer Gallerie in ein ruhiges unmittelbar an diese stossendes Zimmer, aus Lärm und Aufregung in Ruhe. Sie kommt nur in Anwendung, wenn der freie Kranke weder vor sich selbst, noch vor Anderen sicher ist und sich nicht durch Zureden bewegen oder durch Güte besänftigen lässt.‘
(Conolly, ebenda, S. 144)

Das Polsterzimmer (Seklusion, Ausgrenzungszimmer)

Wenn jemand ins Polsterzimmer verbracht wurde, hatte man den Arzt oder Vorsteher der Anstalt sofort zu informieren. Das Zimmer wurde von Zeit zu Zeit von diesen Beamten, resp. vom Superintendenten besucht. Man beobachtete die ‚sekludierten Kranken‘ durch eine Beobachtungsplatte oder durch eine verdeckte Öffnung in der Zimmertüre. Und der Aufenthalt durfte nie länger stattfinden, als nötig und wurde beendet sogleich nach der Beruhigung des Irren. Am Ende des

Tages wurde über den sog. Seklusionsfall ein schriftlicher Bericht verfasst, dieser konnte die übergeordnete ‚**Commitee-Versammlung**' (Aufsichtskommission) jederzeit einsehen. Somit erhielt der behandelnde Arzt Rückendeckung von seiner ihm vorgesetzten Behörde.

Auch heute wird jeder Zwangsfall schriftlich dokumentiert, was zur routinemässigen Gepflogenheit in allen psychiatrischen Kliniken wurde. Man war damals in Conollys Non-Restraint ebenfalls bereits fortschrittlich. Dem Irren waren damit bereits einige Rechte zugesprochen worden, die in vielen deutschen Psychiatrien damals teilweise noch fehlten.

Der Einweisung in ein solches Polsterzimmer ging in der Regel kein Kampf zwischen dem Irren und einem Wärter voraus. Man trat dem Unruhigen gleich mit einer Macht mehrerer Wärter entgegen und meistens gelang es, den Irren zu überreden, gutwillig in sein Schlafzimmer oder in ein solches Polsterzimmer zu gehen. Auch die Anwendung von körperlicher Gewalt durch die Wärter wurde möglichst vermieden, da die reine Muskelkraft starker Wärterarme auch als Zwangsmittel angesehen wurde.

‚Die Wärter ziehen sich schnell zurück, schliessen die Thüre und überlassen den Irren einer Einsamkeit, die ihn zu überraschen scheint. Meistens wird er bald ruhig und allmälich gut gelaunt und zugänglich; gewöhnlich liegt er eine Zeit lang ruhig und schläft dann ein. Dauert aber seine Aufregung fort, so kann er doch weder sich noch Andere verletzten... Seine Unruhe und sein Lärmen stört Niemanden' (ebenda S. 27).

Hatte sich der Irre im Polsterzimmer beruhigt, wurden ihm Speisen, kaltes Wasser, Tee oder sonstige Erfrischungen angeboten. Die Wärter versuchten sich mit dem Unruhigen irgendwie anzufreunden, begegnetem dem Irren freundlich gesonnen, sodass dieser merkte, dass man es mit ihm gut meine. Der Kranke sähe, so Conolly, dass man ihn nur in guter Absicht besuche und werde so durch keine schlechten Erinnerungen und durch keine schlechte Behandlungen innerlich erbittert und den Wärtern und der Irrenanstalt gut gewogen und lasse sich leiten und sei allem dankbar. Conolly: *‚Die Heilung hat begonnen'* (ebenda, S. 28). Hier offenbarte sich der erzieherische, moralische Ansatz dieser Therapie deutlich.

Im Gegensatz zur Behandlungsform in der Charité eines Horn war dieser Ansatz des Non-Restraint einiges humaner, gebrauchte man doch keine Zwangsmittel wie Zwangsweste, Drehstuhl, Zwangssitzen oder Zwangsstehen. Allerdings klang alles ein wenig idealistisch. Man verbrachte den Irren nicht in dunkle Verliesse, in finstere, kalte Räume im Keller der Gebäude auf kühle, eiserne und ungepolsterte Liegen, bei schlechter Luft und ohne Licht. Es banden den Irren auch keine Fesseln an seine ihn peinigende Lagerstätte, wo er tagelang auszuharren hatte, womöglich ohne genügend Nahrung und Flüssigkeit, dafür ihn seinen eigenen Ausscheidungen ohnmächtig liegend.

Die Aufmerksamkeit, die die Irren in Conollys Hanwell erhielten, durch Wärter wie durch den Arzt, durch fürsorgende Beobachtung, durch Nahrung und Kleidung, konnte man schon damals richtigerweise als Paradigmawechsel in der Behandlung und Therapie der Irren ansehen. Welche besseren Mittel hatte man damals zur Verfügung, als ein solches Polsterzimmer? Wie hätte man einen aufgeregten Irren in seiner aggressiven Tobsucht besser behandeln können, als mit menschlichem Wohlwollen und möglichst ohne Anwendung von körperlicher oder mechanischer roher Gewalt?

Conolly: ‚Wenn z. B. früher eine junge gebildete Frau mit akuter Manie, die heftig lärmte, zerstörungssüchtig und unreinlich war, in einem grosse Asyle ankam, so wurde sie gewaltsam entkleidet, gebunden und auf Stroh gelagert; man schüttete ihr starke Arzneien mit Gewalt ein, und sie wurde alsdann stundenlang sich selbst überlassen und nicht weiter beobachtet.

Das Strohlager verursachte ihr Qual von Kopf bis zu Füssen, aber sie war nicht Herr ihrer Hände; ihre Lage ärgerte und erbitterte sie, aber ihre Füsse waren gebunden, und sie konnte es nicht ändern.

Die Arznei verursachte Übelbefinden und Purgiren; stundenlang blieb sie in unbeschreiblichem Elend liegen, wurde dann aufgenommen, auf dem harten Steinpflaster abgewischt oder sogar abgefegt, und endlich, wenn sie erschöpft und halb todt war, wurde ihr vielleicht die Wohlthat eines warmen Bades und eine oder die andere schickliche Rücksicht zu Theil‘ (ebenda, S. 29).

Das Polsterzimmer nahm für Conolly Non-Restraint offenbar eine zentrale Rolle ein und war **der** Ersatz für Zwangsmittel. Erst ein solches Isolationszimmer vermochte den Zwangsbehandlungen endlich eine echte Alternative entgegen zu stellen. Daher war es ihm ein wichtiges und spezielles Anliegen, dieses Polsterzimmer nicht nur von der Ausstattung her, sondern auch von dessen Gebrauch und Handhabung her differenziert zu beschreiben. Conolly bemerkte sogar, dass beim Fehlen eines solchen Rückzugzimmers die Gefahr bestehe, dass die Irrenanstalt in ihre alten Behandlungsformen der Anwendung von Zwang und Gewalt zurückfallen würde.

Das Polsterzimmer wurde offenbar auf Grund von Sicherheitsbedürfnissen (Selbst- und Fremdgefährdung) die wohl die Irren selbst, wie die Anstalt als Ganzes betrafen, erfunden und ins Leben gerufen. Nebst der Befriedigung der Sicherheitsbedürfnisse diente das Polsterzimmer somit auch der Befreiung der Irren vor den

Zwangsmitteln resp. von den Zwangsketten. Die alten Zwangsmittel mussten zuerst durch eine neue Behandlungsidee und durch ein neuartiges Ersatzmittel, dem Polsterzimmer, aus der Welt geschafft werden. Zur Behandlungsidee gehörte auch die Meinung, den Irren zu heilen, ihm also mit dem Willen zur Heilung entgegen zu treten. Dies, so könnte man sagen, taten adäquat dann ab ca. 1950 die ersten, wirkungsvollen Psychopharmaka, die ja auch einen Paradigmawechsel für die Psychiatrie bedeuteten. Auch sie sedierten nicht nur, sie vermochten auch Psychosen zu verringern.

Grund genug, sich spätestens hier auf die Seite Conollys zu schlagen, wenn auch sein Non-Restraint-Prinzip gerade in Deutschland nicht sogleich grossen, sondern eher einen bescheidenen Anklang fand. Dies wird erst mit Griesinger ab ca. 1868 geschehen.

Dass sein Non-Restraint-System wirklich bereits beim Eintritt eines Irren in die Anstaltseinen Einsatz fand, liest sich auf S. 30: ,*Frische Fälle von Geistesstörung sind meistens von Schlaflosigkeit begleitet; die Stunden des Tages verlaufen ziemlich ruhig, aber gegen die Nacht kommt die Unruhe und Verwirrung. Wer die Qual einer schlaflosen Nacht kennen lernte, weiss gewiss, dass diese nicht gelindert worden wäre, wenn man ihn* **im Bette festgebunden** *hätte, sondern dass ihm frische Luft, kaltes Wasser, zeitweises Aufsitzen, geistige Ablenkung Erleichterung brachten'.*

Das Prinzip beinhaltete also eine neue Art des Umgangs mit den Irren, eine auf neuem Hintergrund basierenden medizinisch-therapeutischen Behandlung und auf einer persönlicheren Begegnung des Irren und nicht nur um die Frage, ob Zwangsmittel zum Einsatz kamen oder nicht. Gleich nach einem Eintritt eines psychisch angeschlagenen Menschen in die Anstalt wurde mit dem Non-Restraint-System begonnen. Die althergebrachten Zwangsmittel waren in diesem System resp. Betreuungsansatz unvereinbar, nicht aber der Einsatz eines sog. Polsterzimmers, in dem der Irre sich selbst gegenübergestellt wurde. Und nicht konfrontiert wurde mit kräftigen Wärterhänden oder einem den Körper malträtierenden Zwangsstuhl.

Es war eine Abkehr von der Idee, man müsse in Irrenhäusern wie in Gefängnissen bei den Insassen und ganz allgemein **eine vernünftige Norm** herstellen und zwar inform der Anwendung von Zwangsmitteln, die im Grunde genommen einzig Züchtigungsmittel waren. Zwar klebten da und dort noch Reste von dämonologischen und religiösen Vorstellungen über dem Geiste einiger Irrenanstalten. Entscheidend dabei waren oft die Ärzte dahinter, die sich beispielsweise der Romantik verschrieben hatten, oder aus puritanisch-religiösen Kreisen (Pietismus), aus Quäkergemeinden oder aus sonstigem religiösen Hintergrund stammten.

Man hatte sich der Idee mehr oder weniger entledigt, dass das Irresein auf Besessenheit durch den Teufel zurückzuführen sei und rang sich durch, die Irren lieber einzusperren, oder zu kriminalisieren und (moralisch) zu erziehen und zu korrigieren. Mit erzieherischen, moralischen Massnahmen (moral treatment) sei, so die Meinung dieser Zeit, der Irre zu erziehen resp. sein Irresein zu bekämpfen.

Die Irren, das waren auch die Verbrecher, Taugenichtse, Arbeitsscheuen, Liederlichen, Widerspenstigen, Fahrenden und Zigeuner usw. mussten erzogen werden. Nur eine **Erziehung** führe die verirrten Geister und Gemüter zurück zur Vernunft. Immerhin sei der Mensch an und für sich vernünftig und wer es noch nicht oder nicht mehr sei, müsse dazu erzogen und ‚korrigiert' werden, so wie unartige Kinder von ihren Eltern erzogen wurden. Daher waren zu dieser Zeit auch die sog. Workhouse (England), die Hôpital général (Frankreich) und die Zucht-, Arbeits-, Toll und Versorgungshäuser (Deutschland, Schweiz) ins Leben gerufen worden.

Es entstand, vielleicht auch durch die Non-Restraint-Bewegung, allmählich ein neues Krankheitsverständnis nicht nur in Irrenhäusern, sondern auch unter der Ärzteschaft, dass Irresein dadurch heilbar sei. Die Methode kam einer frühen Psychotherapie bereits recht nahe. Lange Zeit unterschied man in Unheilbare und Heilbare. Nun weichte sich auch diese irrige Ansicht immer mehr zugunsten der Idee auf, dass im Grunde genommen alle Menschen irgendwie heilbar seien oder zumindest kam die Meinung auf, dass alle Menschen zumindest dem Versuch einer Therapie resp. einem Heilungsversuch zu unterziehen seien. Diese Haltung drückte sich in vielen neuen Werken der ‚Irrenheilkunde' aus. Diesmal setzte ein Arzt namens John Conolly seine neue Lehrmeinung in Gang und war sich gewiss, dass diese sich bald auch in der Öffentlichkeit verbreiten würde.

Er wehrte sich dagegen, Erziehung und Korrektion der Irren sei Sache des Gefügigmachens mittels Züchtigungs- und Zwangsmitteln. Anders dachten seine Gegner. Sie setzten solche Zwangs- und Züchtigungsmittel gerne ein, wie Verprügeln, Auspeitschen, Disziplinierung durch kräftige Wärter- und ehemalige Soldatenhände. Der Zwangsapparat erhielt in ihren Augen den Status eines ‚Heilapparates'. Medizin und Pädagogik verknüpften sich miteinander.

In Frankreich nannte Pinel diese Non-Restraint-Interventionen noch ‚régime moral' oder ‚traitement moral', in England sprach Willis bereits früher von ‚moral management' und ein Tuke von ‚moral traitment'. Selbst ein Chiarugi sprach von ‚cura moral'. Alle Ärzte sahen sich als Autoritäts- und Respektspersonen an, denen sich die Irren zu unterwerfen hatten um dadurch zur Vernunft zurückgeführt zu werden.

Die Psychiker unter den Psychiatern sahen Geisteskrankheiten an als eine Erkrankung, die durch Sünden hervorgerufen wurden. Ihre brutalen Therapiemethoden versuchten die Seele zu erschüttern, zu schockieren. Dazu sollten alle diese Zwangsmittel dienen, die inzwischen zur Genüge dargestellt wurden.

Conollys Non-Restraint-System hatte durchaus einen sozialpsychiatrischen und psychotherapeutischen Ansatz. Die Schocktherapien wurden von ihm und seiner Schule verpönt, sie hatten gemäss ihm weder den einen noch den anderen Ansatz in sich. Einzig das sog. Polsterzimmer liess er für Unruhige und Aggressive zu, jedoch zeitlich nur begrenzt. Aber war es noch eine Schocktherapie?

Der Irre wurde sogleich nach seinem Eintritt in die Anstalt einem Arzt vorgeführt, der ihn behandelte und täglich besuchte. Der Irre spürte unmittelbar, dass man sich seiner annahm, ihn ernst nahm und dass man ihm zu helfen versuchte. Conolly griff lieber zu Sedativa, die die Unruhigen zu beruhigen und zu besänftigen versuchten. Ein probates Mittel dazu sah Conolly auch in warmen Bädern und in öfteren Duschen, nicht nur zur Erlangung von Reinlichkeit. Dann auch und vor allem in einer täglichen und sinnvollen Beschäftigung und in der Förderung von Bewegungen und Tätigkeiten an der frischen Luft. Zwang wurde ersetzt durch Überzeugung und Motivation, dies war wohl das Entscheidende.

Bevor die Ausführungen zu Conolly beendet werden, hier noch einige Anmerkungen zur Therapie der Melancholie, um auch eine Darstellung seines Non-Restraints bezogen auf eine Krankheitsform anzubringen.

‚Die Melancholie ist, wenn sie nicht das unmittelbare Resultat mächtiger moralischer Ursachen ist, meistens mit einem deutlicheren Körperleiden verknüpft, als im Allgemeinen die Manie. Daher sind auch die therapeutischen Indicationen deutlicher. Zu den gewöhnlichen Mitteln gehören Blutegel, in geringer Anzahl und wiederholt hinter das Ohr, oder im Epigastrum, oder sonst wo applicirt, wo man eine Störung vermuthet; alsdann lege man kleine Zugpflaster.

Arzneien, welche auf die Leber und die Digestionsorgane wirken, sind gleichfalls meistens nothwendig und nützlich. Warme und Schauerbäder, Bewegung, gute Nahrung und Sedativa sind fast immer dienlich. Oft ist jene Irreseinsform mit Erkrankung des Herzens, der Leber, des Darmkanals oder des Uterus verbunden; manchmal, wie in der Manie, gehen die psychischen Symptome der Lungenphthise vorher, gewöhnlich, glaub' ich, bei Personen im mittleren und vorgerückten Alter. Jede Complication verdient natürlich Beachtung'. **(Conolly ebenda, S. 41)**

(A.d.A. Lungenphtise ist Lungentuberkulose, Schwindsucht, Organ-Schrumpfung)
An anderer Stelle (S. 44): *‚Gleichwohl bringen in wiederkehrenden Fällen von Tobsucht Einreibungen der Brechweinsteinsalbe, in anderen die Blasenpflaster ohne Zweifel Nutzen; letztere scheinen in der Melancholie wirksamer zu sein'.*

'Es befanden sich manchmal unter den neuen Kranken junge Frauen, die in Folge mancherlei Schreckens in die tiefste Melancholie mit Furcht verfallen waren. Gewöhnlich waren sie schwach, kränklich und dem Anschein nach nur mit dem Elend bekannt. Sie sprachen nicht, nahmen kaum Speise zu sich und standen an den Wänden mit über die Brust gekreuzten Armen, in Wahrheit das Bild der Verzweiflung. Allmälich aus diesem Zustande erwachend, erzählten sie uns, dass sie sogar in diesem offenbaren **Torpor** alles, was geschehen, beobachtet, auf jede unserer Bemerkungen geachtet, allmählich uns verstanden und versucht hätten, sich aufzumuntern. Nach der Heilung, die wir Arzneien, Schauerbädern, guter Diät, täglich erheiternden und tröstenden Worten verdankten, war es oft ebenso überraschend, als angenehm, sie in fröhliche, hoffnungsvolle, gesunde und vernünftige Geschöpfe umgewandelt zu sehen, die eine ungeheuchelte Dankbarkeit gegen diejenigen zeigten, welche im Asyl ihre Freunde gewesen, bis zu ihrer endlich vollkommenen Genesung und Rückkehr in die Familie'. (S. 70)
(Torpor: Starrezustand, verringerte Körpertemperatur, Inaktivität.)

Vielleicht war hier nicht wirklich eine Melancholie beschrieben worden (Problem der Deskription von Symptomen und Syndromen), genauer kein **Torpor**, sondern ein Stupor oder ein stuporöser Zustand, welche diese Inaktivität oder diesen Starrezustand bei jungen Frauen beschrieb. Conolly benannte damals dieses Symptom des ‚Erstarrtseins' aber als Torpor. *(‚Junge Frauen sprachen nicht, nahmen kaum Speise zu sich und standen an den Wänden mit über die Brust gekreuzten Armen')*

Gerade was die Melancholie in der früheren Terminologie (Nosologie) anbelangt, ist eine direkte Übertragung auf heutiges nosologisches Wissen mit Vorsicht zu geniessen. Zu oft hören sich diese alten Deskriptionen von Melancholie nicht so sehr als Depressionen oder als eine Niedergeschlagenheit an, sondern vielmehr als Beschreibungen von Psychosen oder z. B. Panikattacken oder auch als Symptome aus dem schizophrenen Formenkreis.

Nichtsdestotrotz sind solche Beschreibungen für unsere Belange äusserst interressant und ein Fall soll hier, abschliessend, noch näher dargestellt werden. Der Fall wurde auf Seite 70 erwähnt:
‚Von einer 46 Jahr alten Frau, die beinahe 20 Jahre lang an Anfällen von Wahnsinn gelitten, und deren Kraft und Heftigkeit in diesen Anfällen die (Zwangs)Jacke zur Folge hatte, sobald nur irgend eine warnende Abweichung ihres gewöhnlichen Benehmens sich zeigte, erfuhr ich, dass sie kaum 30 Jahre alt ihren Mann und bald darauf ein Kind verloren hatte, das sie sehr liebte.

Ihr Mann war Schiffssherr gewesen, und die Wittwe hielt ein Wirthshaus, das von anständigen Seefahrern viel besucht wurde. Aber ihr Haus schien ihr immer öde, und ihr beständiger Kummer führte zu Vernachlässigungen des Geschäftes. Es folgten Verlegenheiten und viel Unruhe.

Sie wurde zerstreut und verstört, indem sie oft vergass, was sie thun wollte, sich z.B. zur Frühstückszeit niedersetzte und dann erst daran dachte, dass sie kein Feuer angemacht hatte. Die Hausthüren liess sie oft aus Vergesslichkeit offen und ihre Sachen wurden gestohlen. Zuletzt wurde sie zu deutlich geisteskrank, um ihr Geschäft fortzusetzen; sie verfiel in Melancholie, die mit manischer Aufregung alternirte.

Man brachte sie in eines der alten Asyle bei London, welches damals zu den schlechtesten seiner Art gehörte, aber jetzt durch eine so humane Behandlung der Kranken sich auszeichnet, dass es sogar Unrecht sein würde, nur seinen Namen in Verbindung mit obigem Falle zu nennen.

Die Geschichte dieser Kranken und die Bedrängnisse, welche die Ursache ihres Irreseins waren, würden jetzt in jenem, wie in allen guten Anstalten, ihre Beachtung finden, damals war aber der Tag für Liebe und Theilnahme noch nicht angebrochen. Als daher die Kranke in dem grossen vollgefüllten (Irren)Hause ankam, wurde sie von einigen Weibern (Wärterinnen) nicht sehr schonend entkleidet und sogleich in einer Krib aus Stroh gebettet und an dieser mit den Füssen befestigt; ihre Hände wurden in Eisen geschlossen, und ihr eine enge Zwangsjacke angelegt, worauf das Geschäft der Wärterinnen vorläufig damit endete, das man ihr eine Purganz gab.

Als die Kranke, welche den Anstand des Lebens noch nicht vergessen, fragte, was sie thun solle, wenn sie von dem Lager aufstehen müsse, antworteten ihr die in ihrem Berufe gefühllos gewordenen Wärterinnen nur in den vulgärsten Ausdrücken. Da sie sich in diesem jämmerlichen Zustande des **Restraint** beschmutzt hatte, was unvermeidlich war, wurde sie aus dem Bette zur Pumpe geführt, mit kaltem Wasser übergossen, ungetrocknet in ihre Krib zurückgebracht und abermals restrainirt, jedoch auf frischen Stroh, eine Aufmerksamkeit, die man damals nicht immer für nöthig hielt.

Alle ihre Vorstellungen bei den sie umgebenden Frauen wurden verlacht. Jetzt nach so langer Zeit erinnert sie sich noch immer ihrer eigenen und der Ausdrücke jener, ihrer Berufungen an sie als Frauen, ihrer Bitten um Mitleid und der nur zu fertigen Antworten jener, die alle Hoffnung verscheuchten: ,,Sie wissen noch nicht, was ein Irrenhaus ist, aber wir werden es sie lehren.''

Dasselbe Zimmer mit ihr bewohnten, wie sie sich erinnerte, mehre **Maniakalische**, alle gekettet oder auf sonstige Weise **restrainirt**, singend, fluchend, an die Wände stampfend. Dieser Schauplatz und ihr vergrössertes Elend machte sie immer schlimmer, und da sie nicht aufstehen und herumgehen konnte, blieb ihr eben nichts übrig, als mit den Andern zu singen und laut aufzuschreien.
Sechs Wochen verlebte sie in diesem **Restraint** an jener Stätte der Qualen. Wie bei den meisten Kranken dieser alten Asyle wurde die Geschichte ihres **Restraint** mit breiten ewigen Narben in ihre Handgelenke geschrieben, aber mit noch schlimmern Zeichen in ihr Gedächtniss.

Sie blieb, nachdem sie mir jene Dinge erzählt hatte, noch einige Zeit in Hanwell und wurde wohlbehalten durch viele heftige Paroxysmen hindurch geleitet, ohne die Nothwendigkeit, Zwangsmittel zu ergreifen, wofür sie oft ihren Dank aussprach'.

Soweit nur wenige Worte zur Melancholie und deren Restraint. Conolly erwähnte in seinem Werk, dass sich immer mehr Irrenhäuser und Asyle in Britannien dem Non-Restraint-System angeschlossen und es in ihren Mauern eingeführt hätten, so

etwa im Lancaster-Asyl, im Asyl zu Glasgow und in der Irrenanstalt zu Haslar, selbst im berüchtigten ‚Bethlehem-Hospitale' und sogar auf Ceylon (Colombo) seien die trefflichsten Erfolge, so Conolly, durch dieses moderne System erzielt worden. Aus diesen Anstalten seien mit der Zeit immer mehr Zwangsmittel aus dem Dienst genommen und entfernt worden.

Nach seinem Austritt aus dem Hanwell-Asylum im Jahre 1852, dem er somit rund 13 Jahre vorstand und es ihm gelang, das Non-Restraint-System durchwegs anzuwenden, gründete Conolly später eine eigene Privatklinik in Hanwell. Er starb im Jahre 1866. Sein Schwiegersohn, Henry Maudsley (1835-1918), ein Anhänger der Degenerationslehre (Siehe Band 9 dieser Reihe, ab S. 30), führte Conollys Privatklinik in Hanwell ab 186 weiter.

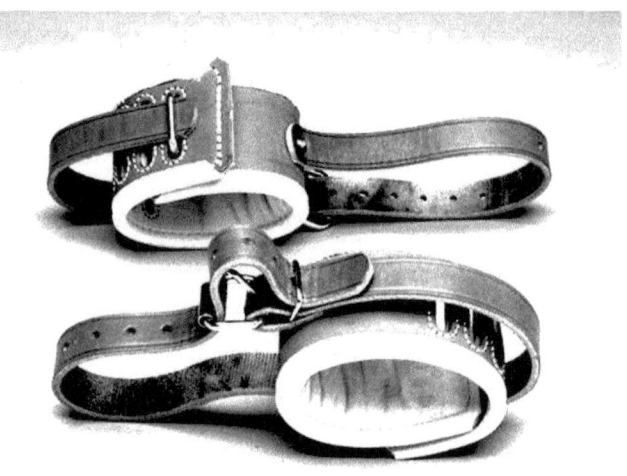

Medizinisches Restraint-Mittel: der Hand- oder Fussmuff

Joseph Guislain

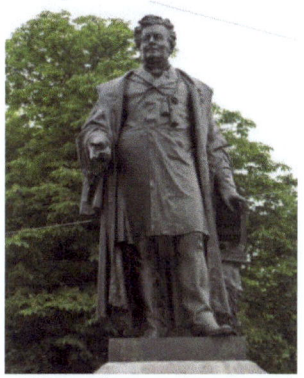

Bild https://www.wikipedia.org/

Joseph Guislain war ein belgischer Psychiater aus Gent. Dort gilt er als Reformator des Krankenhauswesens und der Psychiatrie. Seine ‚Abhandlungen über die Phrenopatien oder neues System der Seelenstörungen gegründet auf practische und statistische Beobachtungen und Untersuchungen' erschien 1838 und wurde aus dem französischen ins Deutsche übersetzt. Bei seinen ‚Phrenopathien' handelte es sich um eine neue Lehre von den Geistesstörungen.

In diesem Werk lobte Guislain den umstrittenen **Joseph Gall** (1758-1828), resp. dessen Vorstellung, dass das Gehirn als materielles Organ des Denkens, auch der Sitz der Geistesstörung sei. Noch war es aber nicht klar, welches Grundleiden vielen psychischen Krankheiten zuzuordnen war, aber man forschte intensiv darauf hin. Umstritten ist und war Gall durch seine recht spekulative Lehre, wonach die charakterlichen und intellektuellen Dispositionen des Menschen an seiner Kopfform zu erkennen sei (Charakterologie). Dies ermöglichte eine rassistische Gesinnung.

Inhaltlich näher auf obiges Werk einzugehen, lohnt sich insofern nicht, als dass die psychische und physische Behandlung der Seelenstörungen, abgehandelt in Kapitel 4, etwa dieselbe war, wie man sie ausführlich im Werk Joseph Schneiders nachlesen kann.

Guislain war ab 1828 der Leiter (1. Arzt) der Irrenanstalten in Gent und gilt als **Vorkämpfer auf dem Felde der Verbesserungen des Irrenwesens**. Sein Werk und seine Arbeit für die Irren wurden auch im Ausland wahrgenommen. Im Jahre 1835 erhielt er die Professur für Physiologie an der Universität Gent.

Aus seinem Werk ‚Abhandlung über die Phrenopathien' ging hervor, dass der Drehstuhl einst auch in Belgien zu Anwendung gelangt war, besprach Guislain darin doch dessen Ursprungsväter Darwin und Cox. In einer späteren Ausgabe aber, um 1880, wollte er dann vom Drehstuhl nichts mehr wissen. Er war inzwischen aus der Praxis genommen worden.

Zu seinen weiteren Leistungen gehörten:
Im Jahre 1841 wählte man Guislain zum Leiter einer Kommission zur **Verbesserung des belgischen Irrenwesens**, worauf im Jahre 1850 dann ein **neues Gesetz** zu diesem Thema erschaffen wurde.

Im Jahre 1852 errichtete man in Gent eine neue und moderne Irrenanstalt. Sie hiess ‚**Hospice Guislain**'. Darin wurden Grundsätze in der humanen Behandlung von Irren umgesetzt, die Guislain bereits in einer Abhandlung aus dem Jahre 1829 formuliert hatte. Diese Grundsätze führte er zurück auf seine feste Überzeugung, dass die Irren keine persönliche Schuld an ihrer Krankheit trugen.

Auch andernorts setzte sich Guislain für die Rechte der Irren ein, nicht nur in seiner neuen Irrenanstalt. In dieser jedoch führte er ab 1852, ev. einiges früher, die sog. **Bettenbehandlung** ein. Er verordnete mit dieser Therapie den Irren strikte Ruhe anstelle von moralischen Therapien. Als Klientel betroffen waren insbesondere Melancholiker, die therapeutisch bisher eher durch Ablenkung und Zerstreuung behandelt wurden. Jetzt sollte strikte Bettruhe diese Melancholischen von ihren traurigen Gedanken ablenken und heilen. Die Bettbehandlung war daher eine recht frühe Pioniertat Guislains.

Aber nicht nur bei Melancholikern, wie unter Guislain, sondern auch bei unruhigen Irren mit akuten Psychosen konnte die Ruhigstellung im Bett empfohlen werden. Die Bettenbehandlungen (Bettruhe) verordneten um diese Zeit oder etwas später auch andere Psychiater, wie etwa ein **Ludwig Meyer** (1827-1900), der auch recht früh damit begann, ein **Clemens Neisser** (1862-1940) oder auch ein **Paul Dubois** (1848-1918), wobei die Bettbehandlung den Irrenasylen hierdurch endlich den Charakter eines Krankenhauses verlieh und nicht, wie bisher und noch immer weit verbreitet, den Charakter einer Strafanstalt. Allerdings hatte die Bettenruhe nicht nur ein therapeutischer Charakter, sondern diente auch der sicheren Verwahrung und Beruhigung unruhiger Irrer innerhalb des Asyls.

Es war später insbesondere Clemens Neisser, der die Aufmerksamkeit der Irrenärzte auf die Möglichkeit der Bettbehandlung lenkte. Man konnte so nämlich die Neueintritte nicht nur nachts, sondern auch am Tag gut hüten und behandeln. Man war der Ansicht, dass die körperliche Ruhe, das Ruhigliegen im Bett, sich auch auf die Ruhe im Gehirn auswirken würde. Durch die intensive Überwachung der Irren in ihren Betten, so meinte man ebenfalls, könne man viele dieser schrecklichen Isolierungen weitgehend verhindern.

Für eine solche Bettenbehandlung schuf man in den Asylen erstmals einen sog. Wachsaal. Das längere Verbleiben im Bett, gegen den Willen des Irren, hatte selbstverständlich auch eine disziplinarische und kontrollierende Seite, gewöhnte man doch die Kranken dadurch auch an eine gewisse Haus- und Therapieordnung. Denn das irre und laute Herumschreien der Irren im gesamten Asylgelände wurde so merklich gemindert, denn nun konnten die Unruhigen nur noch in ihren Bett-Wach-Sälen toben und schreien, wobei sie dort durch das anwesende Wartpersonal sofort irgend einer beruhigenden Behandlung (Dauerbad, beruhigende und schlafanstossende Medikamente) zugeführt wurden.

Ob die Wirkung einer Bettbehandlung, innerhalb oder ausserhalb eines Wachsaales auch wirklich sinnvoll war und dem Irren half, sei dahingestellt. Die Bettbehandlung hatte auch ihre Gegner innerhalb der Psychiatrie. Das lange Liegen im Bett konnte auch sehr deprivierend wirken und dieser Effekt wiedersetzte sich einer Heilung, denn bei einer Arbeitstherapie mit sozialen Begegnungen ist eine bessere Heilwirkung nachzuweisen. Dann gab es da auch die Thrombosegefahr.

Die Überwachung im Wachsaal jedoch hatte einen weiteren entscheidenden Vorteil: Hier war eine intensive Beobachtung (Diagnosestellung) des Irren, resp. seines Krankheitsbildes gewährleistet und eine intensive und sofortige therapeutische Intervention möglich und die Verhinderung eines Suizides möglich.

Jedenfalls wurden nun in grösseren Asylen die Irren zu Dutzenden ‚zu Bett gehalten‘ und gleichzeitig diszipliniert. Die Bettruhe wurde wenigstens für eine gewisse Zeit zum therapeutischen Allerheil-Mittel. Allerdings wurde die Bettruhe auch zu einem patientenorientierten Ansatz, denn die Irren wurden nicht nur tagelang, sondern gut und gern auch für Wochen und ganze Monate im Bett gefangen gehalten und möglichst intensiv therapiert. Das Krankenbett wurde als probates Therapiehilfsmittel eingesetzt. Guislain gebührte, damit begonnen zu haben.

Guislain gab in seinem Werk eine Übersicht über die **Ursachen der Seelenstörungen** an, die Eintretende vorwiesen. Auffällig war die Ursache ‚**Mangel an Arbeit**‘, die zu einer Seelenstörungen geführt hatte. Auch ein ‚**häuslicher Kummer**‘, wie etwa ein ‚**Verlust eines Familienangehörigen**‘ (Mutter, Gatte) oder die ‚**Krankheit eines Familienmitgliedes**‘ wurde recht häufig als Ursache der Seelenstörung erkannt oder auch eine ‚**unglückliche, vereitelte Liebe**‘ oder ‚**Eifersucht**‘ fanden eine Erwähnung. Als Ursache einer Geistesstörungen galt auch ein ‚**politischer Schrecken**‘ resp. die ‚**Unruhen**‘, die Belgien zu dieser Zeit gesellschaftlich erschütterten. Alle diese Ursachen konnten gemäss Guislain zu Seelenstörungen führen.

Als weitere Leistung Guislains galt auch seine **Idee der Einheitspsychose**, über die sich einst Esquirol bereits Gedanken gemacht hatte, als er sich mit dem **Krank-**

heitsprozesses befasst hatte. Diese Idee Guislains nahmen die Psychiater Albert Zeller (1804-1877) sowie auch Wilhelm Griesinger (1817-1868) gerne auf und bauten diese Idee in ihre Werke ein.

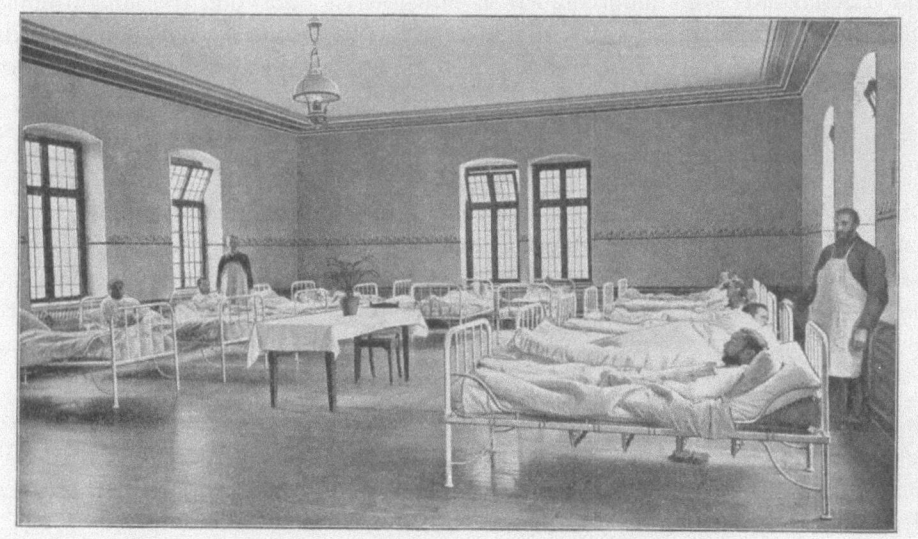

Bild: https://www.google.com/search?client=firefox-b-d&q=Bettenbehandlung+Psychiatrie#imgrc=xVzm8yZAtoOzrM

In seinem Werk stellte Guislain im dritten Kapitel diesen Krankheitsprozess ebenfalls dar. Er begann mit allgemeinen Bemerkungen, um dann auf die ‚Schwermuth' (drittes Kapitel, erster Abschnitt) zu sprechen zu kommen, die wiederum in die ‚Tollheit' (zweiter Abschnitt), oder ‚Narrheit' und schliesslich zur ‚Ekstase', zu den ‚Convulsionen' sowie schlussendlich zur ‚Verrücktheit', ‚Träumerei', sogar bis zum ‚Blödsinn', quasi als letztes Stadium des Krankheitsprozesses, weiter führte. Das eine führte weiter zum anderen, alles jedoch bildete, man könnte sagen, eine logische Einheit, die sich weiterentwickelte.

In seinen jeweiligen Kapitelabschnitten: *‚Krankheitsverbindungen'*, die zu den einzelnen Abschnitten der Kapitel angeführt waren, besprach er diesen Krankheitsprozess, diese Metamorphose des Krankheitsbildes, diese Verwandlung oder Umgestaltung des Psychischen näher. Hier erklärte Guislain, dass sich die vitalen Erscheinungen, quasi alle Seelenstörungen sich als Stufen oder in Form von Modifikationen zeigten und dass man ihre Zusammenhänge erkennen müsse, was bisher in der Psychiatrie oft jedoch nicht geschehen sei. Man habe diese Metamorphose unbeachtet gelassen, so Guislain, welche die Seelenstörung jeden Augenblick in der Aufeinanderfolge ihrer krankhaften Veränderungen erleide, welche wesentlich auf einer Veränderung in den Lebensäusserungen des Gehirns beruhen. (Abhandlungen über die Phrenopathie, S. 211)

Denn, so Guislain ‚Selten behält eine Geisteskrankheit ihre verschiedenen Perjoden hindurch den Charakter bei, den sie von Anfang dargeboten hat. Man sieht oft eine unendliche Zahl von verschiedenen Schattirungen durchlaufen, in welchen man zuweilen alle bekannten Varietäten der Phrenopathien wieder findet' (ebenda S. 212).

Dann begann er mit dem Übergang (den Krankheitsverbindungen) von der **Schwermut zur Tollheit.** Die Verbindung zwischen diesen beiden Leiden sei so innig, dass mehrere Autoren die Schwermut mit der Tollheit ‚zusammengeworfen' haben, bei den Benennungen, die sie diesen Krankheitsbildern gaben.

Weiter in seinen Ausführungen ging es zu den Krankheitsverbindungen, denen nicht nur die Schwermut und die Tollheit unterlagen, sondern quasi als nächster Schritt nun zur Narrheit überging. Dies führte immer weiter zur Ekstase, dann zu den Convulsionen, bis hin zur Verrücktheit, die er auch als Delir übersetzte. Er gelangte schliesslich weiter zur Träumerei, die für Guislain auch übersetzt wurde mit **Anacoluthie,** dem Mangel an Zusammenhang. Damit meinte er, wenn das Ende des Satzes, der ein Irren spricht, nicht dem Anfang desselben entspricht. Als Anacoluthie (Bruch des Satzbaues) meinte er synonym auch das Irrereden, die Verwirrtheit der ‚Teutschen', die Desipientia. (Mit ‚Teutschen' meinte er die Deutschen, resp. Deutschland)

Von dieser Träumerei ging es dann schlussendlich über in den Finalzustand, in den Blödsinn. Gemeint war der Mangel an Fassungskraft, das Darniederliegen resp. die Lähmung des Verstandes. Guislain sprach auch von **Noasthenie:** (Indifférence, Imbécillité, Stupidité, Nullidé, Idiotisme der Franzosen, Blödsinn, Aberwitz, Albernheit der Teutschen, Amentia des Sauvages)

Dies waren nach Guislain also alles nur Facetten derselben Krankheit, die sich metamorphisch von dem einen zum anderen verbanden. Die Raupe wurde endlich zum Schmetterling, das Wasser zu Eis.

Wie sich Guislain diese ‚Metamorphose' vorstellte, sei hier, abschliessend zum Beitrag dieses Werks ein Fall aufgeführt, welchen er auf Seite 300 darstellte:

Der **Begriff Einheitspsychosen** stellt ein nosologisches Konzept der Psychiatrie dar, nach dem die verschiedensten Formen psychischer Krankheit nur aufeinanderfolgende Stadien eines (desselben) kontinuierlichen Krankheitsprozesses sind und somit ein psychotischen Kontinuum darstellen. Eine Unterscheidung in verschiedene eigenständige Krankheitsbilder (Schizophrenien, endog. Depressionen) ist nicht zwingend. Übergänge von einer Form zur nächsten sind möglich.

Fräulein C...., 33 Jahre alt, hatte eine zarte Constitution. Ihre Tante war geisteskrank. Bei der geringsten Widerwärtigkeit wurde ihr Geist verwirrt: die Seelenstörung war dann durch einen Zustand von Entmuthigung und allgemeiner Schwäche bezeichnet. Die Kranke stand nicht mehr zur gewöhnlichen Stunde auf; man musste sie an den Tisch bringen und die Nahrungsmittel in den Mund führen. Sie sah einen mit stumpfem Blicke an, kannte Niemand und richtete auf nichts ihre Aufmerksamkeit; ihre Ausleerungen sind unwillkürlich. Wenn sie spricht ist ihr Ton schwermüthig, die Stirne gefurcht, das Auge traurig.

Die Lyperophrenie mit Blödsinn, meist anhaltend, hat zuweilen einen remittirenden, selten einen intermittirenden Typus; in einigen Fällen ist sie periodisch. Wenn keine andere Complication dabei ist, durchläuft diese Krankheit gewöhnlich ihre Stadien der Zu- und Abnahme in sechs Monaten; zuweilen endigt sie sich nach einigen Tagen oder einigen Wochen. Sie ist gewöhnlich nicht unheilbar, ausser wenn sie von einem organischen Fehler, seye es in der Brusthöhle, oder im Bauch abhängt, einer Verstopfung der Leber, der Milz, des Mesenterium, des Uterus; Krankheiten, welche man gewöhnlich bei Frauen in den climakterischen Jahren trifft, und welche eine der ungünstigsten Complicationen dieser Seelenstörung bilden. Diese Krankheitsverbindung ist ebenfalls von schlimmer Vorbedeutung bei Nostalgie, mit der sich in vielen Fällen Entzündungen und Desorganisationen des Darms verbinden, wie schon gesagt wurde.

Aus: Abhandlung über die Phrenopathien oder neues System der Seelenstörungen von Joseph Guislain, Übersetzung ins Deutsche durch Zeller, Stuttgart und Leipzig, Druck und Verlag L.F. Rieger&Comp., 1838. S. 300) Digitized by Google.

(**Lyperophrenie** nach Guislain = Melancholie). Er bezeichnete sie als Anfang der Seelenstörung, als Grundcharakter aller psychischen Affektionen. (Esquirol bezeichnete dasselbe Krankheitsbild als Lypemanie)

Heinrich Philipp August Damerow

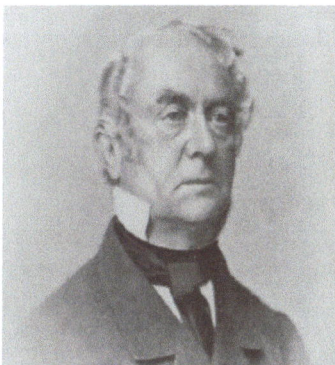

Heinrich Damerow
Fotoherkunft: wikipedia

Sohn eines Pastors.
Anthropologischer Psychiater. Politiker. Schüler von Ernst Horn und Karl Georg Neumann. Studierte bei Hegel Philosophie. 1836 Arzt und Direktor des prov. Irrenheilinstituts Halle, ab 1844 Direktor der Heil- und Pflegeanstalt Halle. Gründung der Allg. Zeitschrift für Psychiatrie und psychisch-gerichtliche Medicin zusammen mit Flemming und Roller.

Geboren: 28. Dezember 1798 in Stettin, Polen
Gestorben: 22. September 1866 in Halle

Aus: Wikipedia

Bild: https://www.biapsy.de/index.php/de/9-biographien-a-z/135-damerow-heinrich-philipp-august

Heinrich Damerow hatte in der Charité Vorlesungen des berühmten Arztes **Ernst Horn** und dessen Nachfolger **Karl Georg Neumann** angehört und seine ersten psychiatrischen Studien betrieben. Er studierte auch Philosophie bei **Georg Wilhelm Friedrich Hegel** (1770-1831) und promovierte 1821. Zu dieser Zeit stand er in Verbindung zu **Jean-Etienne Esquirol** (Salpêtrière).

Ab 1830 wurde er als ausserordentlicher Professor der Medizin an die Universität Greifswald berufen.

Im Jahre 1844 übernahm Damerow die **Direktion** der modern konzipierten **Irren-, Heil- und Pflegeanstalt in Nietleben** bei Halle. Dieses Irrenasyl war brandneu erbaut worden, sehr modern für seine Zeit und verfügte über mehrere Gebäude, die in der Art eines Pavillonsystems auf dem Gelände zerstreut lagen. Die Gebäude waren in eine Heil- und Pflegeanstalt unterteilt worden, die wiederum streng in Frauen- und Männerabteilungen zergliedert waren. Sowohl in den Pflegeabteilungen (chronische Patienten) für Männer wie in denen für Frauen konnten anfänglich je 75 Langzeitpatientinnen resp. Patienten aufgenommen werden, wobei in den Folgejahren weiter gebaut wurde, bis die Gesamtkapazität bald bei rund 400 Personen lag. Man nahm sogar psychisch angeschlagene Kinder auf.

Die Pflegestation für chronisch erkrankte Erwachsene allein hatte eine Kapazität von 125 Betten. Daraus ergab sich die bauliche Erfordernis von vier Trakten, wobei je zwei der Heilanstalt und je zwei der Pflegeanstalt zugewiesen waren. Somit verfügte die gesamte Anlage über vier getrennte Speisesäle, eine für die Heilanstalt (Akutpatienten), eine für die Pflegeanstalt (chronische Patienten) und je eine für die Frauen- resp. für die Männerabteilung. Den Tobsüchtigen wurden ausserhalb der Anlage - als Annexe der Pflegeanstalt rückwärtig – Isolierstationen errichtet. In diesem modernen Asyl hatte man in der Hofmitte das Wirtschaftsgebäude mit der zentralen Küche, ein Bade- und Kesselhaus. Zudem gab es auch eine Pathologie, ein Sektionszimmer, Laboratorien und eine Apotheke.

Der bauliche Clou bestand darin, dass alle Gebäude miteinander (relativ) verbunden waren durch sog. ‚Communicationen', man sprach auch von Arkaden und **Kolonnaden** (Säulengänge), die die Irren aus ihren jeweiligen Abteilungen zu den Esssälen und zum Bad im Wirtschaftsgebäude führten, ohne sich untereinander begegnen zu können. Diese Trennung und zugleich auch Verbundenheit diente einem ruhigen und sicheren Betrieb der Anstalt.

Die Heil- und Pflegeanstalt Nietleben bei Halle galt damals als die modernste psychiatrische Anstalt Europas. Sie war grosszügig gebaut worden und verfügte über viel Platz. Das Irrenasyl hatte das Auftreten eines Gesamtkomplexes, in dem alle Kategorien von Irren Aufnahme fanden, sowohl akute wie auch chronische Irre, Männer wie Frauen. Ihr Konzept entsprach daher im Grunde genommen dem Prinzip der ‚**relativ verbundenen Heil- und Pflegeanstalt'**, die eine Spaltung in verschiedene Anstaltsbereiche zu vermeiden versuchte, wie es einige Irrenärzte aus den verschiedensten Gründen forderten. Näheres weiter unten.

Die königlich-preussische Provinzial-Irrenanstalt Nietleben bei Halle

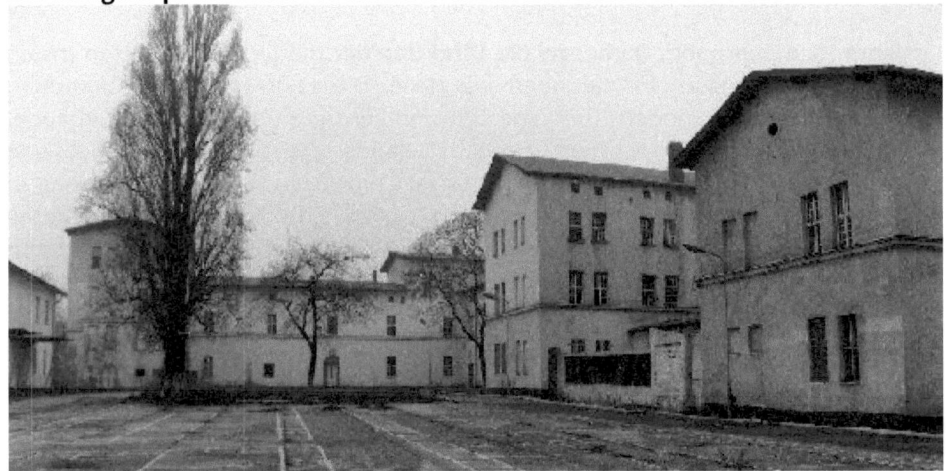

Nietleben bei Halle: eine erste relativ verbundene Heil- und Pflegeanstalt, 1844

1841 erfolgte der Spatenstich, 1844 war die Hälfte der projektierten Gebäude endlich fertiggestellt und am 1. November erfolgte dann die feierliche Eröffnung. Erst drei Jahre später war der vorgesehene Ausbau der Anstalt mit rund 400 Patienten endlich erreicht, wobei bis im Jahre 1857 weitere Gebäudekomplexe dazu kamen. Die Pläne der Anlage hatte man nach süddeutschen und französischen Vorbildern entworfen und Damerow hatte hier einen starken Einfluss ausüben können. Im Jahre 1864 erhielt die Pflegeanstalt sogar eine eigene Kirche.

Die Erweiterungen gingen immer weiter, so dass 1927 die Anstalt beinahe 1000 Patienten beherbergte.

Anstaltskonzepte: relativ oder absolut verbundene Irrenanstalt oder Stadtasyl
Angefangen hatte die Problematik damit, dass immer mehr Psychischkranke in die Anstalten eingewiesen wurden und diese sich stark überfüllten. Diese enorme Überflutung von Kranken aller möglichen Genesen führte dazu, dass sowohl die Ärzte wie das Wartpersonal sich immer mehr ausserstande sahen, sinnvoll und effizient intervenieren zu können und die Kontrolle und Übersicht verloren.

Die Frage des richtigen, des den jeweilig aufgenommenen Menschen angepassten Konzeptes einer solchen Irrenanstalt wurde laut und im Prinzip kannte man zu dieser frühen Zeit der Psychiatrie vier verschiedene Modelle.

Das **erste ‚Anstaltskonzept'**, wenn man da überhaupt bereits von einem Konzept sprechen konnte, war quasi das Modell des **‚Armen- und Siechenhauses'** oder der **‚Correction-, Zwangs- Arbeits und Strafanstalt'**, welches Gefängnischarakter hatte und auch irre gewordene Menschen integrierte. Darin herrschte notgedrungen ein völliges Durcheinander verschiedenster Patienten- und Gesellschaftsgruppen.

Männer, Frauen, Akutkranke, Dauerpatienten, behördlich oder gerichtlich eingewiesene Prostituierte, Waisen, Körperkranke, Armengenössige, Landstreicher, Taugenichtse, Arbeitsscheue, Epileptiker, gesellschaftlich Geächtete, laute und aggressive Tolle, Melancholiker, Selbstmörder, Maniker, immer häufiger auch unruhige Paralytiker (Syphilitiker), Blödsinnige aller Art und auch Verurteilte, alle lebten, eng zusammengepfercht, in den tristen Mauern und kalten Räumen eines einzigen Gebäudes, welches ursprünglich sicher nicht für Psychischkranke erbaut worden war.

Die meisten Irren und Kranken und Schwachen vegetierten darin als die hierarchisch Schwächsten vor sich hin, hingen noch vor nicht allzu ferner Zeit an rasselnden Ketten an Mauern fest, lagerten auf Stroh, ausgehungert, ausgezehrt und praktisch ohne jede Pflege. Die Zeit war gekommen, dagegen etwas zu unternehmen. Man begann staatlich geförderte Irrenhäuser zu bauen, um diesen Missständen zu begegnen.

Es drängte sich den Leitern dieser neuerbauten Asyle dieselben Fragen immer wieder auf: Soll und kann man zwischen Heilbaren und Unheilbaren trennen? Soll man trennen zwischen Heil- und Pflegeanstalten? Oder widerspricht eine solche Trennung der Tatsache, dass die Grenze zwischen Heilbarkeit und Unheilbarkeit schwankend und nicht unklar zu ziehen ist? Soll man Pflegeanstalten nur für Chronischkranke bauen und Heilanstalten somit für (heilbare) Akutkranke? Aber wer führte dann die Triage durch und unterteilte in heilbar und unheilbar und wie konnte man diese schwerwiegende Entscheidung verantworten?

Das **zweite ,Anstaltskonzept'** war die ,**relativ verbundene Heil- und Pflegeanstalt'**, das u.a. von Christian Roller vertreten wurde und in dessen Irren- Heil- und Pflege-anstalt **Illenau** es ihren besten Ausdruck fand. Roller war der Meinung, dass die Grenzen zwischen Heilbarkeit und Unheilbarkeit oft sehr schwankend und un-sicher seien und daher dieser Anstaltstypus der geeingnetste sei. Ihm war die Diskussion um Heilbarkeit wichtig, ihm ging es, angesichts des immer stärker zu-nehmenden Aufnahmedrucks um die Frage, wie nahe sich die verschiedenen An-staltsgebäude sein sollten.

,Relativ verbunden' meinte eine Institution resp. ein Konzept, in das man sowohl heil- wie unheilbare Irre gemeinsam aufnahm, ihnen jedoch intern eine getrennte Unterbringung auf verschiedene Abteilungen anbot. **Damerow** wurde zu ihrem prominenten Vertreter mit seiner **Provinzialanstalt Nietleben bei Halle**. Er hatte 1840 sogar ein Buch herausgegeben mit dem Titel: (Ueber die relative Verbindung der Irren- Heil und Pflege-Anstalten).

Typisch für die **Baugestalt der Nietleben** war, wie beschrieben, die Teilung in Heilanstalt (östlicher Teil) und Pflegeanstalt (westlicher Teil) und die Aufteilung in Männer- und Frauentrakte, wie sie damals noch üblich war. Die Abteilungen wurden sogar unterteilt in verschiedene Schweregrade der Krankheitsbilder der Irren. Schweregrad meinte vor allem die Unterscheidung in Abteilungen von ,Ruhigen' und ,Unruhigen' und, man mag dies aus heutiger Sicht für erstaunlich halten, man unterschied auch Abteilungen entsprechend der Standeszugehörig-keit der Eingewiesenen. Die Unterscheidung der Irren in niedere, resp. in höhere Stände galt schon lange als schicklich und zwar für Deutschland, England und Frankreich sowie für weitere umliegende Länder.

Für die ärgsten ‚Siechen' und ‚Verthierten' und ‚Entmenschten' baute man Sonder-räume resp. Isolierhäuser. Leider sind diese heute nicht mehr vorhanden, sie wurden 1935 zusammen mit der ganzen Landesheilanstalt geschlossen und die Gebäude in die Kaserne resp. in die **Heeres- und Luftwaffennachrichtenschule** Nietsleben-Halle überführt und um 1990 dann abgerissen.

Das **dritte ‚Anstaltskonzept'** war gemäss Christian Zeller jenes der strikten Trennung zwischen Heil- und Pflegeanstalt oder der völligen Vereinigung dersel-ben. Man könnte auch von einer **‚absolut verbundenen Anstalt'** sprechen, die die räumliche Trennung (getrennte Abteilungen) von heilbaren und unheilbaren Patienten beibehielt. Es ging also um die Frage der Trennung resp. Vereinigung der heilbaren resp. unheilbaren Irren. Welches war das beste Konzept? Was resp. welche Krankheit galt als heilbar, was (wer oder welche) als unheilbar?

Das **vierte ‚Anstaltskonzept'**, faktisch eine Entwicklung aus dem dritten Konzept, formulierte Griesinger. Er wollte die Akutkranken baulich völlig von den Chronisch-kranken getrennt wissen, indem er sog. **Stadtasyle**, die nahe an der Gesellschaft gebaut werden sollten, nur für Akutkranke vorsah, während auf dem Lande, fern der Gesellschaft er sich Landasyle vorstellte, in denen er Chronischkranke versorgt und gepflegt wissen wollte. Ihm war wichtig, dass in diesen Stadtasylen ein stän-diger Ab- und Zufluss alter resp. neuer Patienten möglich war, was einer Über-füllung der Anstalt entgegen wirken sollte, welche zurzeit eine gute und wirksame Behandlung so sehr verhinderte.

In den stadtnahen Asylen sah Griesinger **universitäre Lehr- und Ausbildungs-zwecke** mit einer eindeutig naturwissenschaftlich, physiologisch und medizinisch ausgerichteten Ausrichtung vor.

Man hatte in den letzten Jahrzehnten verschiedene Irrenanstalten ins Leben gerufen und dadurch stellte sich die Frage nach dem besten Konzept. **Damerow plädierte für die relativ-verbundene Anstalt.**

Gründung einer psychiatrischen Fachzeitschrift
1844 gründete Damerow zusammen mit den Ärzten Flemming und Roller (als Gründungsredaktoren) eine für die gesamte Psychiatrie wichtige Zeitschrift mit dem genauen Titel: (Allgemeine Zeitschrift für Psychiatrie und psychisch-gerichtlichen Medizin, 1844). Sie war die erste, stark medizinisch orientierte Fachzeitschrift für Psychiat-rie, die von ihm und weiteren Anstaltspsychiatern ins Leben gerufen worden war.

Allerdings gab es eine ‚Vorläuferzeitschrift' für **psychische Ärzte**, die weniger medizinisch orientiert war, jedoch bereits 1818 durch Friedrich Nasse und folgenden Mitstreitern gegründet worden war: Haindorf, Hayner, Heinroth, Horn und u. a. Pienitz, wobei Heinroth nicht allzu viel darin beigetragen hatte.

Es gab auch ein französisches Pendant zur deutschen Zeitschrift mit dem Namen: (Annales Médico-Psychologiques). Sie erschien ein Jahr vor der ersten Ausgabe Damerows, also 1843. Diese Zeitschrift galt den Deutschen als Vorbild.

Damerow hatte, wie es damals üblich war, auch einen guten Draht zu Jean-Étienne Esquirol, dem französischen Psychiater schlechthin gesponnen, jenem berühmten französischen Psychiater der ersten Stunde und damit selbstverständlich auch zur berühmten und viel zitierten Salpêtrière und zu den Redakteuren der französischen ‚Annales'. Dies zeugt von einer für die damalige Zeit noch guten Vernetzung zwischen der deutschen und französischen Psychiatrie, wie sie in dieser Intensität später nicht mehr anzutreffen war.

Die Damerowsche psychiatrische Zeitschrift darf man im Psychiatriebetrieb von damals nicht unterschätzen, war sie doch lange Zeit in gewisser Weise ein Sammelpunkt, ein Austauschorgan und ein Fundament für die aufkommende Psychiatrie schlechthin. Sie umfasste oft mehrere Hundert Seiten Umfang pro Jahr, erschien mehrmals jährlich als ‚Heft' resp. Zeitschrift und lies auch der allgemeinen Meinung abweichende Kommentare zu, die dann darin umso heftiger diskutiert wurden. Die Frage der ‚relativen Verbundenheit der Irrenanstalten' etwa wurde darin auch diskutiert.

Damerow selbst behandelte in seiner Zeitschrift immer wieder praktische Fragen der Psychiatrie und genoss deswegen bald eine unbestrittene Autorität. Er sah die Psychiatrie nicht nur aus der Sicht des Staates und der reinen Medizin, sondern auch aus dem Blickwinkel der Philosophie, allerdings mit einer etwas anthropologisch orientierten Ausrichtung. Er versuchte die Fortschritte der Medizin, die meist noch naturphilosophisch und naturwissenschaftlich geprägt waren, in die psychiatrische Praxis zu integrieren, was ihn gewissermassen auch als Anhänger der Somatiker erkennen lässt.

Damerows Zeitschrift wurde redaktionell ab 1857 durch den zweiten Arzt (Sekundärarzt) seiner Irrenheilanstalt Halle, **Heinrich Laehr** (1820-1905) abgelöst und von diesem weiter redigiert und erhielt schnell den Übernahmen ‚Laehrs Zeitschrift', oft auch nur ‚Grüner Heinrich' genannt.

Sefeloge – eine Wahnsinnsstudie von H. Damerow (1853)

Unter den verschiedenen Werken Damerows verdient eine Schrift noch der besonderen Erwähnung, nämlich seine 220 Seiten starke Wahnsinns-Studie ‚**Sefeloge**'
aus dem Jahre 1853. Diese Studie, vielmehr eine spezielle Form der **Pathographie**,
(Biographie: entsprechende Schilderung der Entwicklung eines Menschen mit Krankheitsbeschrei-
bungen resp. Beschreibung der krankheitsbedingten Einflusse, A.d.A.) beschrieb den geistig
verwirrten **Königs-Attentäter**, der am 22. Mai 1850 um die Mittagszeit auf dem
Potsdamer Bahnhof in Berlin ein Attentat auf den preussischen **König Friedrich
Wilhelm IV.** (1795-1861) verübt hatte. Damerow verfasste diese Schrift, weil der
Attentäter daraufhin in seiner Irren- und Heilanstalt interniert wurde und zu
Damerows Patienten geworden war.

Es handelte sich um ein Attentat mittels einer Pistole, verübt durch den wegen
einer geistigen Verwirrung aus dem Feuerwerker-Dienst entlassenen Garde-Artill-
erie-Brigadisten **Maximilian Joseph Sefeloge**. Übrigens war dieser nicht der erste
Attentäter gewesen, der auf den König Friedrich Wilhelm IV. schoss. Ein früherer
Attentatsversuch hatte sich bereits im Jahre 1844 durch einen gewissen **Heinrich
Ludwig Tschech** ereignet, der ebenfalls versucht hatte König Friedrich Wilhelm IV.
zu beseitigen. Auch dieses Attentat wurde mit einer Pistole versucht, wobei damals der Attentäter, ein ehemaliger Bürgermeister von Storkow, auch auf die
Gattin des Königs gezielt hatte. Sefeloge hatte nur den König im Visier.

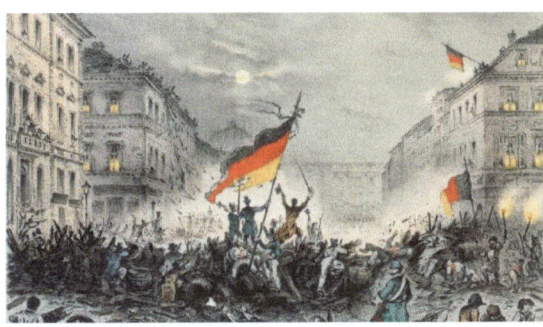

König Friedrich Wilhelm IV (1795-
1861) war Regent zwischen 1840
und 1858 und erlebte die März-
revolution des Jahres 1848.

Barrikadenkämpfe in Berlin forderten am 17./18. März 1848 einige Hundert Tote. Man kämpfte
um mehr Freiheitsrechte von der
preussischen Monarchie.

Bild: Wikipedia

Die Aufstände scheiterten, hatten jedoch einen Anteil an Deutschlands späterem
Weg in die Demokratie.

Sefeloge war also am 22. Mai 1850 auf den vorbeiziehenden König herangetreten,
feuerte einen Schuss ab und traf diesen am Oberarm. Es blieb bei diesem Anschlag
glücklicherweise nur bei einer stark blutenden Fleischwunde, einem Durchschuss

des Unterarmes. Der König blieb am Leben. Sefeloge wurde noch am Tatort festgenommen und musste gegen eine aufgebrachte Menge geschützt werden.

Das Attentat hatte einige politische Folgen. Vereine und Druckereien etwa wurden geschlossen und mehrere Personen der politischen Verschwörung bezichtigt, vor allem demokratisch gesinnte Kräfte waren suspekt. Man wusste anfänglich nicht, ob der überwältigte und am Tatort gefasste Attentäter Sefeloge allein gehandelt oder im Auftrag einer Verschwörergruppe auf den König geschossen hatte. Aber der 29jährige Max Sefeloge, bereits wegen Geistesverwirrung invalidisiert, war ein Einzeltäter und handelte vermutlich nicht in einem Auftrag, welchen er von Aussen erhielt. Eher aus dem inneren seiner kranken Seele.

Geboren am 29. März 1821 hatte der Attentäter eine schwierige Kindheit erlebt, konstatierte Damerow in seinem Werk. Die Mutter war früh verstorben und der Vater, ein ehemaliger Compagnie-Chirurgus der 6. Schützenabteilung und wegen Trunksucht und Liederlichkeit ebenfalls frühpensionierter Ganzinvalider und Bettler, gab seinen Sohn kinderlosen Eheleuten zur Obhut und Erziehung, wo er misshandelt worden sein soll. Mit 4 Jahren war Sefeloge dann ins Militärwaisenhaus in Potsdam aufgenommen worden, genoss ab dem 14. Altersjahr eine handwerkliche Ausbildung und wurde bereits 18jährig in den Militärdienst eingezogen, wo er reizbar, verletzlich und dünkelhaft gewesen sei, stellte Damerow dar.

Infolge eines ihm dort ausgestellten guten Zeugnisses wurde er als Langdienender in die Berliner Garde-Artillerie-Brigade berufen und zum Feuerwerker ausgebildet, was dem Rang eines Feldweibel entsprach. Bald jedoch bemerkte man an ihm Wahnideen bezüglich **Grösse** (Herkunft) **und Verfolgung** und wurde deswegen mehrmals ins Militär-Lazarett eingewiesen. Dort jedoch wurde er mehrmals als ‚geheilt' wieder entlassen, was jedoch seinem wirklichen Gesundheitszustand in keiner Weise entsprach. 1848 wurde er dann, nach der dritten Einweisung als Halbinvalider eingestuft und im Oktober des darauffolgenden Jahres aus dem Militärwesen entlassen, durfte jedoch in der Kaserne weiterhin wohnen bleiben und erhielt dort Nahrung.

Sefeloge galt unter seinen ehemaligen Kameraden als Wirrkopf, wurde deswegen teils von diesen gemieden, wobei sie ihn immerhin noch soweit akzeptierten, als sei er quasi noch einer von ihnen. Da er nur monatlich von 2 Thalern zu leben hatte, organisierten seine Kameraden eine Sammlung und wollten ihm die gespendeten Thaler übergeben, was dieser jedoch, mit Hinweis auf seinen Reichtum, jedoch nicht akzeptierte und das Geld ablehnte.

Es nahm sich kaum jemand grossen Anstoss daran, dass er anfangs 1850 des Öfteren Schiessübungen mit einer eigens gekauften Pistole durchführte. Angefragt, weshalb er dies tue, soll Sefeloge geantwortet haben, dass er sich mittels dieser Schiessübungen selbst zum Walfänger ausbilden wolle.

Klang seine Antwort auf die Frage seltsam und auch seine weiteren Begründungen, nämlich, dass man im Militär seine ‚höhere‘ Geburt resp. **Herkunft** verkenne wie auch seine von ihm selbst gepriesenen, grossartigen **Erfindungen** nicht ihm zurechne, so liess man seine Schiessübungen gewähren, wunderte sich jedoch darob. Ihm war von der Direktion des Militär-Waisenhauses in Potsdam eine Prämie von 50 Thaler bewilligt worden, nachdem man ihn zum Halbinvaliden erklärt und aus dem Dienst entlassen hatte. Sofort benutzte Sefeloge einen Teil dieses Geldes zum Ankauf von ein paar Pistolen samt entsprechenden Kugeln.

In seinen wirren Gedanken machte er für diesen ‚Verkennungszustand‘ (man verkannte ihm gemäss seine höhere Geburt, seinen unermesslichen Reichtum und seine grossartigen Erfindungen) ausgerechnet den König Preussens zum Verantwortlichen und steigerte sich immer mehr in abstruse Gedankengänge hinein, die sich mit dem König als Urheber allen seiner Übel beschäftigten. Sefeloge patrolierte bereits Wochen vor dem Anschlag oft auf dem Potsdamer Bahnhofsteig in einem Militärmantel oder man sah in stundenlang stramm und bewegungslos dastehen, als beobachte er etwas oder warte auf ein Ereignis.

Das Attentat misslang dahingehend, dass der König zwar verletzt worden war, darob jedoch nicht starb. Sefeloge wurde noch auf dem Bahnhofgelände verhaftet und abgeführt.

Nach etlichen und langedauernden Untersuchungen und Gesprächen und einer Bestätigung der Anklagekammer des Königl. Kammergerichts und eines weiteren Beschlusses des Königl. Stadtgerichts zu Berlin wurde Max Sefeloge am 4. Dez. 1850, somit etliche Monate nach dem Attentat vom Mai 1850, für ‚geisteskrank erklärt resp. **in gerichtlicher Hinsicht für blödsinnig** und zur Zeit des Mordattentates frei zu handeln gänzlich als unvermögend erachtet und auf Grund dieses Ausspruchs durch einen von der Anklagekammer des Königl. Kammergerichts vom 20. December 1850 bestätigten Beschlusses des Königl. Stadtgerichts zu Berlin für **völlig unzurechnungsfähig und straflos** erklärt, und von dem Stadtgericht mittelst Schreibens vom 30. December dem dortigen Königl. Polizei-Präsidium Behufs **Aufnahme in eine Irren-Heil-Anstalt** und Extrahirung des weiteren Verfahrens übergeben… ‘. (Damerow, Sefeloge, 1853, Einleitung S. 1)

In der Presse und in staatlichen Zirkeln fragte man sich, ob er aus politischen Beweggründen gehandelt habe, waren die Zeiten doch sehr auf Sturm gestellt und die Unruhe in der Bevölkerung noch immer gross. Oder war Sefeloge doch nur ein geistig verwirrter, einzelner Attentäter, der ohne innere politische orientierte Gesinnung gehandelt hatte? Der angeschossene König Friedrich Wilhelm der IV. war von einer politischen Motivation überzeugt und meinte, Sefeloge habe nicht aufgrund einer Geisteskrankheit gehandelt, sondern eben aus politischen Gründen. Viele dachten damals, es handele sich beim diesem Königs-Attentat um eine staatsgegnerische (demokratisch) motivierte Handlung.

Nach der Einstellung des Verfahrens gegen Sefeloge (im Dezember 1850) blieb er noch einige Wochen in U-Haft, wurde dann aber im Februar 1851 in die **Provinzial-Irren-Anstalt Halle-Nietleben** zu **Heinrich Damerow** verbracht. Eine eigentliche Gerichtsverhandlung, wie sie sonst üblich war, hatte offenbar als solche nie stattgefunden, obschon die Diagnose darauf hindeutete. (Blödsinnig in <u>gerichtlicher</u> Hinsicht!) Ein ordentliches gerichtliches Verfahren war vermutlich gegen und mit Sefeloge gar nicht möglich gewesen, seine geistige Verwirrung jedenfalls war bereits seit einiger Zeit bekannt und er war deswegen militärisch-behördlich auch zum Halbinvaliden erklärt worden.

Damerow wollte mit seinem Werk über den Attentäter Sefeloge den nichtsachverständigen Lesern ein anschauliches Bild von den Seelenkranken und Seelenkrankheiten aufstellen. Dabei wollte er gleichzeitig einen Beitrag zum Kriminal- und Zivilrecht geben sowie einen Beitrag zur Kriminalpsychologie verfassen: *‚Sefeloge ist bei dieser Wahnsinns-Studie das Model gewesen, um an ihm und von ihm aus die Wirklichkeit des Wahnsinns, Gedanken und Erfahrungen über Seelenkrankheiten, über Leib, Seele und Geist des Menschen zu gestalten und allgemeiner zugänglich zu machen, zur Versöhnung und Vereinigung der tiefsten Gegensätze der Menschheit in Wissenschaft und Leben nach Geist und Materie … vom Standpunkt der Psychiatrie aus durch die Psyche einen kleinen Beitrag zu geben … um endlich die wichtigsten Seelenkranken betreffenden Paragraphen des Criminal- und Civil-Rechts den Werth und die Bestimmung, die Rechte und die Pflichten der Psychiatrie in Bezug auf Gesetzgebung, Regierung und auf sich selber vorbereitend geltend zu machen‘.* (Damerow, Sefeloge, 1853, Einleitung S. V)

Eine umständliche Erklärung als einführende Worte für sein Vorhaben. Es war jedoch durchaus ein wichtiges Vorgängerwerk zum Thema der psychisch kranken Rechtsbrecher resp. allgemein über die sich entwickelnde Forensik, weil dieses **Thema der Gerichtsmedizin** bezüglich psychisch kranker Straftäter in diesen Zeiten immer wichtiger wurde.

Auf sein Werk mit sechs Kapiteln näher einzugehen, als auf den, etwas gerafften, ersten Teil, verbietet die Einschränkung dieses siebten Bandes der Reihe ‚Die

Verrückten'. Gestattet sei der Hinweis, dass sich die Lektüre des 220 Seiten starken Sefeloge jedoch durchaus lohnt!: (https://archive.org/ details/b23982469)

Abschliessend zur Biographie Sefeloges sei erwähnt, dass dieser seine Freiheit nicht wieder erhielt und in der Irrenheilanstalt Halle an der Saale am 27. Januar 1859 verstarb. Damerow selbst starb 1866 an der in Halle grassierenden Cholera. Seine Beisetzung fand auf dem anstaltseigenen Friedhof statt.

Geraffte Darstellung des ersten Teils des Werkes ‚Sefeloge':
Es folgen sporadische Auszüge aus dem **ersten und einleitenden Teil** seines Werkes, die charakteristisch sind, jedoch die persönliche Gewichtung durch den Autor wiedergeben. Die gesamt Wahnsinnsstudie Damerows erstreckt sich auf 220 Seiten und ist in 6 Kapitel unterteilt, die hier in einem Überblick dargestellt werden:

I. Sefeloge war vor der That und zur Zeit der That seelenkrank (wahnsinnig, verrückt)

II. Die kritische Zeit der Untersuchung und Beurtheilung des Gemützustandes des Sefeloge in Bezug auf das Attentat und die darauf bezüglichen Umstände bis zu dessen Abführung in die hiesige Irrenanstalt

III. Sefeloge ist Seelenkrank (wahnsinnig, verrückt) und gemeingefährlich

IV. Sefeloge wird seelenkrank (wahnsinnig, verrückt) und gemeingefährlich bleiben

V. Sefeloge ist wegen des Mordattentats auf des Königs Majestät trotz seines Wahnsinns und seiner Verrücktheit vor dem Forum der Wissenschaft und Erfahrung doch in dem Grade für bedingt zurechnungsfähig, dass er seine Freiheit zeitlebens verwirkt hat.

VI. Allgemeine staatsirrenärztliche Studie

Die nachfolgenden Ausführungen beschränken sich somit auf das I. Kapitel. Sie sollen Aufschluss geben über die damaligen psychologischen Denkweisen der Ärzte und ihrer psychiatrischen Nosologie (Diagnosen, Krankheitsprozessen). Die dargestellte Form (Kursivschrift) bleibt bestehen, der Inhalt entspricht Damerows ‚Sefeloge', jedoch nur dieses erste Kapitel betreffend.

Damerow orientiert den Leser, dass Sefeloge vor und zur Zeit der Tat seelenkrank, resp. wahnsinnig und verrückt war. Er sei schon auf der Handwerkerschule (1835-1838) aufgefallen als reizbarer, verletzlicher Jugendlicher mit einem Hang zum Dünkel, also einer unangemessenen hohen Selbstbeurteilung resp. Selbsteinschätzung. Zudem sei er zuweilen zerstreut und gedankenlos gewesen und habe den Spitznamen ‚der Stillvergnügte' erhalten. Sein Trieb nach äusserer Ehre und Auszeichnung sei eine grosse Neigung gewesen.

Aus allem wollte er einen Vorteil, resp. einen Gewinn für sich ziehen und später einmal ein Offizier werden. Dabei hüllte er seine Herkunft und seine Familienverhältnisse in möglichster Dunkelheit, verschwieg, woher aus welchen niederen Verhältnissen er stammte, wer sein Vater und seine Mutter war.

Im Alter von 20 Jahren sei er ein Liebesverhältnis mit einer Minna N. eingegangen. Dieser habe er einmal zu verstehen gegeben, dass ihm nichts Freude mache und es sei ihr aufgefallen, dass er sich seit seinem Aufenthalt in Berlin sehr verändert habe. Später, auf der Feuerwerkerschule hatte er wenig Umgang mit Kameraden. Gemäss einem Stubenmann namens E. sei Sefeloge stets still und einsam gewesen, einen eigenen Weg von und zur Schule gegangen. Allerdings sei aufgefallen, dass er sehr ehrgeizig gewesen sei, oft auf Kosten seiner Kameraden.

Damerow beschrieb, wie er tief in die Nacht hinein gearbeitet habe, blass gewesen sei, matt und hinfällig sowie misstrauisch und fügte bei, er sei ,Onanist'. Ein Major B. bezeichnete ihn als exzentrisch, als Feuerwerker erlebte man ihn als schüchtern, misstrauisch, zurückhaltend und auch als zurückstossend.

Hin und wieder schrieb er seiner Liebe, der Minna. Einmal, dass er trübe sei und sich in einem schwankenden Zustand empfinde. Gemäss Damerow betrafen alle diese obigen Angaben den Lebensabschnitt Sefeloges zwischen dem 17. und 26. Lebensjahr.

Trotzdem erhielt er ein Zeugnis, in dem von moralisch guter Führung gesprochen wurde. Allerdings, so Damerow, hatte er keine starke und grosse, sondern eine schwache und kleine Seele und habe nur eine durch Stimmungen, Triebe, Neigungen, Affecte und Leidenschaften bestimmte und sich bestimmen lassende Gemütsart und Richtung gehabt.

Sein zunehmender Dünkel, so Damerow, das Hüllen seiner Herkunft ins Dunkle, ein zielloser Ehrgeiz aus Selbstüberschätzung, aus Mangel an Selbsterkenntnis steigerte seine Einsamkeit, seine Verschlossenheit und Selbstgenügsamkeit bis zur Selbstsucht.

Sefeloge habe sich in Bücher hineingelesen bis tief in die Nächte hinein, habe dabei oft seine nächsten dienstlichen Geschäfte vernachlässigt, habe einen Hang zu Grübeleien entwickelt, mit dem Lesen habe er sich mit unverdauten und unverdaulichen Stoffen überfüllt und sich damit den bleibenden Grund zu seinen verdrehten und verwirrten Ansichten über alle Gegenstände des Denkens und Wissen gelegt, was ihn zu audodidaktisch-egoistischen Rechthabereien geführt habe.

Das Liebesverhältnis zu Minna N. sei zwar ein naturgemässes für seine Jünglingsjahre gewesen, aber kein kräftig sinnliches und auch nicht ein psychisch-intellektuelles gewesen und mehr passiver als aktiver Natur. ,Wegen der Art dieses Verhältnisses und seiner ganzen Sinnesart lässt sich nicht nur annehmen, sondern ist durch ihn selber konstatiert, dass er schon vor und nachher schonungs- und rücksichtslos selbst gegen alle Form des sittlichen Gefühls und Anstandes Onanist war.'

Sefeloge sei mit der Zeit immer schwermütiger, trübsinniger und zerstreuter geworden und sei bei lautem Anreden schreckerfüllt zusammengefahren. Es sei gedankenlos gewesen, habe unverständliche Bemerkungen gemacht. Dies seien Beweismittel der schon temporär sich zeigenden Spuren wirklicher Seelenstörung gewesen. Er, Sefeloge, habe selbst von einem sich in ihm befindenden ‚schwankenden' Zustande gesprochen.

In dieser Zeit der Spuren beginnender wirklicher Seelenstörung fällt, nach Damerow, auch schon die Entwicklung eines abnormen Gehirnzustandes. Bei dem Ineinandergreifen der Ursachen und Erscheinungen der wechselseitig sich steigernden Störungen des körperlichen und psychischen Gemeingefühls und Gesundheitszustandes des Sefeloge im Allgemeinen waren Affektionen des Nervensystems und Gehirns, sekundäre und primäre, direkte und indirekte, sympathische und idiopathische, Andrang des Blutes nach dem Gehirn, Kongestiv-Zustände desselben, Alterationen der Zirkulation des arteriellen und venösen Blutes, die Wechselerscheinungen von Druck und Reizung, von krankhafter Sensibilität und Reaktion unausbleiblich und unverkennbar.

‚Das Gehirn, das materielle Substrat der Verrichtungen der Seele, begann schon abnorm affiziert zu werden, musste notwendig, wie in jeden, so in diesem Falle, abnorme Stimmung und Richtung in den Erscheinungen des psychischen Lebens bedingen und umgekehrt. Die materielle cerebrale Basis zur psychischen Krankheit war gegeben'.

Der Keim zur Seelenkrankheit, früh eingesenkt und wurzelnd in dem geeigneten Boden, hatte sich bis zu seinem 25. Jahre (Majorennität, Mündigkeit) zur Knospe entwickelt. Es bedurfte zum Aufbrechen derselben, zur Entfaltung der Giftblume seines Wahnsinnes, nur noch kurze Zeit innerer Triebkraft und kräftiger äusserer Einwirkungen, so Damerow.

Im Spätherbst 1846 hatte sich Sefeloge einer zeichnerischen Arbeit von Karten hingegeben in einem übermässigen Eifer von früh 7 Uhr bis nach Mitternacht. Er genoss nur sein Mittagsbrot, sowie das Kommissbrot (ein einfaches, haltbares Brot für Soldaten) und Kaffee. Dabei wurde er sehr hinfällig, so Damerow, klagte über Magenschmerzen und sagte, es seien ihm alle möglichen Gedanken dabei durch den Kopf gegangen.

Nach der Erledigung dieses zeichnerischen Geschäftes, durch einen Leutnant P. beauftragt gewesen, habe Sefeloge sich zwar körperlich erholt, war aber geistig verändert. Er lächelte ohne äussere Veranlassung vor sich hin und wähnte, vermittelst des thierischen Magnetismus unter dem Einfluss von Personen zu stehen, die er jedoch nicht namentlich nennen dürfe. Zudem sprach er nun von einer Feldmaterials-Erfindung.

Dann ging er zu einem Lieutenant C und erklärte diesem, dass dieser ihn vor einem Jahr zu sich bestellt hätte. Nachts um 12 Uhr habe ihn jemand an diese Bestellung erinnert.

Er klagte, nach dem Abgange von der Feuerwerkerschule über ein schlechtes Gedächtnis, sprach davon, dass es mit dem Cartesianischen Teufelchen wohl nicht mit rechten Dingen zugehe und klagte einem Professor, dass er seinen Verstand verlieren und verrückt werden könne. Zudem befände er sich, so Sefeloge, in einer steten Aufregung, könne nicht mehr klar denken, könne seine Gedanken nicht festhalten und überhaupt sich keine Vorstellungen machen.

Um dieselbe Zeit wurde von einem Hauptmann G. die amtliche Mitteilung gemacht, dass Sefeloge verrückt sei und nicht selbstständig mehr verwendet werden könne. ‚Er beschuldigt bestimmte Personen der Herabsetzung seiner Person bei Vorgesetzten und behauptet bei Widerlegung, dass es dann die verfluchten Jesuiten vom Rheine her wären, die ihn unablässig verfolgten und nirgends Ruhe liessen. Er sei ein Wunderkind'.

Im Februar 1847 nannte Sefeloge auftauchende Erinnerungen als ‚Schauspielereien', klagte über heftigen Schmerz im Kopf, der am Vorderkopf anfange und am Hinterkopf endige und der ihn verhindere, Minutenlang zu denken: Er habe einen hohlen Raum hinter der Stirn, der ihn am Denken hindere.

Anfang März 1847 ruft er mit ängstlicher Stimme nach seinem Kameraden, klagt über furchtbares Herzklopfen, glaubt vom Schlage getroffen zu werden. Er gerät bei einem Zusammenkommen mit der Wäscherin in tobsüchtige Aufregung.

Kurz vor seiner Abführung in das Militärlazareth vergriff sich Sefeloge an seinem Lieutenant v. S. und auf dem Wege dorthin erklärte er, dass er magnetisiert worden sei, die Kette, welche aber nur dem geistigen, nicht dem leiblichen Auge sichtbar sei, trage er um den Hals (Gefühl des Druckes vom gehemmten Rückfluss des Blutes vom Kopfe), so Damerow.

Sefeloge kam ein erstes Mal am 10. März 1847 ins Lazareth, abgemagert und schwächlich, mit in zerrüttetem Zustande sich befindenden Unterleibsorganen, aber ruhig, folgsam und verschlossen. Dabei habe sich gezeigt, dass er das Gefühl, das Bewusstsein der kommenden Seelenkrankheit hatte und dass er mit der noch gesunden Kraft seines Selbstbewusstseins darüber reflektieren kann, so Damerow. Vorstellungen und Gedanken dringen sich ihm unwillkührlich und unwiderstehlich auf.

Er meinte, ein Geheimrath besässe einen magnetischen Becher, dessen Fäden bis zu ihm reichten, wodurch er in allen Handlungen bestimmt wurde. Er gab an, dass er der Erfinder der Schiessbaumwolle sei, des schönsten Geschützes, von Waffeln- und Chocoladen-Bereitung, er finde nirgends Anerkennung und seine Erfindungen würden Andern zugeschrieben.

Sefeloge spreche mitunter bereits verwirrt, beginnt zu zweifeln, ob einzelne verkehrte Ideen und Erinnerungen wahr seien oder nicht. Charakteristisch bezeichnete er sie als ihm gehörige und doch fremde alienierte ‚Schauspielereien', dabei lächelt er ohne äussere Veranlassung vor sich hin mitten in seinen Grübeleien.

‚Es ist dies ein gewöhnliches mitunter dämonisch wirkendes Symptom bei beginnender, unausgebildeter Seelenkrankheit, sowie auch bei periodischen Anfällen und deutet hier in Verbindung mit andern gleichzeitigen Erscheinungen auf das innere Arbeiten von alienierten, durch den Verstand nicht mehr zu vermittelnden Vorstellungen, auf beginnende Hallucinationen, auf Zwiespalt der Einheit und Freiheit des Selbstbewusstseins, welcher Dualismus zum innern Dialog (Zwiegespräch) mit sich selber führt'.

,Bei zunehmendem Krankheitszustande und bei abnehmendem Vermögen, denselben als solchen noch zu fühlen und zu beherrschen, bleibt es nicht beim Lächeln und Lachen, selbst lautem, sondern geht in die den Krankheitsvorgängen entsprechenden Mienen, Bewegungen, Gestikulationen, Worte, Handlungen über'. So Damerow.

Die erste besondere aus dem allgemeinen psychischen Krankheitszustande des Sefeloge her-austretende, wirklich schon wahnsinnige Idee war die, dass er vermittelst des thierischen Mag-netismus unter dem Einfluss von Personen stehe, die er nicht kenne. Die Idee der Irren, unter dem unwillkührlichen nothwendigen Einfluss des magnetischen Rapports zu stehen, ist der Er-klärungsgrund für ihre unwillkührlichen nothwendigen, nicht zu erklärenden kranken Ideen: Sie ist die wahnsinnige Theorie des Wahnsinnigen über ihren Wahnsinn, der falsche Schlüssel zum Aufschliessen der für sie verschlossenen Selbsterkenntnis.

Drei psychische Krankheitserscheinungen treten hervor:
1. Die Idee, unwillkührlich unter dem magnetischen Einfluss von fremden ihm feindlich-en Personen zu stehen
2. Die Wahnerfindungen und der Grössenwahn
3. Die beginnende Überzeugung von der Wahrheit und Wirklichkeit seiner wahnsinn-igen Einbildungen über sein Leben und seine Erlebnisse

Am 2. April 1847, am Tage seiner Entlassung aus dem Lazareth klagte Sefeloge, er habe einen hohlen Raum hinter der Stirn, werde dadurch gehindert zu denken, ferner dass es in seinem in-famen Hirnkasten nicht richtig sei, dass er sonst in zwei Stunden mehr als jetzt in zwei Tagen arbeiten gekonnt, dass sein heftiger Kopfschmerz bedeutend zunehme, wenn er in die Sonne ginge und dass der obere Theil seines Hirnschädels weich wäre und man hineinfühlen können.

Seiner Freundin Minna N. schilderte er seinen Zustand in den düstersten Farben, erwähnt, dass vom Morgen bis auf den Abend die unsinnigsten und verworrensten Gedanken seinen Kopf durchkreuzen, dass er nicht fähig sei, sich von einem Gedanken loszureissen, er verspüre eine so arge geistige Zerrüttung in sich, dass er sich nicht getraue, seinen Dienst zu versehen, und sei oft lebensüberdrüssig.

Wirklich wurde Sefeloge nach seiner Rückkehr aus dem Lazareth auch im Dienst sehr wenig be-schäftigt, da er unzuverlässig sei.

Die Wahnerfindung von Feldmaterial, Wagen, Geschütz, Schiessbaumwolle wird aber schon auf gar nicht mehr zu seinem Berufe gehörige, auf Chokolade und Waffeln ausgedehnt. Die den Grund späteren Wahnvorstellungen bildenden Klagen über Verkennung und Zurücksetzung, Nichtanerkennung seiner Erfindungen, welche Andern zugeschrieben werden, nehmen zu.

Am Tage der Entlassung, nach 24 Tagen, wird der wegen nicht bedeutender periodischer Geistesstörung und Abwesenheit, wegen Geisteskrankheit mit verwirrten Ideen als ‚vollständig gebessert', entlassen.

Sefeloge selbst erklärt seine eigene Seelenkrankheit, seinen kranken Kopf, sein krankes Gehirn, auf Grund seiner irrsinnigen Theorie von dem Unterworfensein geheimen Einflüssen und Verfolgungen, als ihm von Aussen künstlich Gemachtes. Sein Seelenkrankheitszustand erscheint ihm als ein fremder, äusserer.

‚Es entwickeln sich diese Krankheitserscheinungen bis zu der Höhe, dass der Mensch ein durch sein Gesund- und Kranksein in sich getrennter, ein Anderer und doch er selber, ein zwiefacher, ein äusserer und innerer, ein sprechender und hörender ist. Dies dualistische Auseinanderfallen des subjectiven und objectiven Selbstbewusstseins in demselben einen Individuum führt dahin, dass solcher Mensch, in Wahrheit allein seiend, im Wahnsinn nie allein ist, sondern immer einen im Widerspruch mit ihm stehenden Gesellschafter in sich selber hat, mit welchem er sich lebhaft unterhält, herumzankt, ja welchen er schlagt, wie einen fremden Menschen, zu welchem ihm — ich hab's gesehen — in seinem eigenen halbirten Selbstbewusstsein seine eigene Körperhälfte geworden war.

Dass bei solcher Verrücktheit, bei solchem „Besessensein" von einem fremden „bösen Geiste", dessen Producent und Consument des Herrn eigener Geist ist, wahnsinnige, höchst gefährliche Handlungen die Folge sein können, zumal wenn das objectiv Verrückte auf eine bestimmte Person sich fixirt, versteht sich von selbst.

Der Wahnhörende wird am Ende empört über diese Chicanen und vergreift sich mit Wort und That an solchen Personen, verfolgt sie mit Hass und Rache.

Der Wahnsehende wird und kann auf die vermeinten Wahngebilde losgehen, kann Fenster und Möbel zerschlagen, Personen aus seiner Umgebung werden ihm als Andere erscheinen, die ihm zu Leibe wollen und er wird im Wahne sich vertheidigen.

Der an Wahngeschmack Leidende wird bei körperlich krankhaft alterirtem Geschmack bei diesem gestörten Gemeingefühl die Speisen für vergiftet halten, sich aller Nahrung hartnäckig enthalten und am vemeinten Thäter sich rächen wollen.

Die an Wahngeruch Leidende (Hysterische) wird je nach der Seelenkrankheitsform bei wirklichem oder eingebildetem üblem Geruch, z. B. einem brenzlichen, Feuer vermuthen, wähnen, verbrannt werden zu sollen und das ganze Haus alarmiren, ja den Vorschlag machen, dass da die Andern unschuldig seien, sie gern sterben wolle, damit die Unschuldigen nicht auch umkämen.

Der an Wahngefühl (Parästhesie) Leidende endlich kann z. B. bei der Dämonomanie zu jeder Thätigkeit völlig unfähig werden, indem er unausgesetzt damit zu thun hat sich die „Angreifer, die kleinen in der Athmosphäre schwimmenden Geisterchen vom Leibe zu halten", gleich Mücken und Flöhen, wenn er diese nicht auch für verwandelte Ouälgeisterchen ansieht. Ja es

giebt dergl. selbst sehr gebildete Kranke, welche bei Körperkrankheiten aller Art ganz un-
empfänglich sind für die Einsicht der natürlichen Ursachen, dagegen in der Wahntheorie
verharren, dass die „verfluchte Bande" ihnen das Alles anthue, sich darüber abärgern, oder mit
liebenswürdigster Geduld das Leiden ertragen.'

Er behauptete doch in Folge seines kranken Gehirnzustandes, dass es in seinem Hirnkasten
nicht mit rechten Dingen zugehe, dass der obere Theil seines Hirnschädels weich sei, man
hineinsehen könne, dass man ihm in seinen Verstand gesehen habe, sein Verstand ihm
fortgenommen sei, ein anderer Verstand ihm hineingesetzt sei (Verrücktheit). ... und seine
wirkliche Lebensgeschichte für eine ihm gemachte „eingesetzte", falsche hält. Man habe ihn
somnambul gemacht.

Sefeloge empfand sich als Opfer, als Werkzeug, Instrument, niederträchtig gemissbraucht.
Die allgemeinen magnetischen Ideen bilden sich zu dem Wahn aus, dass er als Kind in
magnetischen Schlaf versetzt sei, ein Wunderkind (somnambul) sei, dass er in diesem
Zustande Alles gesehen habe, was in der Zukunft geschehen werde, dass ihm dies Alles aus
seinem Verstände herausgenommen, vom Staate benutzt sei.

Sein Vater habe seine prophetischen Entdeckungen zum Vortheil des Staates verkauft, dass ein
Herr von B. darum wüsste, ja selbst der König (welcher hier zum Erstenmale bezeichnend
genug genannt wird).

Am 9. November 1847 wurde Sefeloge ein zweites mal, wegen ähnlicher Krankheits-Erscheinun-
gen ins Lazareth eingeliefert. Er gab an, dass er mit Familien der höchsten Stände verkehre, die
er aber nicht kenne. Wiederum besserte sich sein Zustand so, dass er am 18. Dezember desselben Jahres, also nach 7 Wochen angeblich als „geheilt" entlassen wurde.

Sefeloge erwähnte einmal, dass er als Knabe habe Hellsehen können. Irgendwann kam er zum
Schluss, zwei Lebensläufe zu haben, einen prädestinirten, ihm wirklich gehörenden (den
verrückten) und einen künstlichen, ihm gemachten (den wirklichen). Er wähnte, ein Lebens-
lauf sei ihm aus dem Kopf genommen, der andere ihm eingesetzt worden. Man habe ihm alles,
auch seine Erfindungen, genommen, mit Wissen und Zulassen des Staats, hoher und höchster
Personen und dass nun seine Ehre, sein Recht ihm wiedergegeben werden müssen.

Und darum tritt das Staats-Oberhaupt, der König, immer mehr in den Vordergrund seines
wahnsinnigen Denkens und Wollens und erscheint als der allerhöchste Mittel- und Zielpunkt
seines Wahns, so Damerow.

Am 15. März 1848 war ein Attest des Dr. S., betreffend die Halb-Invalidität des Sefeloge „wegen
allgemeiner Körperschwäche und Schwäche und periodischer Verstimmungen des Geistes"
ausgestellt worden. So wurde er im Dienste gar nicht mehr beschäftigt. Sefeloge wurde seit
dem 21. November 1848 in der Liste der Halbinvaliden geführt. Und am 26. October 1849
datiert Sefeloges Entlassungsschein aus dem Militairdienste als anerkannter Halb-Invalide. Mit
einem Civil-Versorgungsschein wurde er zum 2. Aufgebot der Garde-Landwehr entlassen und

habe sich dort binnen 8 Tagen zu melden. Mit seiner bisherigen Brigade sei er nun in keiner Verbindung mehr und habe an dieselbe keine Forderung.

Allerdings wurde ihm gestattet, ferner noch in der Caserne zu wohnen. Seine ehemaligen Kameraden verpflegten ihn aus Mitleid, denn er war als Invalide auf 2 Thaler Gnadengehalt monatlich beschränkt.

Übereinstimmende Zeugen, wie seine Wirtsleute, sagen aus, dass er sich stets in einem tiefsinnigen zustande befand, sich gegen Jedermann abschloss, sich mit nichts beschäftigte, einsam spatzierte, vor sich hin stierte, in ein plötzliches Lachen ausbrach und bis tief in die Nacht hinein ein Spiel, wahrscheinlich Schach allein trieb; dass er später, nach seiner Entlassung, in de Caserne sich eben so benahm, lächelte, selten am Gespräch Theil nahm, plötzlich verstummte, so dass nichts aus ihm herauszubringen war, des Morgens bis 10 und 12 Uhr und auch Nachmittags schlief, mit jedem Tage elender und stumpfer wurde, mitunter lächelnd die unsinnigsten Behauptungen aufstellte, z. B. dass Doctoren und Professoren mit einer Maschine, welche sie mit jedem Flügelschlag um einige tausend Fuss in die Höhe trieben, nach der nur 1,5 Meilen entfernten Sonne reisten, aber auch: es wäre ihm so, als ob Jemand mit ihm spräche.

‚Sefeloge behauptete wohl bald nach den Märztagen 1848 wieder, dass er schon als Kind in seinem magnetischen Zustande den Tod des hochseligen Königs, sowie die Revolution vorhergesagt habe und dass der Staat deshalb verpflichtet sei, ihn bis an sein Lebensende zu verpflegen; er sei der Sohn eines Fürsten und sein Vater sei ihm erschienen'.

Ende 1848 kam Sefeloge nach Berlin und erklärte einem Feuerwerker, dass er ein Werkzeug in den Händen höherer Personen sei, die es in der Macht hätten, seinen Verstand auf- und zuzuschnüren, so dass er selbst nicht im Stande sei, sich an Dinge aus seinem frühern Leben zu erinnern.

‚In einem Schreiben vom siebenten Juni 1849 nannte Sefeloge sich wieder ein ärztliches Instrument, als welches er für den Staat in der Kindheit und während der Militairdienstzeit wiederholt gebraucht sei und, als er sich später erholt und durch Fleiss hätte nachholen wollen, was er in der Jugend versäumt hätte, sei ihm die Rückerinnerung des Erlebten und Erlernten verlustig gegangen. Dies Uebel habe sich durch zweijährige Kopfkrankheit wieder eingestellt, in Folge dessen er Invalide geworden sei und bittet, einen Fussfall vor Sr. Majestät thun zu können, um für die gegen die allerhöchsten Personen ausgestossenen Beleidigungen Abbitte zu thun. (Er hatte die Sehnsucht, dies zu thun, in der Meinung, dass diese Beleidigungen das stete Hinderniss der Verweigerung seines Rechts seien.)'

Als 1849 sämmtliche Halb-Invaliden vom Regiment entlassen wurden, und Sefeloge sich äussern sollte, zu welchem Regiment er versetzt werden wolle, war er dazu nicht zu bewegen, hervorhebend: er habe Ansprüche an den Staat, die er geltend machen wolle.

Diese und ähnliche Aeusserungen veranlassten die Wiederaufnahme des Sefeloge in's Lazareth den 17. August 1849 zum dritten und letzten Male wegen „trübsinniger Geistesverstimmung" -

und heisst es in einem ärztlichen Bericht (Dr. D.) unter Andern: „Es waren weder Geistes-störungen noch fixe Ideen bemerklich, der Zustand besserte sich vielmehr sehr bald, so dass die Entlassung des „ geheilten" Patienten am 23. August erfolgen konnte.

In der Caserne nach seiner Entlassung Ende October 1849 behauptete Sefeloge: Die Doctoren hätten ihn durch Experimente elend gemacht, zersetzten den Verstand in Faktoren, nähmen einige heraus und setzten sie erst nach Jahren wieder ein, wo denn längst Vergessenes wieder in die Erinnerung träte. Sefeloge kam (nach G.) stets darauf zurück: dass er schon als Kind von seinem Vater in höherem Auftrage als ärztliches Instrument gebraucht worden sei, man habe ihm in den Kopf gesehen, die Entwickelung seines Ideenganges verfolgt, um daraus Schluss-folgerungen für die Zukunft zu entnehmen, man habe ihm den Verstand geraubt. Der Staat brauche solche ärztliche Instrumente, um in die Zukunft zu sehen und deshalb habe er auch einen Anspruch auf Versorgung.

Sefeloge ersuchte einen Justizrath gegen seinen verstorbenen Vater einen Anspruch zu erkla-gen und während eines weiteren Besuches noch grössere Ansprüche gegen den Hochseligen König zu fordern die nicht nur 10, sondern 20, 30, 100 ja gar 1000 Millionen beinhalten.

Im November 1849 behauptete Sefeloge, er habe in der Alexanderstrasse den König gesehen und dieser habe ihm versprochen, für seine Zukunft zu sorgen. Er bat einen Feldwebel um die Absendung einer solchen Vorstellung an den König auf dienstlichem Wege und dieser habe da-rauf hin wirklich eine Eingabe abgegeben. Allerdings erhielt Sefeloge hierzu nie einen Bescheid.

Sefeloge habe angenommen, dass der König um seine Sachlage Bescheid gewusst hätte, insbe-sondere, was die Einbusse seine Verstandes zu Staatszwecken betreffe. Aber alles nutzte nichts, Sefeloge erhielt keine Audienz beim König und empörte und kränkte sich immer mehr, so dass er auf Rache sann und auf Selbsthülfe.

In dieser verhängnisvollen Zeit kam ihm die Direktion des Militair-Waisenhauses plötzlich mit einer Prämie von 50 ausbezahlten Thalern entgegen, so dass Sefeloge sich stracks ein Paar Pistolen nebst Kugelform kaufte. Er äusserte hernach die Idee auf den Wallfischfang auslaufen zu wollen, wozu ihm der Staat ein Schiff ausrüsten werde. Damit wollte er nach Tunis fahren, um dort seine unermesslichen Reichthümer abzuholen. Zu diesem Zwecke, vor allem wegen des bevorstehenden Wahlfischfanges müsse er sich im Schiessen üben, namentlich weil er un-ter den Wallfisch schwimmen müsse um diesen zu erschiessen.

Dadurch maskierte er den Grund des Pistolenkauf und seine darauf folgenden Schiessübungen, die er ab Februar 1850 auf dem Artillerieschiessplatz tätigte. Diese Übungen setzte er auch im März fort, hörte dann aber vier Wochen vor dem 22. Mai (dem Attentatstag) damit auf, besann sich jedoch wieder acht Tage vor dem Attentat.

Als Erfinder der sog. Schiessbaumwolle, der Chocolade habe er vom türkischen Kaiser ein Stück Land gekauft und sei damit Dey von Algier. Er habe dem Staat 30'000 Thaler geschenkt, leide jetzt jedoch an einem Druck im Kopfe und sei nicht im Stande zu schreiben, er sei ein Wunderkind, Messias u.s.w. Er erklärte, er habe sich um Preussen und die ganze Welt verdient gemacht und der König müsse für ihn aufkommen.

Mehrere Tage vor dem Attentat erschien Sefeloge mit einem Mantel bekleidet täglich auf dem Perron des Potsdamer Bahnhofes allein und ohne mit Jemand zu sprechen, stand zwischen 4 – 7 Uhr fast unbeweglich unter dem Portal des Bahnhofes, die Augen auf die Einfahrt zum Bahnhof gerichtet. Auch am 22. Mai wurde Sefeloge dort gesehen.

Gegen 8 Uhr kam er zu dem Büchsenmacher St. Und ersuchte denselben, aus einer Pistole, weil sie verladen sei, den Schuss herauszuziehen. Dann ging er wieder auf den Bahnhof und erfuhr dort, dass Se. Majestät der König erst um 12 Uhr abfahren würde. Dann stand Sefeloge in der ersten Reihe des Spalier, welches sich in Erwartung der Ankunft des Königs gebildet hatte.

‚In dem Augenblick als Se. Majestät der König aus der Thüre des herrschaftlichen Zimmers heraustrat, sprang Sefeloge vor und feuerte die unter dem Mantel verborgen gehaltene Pistole ab.

Aber der Herr liess Sein Angesicht leuchten über Ihm. Das „König von Gottes Gnaden" strahlte im reinsten Glanze. Der Arm des Allmächtigen wendete den Arm Seines, Unseres Königs zu einem Schilde für Sein Haupt und Herz, für des Vaterlandes Herz und Haupt. Die Wunde ward zum Wunder, das schmerzenreich dahinfliessende Königliche Blut zur frischen, hellen Glaubensader.

(Auszug aus Sefeloge, eine Wahnsinns-Studie von H. Damerow, Halle 1853.
https://archive.org/details/b23982469)

Carl Friedrich F. Flemming

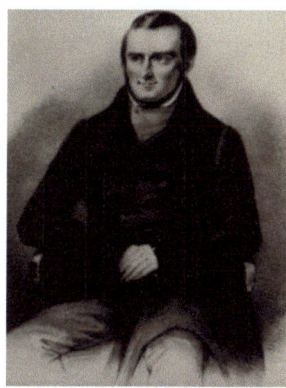

Bild https://www.wikipedia.org/

Flemming war Mitherausgeber, Mitredakteur der ‚Zeitschrift für Psychiatrie und psychisch-gerichtliche Medicin' zusammen mit **Roller,** den im nächsten Kapitel näher beleuchtet wird und **Heinrich Philipp August Damerow** (1798-1866). Flemming war Nervenarzt in Schwerin, Direktor der Nerven-Heil-Anstalt Sachsenberg. Es war im 4. Jahr ihres Bestehens, 1833, als man sich entschloss, einige Worte zu ihrer Entstehung, Einrichtung und bisherigen Wirksamkeit zu verfassen.

Flemming übernahm diese Aufgabe gerne und huldigte dabei gleich auch den hochherzigen und menschenfreundlichen Fürsten, welcher in dieser Heilanstalt, neben so vielen anderen vortrefflichen Institutionen, seiner Humanität ein neues bleibendes Denkmal gründete, um einen Ausdruck seiner tiefsten Huldigung darzubringen. Es dürfte sich um die Huldigung des **Grossherzoges von Mecklenburg, Friedrich Franz I.** gehandelt haben.

Damals standen viele Fürsten oder Herzöge und weitere Persönlichkeiten hinter den Neubauten von Irrenanstalten, die sich gleichzeitig auch Verdienste um neue Irrengesetze erwarben. Es war an der Zeit und galt damals als schicklich, die psychisch Kranken aus den Zuchthäusern zu holen und ihnen eine Medizin und Betreuung angedeihen zu lassen. Es galt daher ebenso als schicklich, diese Potentaten in Vorworten von Buchwerken etc. zu huldigen.

Das kleine Buch Flemmings hiess: ‚Die Irren-Heil-Anstalt Sachsenberg, Entstehung, Einrichtung, Verwaltung und bisherige Wirksamkeit, Schwerin, 1838' und war somit auch eine frühe Dokumentation dieser neu erbauten Asyle für Geisteskranke. Historikern ergibt dieses kleine, nur 43 Seiten umfassende Werk allemal eine Grundlage für ihre Geschichtsforschungen. Wir nehmen hier am Werk teil.

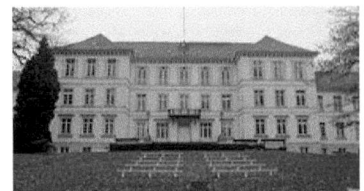

Die damalige **Heil- und Pflegeanstalt Sachsenberg zu Schwerin** heisst heute ihrem Förderer und Gründungsdirektor gemäss Carl-Friedrich-Flemming-Klinik. Sie ist 1830 im klassizistischen Baustil erbaut und eröffnet worden, 180 Meter lang, zweigeschossig und mehrflügelig.

Bild: Mittelteil des Haupthauses
https://de.wikipedia.org/wiki/Carl-Friedrich-Flemming-Klinik

Im Jahre 1830 wurde dieses frühe Asyl eröffnet vom Schweriner Grossherzog Friedrich Franz I. und von Carl F. Flemming bis 1854 geleitet. Dann schlug Flemming nach einem Streit eigene Wege ein und liess seinen Nachfolger, Karl Friedrich Nasse, ans Ruder, der bis 1863 darin wirkte.

Geplant war ein Asyl für rund **150 heilbare Patienten**, die Unheilbaren wurden erst gar nicht in ihre Mauern aufgenommen und gepflegt. Erst 1881 und 1883 wurden Erweiterungsbauten dazu gefügt, von da an konnte man auch Tobsüchtige und Unheilbare aufnehmen und behandeln. 1867 war bereits eine Kinderabteilung erbaut worden für geistig behinderte Kinder.

Das bauliche Konzept des Grundgebäudes war sehr grosszügig ausgefallen, in der I. Klasse standen für jeden einzelnen Patienten gleich zwei Räume zur Verfügung: einen Schlaf- und einen Wohnraum mit dazugehörigem, persönlichem Wärter. Was für Therapieangebote die Irren zur Genesung verleiten sollte, ausser guter Arbeitstherapie und einem grosszügigen Park am Schwerinersee zur Erholung, wird in Kapitel 4, ab S. 23 näher erläutert.

Leider muss hier die Geschichte der Schweriner Irrenanstalt kurz in ein trauriges Fahrwasser geleitet werden, als die Nationalsozialisten auch in Schwerin ihr unheilvolles Unwesen trieben und via des **Euthanasieprogrammes** und der sog. **T4-Aktion** insgesamt 275 Patienten in die NS-Tötungsanstalt Bernburg verlegen liess, die dort mittels Giftgas brutal ermordet wurden. (Siehe die Verrückten, Band 9 dieser Reihe)

Wer nicht nach Bernburg abtransportiert wurde, verblieb in Schwerin, wo weitere psychisch Kranke getötet und drangsaliert wurden sowie mindestens auch 300 körperlich und geistig behinderte Kinder und zwar durch passive, wie auch durch aktive Tötungs- und medizinische Pflegemassnahmen. Auch die Kinderabteilung der Heilanstalt Sachsenberg traf die Ausmerzmassnahmen der Nazis hart. Es starben in der Folge nochmals rund 70 behinderte Kinder.

‚Gesühnt' wurden in einem Prozess in Schwerin diese nationalsozialistischen Opfer, indem am 19. August 1946 drei Stationspfleger und eine Schwester zum

Tode verurteilt wurden. Nach neueren Erkenntnissen lag die Zahl der Opfer bei insgesamt rund 1900 getöteten Behinderten und Psychischkranken. Sie wurden gleichsam wie die jüdische Bevölkerung abgeschlachtet.

Zurück zu den Anfängen der Irrenheilanstalt Sachsenburg. Flemming, ihr erster ärztliche Direktor also, schrieb ein Buch über sie. Darin berichtete er über die Ansichten, Grundsätze und Verfahren seiner damaligen Tätigkeit, aber auch über die Ansichten und Grundsätze des Asyls. Gemäss Flemming folgte das angewandte Konzept den Grundsätzen einer geläuterten Psychiatrie, sie sich in ganz Europa seit Jahrzehnten verbreitet hatte. Diese geläuterte Psychiatrie stemmte sich gegen die Tyrannei, gegen die uralten Vorurteile und gegen die unmenschliche Härte, die in den Tollhäusern gegenüber Psychischkranken gewütet hatte.

Die Schweriner Sachsenberg sollte ebenfalls eine Muster-Heilanstalt werden, so war ihr Credo. Hier sollte nicht ein weiterer Kerker für Geistesgestörte errichtet und betrieben werden, sondern ein Krankenhaus. Moniert wurde die teils haarsträubende Behandlung von irr gewordenen Menschen in Privatverhältnissen, wo sie keine gute Behandlungen erhalten konnten, oft dahin vegetierten ohne jeden Versuch einer sinnvollen Therapie. Eine solche jedoch, so Flemming, konnte diesen Irren in der neuen Schweriner Anstalt endlich angeboten werden.

Man vermied also alles, was den Charakter eines Gefängnisses oder Kerkers an oder in sich tragen konnte, sondern stellte den Irren geräumige, helle, heitere und wohnliche Räume zur Verfügung. Durch genügend Aufseher-Personal vermied man auch alle möglichen Schranken, wie verschlossene Tore und Türen und Gitter und Fenster-Vermachungen, hohe Mauern und sonstige Umfriedungen, um die Irren von der Aussenwelt abzuschotten. Die Anstalt, so Flemming *,erscheint wie ein friedlicher, ländlicher Wohnsitz'* (ebenda S. 24).

Anfänglich sei es durch ungeübte Wachsamkeit der Wärter hin und wieder zu Entweichungen von Irren gekommen, so wurden jedoch diese mit der Zeit immer seltener und blieben bald beinahe völlig aus. Gesetz und Ordnung traten an die Stelle von willkürlicher Gewalt und Strafe, wobei dies nur möglich wurde durch die Absonderung von unvernünftigen Irren von den Vernünftigen. Freundliche Milde ersetzte die Strenge und Härte.

Flemming folgte den Ideen der Somatiker Nasse und Jacobi, denn mit diesen Ärzten sei er *,der Meinung, dass die Seelenstörungen an sich nichts anderes, als symptomatische Erscheinungen leiblicher Krankheiten sind, nicht aber ursprünglich der Seele, dem Geiste oder Gemüthe zugehörige Abnormitäten'* (ebenda S. 25).

In den ersten Jahren des 19. Jahrhunderts erstarkten die ,Somatiker' (Physiker) und versuchten die Theorien der Psychiker zu torpedieren und infrage zu stellen. Vor allem die Meinung, dass Moral, genauer schlechte Moral verantwortlich sei für die Entstehung leiblicher (psychischer) Krankheiten, stelle man tatkräftig und laut infrage. Daher suchte man deshalb den Grund chronischer, psychischer Krankheiten in der leiblichen Sphäre des Nervensystems. Diese andere Sicht der somatischen Psychiater, so Flemming, werfe auch ein anderes Licht auf die Diagnose und schlussendlich auch auf die Therapie der leiblichen Krankheit.

Daher sei die somatische Behandlung der psychischen vorzuziehen und die Hauptsächliche, *,ohne dass darum jedes Hülfsmittel, dass die psychische Einwirkung auf Gestörte darbietet, bei Seite gestellt bliebe'* (ebenda S. 26). Was wiederum nichts anderes hiess, als dass im Grundsatz dieselben Therapiemethoden ihre Anwendungen fanden. Die Sachsenberg verstand sich nicht als moralisches Institut.

Die sogenannten **psychischen Methoden**, sowohl die direkten wie die indirekt wirkenden, hätten sich, so Flemming, allmählich verloren. Sie blieben jedoch zur Unterstützung der arzneilichen Mittel in schwierigen Fällen, wenigsten als Versuche, doch bestehen. So seien jene Therapien mehr oder weniger schnell verschwunden, die einen heftigen Eindruck auf das Nervensystem, resp. einen psychischen Schock hervorriefen. Der Glaube an die Wirkung des **psychischen Schockes** auf die Irren, verblasste offenbar schnell.

,Zur Beschränkung Tobender wird nur das Zwangs-Kamisol ... und in seltenen Fällen der Zwangs-Stuhl angewendet. Eben so selten treten die gewaltsamen und das Gemeingefühl leicht überreizenden Sturz-Bäder in die Stelle der milderen Douche-Bäder, und selbst der Drehstuhl, wenn gleich von ziemlich sicherem Erfolge als schnelles Beruhigungsmittel für die Tobsucht, wurde doch bisher kaum sechs bis acht Mal angewendet' (ebenda S. 27).

Hier findet man ein Beispiel für den Streit, der zur damaligen Zeit noch immer zwischen den Psychikern und den Somatikern herrschte. Je nach Meinung des ersten Arztes dieser Irrenasyle wendete man sich entweder der psychischen oder der somatischen Methode eher zu, wobei oft ein Mischtherapieverfahren die enge Verflechtung zwischen beiden Ideologien aufzeigte.

Zwangsbehandlungen sah man sich in der Sachsenberg deshalb auch kritisch gegenüber, weil solche moralischen Zwangsbehandlungen den kranken Zustand des Irren zwar vorübergehend eindämmten, wie ein ausgelöschtes und unterdrücktes Feuer, doch brach das Feuer wieder mit aller Kraft von Neuem hervor, wenn der Zwang beendet wurde. Daher durfte der Blick auf die Zwangsbehandlung, resp. auf die Zwangsmittel nicht im Vordergrund der therapeutischen Bemühungen stehen.

Dafür hatte man den Gebrauch der Diäten beibehalten und die Beschäftigungen der Irren gefördert. Die Ökonomie der Anstalt förderte geradezu die verschiedensten Arbeitstherapien, sowohl im Hause selbst, wie im Freien. Man versuchte sogar, auf die Anstellung fremder Arbeiten zukünftig verzichten zu können, indem man die meisten Arbeiten durch die Irren verrichten liess. Ging es um das einfache Herbeiführen des Wassers für die Küche und für die Bäder, die Verteilung des Brennmaterials, die Reinigung und Ausbesserung der Wäsche, die Besorgung des Viehstandes, so dachte man immer in erster Linie an jene Irre, die eine solche Arbeit verrichten konnten und beauftragte sie damit. Andere wurden in Werkstätten beschäftigt, Frauen im Spinnsaal um Leinen herzustellen, während Männer Binsen flochten und Tischlerarbeiten ausführten.

Als weit heilsamer als die gerade beschriebenen Arbeiten wurden die Feld- und Gartenarbeiten befunden, die ebenfalls eine grosse Menge an Irrenkräften forderten.

Die Vorstellung Flemmings war, in Winterzeiten die fähigen Irren im Rechnen und Schreiben zu unterrichten. So gedachte man auf zweckmässige Weise, die vielen Kranken tagsüber zu beschäftigen und von ihrem Krankheitsbild abzulenken. Für kalte Wintertage und Winterabende bot sich ein Spiel im Unterhaltungssaal an und für die gehobene Irrenklientel bot der Geistliche der Anstalt Übungen im Zeichen an und hielt Vorträge über Geographie und Geschichte. Man schuf eine solide Bibliothek an mit gutem Lesestoff aus Religion und Unterhaltung.

Einen Strich durch die Vorstellungen Flemmings machten jedoch jene Irren, die an intellektuellen Mängeln litten, verwildert waren und auch moralisch nicht ganz integer waren. Sie machten die pathetischen Vorstellungen eines harmonischen Zusammenlebens immer wieder zunichte.

Hinderlich für die hypothetische Harmonie der flemmingschen Vorstellungen war die Tatsache, dass erst Wärter gefunden werden mussten, die an den von der Anstalt Sachsenberg geäusserten Forderungen, professionell mit den Irren umzugehen, von Anfang an zerbrachen oder scheiterten, umso mehr, als viel Wartpersonal völlig ungeschult in die Dienste des Asyls eintraten und dann, irgendwie, nachgeschult werden musste. Auch sie mussten zuerst gebildet und ‚erzogen‘ werden.

Ein weiteres Werk Flemmings, ein wichtigeres Werk, war seine ‚Pathologie und Therapie der Psychosen, 1859‘

Der **Begriff der Psychose** war offenbar bereits um die Mitte des 19. Jahrhunderts in der Psychiatrie geläufig, wobei man sich fragen kann, ob er damals dasselbe meinte, wie wir den Begriff heute verstehen. In seinem Werk sprach er jedenfalls von Psychosen, die damals gemäss seinen Ausführungen im Vorwort abhängig waren vom organischen Bau des Nervensystems. Und zwar von seinen Verletzungen wie auch seiner Beschaffenheit, die dieses Nervensystem im Verlaufe der Seelenstörungen oder anderen Krankheiten erfahre. Flemming sprach von einer Krankheitsgruppe der Psychosen.

Flemming enthielt sich der Aufgabe, die Psychose nach Krankheitsgruppen aufzuteilen, da er nach eigenen Angaben dazu nicht in der Lage gewesen sei. Ihm war zu dieser Zeit noch keine spezielle Pathologie und Therapie der Psychosen bekannt. Er konnte nur einen Beitrag leisten zu einer **allgemeinen Pathologie der Seelenstörungen** resp. der Psychosen.

Immerhin hatte sich der Begriff der Psychose im Jahre 1875, also ca. 15 Jahre nach der Erscheinung seines Werkes allgemein in der Psychiatrie etabliert, wie etwa auch die Begriffe ,Seelenstörung, psychische Krankheit, Geisteskrankheit oder Irresein' sich allgemein etabliert hatten. Man erhält leicht den Eindruck, dass Flemming die Seelenkrankheit nun neu als Psychose bezeichnete, wie ein Synonym dafür.

Flemming referierte in seinem Werk über die Formen der Psychosen, unterteilte in **unreine und gemischte Psychosen**, erklärte die **Pathogenie der Psychosen**, schrieb über **Remission und Intermission der Psychosen**, erklärte dem Leser, wie alt der Mensch beim Ausbruch der Psychose war und kam dann schliesslich auch auf die **Therapie der Psychosen** zu sprechen.

Die Psychose, so Flemming, wurzele in der Seele, insofern diese durch das sinnliche Organ vermittelt werde und daher war ihm gemäss die naheliegendste Ursache der Seelenkrankheit (Psychose), dass sie eine Krankheit des körperlichen Organes sei. Auch hier erinnerte sich Flemming der Nähe zu den Somatikern.

Womöglich hatte Flemming den **Carl Friedrich Canstatt**, einen Medizinprofessor studiert, resp. dessen Werk ,The Origin of the Concept of Psychosis', welches im Jahre 1841 erschienen war. Oder an Ernst v. Feuchtersleben, der den Begriff ebenfalls verwendet hatte.

Unter dem Begriff „Psychose" fasst man **eine Reihe** (oft vorübergehender) **psychischer Störungen zusammen, bei denen die Betroffenen die Realität verändert wahrnehmen oder verarbeiten.** Das Krankheitsbild bei Psychosen ist sehr vielfältig. Typisch sind Halluzination, Wahnideen und Denkstörungen, Ängste. Bekannt sind auch sog. Ich-Störungen. Es gibt **primäre und sekundäre Psychosen.**

Aber suchte man in seinen Werken eine genaue Beschreibung, was er unter dem Begriff de Psychose eigentlich verstand, wird man nicht fündig. Zu dieser Zeit und noch einiges früher wütete eine eigentliche babylonische Sprachverwirrung unter den Psychiatern und Seelsorger zum Thema Psychiatrie und diese griff in die Einteilung der psychischen Krankheiten (Nosologie) ein wie auch auf die Begrifflichkeiten. Eine solche babylonische Begriffs- und Sprachverwirrung hatte seinerzeit **Ewald Hecker** (Hebephrenie) bereits im Jahre 1887 diagnostiziert. So seien die im Grunde genommen einfachen Begriffe ,Melancholie' oder ,Manie' durch die verschiedenen Autoren völlig unterschiedlich benannt und auch beschrieben worden. Die Verwirrung innerhalb der **Nomenklatur innerhalb der Psychiatrie** war riesig.

Diese unklare Nomenklatur mache es der Psychiatrie schwer, eine eigene ärztliche Wissenschaft auf universitärem Niveau zu gründen und zu etablieren und so kam es, dass die medizinische Wissenschaft die Psychiatrie als noch nicht salonfähig und wissenschaftlich fundiert genug und verworren wahrnahm und als Sorgenkind empfinden und als solches behandeln musste.

Primäre Psychosen werden heute jenen Krankheitsformen zugeschrieben, bei denen keine Ursache feststellbar ist. Man titelt sie heute ‚Schizophrenie', wobei sie unterschiedliche Krankheitsbilder aufweisen.

Sekundäre Psychosen haben eine klar erkennbare Noxe. Im Hintergrund resp. als Ursache kann eine organische Krankheit stehen, eine Epilepsie beispielsweise, ein Hirntumor, eine Infektion und eine schwere Stoffwechselstörung. Ebenso kann sie entstehen aufgrund von Nebenwirkungen potenter Medikamente oder aufgrund eines Konsums von Psychostimulanzien, also Drogen.

Aber Flemming kannte weder eine primäre, noch eine sekundäre Psychose im heutigen Sinn, er kannte jedoch sehr wohl **primäre wie auch sekundäre Krankheitserscheinungen**. Von einer primären Psychose jedenfalls sprach er nie. Psychotische Zustände jedoch traten gemäss den Beschreibungen Flemmings in besagtem Werk aber bei allen möglichen Zustandsbildern von Geisteskrankheiten auf, auch bei der Melancholie oder Manie oder etwa bei Hirnstörungen (Demenz).

Heute ist der **Terminus** (Begriff oder Fachausdruck) der ‚Psychose' ein Grundbegriff der Psychiatrie. Früher stand er aber noch für alle möglichen Arten von psychischen Erkrankungen. Der Begriff ‚Psychose' wurde zwar früh von Flemming übernommen, ursprünglich jedoch wurde der Terminus von Canstatt im Jahre 1841 eingeführt und von Ernst von Feuchtersleben und später von Flemming übernommen.

Eine Zeit lang stand der unscharfe Terminus der Psychose als ‚psychische Neurose' und bezeichnete eine ganze Krankheitsgruppe. Darunter verstand man meistens ein zerebrales Krankheitsgeschehen mit einer bestimmten psychischen Symptomatik: Halluzinationen, Wahnideen, Ich-Störungen, Denkstörungen und Bewegungsauffälligkeiten (Antriebsstörungen) sowie auch kognitive Störungen, wie z. B. Störungen der Aufmerksamkeit und des Gedächtnisses.

Weil der Terminus ‚Psychose' oder die Beschreibung ‚psychotisch' unklar resp. unscharf blieb, wird heute innerhalb der Diagnosesysteme auf den Begriff Psychose verzichtet. Man findet ihn kaum noch in neueren Lehrwerken.

Flemmings Werke wurden für die Entwicklung der Psychiatrie jedoch sehr wichtig. Er wurde eine Art von Nestor, der herausragender Vertreter der psychiatrischen Wissenschaft bezeichnet werden kann.

Er verfasste neben der Beschreibung der Irrenanstalt Sachsenberg und der Pathologie und Therapie der Psychosen u. a. folgende weitere Werke:

- De noctis circa morbos efficacia ... Berolini, Typis Ioannis Friderici Starckii [1821]
- Beiträge zur Philosophie der Seele. Enslin, 1830
  - Die Menschenseele
  - Die Thierseele
- Ueber Geistesstörungen und Geisteskranke. Berlin: Lüderitz, 1872
- Zur Klärung des Begriffs der unbewussten Seelen-Thätigkeit. 1877

Alle diese Werke bereiteten die Psychiatrie auf die Aufnahme in die universitären Wissenschaften vor. Bald wird sich innerhalb der Psychiatrie ein Streit anbahnen über die richtige Pflege der Irren. Einer dieser Psychiater wird Wilhelm Griesinger sein.

Christian Friedrich Wilhelm Roller

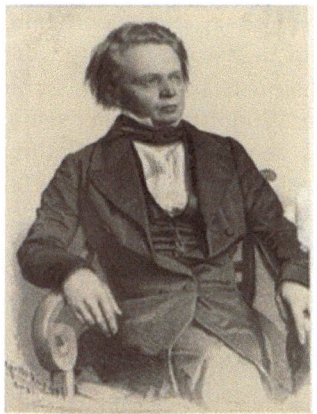

Christian Friedrich Wilhelm Roller
Fotoherkunft: wikipedia

Psychiater. Studien an den Universitäten Tübingen, Göttingen und Heidelberg. Studienreisen nach Frankreich, Holland, Belgien und Deutschland. Gründete und leitete lange Jahre die Heil- und Pflegeanstalt Illenau in Achern. Somatiker.

Freund Jacobis und Zellers.

Grossherzöglicher badischer Geheimrat.

Geboren: 11. Jan. 1802 in Pforzheim
Gestorben: 04. Jan. 1878 in Achern

Aus: Wikipedia

Bild https://www.wikipedia.org/

Christian Friedrich Roller war der Sohn einer kinderreichen Arztfamilie. Er heiratete im Jahre 1840 eine Cousine und hatte mit ihr wiederum 9 Kinder.

Sein Vater prägte den jungen Christian Friedrich Roller sehr, leitete der Vater doch damals bereits ein Irrenhaus, nämlich in Pforzheim zwischen 1804 bis 1814 (Titel: Irren- und Siechenhaus-Physikus). Nachdem der Vater aus diesem Amt ausgeschieden war, übernahm es ein Psychiater namens Friedrich Groos, wobei dieser im Jahre 1825/26 mitsamt seinen Patienten wiederum nach Heidelberg übersiedelte.

Inzwischen (1818 - 1821) hatte Rollers Sohn Christian Friedrich an den Universitäten Tübingen, Göttingen und Heidelberg Medizin studiert. Nach dem Studium liess er sich als Arzt in Pforzheim nieder. Da es bekanntlich um die Psychiatrie in diese Zeit ordentlich schlecht bestellt, aber in einem Aufbruch war, schickte man den jungen Roller im Auftrag der Grossherzoglichen Regierung zu verschiedenen europäischen Irrenhäusern, um diese näher zu studieren (Bau, Struktur, Umgang und Therapie mit den Irren etc.).

Seine Studien (1825) führten ihn nach Frankreich, Holland, Belgien und Deutschland zu **Heim, Horn, Langermann** und insbesondere zu **Jacobi** (Siegburg), dessen Ideen ihn in der Zukunft sehr prägen sollten. Jacobi führte für Studenten 1825 in seiner Siegburger Irrenanstalt ein sogenanntes ,**Siegburger Hauspraktikum**' ein, von welchem nun Roller ebenfalls Gebrauch machte.

Um 1827 zuerst Assistenzarzt unter Groos, wurde Roller dann 1835 zum Leiter dieser veraltet wirkenden Irrenanstalt Heidelberg ernannt (bis 1842) und somit Nachfolger von Friedrich Groos.

In der **Irrenheilanstalt Heidelberg** herrschten damals mangelhafte Zustände. Es stank in den Abteilungen fürchterlich und die Irren waren in Dunkelheit und kargem Essen, viele ohne jede Therapie und Aussicht auf Besserung, in vergitterten Kerkern eingesperrt. Da musste etwas geschehen, die Zustände waren nicht zeitgemäss und in der nachnapoleonischen Ära unhaltbar. Nun kamen Roller seine Erfahrungen aus seiner Studienreise durch Europa aus dem Jahre 1825 zugute, denn zusammen mit seinem Chef Friedrich Groos setzte sich Roller erfolgreich für den Neubau einer grösseren und vor allem moderneren Irrenanstalt ein.

Im Jahre 1831 hatte Roller bereits ein Werk veröffentlicht mit dem Titel: ‚Die Irrenanstalt nach allen ihren Beziehungen dargestellt‘. Darin hatte er genau erläutert, wie ein solches ‚modernes‘ Heil- und Irrenasyl zu gestalten sei, vor allem in Bezug auf die Ansprüche, die eine zeitgemässe Humanität erforderte. Dieses Werk brachte Roller übrigens die Doktorwürde (honoris causa) ein, die ihm die medizinische Fakultät Heidelberg verlieh.

Im Buch formulierte Roller die Anforderungen an ein neuzeitliches Irrenasyl. Sie umfassten beispielsweise die Art, wie die Anstalten die Irren zu versorgen hatten, die Beziehungen der Irrenanstalten zum Staate seien, beschrieben die Vorzüge, die staatliche Asyle vor Privatanstalten hatten, verneinten die Unheilbarkeit von Irren. Roller besprach die Scheu, die viele Menschen vor den Irren hätten, beschrieb, wie die Leitung und Führung eines solches Asyles aussehen sollte und wie das Asyl zu organisieren sei. In seinen Ausführungen tangierte er sogar die Finanzierbarkeit solcher Asyle (Einnahmequellen) und formulierte die Aufnahmebedingungen und die dazu notwendigen Dokumente.

In einem nächsten Abschnitt erörterte Roller die Lage solcher Asyle, wobei er seine Meinungen z. B. zur Nähe (oder Ferne) eines Asyls zu einer Stadt formulierte und die Nähe resp. Verbindung zu einer Universität kritisierte. ‚Dass die Irrenanstalt nicht als Lehrinstitut benutzt werden könne, darum also auch nicht in eine Universitätsstadt zu verlegt werden bauche... ‘ (ebenda S. 70/71 mit Verweis auf Kap. 4).

Roller lehnte eine enge Verbindung eines Irrenasyls zu einer Universität ab. Bereits in seinen ‚Grundsätzen für Errichtung neuer Irrenanstalten insbesondere der Heil- und Pflegeanstalt bei Achern, 1838‘ warnte er gewissermassen davor, dass eine Irrenanstalt nie als Klinikum benutzt werden darf und beteuerte gleichzeitig, dass seine Meinung dazu unverändert dieselbe geblieben sei (ebenda S. 32).

Er war der Meinung, dass der tägliche und so oft wechselnde Besuch von Studenten, deren es in einem halben Jahre 20 und mehr sein können, sei durchaus unstatthaft. Daher rate er ab, dass die Irrenasyle für die Studenten geöffnet werden. Er begründete seine Meinung u. a. mit der Problematik, dass in den Irrenasylen auch Menschen aus den höheren Ständen vorzufinden seien.

Roller liess sich auch über die Beschaffenheit der Irrenwohnungen aus, wobei er die Verschiedenheit dieser in Bezug auf die gesellschaftlichen ‚Stände' beteuerte und verlangte. Er machte Angaben zu ihrer Grösse, zu der Beschaffenheit deren Heizungen, über die Ausgestaltung der Korridore, der Schlafsäle resp. Zellen etc. Er liess sich in weiteren Kapiteln auch aus über die einzurichtenden Bäder und Duschen, über die Apotheke, über ein ‚Operations-Sectionszimmer', über die Küche, die Waschanstalt, über Werkstätten und Ökonomiegebäude und auch über die Strafzimmer. *‚5. Strafzimmer müssen in jeder der vier Hauptabtheilungen zwei vorhanden seyn und dieselben verdunkelt werden können. Ausserdem bedarf es sowohl auf der Männer, als auf der Weiberseite eines Raumes für die* **Coxische Schaukel**' (ebenda S. 122).

Ebenfalls nicht fehlen durften Angaben über die Bekleidung der Irren, über die Einrichtung ihrer Zimmer und über die Verköstigung der Kranken. Dazu beschrieb er auch die polizeilichen Einrichtungen einer solchen Irrenanstalt, insbesondere formulierte er, wie die Haus- und Sicherheitspolizei aufzubauen und zu betreiben sei.

In einem weiteren Abschnitt beschrieb Roller das Innenleben eines solchen Asyles. Dazu gehörten Ausführungen über die Haus- und Tagesordnung, über die täglichen Beschäftigungen der Irren, die Belohnungen und Erheiterungen der Kranken. Es fehlten auch nicht seine Meinungen zu den Möglichkeiten und Anwendungen der **Bändigung und Bestrafung** fehlbarer oder verwirrter Irrer. Dazu formulierte er Ideen zu folgenden Stichworten:

- Über Zulässigkeit der Strafe im Irrenhause
- Regeln über ihre Anwendung
- Ketten
- Meinungen der Ärzte über körperliche Züchtigungen
- Autenrieth-Haynersche Irrenzimmer
- Entziehung des Lichts, Speisen und Genüsse
- Zwangsweste
- Armbänder
- Muffe
- Däumling
- Haslam Gürtel
- Sprungriemen
- Zwangsbeinkleider
- Mittel zum Zwangsliegen
- Sack
- Korb, Wiege, Sarg, Zwangsschrank
- Das Stehen am Taue
- Zwangsstuhl

- Drehmaschinen
- Hohles Rad
- Bewegliches Stübchen, Aufziehen der Kranken
- Maske, Birne und andere Mittel gegen das Schreien
- Mittel der Verweigerung der Nahrung
- Mittel gegen Onanie
- Arzneimittel, Bäder und Zwangsmittel
- Elektrizität, Galvanismus, Magnetismus
- Magische Künste

Mittel gegen Onanie gemäss Roller waren:

Das frühe Schlafengehen der Kranken, das in vielen Anstalten der Bequemlichkeit der Wärter wegen und zur Lichter Ersparung eingeführt ist, wirkt, wenn das späte Aufstehen noch damit verbunden ist, was gewöhnlich aus denselben Gründen geschieht, ungemein schädlich auf ihr leibliches und geistiges Befinden. Wenn die Kranken oft 10 und 12 Stunden in ihre Schlafgemächer eingesperrt sind, so müssen die einen durch das lange Schlafen stumpf und immer stumpfer werden; die andern, welche nicht so lange schlafen, sind auf das in Irrenhäusern so häufige und so verderbliche Laster der Onanie aus Langeweile und durch das lange Bettliegen ordentlich angewiesen, statt dass man es auf jede mögliche Weise zu verhüten streben sollte; noch Andere lärmen den grössten Theil der Nacht, oder sie treiben andern Unfug. Die köstlichste Zeit zur Beschäftigung geht verloren (ebenda S. 169).

Roller berichtet, dass mehrere Zwangs- oder vielmehr Abhaltungsmittel gegen Onanie vorgeschlagen worden seien. Darunter verstand er neben einer diesbezüglich zweckmässigen Beaufsichtigung vor allem eine interessante Beschäftigung, die die Irren von selbstbefriedigenden Handlungen abhalten sollten, wobei die moralisch-somatischen Behandlungen mehr nützen würden, als alle weiteren Instrumente. So nannte er gleich einige solcher moralischer Mittel, die sowohl zur Beruhigung als auch zur Bestrafung benutzt werden konnten. Die folgenden Ekel- und Schmerzmittel wurden von Roller zur Anwendung empfohlen:

- Die Autenrieth'sche Pustelsalbe
- Das glühende Eisen
- Bäder, Duschen, Spritz- und Plongierbäder (ebenda S. 256).

Selbstverständlich fehlten darin auch keine Worte zum Thema der Religionsausübung der Irren, wobei Roller die Anstellung eines asyleigenen Geistlichen resp. ‚Seelsorgers' durchaus empfahl. *‚Für die religiösen Verrichtungen in der Irrenanstalt ist die Anstellung eines eigenen Geistlichen unumgänglich nöthig. Er bedarf, um mit Erfolg zu wirken, eine genaue Kenntnis der psychischen Zustände, muss es gelernt haben, mit Irren umzugehen'* (ebenda S. 270).

Damals war die Anstellung und Einbeziehung eines Seelsorgers in den Irrenanstalten durchaus nicht überall gewünscht und empfohlen, teilten sich doch die ‚Kontrahenden' Seelenarzt und Seelsorger denselben Kranken, wobei es beiden um dessen **Seelenheil** ging. Das Verhältnis zwischen ärztlicher Seelenheilkunde und kirchlicher Seelsorge war zu dieser Zeit mancherorts durchaus spannungsgeladen. Arzt und Geistlicher schwankten zwischen Rivalität und Harmonie und dies in einer Zeit, als die psychiatrische Seelenheilkunde noch keine anerkannte Fakultät innerhalb der damaligen Naturwissenschaften war und ihren Platz in der universitären Medizin erst noch suchen und finden musste.

Die Zeiten damals waren trotz Säkularisierung noch immer religiös (mancherorts pietistisch) geprägt. Gesellschaftlich hatten Kirche und Glaube noch eine sehr starke Position inne. So entzogen sich auch die Seelenärzte diesem religiösen Dogma keineswegs und die kirchlich-religiösen Lehr- und Glaubenssätze sickerten an allen Orten in die ärztliche Arbeit und in ihre Forschung hinein. Gottesglaube und Gottesfurcht blieben Richtschnur für die tägliche Arbeit an den Irren, auch wenn bereits damals einige Seelenärzte sich der Umklammerung der Kirche zu widersetzen begannen.

Andererseits waren die Irrenhäuser, resp. die Psychiatrie, die sich ihren Platz in der Medizin erst zu suchen anschickten, nicht überall ‚säkularisierte' Betriebe, wobei die Säkularisation, also die Einziehung und Nutzung kirchlichen Besitzes durch weltliche Machtträger bereits vielerorts längst im Gange war und die neu erbauten Irrenheilanstalten mehrheitlich weltlich betrieben wurden. Doch es gab immer noch kirchliche Trägerschaften. Zwar war so manches Kloster erst kürzlich dem Säkularisierungsprozess zum Opfer gefallen, wurde nun jedoch zügig verweltlicht und als Spital, Heim oder Irrenasyl umgenutzt.

Roller wird sich da irgendwo gefunden haben. Er war modern, was die Entwicklung der Psychiatrie anbelangte, aber auch konservativ, was den Glauben an Gott und die Seelsorgearbeit im Irrenasyl betraf. Er formulierte in seinen ‚Psychiatrischen Zeitfragen, 1874' seine Ideen zur Frage, ob Geistliche am Krankenbett mitwirken sollten oder nicht. Denn wenn man Seelenkrankheiten nur als Krankheiten des Gehirns und des Nervensystems betrachtete, dann musste man freilich kein grosses Gewicht auf die Mitwirkung eines gottesfürchtigen Geistlichen legen, so wie etwa ein Griesinger es vertrat. Es komme darauf an, so Roller, wie man eine Geisteskrankheit, eine Seele und einen irregewordenen Menschen betrachte.

Roller wollte den religiösen Bedürfnissen der Irren gebührend Rechnung tragen und dies erforderte, ihm gemäss, unbedingt eine tüchtige Mitwirkung des Geistlichen. Da war ein Anteil eines als psychischen Arzt denkenden Psychiaters in ihm. Roller stellte sich vor, dass die Mitwirkung eines Geistlichen eine wesentliche

Ergänzung der ärztlich-psychiatrischen Leistung darstelle. Allerdings sollte der Geistliche den Irren unbedingt aus einem psychologisch-somatischen Blick sehen und nicht allzu sehr aus einem klerikal-religiösen therapieren.

Roller plädierte also für den Einbezug eines Geistlichen in der Irrenarbeit und unterstrich, dass in der Heilanstalt Sonnenstein in Pirna bereits im Jahre 1811 ein eigener Geistlicher angestellt worden war. So seien auch in seiner Illenau seit dem Beginn der Anstalt Geistliche beider Konfessionen tätig. Ihre Aufgaben bestanden in der Abhaltung von Gottesdiensten, in der Erteilung eines religiösen Unterrichts sowohl an Wärtern wie auch an Kranken und in den mit den Ärzten gemeinsamen Besuchen von Irren, die immer problemlos zusammengewirkt hatten. In der Illenau sei eine segenreiche Wirksamkeit der Geistlichen in Zusammenarbeit mit dem Arzt festzustellen.

Im Raum stand jedoch oft die Frage, ob es sinnvoll oder gar unziemlich und unnütz sei, Wahnsinnige zu gottesdienstlichen Übungen anzuhalten oder mit religiösen Dingen zu therapieren und zu beschäftigen. Eine weitere Frage war, ob die Seelsorge durch die ärztliche Leitung kontrolliert werden müsse oder völlig frei agieren könne. Man fragte sich, bis zu welchem Grade die Mitwirkung der Geistlichen wirklich nützlich für die Behandlung der Seelenstörungen sei. Ebenso die Frage, ob man den Geistlichen den freien Zugang in die Irrenanstalten überhaupt gewähren solle. Hier seien auf die Ausführungen zu Langermann und Hardenberg verwiesen.

Roller beantworte diese Fragen dahingehend, dass er der Meinung war, des es die Pflicht sei, den menschlichen Gemeinschaften die ‚**ewige Wahrheit**' zu verkünden und zu verbreiten, aus denen die Beziehung von Mensch zu Mensch und die des Menschen zur Gottheit flossen. Da stellte sich die Frage, ob nur Geistliche im Besitze der ewigen Wahrheit seien und wie oder was diese denn sei.

Selbst Ausführungen zur Ankunft und zum Abgang der Irren fehlten nicht in seinem Werk ‚Die Irrenanstalt in allen ihren Beziehungen'. Er beschrieb sogar die Notwendigkeit eines ‚Reconvalescentenhauses'. Eine räumliche Trennung der Rekonvaleszenten von den übrigen Irren werde von allen Ärzten als dringendes Bedürfnis gefordert, so Roller. Denn ‚mitten unter den Paroxysmen der Kranken zurückbleiben zu müssen, ist für manche Genesende unerträglich' (ebenda S. 275).

Allerdings war der direkte ‚Sprung' zurück in den Schoss der Ursprungsfamilie ebenso gefährlich, wie nicht zu empfehlen. Daher muss das Rekonvaleszenten-Haus gänzlich von der eigentlichen Anstalt getrennt sein. Das ‚Rekonvaleszenten-Institut' der Anstalt Sonnenstein sah Roller als Musterhaus für solche Zwecke an.

1842 war es endlich soweit, denn nun wurde in Achern (Baden-Württemberg) die nach Rollers Vorstellungen gemäss erbaute **Heil- und Pflegeanstalt Illenau** eröffnet. Roller war deren Initiator. Sie hatte das Aussehen eines **Schlosses**, war aber für die Irren gebaut worden und beherbergte gegen 400 Insassen. Dieses Illenauer Asyl leitete Roller bis zu seinem Tod im Jahre 1878, also 36 Jahre lang. Während dieser langen Zeit setzte er in seiner Anstalt konsequent alle seine modernen Vorstellungen in die Wirklichkeit um, die er in seinem Werk aus dem Jahre 1831 beschrieben hatte.

Die ersten Kranken wurden aus Heidelberg und später auch aus Pforzheim nach Achern verlegt. Roller richtete sein Schloss in der Manier einer grossen ‚**Illenauer Familie**' aus. Zu dieser Familie gehörten, nebst den Irren, die Ärzte, die Wärter und die Wärterinnen, Priester, Verwalter, Handwerker und Ökonomen. Eine enge und institutionalisierte Verbindung zu einer Universität gab es nicht.

Roller war bedacht darauf, dass die Irren in seiner Illenau gut behandelt wurden. So kam es, dass er auch für die Unheilbaren einen Spazierhof geplant hatte, der jedoch von hohen und unüberwindbaren Mauern umgeben war. Immerhin konnten diese unheilbaren Irren somit auch an die Sonne und an die frische Luft. Überliefert ist, dass etliche Irre zusammen mit Wartpersonal, dem Geistlichen und Ärzten zu gemeinsamen Ausflügen an die Allerheiligen-Wasserfälle mitsamt ihrem zerfallenen Kloster und zum nahegelegenen und idyllisch gelegenen Mummelsee mitgenommen worden waren.

Jahre 1894 soll der berühmte **Pfarrer Heinrich Hansjakob**, der damals Patient der Illenau war, die Strecke von der Illenau zum Mummelsee unter die Füsse genommen haben und damit der Heilung seines Schwermutes beigetragen haben. Die Strecke mag etwa 15 Km lang gewesen sein.

Die Illenau jedenfalls gewann mit Roller immer mehr an Ansehen und Reputation, nicht nur wegen seiner familienähnlichen Art, diese zu führen, sondern auch, weil etliche Kranke als geheilt entlassen werden konnten. Immer mehr Irre drängten auf einen Eintritt in die Illenau, teils kamen sie aus entfernteren Teilen Europas zu Roller, insbesondere auch etliche Mitglieder des in- und ausländischen Adels, die von psychischen Krankheiten geheilt werden wollten. Die Illenau rutschte bald in einen akuten Platzmangel hinein, war überfüllt und drohte, aus allen Nähten zu reissen. Roller jedenfalls war organisatorisch sehr gefordert.

Die Illenau war zügig zu einer deutschen Musteranstalt geworden. Insbesondere förderte man darin das Wartpersonal, denn es stand oder fiel einiges an gut ausgebildeten und angenehmen Wärtern. Besonders hervorzuheben war das Bestreben Rollers, die Illenau möglichst familiär zu führen, wobei er die Irren wie die Angestellten (Wärter etc.) zu einer sog. **Illenauer Hausgemeinschaft** zu verbinden suchte. Man könnte hier beinahe auch von einem ‚**milieutherapeutischen Ansatz**‘ reden.

Dies war der Zeitgeist der Illenauer Anstalt. Diese Art ‚Milieutherapie‘ beinhaltete ein religiös geprägtes, erzieherisches und disziplinierendes Therapie- und Behandlungssystem resp. Behandlungsangebot, in dem die Arbeitstherapie eine zentrale Rolle spielte.

Den ehemaligen Insassen, die inzwischen aus dem Asyl entlassen waren, widmete er mit einer gewissen ‚Nachsorge‘ eine grosse Aufmerksamkeit, indem er den zuständigen Heimatbehörden und Seelsorgern der entlassenen Irren mit Ratschlägen und Unterstützungen als Arzt weiterhin beistand. Roller förderte eine geordnete Irrenfürsorge. Es empfahl jungen Ärzten auch ein mehrmonatiges Studium innerhalb seiner Illenau, um sich mit den Krankheitsbildern und den möglichen Therapien auseinander zu setzen oder um die irr gewordenen Kranken besser wahrzunehmen. Auch in der Illenau hatten Ärzte die Möglichkeit, sich praktische Kenntnisse innerhalb eines Irrenasyls anzueignen, obwohl es schien, dass Roller sich resp. sein Irrenasyl nicht gerne als universitäres Klinikum verstand.

Roller wurde auch Mitredakteur der ‚Zeitschrift für Psychiatrie und psychisch-gerichtlichen Medicin‘, zusammen mit Damerow und Flemming, die heute zu studieren einen unschätzbaren Wert erhalten.

Die Grundidee seiner Vorstellung war jedoch eine Isolierung der Kranken, eine Isolierung, was die Therapie und den Aufenthalt der Kranken innerhalb des Asyls betraf, nicht jedoch eine Isolierung oder ‚Verbannung‘ der Irren aus oder von der Gesellschaft. Daher ist es heute schwierig, Roller vorzuwerfen, dass sein **Ansatz das Gesicht einer Stigmatisierung der Irren** trage. Allerdings versuchte er die Irren auch zu Trennen von ihrer gewohnten Umgebung, insbesondere von der Ursprungsfamilie, die die Irren seiner Meinung nach krank gemacht hätten, also pathogen funktioniert hätten. Durch die Unterbringung der Irren in ein **ländliches Asyl**, resp. in eine Ersatzfamilie, so Roller, wären die Irren ihrer krankmachenden (pathogenen) Umgebung entzogen und somit bestünde eine Chance zur Heilung. So ganz abwegig war sein Gedanke nicht.

Nach Roller waren jene sog. **städtischen und universitätsnahen Asyle**, die eine enge Anbindung an die Forschung und an Medizinprofessoren vorwiesen, für die Therapie und Genesung der Irren nicht sonderlich geeignet. Im Grunde war seine Zielrichtung ein **Affront gegen die aufkommende universitäre Psychiatrie** mitsamt ihren Lehrstühlen. Roller war jedoch die praktische Pflege der Irren weit wichtiger, als der weitere Ausbau einer universitären Psychiatrie oder eines psychiatrischen Lehrgebäudes. Die persönliche Pflege und Betreuung seiner Irren waren Roller wichtiger, als jede universitäre Forschung, die so oft kalt und mit Abstand zum kranken Irren erfolgte.

Man kann sich heute allerdings fragen, ob diese Idee Rollers der Psychiatrieentwicklung in einem positiven Sinnen geholfen hatte oder nicht. Denn dadurch verschloss er sich dem Zustrom von Studenten und möglicherweise auch Neuerungen, wie z. B. dem Verständnis von Irresein. Immerhin arbeitete Roller gewissermassen an einer Zweiteilung der Psychiatrie: Der Anstalts- und der Universitätspsychiatrie.

Seine zukünftigen Ideen zur Psychiatrieentwicklung sind auch nachzulesen in einem späteren Werk, herausgegeben 1874 mit dem Titel: ‚Psychiatrische Zeitfragen aus dem Gebiet der **Irrenfürsorge** in und ausser den Anstalten und ihren Beziehungen zum staatlichen und gesellschaftlichen Leben, Berlin, G. Reimer, 1874‘ Dieses Werk widmete er seinem Freund und Mitarbeiter Hergt und seinem Sohn und Hilfsarzt Christian Roller. Hergt wurde nach Rollers Tod sein Nachfolger in der Illenau.

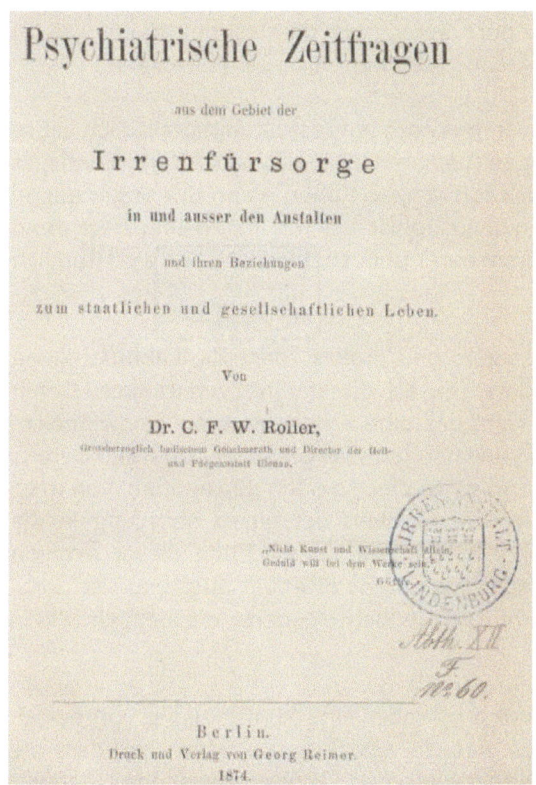

Darin besprach Roller Fragen und Meinungen über:

Bedenken gegen Irrenanstalten
Irrenkolonien
Pavillonsysteme
Unterbringung der Irren in Spitälern
Griesingers Reformvorschläge
Isolierungen der Irrenanstalten
Wärterdienst
Ärztlicher Dienst
Mitwirkung der Geistlichen
No-restraint
Beschäftigung und Unterhaltung
Bauliches
Statistik
Aufnahmebedingungen, Statur, Gesetz
Kosten und Arten der Verpflegung
Grösse der Irrenanstalten
Heil- und Pflegeanstalten
Staats- und Privatanstalten
Obere Leitung und Generalinspektion
Studium der Psychiatrie und Benutzung
Der Irrenanstalt zum Lehrzweck.
Beziehung der Geisteskranken zum Civilrecht
Beziehung zum Criminalrecht
Verwahrung crimineller Irrer
Massregeln zur Verhütung von Seelenstörungen, Massregeln gegen Trunksucht.

Insbesondere interessant sind die Ausführungen zu den **Reformvorschlägen Wilhelm Griesingers** (ab S. 22), denen er teils ablehnend gegenüber stand. Griesinger war in einem Aufsatz über die Irrenanstalten und deren Weiterentwicklung offenbar nicht ganz im Sinne Rollers vorgetreten. Eigentlich, so Roller, müsse er nicht auf ihn zurück kommen, nicht nur, weil es überflüssig sei, sondern auch, weil Griesinger zu diesem Zeitpunkt, als Roller dies schrieb, nicht mehr unter den Lebenden weilte.

,Hier haben wir es mit dem Griesinger'schen Fundamental-Satz zu thun, ,,dass die sogenannten Geisteskranken hirn- und nervenkranke Individuen sind". Ein wahrer Kreuzzug wird gegen die unternommen, welche in den Seelenstörungen etwas Eigenartiges finden.' (Psychiatrische Zeitfragen, S. 22)

Offenbar wiedersprach Roller der Meinung seines Kollegen Griesinger, dass alle Geisteskrankheiten hirn- und nervenkrank seien und insbesondere, dass die Trennung der Psychosen von den übrigen Nervenkrankheiten eine künstliche sei. Griesinger hatte in dem Aufsatz offenbar auch behauptet, dass es gleichgültig sei, ob man ein ,Individuum schon gemüths- oder nur nervenkrank nennen will' (ebenda S. 22).

Roller stellte zwar fest, dass seit der von Heinroth aufgestellten moralischen Lehre viele psychische Irrenärzte (mit wenigen Ausnahmen) in das somatische Heerlager übergegangen waren. Es klinge jedoch seltsam, so Roller, wenn Griesinger gegen metaphysische oder überhaupt gegen philosophische Verirrungen eifere, während in seinen eigenen Arbeiten ein unverkennbarer philosophischer Geist eigentümlich und gut spürbar sei.

Roller wiedersprach dem Blick Griesingers und meinte, dass die Lebensstellung der **Seelengestörten** eine ganz andere sei, als die der **Nervenkranken**. Somit waren für Roller die Nervenkranken nicht dasselbe Krankengut wie es die Seelengestörten waren und unterschied sie voneinander, was Griesinger offenbar bereits nicht mehr getan hatte. Griesinger vermischte diese beiden ,Kategorien' von Irren auch physisch miteinander, indem er die Kranken der einen Abteilung in die andere Abteilung versetze. In Frankreich war die Vermischung dieser Art von Kranken (Seelenstörungen und Nervenkrankheiten) offenbar aufgrund der dortigen Irrengesetze nicht zulässig, in Preussen jedoch existierte diesbezüglich kein eigenes solches Gesetz.

Griesinger hatte den **psychischen Ärzten** offenbar eine Zunftstellung vorgeworfen. Im Hintergrund seines Vorwurfes mag die Situation gewesen sein, dass die Entwicklung der Psychiatrie zu einem medizinischen Fachbereich sich teils schwer tat. Er wollte die Psychiatrie als Fach in die Medizin einbinden und darin Fuss fassen. Im Hintergrund des Vorwurfes mag auch angeklungen sein, dass Griesinger einigen psychischen Ärzten vorhielt, durch ihre ‚Ablehnung‘ einer physischen, also körperlichen Ursache von Geisteskrankheiten den Weg in die medizinische Psychiatrie zu torpedieren.

Griesinger wollte offenbar die Psychiatrie als **Medizinfach aus der medizinischen Physiologie und Pathologie** begründen. Um ein Krankheitssymptom zu verstehen, sei es nötig, das betreffende Phänomen zu lokalisieren und sämtliche psychischen Krankheiten, nicht nur die Nervenkrankheiten, sondern auch die Seelenstörungen als Erkrankungen des Gehirns zu sehen. Im heutigen Sinne wären beispielsweise die Neurosen zu den Seelenstörungen zu zählen. Griesinger jedoch sah in jeder psychischen Störung einen körperlichen Hintergrund, resp. eine Erkrankung des Gehirnes. Sowohl die Verrückten wie die Gemütskranken waren Hirn- und Nervenkranke.

Roller war der Ansicht, dass Seelenstörungen nicht nur Erkrankungen z. B. der Sensibilität oder Motilität von Gehirn und Nerven waren. Man müsse die Irren auch als Gesunde behandeln und nicht nur als Gehirn- und Nervenerkranke und verteidigte Hausarbeit, Gartenarbeit und Handwerksarbeit (Arbeitstherapie) als Behandlungsstrategien der Geisteskranken in den Asylen, wie auch die Therapie mittels Unterhaltung (Musik, Literatur, Theater, Spiele etc.). Roller warf Griesinger offenbar vor, die Therapiemittel der Unterhaltung und Beschäftigung in der Anstalt zu verschmähen, die doch nach Rollers Meinung, die wichtigsten Hilfs- und Heilmittel jeder psychiatrischen Kur waren.

Griesinger hatte offenbar die **Werkstätten** als **für die Anstalt nötig** befunden und nicht für die eigentliche Therapie der Irren. Dies traf insofern oft auch zu, als dass zu dieser Zeit viele Irre quasi als angestellte Hilfskräfte der Anstalt galten und das gute Gelingen eines Asyles durch ihren Fleiss und Arbeitsleistung zu unterstützen hatten.

Soviel zu den Ausführungen Rollers über die Reformvorschläge Wilhelm Griesingers, welche Roller in seinem Werk ‚Psychiatrische Zeitfragen‘ 1874 teils kritisierte.

Roller fügte in seinem Werk der ‚Psychiatrischen Zeitfragen‘ auch Bemerkungen über die **No-Restraint-Bewegung** resp. Methode ein, die der Engländer Conolly (siehe dort) um 1834 inständig propagiert hatte. Teils setzte er Widerspruch gegen die Anhänger des No-Restraints resp. dessen Konzept entgegen, anerkannte jedoch auch, dass es zu Missständen in einigen Asylen gekommen war, weil die Anwendung der Zwangsmittel nicht gehörig kontrolliert wurde und dass dadurch die Genesung der den Irrenasylen anvertrauten Pflegelinge gefährdet werde.

Roller plädierte dazu, die Ursachen der Aufregung und des Zustandsbildes des Irren zu ermitteln, die zur Anwendung von Zwangsmitteln geführt hatten, denn dies führe oft zu den den Zwangsmitteln zugrunde liegenden somatischen und psychischen Zuständen, die sich, so Roller, oft auch sonst, also ohne Zwangsmittel hätten leicht beheben lassen. So zum Beispiel ein Schmerz, den der Irre plage und ihn zur Raserei gebracht hätte. Oder eine Reizung, ein Necken oder ein Versagen eines Genusses, die ihn in helle Aufregung versetzt habe.

Auch etwa ein tüchtiger Wächter könne durch seine Arbeit den Einsatz von Zwangsmitteln verhindern. Daher benötige ein Asyl stets tüchtiges Wartpersonal. Durch eine **Erziehung der Wärter** könne man diese motivieren, ohne den Einsatz von Zwangsmitteln den Rasenden zu beruhigen, indem diese dem Irren ihre momentane Lage verbesserten. Ein wichtiges Element bilde die Pflichttreue der Wärter und die Liebe zu ihrem Beruf.

Unter der ‚Erziehung der Wärter' verstand Roller vornehmlich die Schulung und Bildung des Wachpersonals zur Erledigung ihrer schwierigen Aufgabe. Wenn es dem tüchtigen Wachpersonal gelinge, das Los der Irren zu verbessern, könne man oft die Anwendung von Zwangsmitteln umgehen. Die Exzesse der Irren sei die Folge ihrer Krankheit. Die Irren sollten deswegen nicht bestraft werden und nichts solle sie irgendwie an Strafe erinnern.

Roller verwahrte sich dagegen, dass der No-Restraint eine englische Erfindung und auch nicht die eines Conolly sei. Denn auch in Deutschland und Frankreich sei bereits seit geraumer Zeit ein guter Geist in der Behandlung der Irren praktiziert worden. *‚Es ist nicht richtig, dass in einer Anstalt, in welcher noch Zwangsmittel angewandt werden, alle Härten und Missbräuche einer früheren Zeit heimisch sind, und umgekehrt werden sie nicht alle aus jeder Anstalt, die sich zum no-restraint bekennt, verbannt sein'* (Psychiatrische Zeitfragen, S. 81). Zudem seien nicht alle Forderungen der Humanität erfüllt mit der Abschaffung von Zwangsmitteln.

In weiteren Ausführungen ging Roller ein auf den seinerzeit berühmten Psychiater **Ludwig Meyer** (1827 – 1900), der zwischen 1853 – 1858 an der Berliner Charité gearbeitet und studiert hatte, dann Oberarzt in der Irrenstation St. Georgen in Hamburg und später, 1866, Ordinarius für Psychiatrie und Direktor der Irrenanstalt Göttingen wurde. Dieser hatte in der Allg. Zeitschrift für Psychiatrie 1863 einen Artikel abdrucken lassen mit dem Titel: Das Non-Restraint und die Deutsche Psychiatrie.

Dieser Artikel habe die deutsche Psychiatrie in einem schlechten, zweifelhaften Lichte erscheinen lassen, wogegen Roller sich wehrte. Meyer hatte diese offenbar als ‚dogmatische, konservative Psychiatrie' bezeichnet, in der die Anliegen der Irren vernachlässigt würden innerhalb eines kustodialen Anstaltscharakters. (kustodial = Ziel der Beherbergung und Verwahrung) Roller wehrte sich dagegen, die Verdienste der Engländer auf Kosten der Deutschen hervor zu heben.

Als Untermauerung seiner These, dass die deutsche Psychiatrie gar nicht so schlecht sei im Vergleich zur Englischen, führte Roller einen Ausschnitt eines Reiseberichtes von Maximillian Jacobi an, der seinerzeit die englische Psychiatrie besucht und studiert hatte: ‚*Einen traurigen Anblick gewährt es, in mehreren dieser Zimmer alle Wände mit einer dichten Reihe von Zwangsstühlen, die zugleich als Nachtstühle dienen und durch hohe Seitenbretter von einander geschieden sind, besetzt zu sehen, in welchen allen sich Kranke befinden. Ja, in einem dieser Zimmer war vor der Wandreihe noch eine zweite Reihe angebracht, so dass man gegen dreissig Kranke auf Zwangsstühlen sitzend in einem einzigen Raum erblickte, dessen Grösse zudem einer so zahlreichen und zum Theil so unreinlichen Gesellschaft, keinesfalls entsprach. Nicht minder fand ich in der den weiblichen Kranken bestimmten Abtheilung in einem Zimmer, welches mir kaum zwanzig Fuss in's Gevierte zu haben schien, vierzig mit Handarbeit beschäftigte Kranke auf zwei dicht hinter einander stehende Bankreihen, ohne einen Tisch oder dergleichen vor sich zu haben, zusammengedrängt*' (ebenda S. 83).

Meyer hatte offenbar in jenem Zeitungsartikel auch das hohle Rad von Hayner missbilligt, obwohl Roller gerade diesen Hayner als sehr frühen Fürsprecher des Deutschen No-Restraint ansah. Denn, so Roller, sei Hayner schon 1817 in einer von der wärmsten Teilnahme erfüllten Schrift für diese Kranken aufgetreten, nämlich in: Aufforderung an Regierungen, Obrigkeiten und Vorsteher der Irrenhäuser zur Abstellung einiger schweren Gebrechen in der Behandlung der Irren, Leipzig 1817. Es wurde in diesem Band unter Hayner bereits davon berichtet.

In diesem Sinne sei es ein Hayner gewesen, der sich sehr früh, früher als die englische Psychiatrie, um die Abschaffung resp. um den richtigen Umgang mit Zwangsmitteln Gedanken gemacht habe.

Aber immerhin, einen Missbrauch durch Zwangsmittel habe es gegeben und werde es wohl weiterhin geben, so Roller. ‚*Mit der Einführung des no-restraint in einer Anstalt ist noch keine Bürgschaft für eine humane Behandlung der Kranken gegeben und umgekehrt kann ihnen da, wo noch Zwangsmittel bestehen, ein besseres Loos bereitet sein, als da wo der no-restraint eingeführt ist. Milde Behandlung ist mit der Anwendung von Zwangsmitteln vereinbar, Härte durch ihre Abschaffung nicht abgeschafft*' (ebenda S. 85).

Conollys segensreiches Werk sei dadurch abgeschwächt, weil dieser einen absoluten No-Restraint auf seine Fahne geschrieben habe und nicht nur eine Verminderung der Zwangsmittel, sondern ihre gänzliche Abschaffung. Doch es könne der mechanische Zwang gar nicht völlig abgeschafft werden, weil man oft Irre gegen ihren Willen in eine Zelle einschliessen müsse. Die Menschenwürde gegenüber dem Irren werde gerade deswegen oft verletzt, weil man die Zwangsmittel nicht anwenden würde.

Roller zeichnete das Bild einer Station, wo keine Zwangsmassnahmen eingesetzt werden. Dort steigere sich das Geschrei und die Aufregung der Irren in einem Grade, dass jeder, der sich der Station nähere, davon abgestossen würde. Zudem würden einzelne Pflegelinge den Misshandlungen gewalttätiger Irrer ausgesetzt und könnten sich ihrer nicht erwehren. Und man treffe auf Irre, die sich ihrer Kleider entledigt oder diese völlig zerrissen hätten.

Und über weibliche Kranke, die unbekleidet sich völlig selbst überlassen seien, wolle Roller gar kein Wort verlieren. Dies sei der Kranken unwürdig und verletzte das weibliche Schamgefühl.

Zudem habe das Bestreben, keinen mechanischen Zwang auszuüben, dazu geführt, dass man vermehrt mit Morphium und mit Chloral hantiere, um die aufgeregten und aggressiven Irren zu beruhigen. *,Wenn es wahr ist, dass in einer Anstalt, in welcher dem no-restraint gehuldigt wird, alle neueintretenden Kranken ohne Unterschied Chloral erhalten, so wäre dies bei den ernsten Nebenwirkungen dieses Mittels ein strafbarer Missbrauch'* (ebenda S. 87).

Chloral-Hydrat: Chloralhydrat war das erste synthetisch hergestellte Schlafmittel. Es entsteht bei der Reaktion von Chloral mit Wasser und gehört daher zur Stoffgruppe der Aldehydhydrate. Es wurde im Jahre 1831 erstmals von Justus Liebig hergestellt. Ab 1873 wurde es kommerziell vermarktet. Es kann Abhängigkeit erzeugen. Überdosierungen sind lebensgefährlich. Auf die Abgabe von Chloralhydrat können Menschen paradox reagieren.

Aus Wikipedia

Roller berichtete im Weiteren von Fällen, in denen es seiner Meinung nach wohl besser gewesen wäre, Zwangsmassnahmen anzuwenden, um gewissen Gefahren auszuweichen. Denn mit der gänzlichen Abschaffung der Zwangsmittel sei weder Zweckmässiges erreicht, noch seien damit aller Forderungen der Humanität erfüllt, vielmehr werde sie dadurch sehr oft verletzt. Trotzdem sei die verminderte Anwendung der Zwangsmittel eine heilige Aufgabe, zu derer Lösung viel Scharfsinn aufgeboten werden müsse.

Hier seien die Ausführungen zu Roller beendet. Auf den nächsten Seiten werden drei Muster-Irrenhäuser mit ihren jeweiligen Gründern und Protagonisten aufgeführt: Jacobi und Siegburg, Zeller und Winnenden sowie Roller und Illenau.

Neue Irrenhäuser und Musteranstalten

Der älteste Leiter nachfolgend aufgeführter Irrenanstalten war Maximillian Jacobi. Seine Lieblingsschüler waren Roller und Zeller. Jacobi gab die **Zeitschrift für die Beurtheilung und Heilung der krankhaften Seelenzustände** heraus und Zeller stand eng mit ihm in Verbindung, wie auch Nasse, Flemming und Jessen. Roller gab später ab 1844 zusammen mit Damerow und Flemming eine weitere **Zeitschrift für Psychiatrie und psychisch-gerichtliche Medicin** heraus, wiederum flankiert von Zeller und Jacobi. Diese Irrenärzte kannten sich und pflegten eine enge Zusammenarbeit miteinander. Sie hatten grossen Einfluss auf die durch sie geführten, neu konzipierten Heilanstalten, die weit über ihre Landesgrenzen hinaus zu Musteranstalten wurden. Ihre Wirkung auf die Entwicklung der Psychiatrie war enorm.

Die Irrenheilanstalt Siegburg und Jacobi

Diese Heilanstalt wurde gebaut, als nach der Besetzung des Rheinlandes durch napoleonische Truppen etliche **Reformationsbestrebungen** ausgelöst wurden. Man wollte die Irren nicht mehr in Zuchthäuser abschieben, wie es bis anhin üblich war, sondern anerkannte, dass Irre keine Verbrecher waren, sondern unter einer psychischen Krankheit litten. Maximillian Jacobi stand nach etlichen Vorarbeiten der Siegburg ab 1825 als ärztlicher Direktor vor. Er galt als Befürworter der Bewegung des ‚no restraint‘, jedoch wurden Aggressive durchaus weiter mittels Zwangsjacke und Zwangsstuhl fixiert und beruhigt.

In der Siegburg sollten **200 Irre** aufgenommen werden, geführt von einem medizinischen Direktor, einem Stellvertreter und einem medizinischen Assistentsarzt. Vorgesehen waren rund 40 Wärterinnen und Wärter sowie zwei Geistliche. Es gab einen männlichen Oberwärter und eine weibliche Oberwärterin. Sowohl die Wärter als auch die Wärterinnen hatten keine entsprechende Ausbildung.

Die Siegburg musste **keine Unheilbaren aufnehmen**, somit wurden z.B. ‚Blödsinnige‘ abgelehnt. Wer als heilbar und wer als unheilbar galt, wurde weitgehend von Jacobi selbst ermessen. Als ‚Somatiker‘ entwarf Jacobi einen **‚Anamnesebogen‘ mit rund 90 Fragen‘**, der vor dem Eintritt beantwortet werden musste. Da Jacobi sich zu den sog. Somatikern zählte, waren die meisten Fragen des Anamnesebogens auf den körperlichen Bereich bezogen. Allerdings lauteten andere Fragen auch: ‚Wie gestaltete sich mit dem Eintritt der Pubertät Verstand, Gemüt und Wille?‘ Oder: ‚Besteht das Irresein seit seinem ersten Erscheinen, oder fanden lucida intervalla statt und von wie langer Dauer?‘ Es existieren noch heute rund 6'000 solcher Fragebögen. Sie lagern im Archiv des Landschaftsverbandes Rheinland in Köln-Brauweiler.

In einem Journalblatt wurden das beobachtete Verhalten des in die Siegburg aufgenommenen Irren (Krankengeschichte) dokumentiert. Durch die Auslese von Irren, die noch als heilbar galten, konnte man quasi, statistisch gesehen, den **Therapieerfolg der Siegburger Arbeit** beeinflussen und daher wunderte es nicht, dass etliche Irre nach einiger Zeit (Wochen bis Jahre) auch wirklich als ‚genesen‘ nach Hause entlassen werden konnten. Man diagnostizierte jedoch auch etliche Irre als unheilbar.

Bernhard von Gudden erfuhr durch Jacobi seine praktische Ausbildung. Friedrich Nasse, ein ehemliger Schüler Jacobis, wurde ab 1863 zu dessen Nachfolger ernannt.

Die Irrenanstalt Illenau und Roller

Christian Friedrich Wilhelm Roller stand der Illenau vor und war gleichzeitig deren Initiator. Die riesige Anstalt, ihre Westflanke war 240 lang, wurde von Anfang an als Heil- und Pflegeanstalt für Irre konzipiert und 1842 auf dem Lande erbaut. Manche titulierten das grosse Gebäude als Narrenpalast. Dazu hatte Roller nach einer Studienreise und dem Studium von Fachliteratur eigens eine eigene Schrift herausgegeben mit dem Titel: ‚Die Irrenanstalt in all ihren Beziehungen, 1831‘, worin er exakt schilderte, wie eine solche Irrenanstalt aufgebaut und betrieben werde.

Angeblich betrieb Roller die Illenau mit rund **400 Patienten** in einer familiennahen Art und Weise (**Illenauer Familie oder Illenauer Hausgemeinschaft**), worin sich alle als Teile einer Gemeinschaft zu sehen hatten. Schnell wurde die Illenau weitum bekannt und erhielt den **Status einer Musteranstalt**.

Roller nahm in seiner Heil- und Pflegeanstalt auch die sog. **Unheilbaren** auf, ganz im Gegensatz zu seinem Mentor und Lehrer Jacobi. Für diese sog. Unheilbaren liess er einen separaten Spazierhof bauen, mit einer hohen Mauer umsäumt, wodurch sie sich an der frischen Luft bewegen konnten.

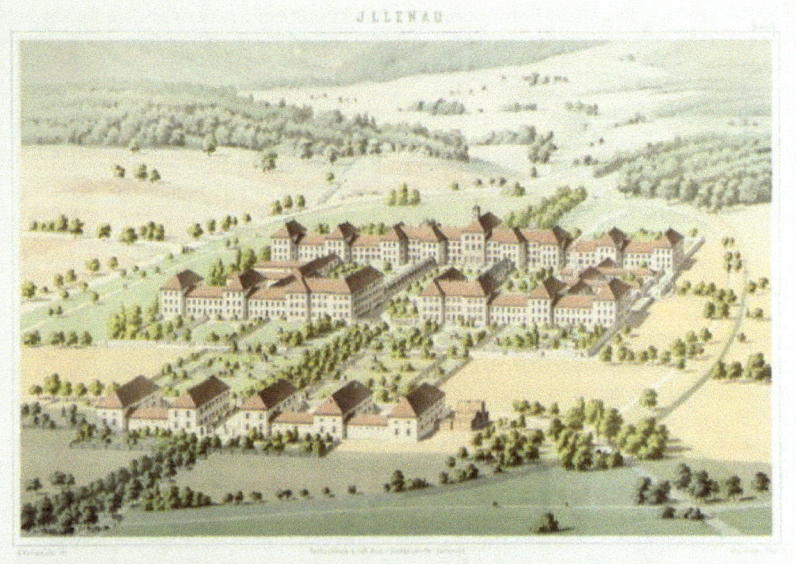

Bild:
https://upload.wikimedia.org/wikipedia/commons/8/8f/Illenau_Gesamtansicht_Repro.jpg

Es ist überliefert, dass aus der Illenau immer wieder gemeinsame, teils ganztägige **Ausflüge** stattfanden, an denen die Irren von Geistlichen, Ärzten und auch von Wartpersonal begleitet wurden. Ganz gegenteilig zum Euthanasie-Erlass Hitlers und der Tötung vieler Irrer während der Nazizeit, wodurch die Reputation der Illenau auf einen Tiefstpunkt sank.

Die Irrenanstalt Schloss Winnenden und Zeller (Königl. Heilanstalt Winnental)
Albert Zeller machte seine frühesten Erfahrungen im Sommer 1827, als er auf einer Reise die älteste deutsche Irrenanstalt Pirna, das Schloss Sonnenstein besuchte. Aus seinen Studien und Erfahrungen resultierte ein Werk, welches 1845 herauskam und ‚Irrenanstalten und Irrenhäuser' hiess.

Zeller stand der Irrenanstalt Winnental in Winnenden (Baden-Württemberg) ab 1834 vor, die aus einem bestehenden Schloss während 1830-1834umgebaut wurde. Sie gilt somit als die älteste Heilanstalt Württembergs. Er leitete die Anstalt bis 1877 und erlaubte sich für die damaligen Zeiten eine fortschrittliche Denkweise, die nebst dem Mitleid, weches er den Insassen entgegenbrachte, auch einer guten Pflege und Fürsorge entsprach. Er verfocht eine neuzeitliche Psychiatrie, die er deutlich mitprägte.

Zu Beginn standen **100 Plätze**, sprich Betten den Patienten zur Verfügung, die Mitarbeiter waren ca. 35 an der Zahl. Man war bedacht auf eine Heilung und nicht auf eine reine Verwahrung der Irren. Um 1870 wurde der Komplex und einige Bauten erweitert.

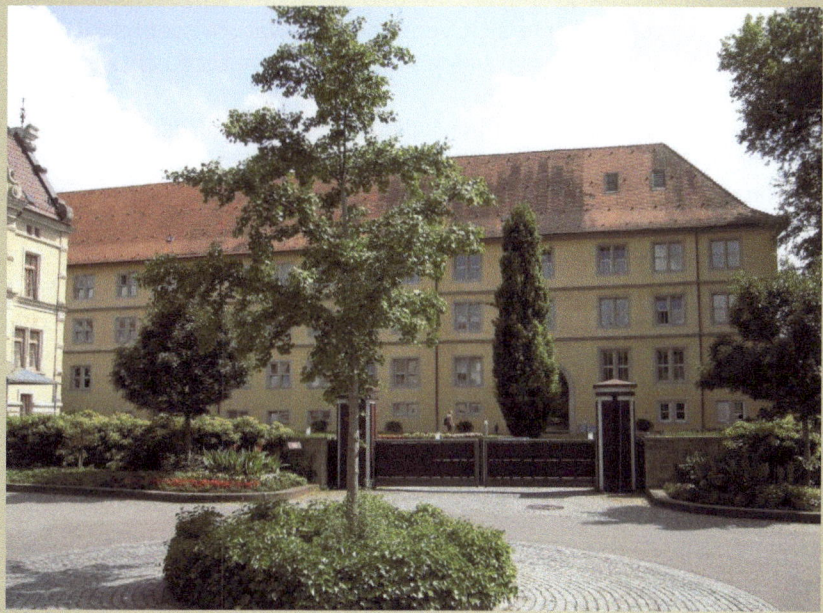

Bild:
https://de.wikipedia.org/wiki/Schloss_Winnental#/media/Datei:SchlossWinnental.JPG

Es war ein Wilhelm Griesinger, der sich beinahe während zweier Jahre Erfahrungen und Anregungen in Zellers Irrenasyl Winnental holte und somit Schüler Zellers war.
Es entstand daraus ein psychiatrisches Werk, welches seinesgleichen suchte und Griesinger zu einem Superstar innerhalb der Psychiater erhob.

Von den Anstaltspsychiatern der alten Generation zu Griesinger

Bisher wurde die Entwicklung des Anstaltswesens beschrieben bis etwa zur Mitte des 19. Jahrhunderts. Viele Staaten bemühten sich nach den Napoleonischen Kriegen, ab ca. 1820, dem Irrenwesen ein moderneres und würdigeres Ansehen zu geben. Sie stuften die Irren nicht mehr auf das Niveau des Zuchthäuslers und Vagabunden ein. Das Zeitgeschehen forderte dazu auf, das Irresein vermehrt als biologische Krankheit und weniger als selbstverschuldete Versündigung gegen Gott oder als Folge eines liederlichen Lebenswandels zu betrachten. Das Krankenwesen (medizinische Polizei) wurde entwickelt und in vielen europäischen Ländern auf Humanität gestellt. Die Irren erhielten Recht und Medizin.

Vielerorts wurden neue Irrenasyle (Monumentalbauten) gebaut. Die Institutionen teilten sich auf entweder in eine kustodiale Psychiatrie, mit dem Ziel der Verwahrung, Versorgung und Aussonderung, deren Hintergrund die Ideen der Romantik und Aufklärung bildete. Sie gründeten auf den Geisteswissenschaften. Die andere Psychiatrierichtung verpflichtete sich vermehrt der Naturwissenschaft und ging daran, sich aus einer biologisch-physiologischen Ebene weiter zu entwickeln.

Zweigeteilt war die Psychiatrie auch, weil die eine sich als universitär verstand und die andere sich aus dem medizinischen Universitätsbetrieb lieber heraushielt. Die eine Psychiatrie nahm sich der psychologisch-sozialen Phänomene an (z.B. paranoide Symptome) und versuchte, die Krankheit aus dem sozialen Umfeld heraus zu verstehen. Während die andere Psychiatrierichtung nach biologisch-physiologischen Ursachen innerhalb des Körperlichen suchte. Es waren die Anfänge der Forschung in Neuroanatomie, Neuropathologie und Neurophysiologie, wobei **Griesinger** sich ganz besonders der Physiologie der Nerven annahm und seine psychiatrischen Theorien auf diesen Erkenntnissen aufbaute.

Gemäss Band 6 resp. dessen Ausblick auf Band 7 dieser Reihe über die Verrückten wäre vorgängig zu den Ausführungen über Griesinger noch jene von **Benedict Augustin Morel** zu erwähnen gewesen sowie auch von **Robert Gardiner Hill**. Da Hill (1811-1878) an anderem Ort (siehe Conolly) bereits genügend Erwähnung fand, wird an dieser Stelle auf einen eigenen Abschnitt verzichtet. Nicht so jedoch bei **Morel** (1803-1979). Verwiesen wird daher auf den bereits veröffentlichten **Band 9** dieser ‚Reihe über die Verrückten‘, in dem Morel im Zusammenhang mit der von ihm entwickelten **Degenerationslehre** und deren leidvollen Auswirkungen auf die Eugenik und Euthanasie des Nationalsozialismus bereits ein gebührender Platz zugestanden wurde.

Wilhelm Griesinger

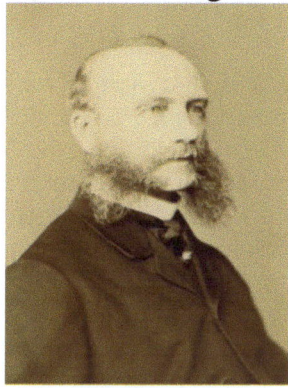

Wilhelm Griesinger
Fotoherkunft: wikipedia

Deutscher Internist, Psychiater und Neurologe. Einer der Begründer einer modernen, **naturwissenschaftlichen** Psychiatrie.

Assistenz von Albert Zeller in Winnenden, ab 1854 Ordinarius für innere Medizin in Tübingen, 1860 Ordinarius in Zürich, ab 1865 Ordinarius in Berlin. Wirkte bei der Planuing des Asyls Burghölzli in Zürich mit. Forderte den Verzicht auf Zwangsmittel in der Behandlung von Geisteskranken. Somatiker.

Geboren: 29. Juli 1817 in Stuttgart
Gestorben: 26. Oktober 1868 in Berlin

Aus: Wikipedia

Bild ttps://upload.wikimedia.org/wikipedia/commons/2/2d/Wilhelm_Griesinger.jpg

Griesinger erhielt die Ausbildung als Arzt in Tübingen (1838), in einem Umfeld also, welches durch den Begründer des Universitätsklinikums (**Autenrieth**) erschaffen wurde. Siehe Band 6 dieser Reihe (Autenrieth und Hölderlin).

Nach der Doktorwürde beeinflusste ihn ein wichtiger praktisch tätiger Lehrmeister: **Albert Zeller** in der Heilanstalt Winnental in Württemberg, eine der damaligen sog. Musteranstalten. Griesinger wirkte zwischen 1839/40 bis 1842 als Sekundärarzt (Hülfsarzt) bei Zeller und holte sich bei ihm erste praktische Kenntnisse. Dies führte dazu, dass er, erst 28 Jahre alt, durch die Erfahrungen durch Zellers Winnenden animiert, sein bedeutendes Lehrbuch über Psychiatrie verfasste: (Die Pathologie und Therapie der psychischen Krankheiten, für Aerzte und Studirende, 1845).

1842 mussten sich drei schwäbische Reformatoren die Hand dazu gegeben haben, eine Zeitschrift herauszugeben mit dem Namen: (Archiv für physiologische Heilkunde). Zu den drei Schwaben zählte neben **Carl August Wunderlich** und **Wilhelm Roser**, ehemalige Mitschüler Griesingers und jetzt Privatdozenten an der Uni Tübingen, auch Wilhelm Griesinger, der sich durchaus als Physiologe und nicht nur als Psychiater verstand und Beiträge dazu verfasst hatte: ‚Ueber psychische Reflexactionen'.

Bald wurde Griesinger Herausgeber dieser Zeitschriftenreihe. Im Jahre 1854 erschien bereits der 13. Jahrgang, wobei diese Reihe unter diesem Titel noch bis 1859 weitergeführt wurde. Dann titelte man 1860 diese Reihe um in (Archiv der Heilkunde), wobei sie unter denselben Wissenschaftlern herausgegeben wurde. Gemeinsam mit Wunderlich und Roser kämpfte Griesinger darin, quasi als deren Vorkämpfer, für die physiologische Richtung in der medizinischen Forschung und wandte sich dadurch ab von den vielen unkritischen und unwissenschaftlichen ontologischen und auch christlichen Anschauungen vieler damaliger Ärzte und Psychiater. Einige Ärzte forderten sogar eine ‚christliche Psychiatrie'.

1847, noch immer im jungen Alter von 30 Jahren, war Griesinger inzwischen zum ausserordentlichen Professor oder genauer zum Extraordinarius für Pathologie, Materia medica und Geschichte der Medizin in Tübingen berufen worden. Nachdem er auch einen Lehrstuhl für Innere Medizin an der Uni Kiel bekleidet hatte, folgte er, etwas unstet, sogleich wieder einem Angebot und reiste nach Aegypten (Kairo), wo er 1850 heiratete. In Kairo leitete der die medizinische Schule, wurde zum Präsidenten der dortigen Gesundheitsbehörde ernannt und zugleich auch Leibarzt des ägyptischen Vizekönigs. Das waren wahrlich recht turbulente und auch unstete und suchende Jahre.

1852 kehrte die Familie Griesinger nach Deutschland zurück. Ihm winkte 1854 in Tübingen an der dortigen Universität dann das offizielle Ordinariat für innere Medizin als Nachfolger seines Jugendfreundes Carl Wunderlich.

1860 liess er sich nach Zürich berufen und wurde dort ebenfalls zum Ordinarius für innere Medizin berufen. In Zürich fiel ihm das Verdienst zu, die Psychiatrie in den universitären medizinischen Unterricht eingeführt zu haben. Die Züricher hatten vor, Griesinger als ersten ärztlichen Direktor der sich in Planung befindenden Irrenanstalt Burghölzli aufzubauen, aber sein wiederum schneller Weggang 1864, seine Übersiedlung nach Berlin, seine dortige Professur und seine Arbeit in der Charité, die er am 1. April 1865 begann, machten die Hoffnungen der Zürcher auf sein Direktorat zunichte.

Immerhin war er noch ärztlicher Mentor während der Planungsphase der damals durchaus modern konzipierten **Irren- und Heilanstalt Burghölzli** in Zürich gewesen. Im Jahre 1869 machte dann das Burghölzli seine Tore auf, aber es wurde nicht Griesinger ihr erster Direktor, sondern ein gewisser **Bernhard von Gudden**. Wir werden ihn bald kennen lernen. (Siehe letzter Abschnitt)

Die Stelle als erster Arzt in der Charité, die mit einer Professur verbunden war, trat er jedoch unter Bedingungen an:

1. Der psychiatrischen Klinik der Charité sei eine Nervenstation anzugliedern.
2. Die Charité müsse nach seinen Ideen reorganisiert werden.

Man war auf seine Forderungen eingegangen, Griesinger hatte daraufhin für diese Stelle zugesagt. Aber die Zeit, um diese Forderungen umzusetzen, wurde ihm sehr knapp, denn er war damals bereits sehr krank und hatte zum Zeitpunkt der Anstellung nur noch etwa 3,5 Jahre zu leben.

Griesingers Streit mit der konservativen Psychiatrie (Reformvorschläge)

Die weitere Darstellung Griesingers folgt mehrheitlich anhand seiner Reformvorschlägen, die er zwei Jahre nach seinem Stellenantritt den vorgesetzten Behörden einreichte. 1864 war er zum Direktor der Psychiatrischen Klinik Charité in Berlin ernannt und ab April 1865, nach dem Antritt dieser Stelle, auch noch zum dortigen Ordinarius berufen worden.

Damals befand sich die Abteilung für Geisteskranke im Gebäude der sogenannten neuen Charité, einem im Jahre 1834 erbauten Zweckbau. Griesinger beklagte beim Amtsantritt sogleich die unhaltbaren Zustände in der Charité, die er vorgefunden hatte. Der Ruf der Psychiatrie der Charité war damals noch tief unten, denn die unheilvolle Durchmischung der verschiedensten Patientengruppen passte Griesinger nicht. Man behandelte neben Syphilitikern, Gefängnis- und Zuchthausinsassen, Unsozialen und Taugenichtsen auch psychisch kranke Menschen, ein Zustand, der Griesinger ändern wollte.

Die Charité-Psychiatrie war einst von Ernst Horn geführt worden, ebenfalls einem Somatiker wie Griesinger, der einige brutale folterähnliche Methoden in die Behandlung von Irren eingeführt hatte und die offenbar auch zu Griesingers Zeiten in der Charité noch den Ton der Therapien dominierte, trotz des Umzuges im Jahre 1834 in die neue Abteilung für Irrenkranke an der Charité, die bis zu 220 Irren einen Versorgungsplatz bot und in einem moderneren Kleid daherkam.

Nach Horns unrühmlichem Abgang im Jahre 1818 hatte bekanntlich Karl Georg Neu-mann (siehe dort) die Charité geführt und ab 1828 dann ein gewisser **Wilhelm Ideler** (1795-1860). Die Behandlung, die man den Insassen zu dieser Zeit zukommen liess, orientierte sich noch immer stark nach jenen alten, brachial-brutalen psychischen Methoden ihres ersten Leiters, Ernst Horn. Auch die Arbeit der ersten Ärzte Neumann und Ideler änderten im Wesentlichen kaum etwas an ihnen.

Ideler, Anhänger der Psychiker war sowieso der psychischen Methode nahe zugewandt. Als Sohn eines Pfarrers beschäftigte er sich gerne mit den Erscheinungen und Entwicklungen des **religiösen Wahnsinnes.**, was wunderbar mit den Ideen der Schuld und Versündigung der Irren zusammen hing. Er war 1840 zum ordentlichen Professor geworden und war Direktor der psychiatrischen Klinik in Berlin bis 1860.

Im Gegensatz zu diesem Mann war Griesinger ein ausgesprochener Somatiker und es wundert einigermassen, dass die Verwaltungs-Leitung der Charité diesen alt-eingetretenen Pfad, den Horn, Neumann und Ideler gegangen waren, mit Griesinger völlig neu überpfaden lassen wollte.

Die Vorschläge Griesingers glichen einem **Paradigmawechsel**, was die Betreuung und Unterbringung von Psychischkranken anbelangte. Er versuchte die psychische wie die somatische Dimension der Seelenstörungen zu verbinden, sah jedoch diese Störungen als Krankheiten des Gehirns an.

Wichtig war ihm, dass man von den Begriffen ‚heilbar/unheilbar' wegkam und regte an von ‚**akuten und chronischen Verläufen**' zu sprechen. Er war auch inspi-riert von verschiedenen Modellen sog. ‚**extramuraler Versorgung**', wie etwa dem Modell der Familienpflege. Auch plädierte er für stadtnahe **Heilanstalten** quasi für Akutkranke, die eng **an bestehende Krankenhäuser gebunden** waren und länd-liche, etwas abgeschiedene **Versorgungsanstalten** (Pflegeanstalten) für die Chro-nischkranken. Und zu guter Letzt plädierte er für die Einführung und konsequente Durchführung der zwangsfreien sog. **No-Restraint**-Methode.

Die Unterbringungsverhältnisse der Charité hatten sich in den letzten Jahrzehnten kaum verändert und Griesinger musste dies mit einiger Überraschung bei seinem Amtsantritt erkennen. Horn wie Griesinger dachten zwar beide, dass Geistes-krankheiten im Grunde genommen körperliche Krankheiten resp. Leiden waren, doch hatte seinerzeit Horn gerade die aktiven Zwangsmassnahmen in einer Art von phantasievoller und glühender Leidenschaft entwickelt und perfektioniert. Seine Zwangsmittel wurden also auch zu Griesingers Zeiten täglich noch immer eingesetzt resp. angewandt: Drehstuhl, Drehbett, hohle Rad, Isolation und Sack usw.

Zwar übernahm auch Griesinger diese ‚veralteten' Methoden vorerst, aber ihm stiess die Unterscheidung in ‚heilbar und unheilbar' in Bezug auf die zu behan-delnden Irren bald sauer auf. Woher diese Aufteilung kam, war klar. Ideler war glühender Vertreter der Theorie, dass der **Wahnsinn die Folge einer Extremform der Leidenschaften** war, ergo somit weitgehend selbstverschuldet war, denn die Irren wurden irre, weil sie ihre Gemütstriebe durch eine mangelhafte Kontrolle (durch ihren Verstand) nicht beherrschten und diese unbeherrschten Gemüts-triebe sie immer weiter in den Wahnsinn trieben. Der Verstand sollte mittels mechanischem Zwang gestärkt werden. So ungefähr wird Ideler gedacht haben.

Für Ideler hatte es zwei Formen des Wahnsinnes gegeben. Die ‚**idiophatischen**' hatten rein psychische Ursachen (Konstitution, falsche Erziehung und schlechte

Lebensführung. Die ‚**sympathischen**' Formen des Wahnsinnes jedoch waren primär körperlich begründet und diese erforderte, man staune, im engeren Sinne keine psychiatrische Behandlung, sondern höchstens eine medizinische. Und Drehbett, Drehstuhl, hohles Rad und Zwangssack waren keine medizinischen, sondern rein auf die ‚gefallene' Psyche einwirkende psychiatrische Therapien, somit auf die ‚sympathischen Irren' nicht anwendbar. Soweit die Theorie.

Diese Krankheitsidee der Leidenschaften entwickelte Ideler in seinem Werk (Biographien der Wahnsinnigen, 1841) und beschrieb sie folgenermassen: ‚*Eine solche, das Gemüth ganz durchdringende und beherrschende Sehnsucht muss entweder die Phantasie zum Erdichten einer ihr entsprechenden Weltvorstellung bestimmen, um in dieser eine erträumte Befriedigung zu finden (fixer Wahn); oder sie treibt das empörte Gemüth zum wilden Kampf gegen die verhasste Wirklichkeit an (Tobsucht); oder sie erfüllt dasselbe mit tiefster Traurigkeit aus dem Gefühl einer unmöglichen Befriedigung (Melancholie); oder sie zerrüttet endlich die Seelenkräfte durch ein allzu naturwidriges Verhältniss, und bringt dadurch die Verwirrtheit hervor*' (ebenda, Vorwort, S. X).

> Lebensgefühl zum Schweigen bringt. Eine solche, das Gemüth ganz durchdringende und beherrschende Sehnsucht muß entweder die Phantasie zum Erdichten einer ihr entsprechenden Weltvorstellung bestimmen, um in dieser eine erträumte Befriedigung zu finden (fixer Wahn); oder sie treibt das empörte Gemüth zum wilden Kampf gegen die verhaßte Wirklichkeit an (Tobsucht); oder sie erfüllt dasselbe mit tiefster Traurigkeit aus dem Gefühl einer unmöglichen Befriedigung (Melancholie); oder sie zerrüttet endlich die Seelenkräfte durch ein allzu naturwidriges Verhältniß, und bringt dadurch die Verwirrtheit hervor.

Ideler - Biographien Geisteskranker in ihrer psychologischen Entwicklung, 1841, S. X

Ideler folgte somit stark sog. anthropologischen Vorstellungen, wobei der Mensch ein leib-seelisches Wesen sei, das jedoch im irdischen Dasein auf seinen Leib resp. Körper angewiesen sei. Wobei die menschliche Seele dem Leib überlegen sei und sowieso unsterblich.

Diese Anthropologie hatte etwas sehr Klerikales, Theologisches an sich und daher folgte die Behandlung der Irren einem streng moralisch-pädagogischen Stil. Die Irren waren Ideler gemäss Unmündige, die sich wie unartige Kinder ihrer Fehler bewusst werden müssten, diese Fehler (Verfehlungen) jedoch nicht aus eigener Kraft zu unterdrücken imstande seien. Mechanische Zwangsmittel halfen den Irren auf die Sprünge.

Diese Irren bedurften also der moralisch-pädagogischen Therapie durch die Zwangsmassnahmen. Durch die psychiatrische Behandlung mittels Zwang und Folter mussten die ungezügelten Leidenschaften korrigiert werden. Ganz allgemein geschah dies durch eine tugendhafte und sittsame Lebensführung.

Griesinger passte dieses psychiatrische Denken nicht, weil er naturwissenschaftlich und nicht religiös orientiert war. Aber auch die praktischen Behandlungsmethoden Griesingers ähnelten stark denen, die die Psychiker damals vertraten, wie sie Schneider auflistete. Was für Alternative hätte es denn sonst gegeben? Man kannte keine alternativen Behandlungsformen. Man kann sich daher fragen, ob Griesinger die psychisch kranken Patienten nicht auch als selbstverschuldet Leidende, sündige und von Gott bestrafte, ungläubige Menschen betrachtete, die auf der niedersten Stufe des Menschseins vegetierten.

In der Zeit um 1865-1868 geriet Griesinger mit der etablierten, konservativen, christlich geprägten Anstaltspsychiatrie resp. deren ärztlichen Leiter - durch seine Werke und nun durch seine ‚Forderungen‘ ausgelöst - in einen Streit, denn schon nach zwei Jahren Tätigkeit in der Charité legte Griesinger seine Verbesserungsvorschläge vor, die er einst zur Bedingung seiner Anstellung in der Charité gemacht hatte.

Seine wesentlichen **Verbesserungs- oder Reformvorschläge** waren nicht in erster Linie therapeutischer Natur, sondern trugen als Merkmal ganz allgemein eine **naturwissenschaftliche Grundierung**, die sich einmischte in den ewig dauernden Streit zwischen Psychikern und Physikern. **‚Geisteskranke sind Gehirnkranke‘** könnte man seinen ultimativen Standpunkt nennen. Eine kranke Psyche entstammte einem kranken Soma und nicht aus irgendwelchen religiös-moralischen Verfehlungen. Er brachte endgültig eine **medizinische Betrachtungsweise** ins psychiatrische Verklärungsspiel.

Griesinger setzte den Grundstein für den unaufhaltsamen **Aufstieg der naturwissenchaftlich orientierten Universitätspsychiatrie**, indem er die Verbindung von Psychiatrie und universitäre Forschung suchte und auch fand. Dass er die Psychiatrie, die Asyle und die Arbeit innerhalb dieser Irren-Institutionen in die Hände der Universität überführte, in die Gehirne der Universitätsprofessoren, genauer der Psychiatrieprofessoren und sie damit dem Monopol der Anstaltsdirektoren entriss, war sein grosses Verdienst, ärgerte aber seine Kollegen und die Anstaltsverwaltungen gewaltig.

Griesinger erzwang den Übergang von der ‚theoretischen' Psychiatrie (Psychiker versus Somatiker) zur praktischen Psychiatrie (medizinisch fundierte Universitätspsychiatrie). **Psychiatrie war**, gemäss Griesinger, als Fach keine Sache für sich, sondern **ein Teil der allgemeinen Medizin**, die ebenfalls nach den Prinzipien der naturwissenschaftlichen (empirischen) Methoden zu funktionieren hatte. Psychiatrie als Teilgebiet musste in die allgemeine Medizin integriert werden.

Griesinger wandte sich in seinem Ansatz der Verbesserungs- und Reformvorschläge auch gegen das verstaubte und festgefahrene Psychiatriewesen mit seinen maroden und veralteten Vorstellungen, gegen die verstaubten Vorlesungen alternder Professoren und den bewahrend-konservativen Universitätsbetrieb.

Bereits als Student wich er dem Universitätsbetrieb, wie ein für damalige Zeiten sehr progressiv denkender Querulant, so gut es ging aus. Er legte sich während der Studentenzeit mit der Stadtpolizei Tübingen an und auch mit dem Universitätsbetrieb.

Als Strafe erhielt er als Student jene Disziplinarstrafe, die man als **Consilium Abeundi** (akademische Gerichtsbarkeit) bezeichnete, er also den ‚freiwilligen' Rat der Vorsteherschaft der Universität erhielt, sich von der Lehranstalt besser fernzuhalten, ansonsten ihm ein Verweis drohe. Für Griesinger war dieser Ratschlag kein grosses Problem, holte er sich doch sein Wissen in eigener Regie an der Universität in Zürich.

Kaum in Tübingen zurück, tat er sich wissenschaftlich hervor. Er beteiligte sich früh an der **Herausgabe einer wissenschaftlichen Zeitschrift**, zusammen mit seinen Studienfreunden Wilhelm Roser und Carl August Wunderlich. Sie erschien erstmals bereits 1842 (Griesinger war gerade mal 25 Jahre alt) und hiess: (Archiv für physiologische Heilkunde). Er beteiligte sich in dieser Zeitschrift mit einem Artikel, der gegen einen Medizinprofessor namens **Johann Nepomuk von Ringseis** anschrieb und diesem einen ultramontanen Konservatismus römisch-katholischer Prägung vorhielt. In einem weiteren Artikel liess sich Griesinger zum Thema Schmerz und Hyperämie aus und in einem weiteren rezensierte er J. Heines ‚Physiopathologischen Studien'.

Er beteiligte sich auch in späteren Ausgaben mit verschiedenen Artikeln, der eine: ‚Neue Beiträge zur Physiologie und Pathologie des Gehirns' (Archiv für Physiologie, 1844) und in einem anderen Beitrag rezensierte er Maximillian Jacobis (Hauptformen der Seelen-störungen) und zwar (Ueber die Tobsucht, ebenda S. 278)

Ab 1845 wurde er **Extraordinarius für allgemeine Pathologie, materia medica und Geschichte der Medizin**, wobei er zu dieser Zeit noch immer an der sog. Alma Mater, also am Tropf der ihn nährenden und bildenden Universität Tübingens hing.

Ab 1847 übernahm dann Griesinger für drei Jahre die alleinige Verantwortung als Herausgeber für diese Zeitschrift. Seine beiden Mitstreiter Roser und Wunderlich unterstützte Griesinger schon zu Beginn seiner Mitarbeit im Archiv dahingehend, dass er in mehreren Aufsätzen immer wieder darlegte, dass von der früheren, veralteten Medizin nicht mehr viel zu erwarten sei und sich endlich eine klar wissenschaftliche Richtung in ihr entwickeln müsse, die sich auf eine physiolo-gische Begründung der Pathologie stützen sollte. Die drei forderten die Medizin auf, empirisch zu werden und endlich als exakte physikalische Wissenschaft auf-zutreten. Diese medizinische Wissenschaft dürfe nicht weiter dogmatisch sein, nicht althergebrachten und festgefahrenen Lehr- und Glaubenssätzen nach-hängen.

Zwar war darin von Psychiatrie keineswegs die Rede, aber Griesinger sah die Psychiatrie nicht mehr als die Lehre von überalteten, dogmatischen Glaubens-sätzen an, sondern als moderne, medizinisch exakte Forschungsrichtung. Daher war die psychiatrische Wissenschaft mit an Bord dieser Ideen, die Griesinger, Wunderlich und Roser in ihrer Zeitschrift propagierten.

Soweit erstmal zu den Ausführungen über Griesingers Streit mit der konservativen Psychiatrie resp. über seine Reformvorschläge. Dass Griesinger diesen medizi-nisch-wissenschaftlichen Ansatz in die Psychiatrie integrieren wollte, war vielleicht Zellers Theorie über die **Einheitspsychose** geschuldet, denn dieses Konzept war **nosologisch** quasi neu und diese modern wirkende Krankheitslehre, diese neuarti-ge systematische Einordnung und Beschreibung von Krankheiten hatte Griesinger offenbar in seinen Bann gezogen. Auch ein Joseph Guislain war diesem Ansatz gefolgt und nun auch Ernst Albrecht von Zeller (1804-1877) und Heinrich Neumann (1814-1888).

Er vertrat in seinem im Jahre 1843 herausgegebenen Werk (Ueber psychische Reflexactionen) die **Theorie der ,Einheitspsychose'**. Diese sah die verschiedenen Formen des Irreseins nicht als selbstständige, sondern als nacheinander folgende Stadien eines einzigen Krankheitsprozesses an.

Dieses neue **Modell der Einheitspsychose** hatte Zeller einst von Joseph Guislain übernommen (der wiederum die Gedanken Esquirols aufgenommen hatte) und nun an Griesinger, seinen medizinischen Assistenten, weiter gegeben. Darin steckte (angeblich) viel empirische Beobachtung. Die Modellaussage war, dass das **Irresein sozusagen in verschiedenen Stadien ablaufe,** dass die (Einheitskrankheit) von der Melancholie, über die Manie, in die Verrücktheit und schliesslich in die Demenz übergehe. Man könnte das nosologische Modell der Einheitspsychose auch als **Konzept eines einheitlichen Wahnsinnes** nennen.

Melancholie   ⮩**Manie**   ⮩**Verrücktheit**   ⮩**Demenz**

Die verschiedensten Formen psychischer Krankheit sind nur aufeinanderfolgende Stadien eines kontinuierlichen Krankheitsprozesses und stellen somit ein psychotisches Kontinuum dar.

Somit war das Irresein in verschiedene Stufen oder Stadien aufgeteilt. Die verschiedenen Formen einer psychischen Krankheit waren nur aufeinander folgende Stadien eines **einheitlichen, kontinuierlichen Krankheitsprozesses:** quasi ein **psychotisches Kontinuum** (etwas lückenlos Zusammenhängendes). Dieses zeige sich in verschiedenen ,Oberflächenvariationen' (oder Ausdrucksvarianten) eines einzelnen, aber allen zugrunde liegenden, im Grunde also einheitlichen Krankheitsprozesses. Man könnte auch von Sorten eines einzigen universellen Wahnsinns reden, wobei die Grenzen zwischen diesen ,Sorten' fliessend seien. Diese Meinung war für viele konservative Anstaltspsychiater neu und galt teils als revolutionär.

Gemäss Zeller bestand der Mensch aus materiellen und spirituellen Elementen und es war das spirituelle Selbst, welches vom Wahnsinn heimgesucht resp. befallen wurde. Gemäss Zeller waren für psychische Erkrankungen neben organischen, auch moralische und psychologische Ursachen verantwortlich. Griesinger teilte diese Meinung zwar auch. Er war und blieb jedoch in der Tendenz ein überzeugter Somatiker und schöpfte stark aus dem materialistischen Glauben und nicht so sehr aus spirituellen Elementen, wie Zeller es tat, liess die spirituellen Elemente jedoch zu. Hier unterschied er sich von Zeller. Diese Meinungsverschiedenheiten führten jedoch keineswegs zu einem Bruch zwischen Zeller und ihm.

Im Jahre 1843 war Griesingers berühmte Abhandlung (Ueber psychische Reflexaktionen) erschienen, die zu einem Grundbaustein für sein nachfolgendes Hauptwerk wurde. Es hiess: (Die Pathologie und Therapie der psychischen Krankheiten, 1845)

Dieses neue Werk war seiner Zeit weit voraus. Griesinger hatte darin frech behauptet, dass bisher **weder die Psychiker noch die Somatiker einen adäquaten Zugang zu den psychischen Erkrankungen gefunden** hätten.

Griesinger spürte, dass man noch immer keine richtige **Erklärung für das Wesen der psychischen Krankheiten** gefunden hatte. Bei der Frage, was denn genau eine psychische Krankheit sei, steckte man noch tief im Dunkeln.

Bild: wikipedia.org

Das Vorwort seines Werkes (Ueber die Pathologie und Therapie psychischer Krankheiten, 1845) begann denn auch mit den Worten: *Ich übergebe hier dem ärztlichen Publicum die zusammengefassten Resultate meiner Beobachtungen und meines Nachdenkens über die Geisteskrankheiten. Die erfreuliche Beobachtung welche zwei frühere, nur fragmentarische Abhandlungen über diesen Gegenstand gefunden haben, munterten mich auf, ein ausgearbeitetes Ganzes vorzulegen, in welchen der Leser die leitenden Gedanken jener Arbeiten wieder erkennen wird, wo aber doch Alles erweitert, Vieles fester gestellt, Einzelndes auch vor Missverständniss geschützt werden konnte.-*

*Auch diejenige Auffassung der medicinischen Wissenschaft wird der Leser hier wieder finden, welche unter bekannten Umständen den Namen der „**physiologischen Medicin**" erhielt und welche bei mir fast ganz auf dem einfachen Grundsatze beruht, dass man sich über die Dinge, in welche man practisch eingreifen soll, nicht mit Namen zu beruhigen, sondern ein wirkliches, inneres Verständniss zu verschaffen hat.*

So sollte auch hier hingearbeitet werden auf das Verständniss des „Wesens der Dinge, hinter welches man durch Nachdenken kommt" und die Ergebnisse zerstreuter Beobachtungen sollten nicht bloss gesammelt, sondern zu einem Ganzen innerlich vereinigt, vorgetragen werden. Wer den gegenwärtigen Stand der Psychiatrie kennt, wird die Schwierigkeiten dieses Geschäfts zu beurtheilen vermögen.' (Ueber die Pathologie und Therapie, Vorwort S. III, 1845)

Griesinger sprach weiter von Unverstand, welcher sich des Wortes ‚Hypothesen' bemächtigt habe. Von diesen unfaktischen Hypothesen, die sich der Psychiatrie bemächtigt hatten, wollte er abkehren um zu einer physiologischen Medizin, sprich physiologischen Psychiatrie zu gelangen.

Dass die damalige Psychiatrie im Argen lag, zeugten auch seine weiteren Ausführungen: ‚Die Vernachlässigung der Psychiatrie unter den Aerzten und namentlich auf den Universitäten zeigt täglich ihre traurigen Folgen. Sie kommen zu Tage in der Beurtheilung und Behandlung der frischen Erkrankungsfälle von Seiten der Praktiker, in deren Hände die Geisteskranken meistens lange, ehe sie den Irrenärzten der Anstalten übergeben werden, gelangen. Sie zeigen sich noch deutlicher bei den forensischen Geschäften der Aerzte‘.

Das Wissen um psychiatrische Erkrankungen, gemäss Griesinger, war gerade bei den praktischen Ärzten und auch in den Universitäten derart gering, dass man die traurigen Folgen davon täglich vor Augen geführt bekomme, insbesondere auch, was die (psychiatrisch-psychologische) Forensik anbelange. Hier verlangte er, dass psychisch-forensische Fragen nur von wirklichen Irrenärzten beantwortet werden sollten und versuchte hier mittels seines Werkes Abhilfe zu schaffen. Auch verlangte er, dass innerhalb der universitären Ausbildungen regelmässige psychiatrische Kliniken (Konsilien) errichtet würden.

Griesinger kannte die Versuchung einiger Ärztekollegen, ihn als **Materialisten** zu benennen und konterte im Vorwort: ‚Die Bezeichnung „materialistisch", die nicht ausbleiben wird, und die man von jeher der ganzen Medicin, wenn diese sich selbst treu geblieben ist, zum Vorwurf gemacht hat, kann sie wohl annehmen; denn es ist einmal so, dass unsere Wissenschaft von der Anatomie und nicht von Abstractionen ausgeht.

Vor einer Verdächtigung dieser Anschauungsweise werde ich sie zu schützen wissen; den Schwachen aber sei gesagt, dass die Wunder des Geistes nichts verlieren von ihrer Schönheit und Weltbezwingenden Kraft, indem die psychische Seite des Lebens die ihr gebührende Stelle unter den organischen Naturphänomenen einnimmt, und dass die wahren und schlimmen Materialisten immer nur die sind, welche den Geist hassen‘ (ebenda Vorwort S. VI.).

Griesinger hasste den Geist, resp. die Seele von Psychischkranken gewiss nicht. Es war die Abkehr von gewissen Vätern der Psychiatrie, die Griesinger zwangen, sich seinem Fachgebiet der Psychiatrie von einer materialistischen, physiologischen Seite zu nähern. Er begründete die Psychiatrie als Medizinfach aus der Sicht der Physiologie und Pathologie. Dass er diesen Geist nicht verachtete oder nicht wichtig genug nahm, zeugen seine eigenen Worte. Denn in der Mehrzahl aller psychiatrischen Fällen konstatierte Griesinger ‚eine Veränderung, eine von dem früheren Wesen des Kranken beträchtlich verschiedene, demselben fremde Beschaffenheit seines Seelenlebens‘. (Die Pathologie und Therapie der psychischen Krankheiten, Ausgabe 1861, § 70, S. 117)

Zwangsläufig ergab sich daraus, dass jeder Psychiater den aktuellen Zustand seines Kranken mit dessen früheren (gesunden) Wesen vergleichen musste. Wichtig dabei war Griesinger eine direkte Exploration des Irren und keine Diagnose nur nach Aktenlage. Denn ‚ein näheres Eingehen in die Aetiologie des Irreseins zeigt *nämlich alsbald, wie es in der ausserordentlichen Mehrzahl der Fälle nicht eine einzige specifische Ursache, sondern ein Complex mehrer, zum Theil sehr vieler und verwickelter schädlicher Momente war, unter deren Einflusse die Krankheit endlich zu Stande kam'* (ebenda, §. 64, s. 98).

Im zweiten Kapitel in Artikel 77 schrieb Griesinger über die psychischen Ursachen der Geisteskrankheiten: *,**Die psychischen Ursachen halten wir für die häufigsten und ergiebigsten Quellen des Irreseins**, sowohl was die Vorbereitung als namentlich und hauptsächlich die unmittelbare Erregung der Krankheit betrifft; bekennen indessen, dass sich diese Ansicht nicht sowohl auf Zählungen, sondern auf den Gesamteindruck vieler Beobachtungen stützt.*

Unter diesen psychischen Ursachen sind vor allem die vorausgegangenen leidenschaftlichen und affectartigen Zustände zu verstehen, denn es ist eine entschiedene Thatsache, dass die rein intellectuelle Ueberanstrengung, ohne begleitende Gemüthsaffection und ohne anderweitige starke Ursachen (z. B. sinnliche Excesse, durch Excitantia künstlich erregte Schlaflosigkeit) nur in den seltensten Fällen zum Irrewerden führt' (ebenda §. 77, S. 126 Excitantia = Anregungsmittel).

In seinem zweiten Buchabschnitt der **,Aetiologie und Pathogenie'** (Pathogenese) der psychischen Krankheiten betonte Griesinger die Wichtigkeit der Ursachen des Irreseins. Er regte an, die Erkrankung resp. deren Genese möglichst immer auf dem **Hintergrund einer individuellen Lebensgeschichte** zu betrachten. Dazu gehörte die Würdigung äusserer Umstände (Nationalität, Klima, Jahreszeit), äusserer Schädlichkeiten (z. B. Sonnenhitze, Kopfverletzungen) sowie auch innere, dem Organismus selbst angehörige Momente zu berücksichtigen, wie erbliche Dispositionen, vorausgegangene Krankheiten oder Störungen des organischen Mechanismus, wie z. B. Krankheiten der Lunge und der Genitalien, denen, so Griesinger, einen Einfluss auf das Irrewerden oft zukomme (ebenda ab S. 95). Mit diesen Meinungen war Griesinger seiner Zeit weit voraus.

Griesinger propagierte, um wieder konkreter auf seine Reformvorschläge zu kommen, nicht zwischen **Heilbarkeit und Unheilbarkeit** zu unterscheiden, sondern zwischen **akuten und chronischen Erkrankungen** (und somit zwischen Pflege und Heilanstalt) und für diese jeweils eine ihrer Krankheit gemässe differenzierte Behandlung zu entwickeln. Dies selbstverständlich in einem entsprechenden baulichen Umfeld und nicht vermischt in derselben Institution.

Griesinger propagierte somit ein neues psychiatrisches Versorgungskonzept und wollte quasi neben die alte Form, ein neues, alternatives Modell stellen. Er wollte die akuten Fälle in **kleineren, überschaubaren Provinzialasylen** behandeln lassen, möglichst **stadtnah** und **darin einen klinischen, sozusagen universitären Unterricht einrichten.**

Diese Akutfälle sah er getrennt von den chronisch Kranken, die er in zentralisierten, organisatorisch zusammengefassten, grösseren Asylen auf dem Lande versorgt sah. Diese Institutionen für die Chronischkranken konnten ihm gemäss somit ruhig auch abgelegen auf dem Lande errichtet und betrieben werden, wo die Pflegebedürftigen ein ruhigeres Leben angehen konnten, **therapiert durch landwirtschaftliche Arbeit auf dem Felde** und von frischer Luft, die damals in vielen Asylen zu finden, problematisch war. Irgendwie störten diese Chronischkranken aber auch eine erfolgreiche psychiatrische Arbeit an den Akutkranken.

Ihm schwebten also wohnortnahe resp. gemeindenahe ‚**Stadtasyle**' vor für akute psychiatrische Fälle, die noch therapierbar waren und in denen ein klinischer Unterricht (für angehende Ärzte) eingerichtet werden sollte. Für die chronischen Fälle, quasi für die Unheilbaren sah er dagegen Asyle auf dem Lande vor. Somit lag ihm die **aktive Heilung** der akut Psychischkranken sehr am Herzen und nicht eine Heilung, die auf die Einwirkungen eines blossen (abschreckenden) **Anstaltsaufenthaltes** beruhte. Es gab nämlich etliche Anstalts-Psychiater, die allein dem Aufenthalt in einem Irren-Asyl eine grosse Heilung resp. therapeutische Wirkung zugeordnet hatten.

Bisher waren neue Irrenasyle gerne **wohnortfern auf dem Lande erbaut** worden. Griesinger forderte, entgegen dieser allgemeinen Ansicht, **wohnortnahe Behandlungszentren** in einer Grösse von etwa 100 Plätzen zu erstellen. Wichtig war Griesinger die Anbindung an die kommunale Krankenhausversorgung, ein **psychiatrischer Lehrunterricht** (Lehrbetrieb), aber auch die Möglichkeit von **Entlassungen auf Probe** sowie die (**spitexmässige**) **Unterstützung** Entlassener durch **Hausbesuche**. Wichtig schien ihm auch die Möglichkeit, die Psychischkranken innerhalb der **Familienpflege** unterbringen zu können.

Von Meinung, dass der eigentliche Anstaltsaufenthalt innerhalb eines überfüllten Irren-Asyls selbst eine therapeutische Wirkung entfalten würde, war Griesinger überhaupt nicht überzeugt. Vielmehr überforderte die Situation völlig überfüllter Irrenasyle, wahlloser Durcheinandermischung verschiedenster Fälle, zu grosser und unübersichtlicher Baukomplexe die Ärzte und das Wartpersonal und entfaltete auf die Neueingetretenen keinerlei positive und heilsame Wirkungen.

Auch lehnte er die Unterscheidung von ‚Heilbarkeit' und ‚Unheilbarkeit' psychischer Erkrankter vehement ab. Es ging Griesinger dabei um die Begrifflichkeit der **Heilbarkeit und Unheilbarkeit**. Für die Psychiatrie von damals als sehr unheilvoll stellte sich die Problematik dar, wer von den vielen Irren noch als heilbar zu klassifizieren sei und somit noch therapierbar und wer dies nicht mehr war. Über die Unheilbaren wurde der Stab gebrochen und sie hatten wenig Chancen, das Asyl gesund und therapiert wieder zu verlassen. Eine andere Problematik war der fehlende oder harzende Abfluss der Chronischkranken (Unheilbaren), die die Heilanstalt verstopften und so die Aufnahme neuer und vielleicht heilbarer Irren verunmöglichten.

Man unterschied in den Anstalten die Irren streng voneinander, trennte die Unheilbaren von den noch Heilbaren. Dieser Akt war grausam und besiegelte die Schicksale vieler Patienten. Es ging so weit, dass schon **vor einem Eintritt** von den einweisenden Verwandten und (nichtpsychiatrischen) Ärzten festgestellt werden musste, was für ein Problem beim Kranken vorlag und ob der einzuweisende Irre noch einer Heilung zugeführt werden könne oder nicht. Viele Ärzte waren psychiatrisch überhaupt nicht geschult. Entsprechend diesen Beurteilungen kamen die Irren dann in die entsprechenden Abteilungen.

Viele Psychiater standen um 1850 völlig überfüllten Anstalten vor. Die Asyle platzten beinahe aus ihren Nähten. Man hatte die Irrenpflege (baulich) modernisiert und damit einen Boom auf die neu erstellen Asyle ausgelöst. Aus allen nahen und fernen Gegenden drängten die Irren in die Asyle, sie drohten zu bersten. Es wurden alle Krankheitsgattungen, auch unheilbar Blödsinnige und Kretinen, auch Alkoholkranke, Asoziale und Taugenichtse aufgenommen, immer mehr syphilitisch erkrankte ‚Paralytiker‘ wurden in die Asyle abgeschoben, die es durch das Psychiatriewesen zu heilen und auf den rechten Weg zurück zu bringen galt, denen jedoch keine psychiatrische oder psychologische Therapie der Welt noch hätte helfen können. Und doch dachte man, auch sie müssten in den neuen Psychiatriebauten versorgt werden, denn dazu waren diese Asyle erbaut worden.

Die Psychiatrie, so schien es, war für viel zu viele Menschen der angeblich richtige Ort der Versorgung geworden, alles strebte in die Psychiatrie und alle dachten, man könne diesen Menschen dort helfen.

Selbst alte, lahme, schwache, geistig zurückgebliebene Menschen überführte man in die Psychiatrie. Schliesslich hatte man die Riesenpaläste für teures Geld erbaut, nun sollten sie dem Staate dienen. Aber viele dieser Menschen waren nicht im eigentlichen Sinne an etwas ‚Psychischem‘ erkrankt, denn dieses Psychische musste erst noch definiert werden, sondern hatten eine völlig anderslautende, meist körperliche Genese.
Unter diesem Eindruck wird sich Griesinger wohl die die Frage der Heilbarkeit resp. die Einteilung in Chronische und Akute geradezu aufgedrängt haben. Für welche Menschen und welche Probleme waren diese neuen Irrenheilanstalten denn ge-

baut worden? Was war ihr wirkliches Klientel? Welche Aufgabe hatte das Irrenasyl gegenüber dem Staat? Ehe die der Verwahrung oder doch die der Heilung? Oder beide zusammen?

Griesinger hatte vermutlich deswegen der Frage der Heilbarkeit und Heilung der psychischen Krankheiten bereits in der ersten Ausgabe seines Werkes (Die Pathologie und Therapie der psychischen Krankheiten, für Aerzte und Studirende, 1845) ein eigenes Kapitel gewidmet (fünftes Buch), worin er sich äusserte zur Prognostik, Therapie, zu allg. Grundsätzen, zu den somatischen und psychischen Behandlungen sowie zu einzelnen Modifikationen der Therapie und zu den Irren-Anstalten selbst. Die Eindrücke aus der Zeller'schen Volontariatszeit mussten auf Griesinger gross gewesen sein.

In §. 187 des fünften Buches (Abschnittes) schrieb Griesinger: *Vom Beginn der Reformen an fasste besonders in Deutschland die Ueberzeugung Wurzel, dass die erste Bedingung des Gelingens der Curzwecke die Trennung der heilbaren von den unheilbaren Irren sei. In der That erweist sich eine Durcheinandermischung der frischen Fälle mit den unheilbaren, ganz* **verkommenen**, *vollends gar mit epileptischen Irren oder mit Cretinen nicht nur durch den höchst üblen Einfluss nachtheilig, den schon der Anblick dieser Versunkenen auf die Neuerkrankten macht; es bedürfen beide Classen von Irren auch in Manchem verschiedene Einrichtungen zu ihrer Pflege, und es wird natürlich bei solcher Vermischung der Raum der Anstalt von den Unheilbaren allmählig ganz ausgefüllt, so dass es bald gar nicht mehr zur Aufnahme frischer, eben recht heilbarer Fälle kommen kann.'*

Hatte man beispielsweise in der Pariser Salpêtrière aus diesen Gründen innerhalb des Gebäudes **verschiedene Abteilungen** für Heilbare und Unheilbare gebaut und betrieben, so baute man in Deutschland getrennte und besondere **Anstaltskomplexe** für einerseits heilbare und andererseits für unheilbare Fälle. Dies geschah aus dem Bemühen, zuerst nur für einen Teil der Irren neue und teure Asyle zu bauen, nämlich im Prinzip nur für die Heilbaren:

,Man wollte oder konnte die neuen, mit beträchtlichen Kosten verbundenen Reformversuche im Anstaltswesen zuerst vorzugsweise für einen Theil der Irren, für die Heilbaren, in Anwendung bringen. Man richtete deswegen für die selben ganz neue Anstalten ein, während man die alten, bestehenden Irrenhäuser, welche sich als ganz ungenügend zur Verfolgung von Heil-zwecken auswiesen, doch noch mit passenden Veränderungen zu blossen Bewahranstalten brauchen konnte.

Man gewann die Einsicht, dass die Einrichtungen für Aufnahme Unheilbarer zum Theil wesentlich andere sein müssen, als die für die Heilung frischer Fälle, in dem dort Alles für einen Aufenthalt auf Lebensdauer, hier nur für ein vorübergehendes Verweilen der Kranken berechnet sein muss; es war auch ein wichtiger Punct bei den allgemein verbreiteten Vorurtheilen weit eher eine Anerkennung der Heilbarkeit des Irreseins in der öffentlichen Meinung durch-

zusetzen, wenn eigene Heil-Anstalten mit verhältnismässig häufigen und schnellen Genesungen errichtet wurden'. (Die Pathologie und Therapie der psychischen Krankheiten, 1845, S. 384/85)

Einerseits hatte man also einige neue Heilanstalten errichtet, um die Heilbaren von den Unheilbaren trennen zu können. Doch kam es immer wieder vor, dass sich die Einen dieser Gruppe, die Unheilbaren, dann doch als heilbar erwiesen, während die Anderen, also die Heilbaren, sich mit der Zeit dann leider doch als unheilbar herausstellten. Die Situation musste zu einer allgemeinen Unzufriedenheit in den neuen Asylen geführt haben, sowohl unter den Psychiatern als auch unter den Verwaltern wie auch unter den staatlichen Betreibern, wer denn noch als heilbar, wer als unheilbar einzustufen und einzuweisen sei.

Die Psychiatrie von damals stand unter diesem schlechten Stern. Die total überfüllten Bauten konnten nur schlecht und recht geführt werden und ihre heilsame Arbeit im Grunde genommen gar nicht ausführen.

Die Frage stand also im Raum, ob man die verschiedenen Irren miteinander vermischen sollte oder nicht, oder es doch besser wäre, die Irren unter dem Grundsatz einer vollständiger Trennung der Heilbarkeit und Unheilbarkeit zu behandeln. Diese vollständige Trennung hätte aber zur Folge gehabt, dass dadurch Asyle für Unheilbare geschaffen würden, quasi Abstellgeleise, worin sich ihre Insassen gesellschaftlich recht brutal an die Wand und ins Abseits gestellt gefühlt haben mussten. Was also wäre eine Lösung des Dilemmas? Es war eine dumme Zwangslage entstanden.

Man sprach vielleicht deshalb bald von sog. ,**relativ verbundenen Anstalten**' (Heilanstalt und Pflegeanstalt im Verbund). Das trennte zwar die Heilbaren (der Heilanstalt) von den Unheilbaren (der Pflegeanstalt), aber das Gelände, auf welchen beide Komplexe standen, war dasselbe und die Gebäude (synergetisch) nahe beieinander. Eine solche relativ verbundene Anstalt sei, so Griesinger, ohne Zweifel die minder kostspielige.

Manche Gebäude und Einrichtungen seien von beiden Anstalten gemeinsam benutzbar und alle Kranken unter derselben Verwaltung vereinigt. Zudem wäre dadurch weniger Personal, weniger Ärzte und weniger Beamte erforderlich. Die produktive Arbeit (Feldarbeit, Werkstatt, Küche, Hausdienst etc.) könne hauptsächlich auch von den (unheilbaren) Bewohnern der Pflegeanstalt erbracht werden, was Kosten spare und einen geringeren jährlichen Staatszuschuss ermögliche.

Diese relativ verbundenen Anstalten, die also auf demselben Gebiet nebeneinander bestanden, hatten noch den weiteren Vorteil (weil die Bestimmungen über Heilbarkeit und Unheilbarkeit höchst schwankend und unsicher waren), dass in ihr die Kranken in allen Stadien ihres Irreseins von demselben Arzte beobachtet und deren Krankheiten bis an ihr Ende (des Krankheitsverlaufes) verfolgt werde konnte.

Zudem konnten die für als unheilbar gehaltenen Pflegelinge nötigenfalls sehr leicht wieder von der Pflegeanstalt in die Heilanstalt zurückversetzt werden, wobei umgekehrt es sich als schwieriger erwies, weil dies für den Kranken sehr hart und niederschmetternd gewesen wäre, denn bei ihnen, also den Unheilbaren, hatte man damit praktisch alle Hoffnungen aufgegeben. Sie wurden somit nur noch versorgt, aber kaum noch therapiert.

Der Arzt also musste in der Lage sein zu entscheiden, wer heilbar und wer nicht mehr heilbar sei. Einige Ärzte behaupteten jedoch, dies können nur Gott wissen. Griesinger schrieb weiter, denn er wollte nichtpsychiatrische Patienten aus den Psychiatrien ausgliedern:

,Neben den grossen, relativ verbundenen Anstalten braucht man immer noch besondere Pflegehäuser für Cretins, Epileptische u. dgl.; bei der Trennung beider Anstalten muss die Pflegeanstalt wenigstens die dreifache Bewohnerzahl der Heilanstalt fassen (3-400 : 100)' (ebenda, S. 387).

Aus diesem Verhältnis liess sich erkennen, dass in diesen Asylen damals die als unheilbar eingestuften Irren stark in der Überzahl gewesen sein mussten. Sie übervölkerten die Irrenanstalten richtiggehend. Das Problem bestand darin, dass einerseits diese Irren alle völlig durcheinander aufgenommen worden waren, quasi ohne erprobte Triage, vom Melancholischen bis zum Kretinen, vom Selbstmordgefährdeten bis zum Sozialabweichler. Und andererseits war die therapeutische Aussicht auf einen Heilungserfolg damals generell noch gering, gerade angesichts der veralteten, unwirksamen und unspezifischen Therapien.

,Ueberhaupt können und müssen die Pflegeanstalten gross sein; für die Heilanstalten ist die Möglichkeit eines schnellen Abflusses aller als unheilbar Erkannten ein Haupterforderniss. Wo aber diesem genügt ist, wo die Heilanstalt wirklich lauter in activer Behandlung befindliche Kranke enthält, da kann deren Zahl höchstens 80-100 betragen, indem von Einem Arzte kaum noch diese Zahl genau beobachtet und streng individuell behandelt werden kann. Deshalb würden wir uns, wo der Staat freigebig die Geldmittel gewährte, für das in neuerer Zeit **vorgeschlagene System grosse, centralisirter Pflegeanstalten, aber kleiner, in verschiedenen Provinzen eines Landes zerstreuter Heilanstalten entscheiden,** *durch welche von verschiedenen Puncten aus das Vertrauen zur Irrentherapie verbreitet, die Aufnahme sehr erleichtert und*

daher die Uebergabe namentlich der frischen Fälle, welche vom allergrössten Werthe ist, gefördert wird' (ebenda S. 388).

Er forderte grosse, zentralisierte **Pflegeanstalten** von ca. 300-400 Plätzen. Kleinere **Heilanstalten** von höchsten 100 Plätzen könnten auf mehrere Landesprovinzen verteilt werden, ansonsten die Irren von einem einzigen Arzt nicht mehr beobachten und behandeln werden könnten. Von diesen kleinen Heilanstalten könnte das Vertrauen in die Irrentherapie verbreitet werden, so Griesinger. Dieses Vertrauen war zu dieser Zeit offenbar noch nicht da.

Griesingers Idee war, in den Irrenheilanstalten (für die Heilbaren) eine leichte Benutzbarkeit zu erzielen, wodurch die Aufnahme frischer Fälle, die darin schnell gesund therapiert und entlassen werden könnten, gefördert würde. Doch dies war in den jetzigen, mit ihren chronischen Blödsinnigen, Cretinen und Epileptischen überfüllten und überbelegten Asylen nicht möglich.

Seine Ideen wollte er erreichen mittels u.a. medizinal-polizeilichen Vorschriften, durch das Erlassen unnötiger und zeitraubender Formalitäten, durch mässige Verpflegungskosten und durch das Vertrauen, welches sich die Anstalten selber erwerben mussten. Griesingers Reformvorschlag hörte sich weiter so an:
,Jede Anstalt ist nichts Anderes, als ein Hospital für Gehirnkranke; jede, ganz besonders aber die Heilanstalten, müssen durchaus den Charakter eines Krankenhauses, und nicht etwa den eines Besserungs-Instituts, einer Fabrik, oder gar eines Gefängnisses darbieten.

Hiermit ist zugleich gesagt, dass die Anstalt durchaus unter ärztlicher Leitung stehe, dass also die Direction in den Händen des ersten Arztes sein muss, der mit einer gewissen Unumschränktheit alle sonstigen Kräfte zum Besten des Ganzen verwendet, aber auch, dass die Irrenärzte wirkliche Aerzte, und nicht etwa Moralisten, welche sich zugleich etwas mit Medicin beschäftigen, aber zu jeder Untersuchung ihrer Kranken der Beihülfe eines weiteren Arztes bedürfen, sein sollen' (ebenda S. 388).

Neu bei diesen Ausführungen war, dass der Verwaltungsdirektor sich dem ersten Arzt, der unumschränkt über die Geschicke der Klinik befehlen sollte, unterzuordnen habe oder sogar, dass diese Stelle aufzuheben und in die Stelle des ersten, führenden Arztes zu überführen sei. Dies war ein Affront gegen die Verwaltung.

Griesingers Reformvorschläge lassen sich gut mit Rollers Werk der ‚Psychiatrischen Zeitfragen' aus dem Jahre 1874 erläutern, was hier teils bereits unter Roller gemacht wurde. Die Psychiatrie kannte in ihrer Geschichte mehrere Phasen von sog. Reformvorschlägen und Griesinger war nicht der erste Psychiater, der dies tat.

Doch damit war Griesinger in eine Aussenseiterrolle geraten. Viele Berufsfreunde hatte er nicht mehr. Dafür aber den Ruf eines Vordenkers und Reformers erhalten, der im Psychiatriebetrieb quer schlug. Ihm schwebte das Modell einer modernen Universitätspsychiatrie vor.

Die akuten Kranken also, so Griesinger, sollten in städtischen und klinischen Asylen behandelt werden, die chronischen, arbeitsfähigen Kranken jedoch in ländlichen Asylen. Ein dazugehöriger Vortrag war in seinem (Archiv für Psychiatrie und Nervenkrankheiten (Ausgabe 1868/69) veröffentlicht. Er hiess: (Ueber Irrenanstalten und deren Weiter-Entwicklung in Deutschland). Eine ähnliche Forderung hatte offenbar sein einstiger Mentor und Lehrer Zeller vertreten, wobei angedacht war, dass ein Asyl kein Ort der Ausgrenzung unliebsamer Menschen sei, sondern ein Zufluchtsort für psychisch kranken Menschen.

Seine Vorschläge wurden teils heftig kritisiert und in Versammlungen resp. Kongressen vereinigter Ärzte besprochen. (So S. 742 des Archives für Psychiatrie und Nervenkrankheiten, 1868):
Sitzung vom 23. September. Herr Sanitätsrats Dr. Laehr spricht über ,,einige Reformvorschläge auf dem Gebiete der Irrenpflege" und wendet sich von den bereits früher von ihm geltend gemachten Gesichtspunkten aus **gegen Griesinger's Vorschläge.** *Er wünscht die Zustimmung der Versammlung zu folgenden Sätzen:*
1. Ist wie bisher darauf hinzuwirken, dass der Neubau einer Irrenanstalt sowohl die acuten als chronischen Formen der psychischen Krankheiten umfasst und den Character einer sogenannten gemischten Anstalt behält?
2. Ist wie bisher darauf hinzuwirken, dass neu zu erbauende Irrenanstalten ausserhalb der Städte angelegt werden?
3. Ist wie bisher darauf hinzuwirken , dass die dirigirenden Aerzte der Irrenkrankenanstalten wie bisher auch die Verantwortlichkeit übernehmen und zu diesem Zwecke auf dem Anstaltsterrain selbst wohnen?
Die Versammlung spricht ihre Zustimmung zu diesen Sätzen aus'.

Auch die später, von Griesinger erst etwa ab 1860 geforderte **Behandlungsform des No-Restraint** schien vielerorts, gerade in konservativen Arztkreisen auf taube Ohren zu stossen. Der Vorschlag Griesingers, möglichst auf Zwangsbehandlungen zu verzichten, wurde in ärztlichen Zirkeln heftig diskutiert, schlussendlich vielerorts zuerst einmal verworfen.

Sanitätsrat Dr. **Heinrich Laehr** (1820-1905), Verfasser versch. Werke über Irresein und Irrenanstalten resp. Heil- und Pflegeanstalten für Psychischkranke, war 1858 Nachfolger Heinrich Damerows geworden und zum neuen Hauptredakteur des Fachorgans (Allgemeine Zeitschrift für Psychiatrie und psychisch-gerichtliche Medicin) geworden. Damerow hätte Griesingers Vorschläge wohl eher noch unterstützt, nicht so jedoch Sanitätsrat Laehr. Somit war Laehr zur wichtigsten Person gegen die Ideen und Reformvorschlägen Griesingers geworden.

Mag sein, dass die später von Griesinger vorgeschlagenen Reformen einer Behandlung ohne Zwangsmittel (No-Restraint) den Ausschlag für eine eher negative Haltung vieler konservativ gesinnter Anstaltsärzte gegen seine Reformvorschläge erzeugt hatten, fühlten sich doch viele Ärzte (auch das Wartpersonal) nicht in der Lage, ohne gestrenge Massnahmen den vielen renitenten Irren in den Asylen zu begegnen.

Die Behandlungsform des No-Restraints propagierte Griesinger noch nicht in seiner frühen, ersten Ausgabe des Werks (Die Pathologie und Therapie der psychischen Krankheiten, 1845), sondern erst in der zweiten Ausgabe (1861). Griesinger hatte die Therapieform des No-Restraint in der ersten Ausgabe bereits ausführlich erwähnt, meinte damals noch, dass ein Missbrauch (der Macht) allein noch nicht für ihre Verwerfung in allen Fällen spreche: ,Ohne Zweifel war es der Missbrauch, welcher bis vor Kurzem mit der Anwendung körperlichen Zwangs bei Irren getrieben wurde, wodurch in den letzten Jahren in England das entgegengesetzte Extrem, die totale Verbannung aller mechanischen Beschränkungsmittel aus der Irrenbehandlung, hervorgerufen wurde. Dieses Verfahren, als **System des No-Restraint** bekannt, zuerst (1838) in der Anstalt von Lincoln, später in Northampton, in Hanwell, in Lancaster, Suffolk, Gloucester u . a. O. ein- und durchgeführt, wird **von der einen Seite eben so sehr gepriesen , als von der andern seine Vortheile in Frage gestellt** werden.

An die Spitze der Gründe dafür wird die grössere Humanität dieses Verfahrens und die leichtere Beruhigung des Kranken, der durch mechanischen Zwang oft stärker irritirt werde, gestellt; es wird behauptet, dass der Kranke dadurch mehr an eigene Selbstbeherrschung gewöhnt und in seiner Selbstachtung gehoben werde, dass dabei eigenmächtige Gewaltthätigkeiten der Wärter unmöglich seien; die Kranken jener Anstalten sollen seit der Einführung des Systems ruhiger, geordneter und heiterer, die Heilungen sollen dauerhafter geworden sein, und im Nothfalle, wird gesagt, könne der Kranke ja eben so gut, als durch mechanische Mittel, durch das Einschreiten von Wärtern beschränkt werden.

Es ist klar, wie diese Gründe zwar gegen den Missbrauch der Zwangsmittel, aber noch nicht für ihre Verwerfung in allen Fällen sprechen. Mit Recht wurde auch schon in England gegen das System geltend gemacht, dass die Beschränkungsmittel zwar immer für seltenere Fälle aufzusparen , dann aber oft allein im Stande seien, **einzelne Kranke der Autorität des Arztes zu unterwerfen,** und sie für sich selbst und andere unschädlich zu machen' (ebenda S. 372 f.).

Griesinger hatte in der ersten Ausgabe seines Werkes offenbar noch recht kritisch abgewogen, ob ein No-Restraint-System, nach englischem Vorbild, auf deutschem Boden praktikabel sei und argumentativ eher dagegen geschrieben: ,Mit Recht wurde darauf hingewiesen, dass man eben bei Anwendung dieser Mittel den Kranken selbst *weit mehr Freiheit, namentlich Bewegung in frischer Luft, gestatten kann, dass man ohne sie einer unverhältnismässigen Wärterzahl für einzelne Kranke bedarf, dass eine persönliche Bemeisterung durch Menschenhand weit irritirender wirkt, als ein mechanisches Mittel, dass eben hier Gewaltthätigkeiten von Seiten der Wärter, als ein gehaltene oder leicht über-schrittene Nothwehr, kaum zu vermeiden sind; Endlich, dass die Einsperrung in eine einsame Zelle, deren sich das System des No-Restraint bedient, eben so gut ein mechanischer Zwang, nur unter einer anderen, keineswegs besseren Form sei.*

Es bedarf längerer, umfassenderer Erfahrungen, um diese Frage definitiv zu entscheiden. Jedenfalls wird man es für einen Excess der Philantropie (s . p. 342) halten dürfen, wenn in der Bekleidung des Kranken mit dem Camisole etwas an sich Inhumanes gesehen wird. Zieht man noch in Betracht, wie manche Kranke im Vorgefühl tobsüchtiger Anfälle selbst um äussere Beschränkung bitten, wie man zuweilen von Anderen hören kann, der Tobanfall wäre leichter und schneller vorübergegangen, wenn ihm mit ernsterer Beschränkung entgegengetreten worden wäre, wie wenig von sonstigen, wirklich ausführbaren Mitteln uns bei einzelnen zucht-losen und gefährlichen Kranken, ganz besonders aber bei einzelnen Fällen von Selbstmordtrieb zu Gebote stehen, so wird man die wichtigsten, practischen Bedenken gegen das System nicht unterdrücken können' (ebenda S. 373).

Gegen die Einführung des No-Restaints hätten auch die mit Untersuchungen beauftrage Kommissionen dem englischen Parlament empfohlen, da in dortigen Asylen von unerfreulichen Szenen grober Ruhestörung und Gewalttaten berichtet worden sei, wo man das No-Restraint eingeführt hatte. Zudem sei auch die Anzahl erfolgreicher Heilungen in keiner solchen Anstalt gemeldet worden. Griesinger meinte, somit könne man im Interesse der Kranken selbst, als auch im Interesse der Aufrechterhaltung von Zucht, Ruhe und Ordnung nachdrücklich gegen eine vollständige Abschaffung mechanischer Beschränkungsmittel eintreten.

Somit hatte sich sogar Griesinger selbst noch in seinem im Jahre 1845 erschie-nenen Werk teils **gegen solche Reformvorschläge** (also gegen das No-Restraint) und somit noch **für die Anwendung von Zwangsmitteln** ausgesprochen. Dies mochte ebenfalls ein Grund gewesen sein, warum jetzt, im Jahre 1868, seine dar-gereichten Reformvorschläge mehrheitlich abgelehnt worden waren.

Anwesend an diesen Besprechungen innerhalb dieser Arztzusammenkünfte (z.B. Kongress in Dresden, 1868) waren oft sehr einflussreiche Vertreter der Anstalts-psychiatie, aber auch modern denkende Ärzte. Die Diskussion über seine Reform-vorschläge wurde polemisch und hart und teilweise auch unsauber geführt. Besonders Sanitätsrat Laehr widersetzte sich Griesingers Vorschlägen und bezich-tigte ihn, die Psychiatrie zu kritisieren, anstatt sie zu verteidigen.

Ein weiteres grosses Problem der Reform des Anstaltswesens gemäss Ideen Griesingers waren deren mutmasslich eklatant höheren Kosten, die sie bewirken würde. Daher brachte Griesinger auch andere Beherbergungsformen für Psychischkranke ins Spiel, die weniger aufwendig waren und kostengünstiger betrieben werden konnten und nannte diesbezüglich konkret die Betreuung innerhalb der Familienpflege.

In einer ausserordentlichen Sitzung wurden dann Griesingers Vorschläge abgelehnt. Die **Königl. Sächs. Staatsregierung**, so ein Arzt, **habe angeblich**, einige Fragen vorgelegt, die dringend in einem Entschluss zu beantworten seien, hiess es an jener ominösen Versammlung des Septembers 1868. Der angebliche Antrag wird hier dargestellt:

(„Antrag der K. Sächs. Staatsregierung.
Herr Dr. Güntz jun. legte einige Fragen vor, deren Beantwortung seitens der Versammlung von der Regierung gewünscht werde; diese Fragen wurden von der Versammlung modificirt und dahin formulirt:
1. Ob der Lehrstuhl für Psychiatrie mit einer anderen Klinik verbunden werden könne.
2. Ob ein Klinisches Asyl nach den Vorschlägen Griesinger's (in dessen Archiv I. 1.) einzurichten sei.
Nach einigen wenigen Bemerkungen und ohne dass eine eigentliche Discussion stattfand, beschloss die Versammlung, beide Fragen einfach zu verneinen'.) **(Archiv für Psychiatrie und Nervenkrankheiten, Sept. 1868, S. 741)**

Das Ganze hatte jedoch ein trauriges Nachspiel. Denn es stellte sich bald heraus, dass ein solcher Antrag der Königl. Sächsischen Staatsregierung überhaupt nie existiert hatte. Diesen vielleicht absichtlich konstruierten Irrtum beschrieb man im Archiv für Psychiatrie und Nervenkrankheiten daraufhin wie folgt:

‚Dies die äussere Geschichte der psychiatrischen Section der Naturforscherversammlung. Wie aber eine jede solche Versammlung hatte auch diese zugleich ihre innere Geschichte und leider eine recht traurige. Zunächst stellte es sich alsbald heraus, dass der angebliche Antrag der Königl. Sachs. Staatsregierung (s. oben p. 740 u. 741) gar nicht existirte, sondern dass die betreffenden Anträge, welche die Versammlung selbst noch modificirte, von Herrn Güntz auf die blosse mündliche Anregung eines Sächsischen Ministerialrathes hin - bei Gelegenheit einer abendlichen Zusammenkunft der Mitglieder der Naturforscherversammlung in einem Vergnügungslocale - formulirt waren.

Trotzdem gelang es einigen energisch darauf hinweisenden Mitgliedern nicht, eine entsprechende berichtigende Erklärung seitens des betreffenden Vorsitzenden zu erhalten, so dass dieselben gleich nach der Sitzung vom 21. eine Berichtigung für das Tageblatt aufzusetzen für nöthig hielten, welche von den Herren Professor Rienecker (Würzburg), Professor Leidesdorf (Wien), Dr. Westphal (Berlin) und Dr. Mendel (Pankow) unterzeichnet wurde.

Diese Berichtigung gelangte durch einen zufälligen äusseren Umstand zu spät an die Redaction des Tageblattes, so dass sie erst in der Nummer 17 desselben erscheinen konnte. Inzwischen war seitens des Bureaus der Section selbst eine „Berichtigung" in das Tageblatt eingerückt, die man den Mitgliedern, welche die Sache zur Sprache gebracht, in der Sitzung selbst zu geben versagt hatte - gewiss ein Verfahren, das als ein nicht zu rechtfertigendes bezeichnet werden muss; noch weniger zu entschuldigen aber ist es, wenn man später der darüber stattfindenden Interpellation gegenüber von einem „Formfehler" und „Lapsus calami" zu sprechen wagte.

Die Bedeutung der ganzen Sache lag darin, dass, wie bekannt, die Sächs. Regierung in Leipzig ein klinisches Asyl nach Griesinger's Ideen zu errichten beabsichtigte und dass also die Folge der Beantwortung eines Antrages der Staatsregierung über die Frage (2) - ob ein Asyl nach Griesinger's Vorschlägen einzurichten sei - möglicherweise von ganz anderer Bedeutung sein konnte, als der privatim in dieser Beziehung geäusserte Wunsch eines Ministerialrathes, welchen mehrere wissenschaftliche Gegner Griesinger's im geselligen Abend-Verkehr von ihren Ueberzeugungen zu unterhalten Gelegenheit gehabt hatten.

Die Gegner Griesinger's schienen aber eine solche Unterscheidung für ganz irrelevant zu halten, bis dann doch zum Erstaunen die „Berichtigung" erfolgte, welche, man in den Sitzungen selbst nicht gegeben hatte.

Als traurig müssen wir es ferner bezeichnen, dass man mit einer gewissen Hast kaum die Zeit abwarten zu können schien, gegen die Vorschläge Griesinger's zu Felde zu ziehen, von dem Jedermann, bevor er zur Versammlung kam, wusste, dass er schwer krank, vielleicht an der Grenze seines Daseins angelangt, darnieder lag und sich zu vertheidigen unfähig war; aber man that, als ob das Wohl und Wehe der Psychiatrie von dieser Discussion abhinge und von welcher Discussion! - Taktvoll war ein solches Verfahren jedenfalls nicht und in diesem Augenblicke selbst durch den reinsten Eifer für die vermeintliche gute Sache nicht zu entschuldigen.

Jeder Unbefangene, der die Sachlage kannte, musste nothwendig den Eindruck davon tragen, dass es sich hier um Personen und nicht um Sachen gehandelt habe, und dies konnte wahrlich der Sache, welcher gedient werden sollte, nicht zum Vortheil gereichen. Wenn von andrer Seite die allgemeine „Harmonie" betont wird, welche unter der Mehrzahl der anwesenden Irrenärzte über die betreffenden Fragen herrschte und wenn man darauf gestützt, die Dinge so darstellt, als handelte es sich hier um abgethane Dinge, über die es sich kaum lohne, weiter zu reden, so ist dies im günstigsten Falle - falls nämlich diese Uebereinstimmung nicht bloss gegen die Person gerichtet war - nichts als eine Selbsttäuschung, die durch die Macht der Thatsachen bald zerstört werden dürfte. Schon die folgenden Verhandlungen Schweizer Irrenärzte enthalten Andeutungen dafür'. (Archiv für Psychiatrie und Nervenkrankheiten, Sept. 1868)

Somit waren die Reformvorschläge Griesingers, wenigstens versammlungsmässig, vom Tisch. Es bleibt zu erwähnen, dass Griesinger zu dieser Zeit gesundheitlich bereits schwer angeschlagen war und sich nicht persönlich wehren und sich für seine Sache einsetzen konnte. Er starb Ende Oktober 1868 in Berlin.

Andere Reformvorschläge jedoch setzten sich in der Praxis dann doch um. Hier einige Beispiele:

Griesingers Theorien waren bereits in den 1840er Jahren von der deutschen Ärzteschaft erstaunt, aber auch reserviert zur Kenntnis genommen worden, vor allem vor seinen eigenen psychiatrischen Mitstreitern. Zu behaupten, dass Geisteskrankheiten Gehirnkrankheiten seien, kam nicht allen gelegen, denn sie waren der Meinung, diese Krankheiten entsprängen dem Geistigen. Der Streit mit diesen Verfechtern der konservativen Psychiatrie tobte daher erneut zwischen 1865 bis 1868. Dann starb Griesinger und der Streit mit ihm war damit beendet, auch wenn er noch lange Nachwirkungen zeigte.

Nachwirkungen deswegen, weil Griesinger behauptete, dass die Empirie als die Grundlage aller Naturwissenschaften zu betrachten sei. Die exakte psychiatrische Naturwissenschaft, so Griesinger, sollte sich von der Philosophie (und Theologie) lösen, denn ,Systeme kommen und gehen; die Thatsachen der Physiologie werden ewig bleiben'. (Wilhelm Griesinger, Gesammelte Abhandlungen Band II, Berlin 1872, S. 65)

Griesinger unternahm den Versuch, die Psychiatrie aus der medizinischen Physiologie und Pathologie herzuleiten. Dies war sein grosses Verdienst.

Physiologie:
Lehre von den normalen, insbesondere biophysikalischen Lebensvorgängen in den Zellen, Geweben und Organen aller Lebewesen. Sie bezieht das Zusammenwirken aller physikalischen, chemischen und biochemischen Vorgänge im gesamten Organismus in ihre Betrachtung ein. Es gibt viele Teilgebiete der Physiologie: z. B. die Neurophysiologie, die Sinnesphysiologie, die Zellphysiologie, die vegetative Physiologie, die Stoffwechselphysiologie u.v.a.

Teile seiner Verbesserungsvorschläge wurden nämlich selbst vom Verwaltungsdirektor der Charité gutgeheissen. Zwar schien das Wartpersonal, wenigstens anfänglich, von einigen neuen Ideen Griesingers (der des No-Restraints) nicht gerade begeistert gewesen zu sein.

Das Wartpersonal hatte um die Mitte des 19. Jahrhunderts keinen guten Ruf in der Bevölkerung und dies sollte noch lange so bleiben. Ihr Ansehen war in der Gesellschaft sehr gering, denn in der Regel waren damals (nicht heute) die Wärter in der Realität gescheiterte Existenzen, die, so sagte man, zu jedem anderen Geschäft oder jeder anderen Arbeit ebenfalls untauglich seien. Die Wärter waren oft ungebildete und ungehobelte Rohlinge und Trinker.

Einige waren sogar Strafgefangene, andere ehemalige Soldaten, die mit etwas Glück, vorher einen Beruf erlernt hatten. Während die übrigen Wärter meist alkoholabhängige Taugenichtse waren und brutal in ihren Methoden, bestand bei den Soldaten und auch bei ehemaligen Strafgefangenen immerhin die Möglichkeit, dass diese aus gebildeteren Gesellschaftsschichten stammten und sogar lesen und auch schreiben konnten. Zudem brachten die ehemaligen Soldaten, die unter Regimentern gedient hatten oder an Scharmützeln und Kriegen teilgenommen hatten, von ihren vorgesetzten Offizieren wenigstens gute Zeugnisse mit und schienen im Militärwesen zu Ordnung und Pünktlichkeit erzogen worden zu sein.

Die Löhne der Wärter war sehr bescheiden und reichten kaum zum Leben. Ihnen fehlte noch jede Ausbildung bezüglich ihrer schwierigen Tätigkeit. Die Personalnot, resp. die fehlende Ausbildung des Wartpersonals wurde hin und wieder aufgebessert, indem man verurteilte Sträflinge zur Wartung der Irren verdonnert hatte und in Irrenasylen eingesetzt wurden. Auch straffällig gewordene Frauen wurden hin und wieder für einige Zeit zum Dienst in einer Irrenanstalt verurteilt, was dem Niveau des Wartpersonals manchmal förderlich war, weil diese Frauen Schulen besucht und ev. sogar eine berufliche Ausbildung absolviert hatten.

Der Personalschlüssel des Wartpersonals war niedrig. Es gab Anstalten mit einem Wärter-Irren-Verhältnis von 1:5, doch meist mussten viel mehr Irre von einem einzigen Wärter oder einer Wärterin betreut werden. Das Verhältnis von 1:30 war damals jedenfalls durchwegs bittere Realität. Griesinger hatte auch hier den Hebel angesetzt.

Wenn man bedenkt, dass heute die Pflegenden oder sonstigen Angestellten einer Psychiatrischen Klinik nach der Arbeit ihren Arbeitsort verlassen können, um in einer eigenen Wohnung oder einem eigenen Haus leben zu können, waren die Zustände und Gegebenheiten damals um 1850 und auch später noch völlig anders: Die **Wärter hatten im Asyl zu wohnen**, fanden darin also, ebenfalls wie die Verrückten, Unterkunft und Verpflegung. Manche Wärter wurden räumlich nicht einmal von den unruhigen Irren getrennt, sondern hatten gleichfalls in den Krankensälen zu schlafen und zu essen, gemeinsam mit den teils lauten und aggressiven Irren.

Die Zustände innerhalb des Wartpersonals waren daher katastrophal. Man wollte, dass die Wärter und Wärterinnen ledig waren. Sie mussten die Direktion um Erlaubnis fragen, wenn sie heiraten wollten. Die Arbeitszeit war streng und lang. Es gab allgemein meist eine sehr hohe Fluktuationsrate (Personalwechsel) innerhalb des Wartpersonals: Von 20 Wärterinnen und Wärtern wurden in einem einzigen Jahr die Hälfte, also rund 10 entweder entlassen oder waren der Irrenarbeit und den Anstalten entlaufen. Sie waren überfordert und machten sich dann jeweils einfach aus dem Staube.

Es gab Irrenasyle, die versuchten die Wärter mit einem täglichen Schoppen Bier oder Wein bei der Stange zu halten. So erhielt noch um die Jahrhundertwende (1900) jeder männliche Wärter bis zu 1,5 Liter Wein zum Genuss pro Tag, was manche veranlasste, Feste zu feiern, wenn sich genügend Alkohol angesammelt hatte. Dann wurden (Burghölzli, Zürich) Dirnen aus der nahen Stadt heraufbestellt und tüchtig gezecht. Es war übrigens Auguste Forel, der diesen ‚Brauchtum' später wieder abschaffte.

Dass der hohe Alkoholkonsum die schwere Arbeit leichter erträglich gemacht hatte, kann man noch aus der schwierigen Arbeitssituation, die in den Irrenhäusern vorherrschte, durchaus konstruieren. Dass aber manche Wärter dadurch mit der Zeit zu Alkoholikern und damit zu Problemen für die Asyle wurden, lag gleichsam auch auf der Hand.

Entlassen wurden die Wärter dann oft infolge ihrer Brutalität, ihrer Eigenmächtigkeit im Umgang mit den Irren oder wegen ihres starken Alkoholkonsums. Oder sie entliefen dem Irrenasyl, weil sie es in ihren Mauern nicht mehr aushielten, denn die neuen Anstaltsgebäude entwickelten immer strengere Haus- und Hospitalordnungen, gaben einengende, überprüfbare Dienstanweisungen heraus und erweiterten das bereits schon schwierige Aufgabenbild der Angestellten.

Wie sollte man da, so muss man sich heute fragen, Griesingers modernes Verständnis für ein zukünftige psychiatrische Arbeit umsetzen? Er entwickelte stets neue ‚**Dienstinstructionen**', Hausordnungen, Richtlinien, neue Zielsetzungen, Vorschriften und Arbeitsanweisungen, Regelungen zur Zusammenarbeit und allgemeine Handlungsrahmen (Rechte und Pflichten), die die Wärterinnen und Wärter unter Androhung von Strafen befolgen mussten. *‚Die Wärter und Wärterinnen sollen sich mit dem Inhalte, der ihnen mitgeteilten Hausordnung genau bekannt machen'.* (Dienstinstruction für das Wärterpersonal bei dem herzoglich nassauischen Irrenhause zu Eberbach, 1890)

Als einer der Begründer der **naturwissenschaftlichen Psychiatrie**, der er gewissermassen eine starke Grundierung verpasste, wurde Griesinger zu einer Ikone der wissenschaftlichen Psychiatrie. Er war somit entscheidend für die Etablierung der Psychiatrie als medizinische Wissenschaft, verband er doch die Forderung nach einer empirischen Forschung mit naturwissenschaftlichen Methoden, wobei ihm die Berücksichtigung der Hirnfunktion besonders wichtig war. Er arbeitete darauf hin, dass die Psychiatrie in die medizinischen, universitären Wissenschaften aufgenommen und darin integriert wurde. Er hatte die moralisch-christliche und psychologisch orientierte Psychiatrie satt und wollte sie auf ein wissenschaftliches Niveau bringen.

Es war ihm auf der einen Seite sehr wichtig, dass sich auch die Psychiatrie, und nicht nur andere medizinische Fächer, in der Forschung auf empirische Untersuchungen einliess und nicht, wie bisher viel zu oft geschehen, sich nur auf spekulative theoretische Konzepte verliess. Er wollte die Psychiatrie an das Selbstverständnis der Naturwissenschaften heranführen und dabei gleichzeitig die enorme Bedeutung des Gehirnes als entscheidendes Organ verdeutlichen, das in der Verantwortung stand, viele psychische Krankheiten zu erzeugen oder zu bedingen.

Nachträge zu Griesinger

Sein vehementer Glaubenssatz, dass das **Gehirn der Sitz der Psyche** sei, schien ihn in die Ecke des Materialisten zu drängen, aber auch Griesinger dachte nicht einseitig, dass die Psyche nur eine Begleiterscheinung neuronaler Vorgänge sei, sondern anerkannte darin sehr wohl auch eine Eigenständigkeit des Psychischen.

Griesinger mussten die langjährigen, vor allem in publizistischer Form geäusserten Grabenkämpfe zwischen Psychikern und Somatikern gewaltig genervt haben, denn er betrachtete diese Kämpfe resp. Veröffentlichungen als reine Selbstläufer.

Auf der anderen Seite war ihm (zwar später) das Konzept des No-Restraint einzuführen und umzusetzen sehr wichtig. Dazu seien nochmals einige Zeilen seines Werkes dargestellt.

Aussagen zum Gehirn als Sitz der Psyche:

ERSTER ABSCHNITT
Ueber den Sitz der psychischen Krankheiten und die Methode ihres Studiums.

§. 1. ‚Der erste Schritt zum Verständniss der Symptome ist ihre Localisation. Welchem Organ gehört das Phänomen des Irreseins an? – Welches Organ muss also überall und immer nothwendig erkrankt sein, wo Irresein vorhanden ist? – Die Antwort auf diese Frage ist die erste Voraussetzung der ganzen Psychiatrie.

Zeigen uns physiologische und pathologische Thatsachen, dass dieses Organ nur das Gehirn sein kann, so haben wir vor Allem in den psychischen Krankheiten jedesmal Erkrankungen des Gehirns zu suchen …‘ (ebenda S. 1 - 4).

§. 2. *,Die Physiologie betrachtet das psychische Leben als eine besondere Lebensform des Organismus; sie seiht in den psychischen Acten Functionen bestimmter Organe und sucht jene eben aus dem Bau dieser zu begreifen'. ...*

§. 3. *,Die pathologischen Thatsachen zeigen uns so gut wie die physiologischen, **dass nur das Gehirn der Sitz normaler und krankhafter geistiger Thätigkeiten sein kann**, dass die Integrität der psychischen Prozesse an die Integrität dieses Organs geknüpft ist, auch wie beide miteinander wieder von dem Verhalten anderer Organe in Krankheiten abhängig sind'. ...*
Einen weiteren und noch directeren Beweis für unsern Satz, dass das Gehirn das beim Irresein erkrankte Organ sei, liefern die Ergebnisse der Leichenöffnungen der Irren selbst. Bei vielen dieser Leichenöffnungen findet man wirklich anatomische Veränderungen im Gehirne selbst oder seinen Hüllen...'

Griesinger vertrat mit seinen Ansichten eine aus heutiger Sicht modern und mehrdimensionale Psychiatrie auf der Basis der Naturwissenschaft. Er verweigerte sich der Annahme, dass psychisches Kranksein als Folge moralischer Verfehlungen oder sündhaften Lebenswandels entstanden sei, wie viele seiner Berufskollegen damals - altmodisch wie sie waren - noch glaubten, es jedoch nur unter vorgehaltener Hand zugaben.

Er setzte sich ein dafür, dass die psychiatrische Wissenschaft sich in die übrige medizinische Wissenschaft einzufügen habe. Trotz seiner These, alles entstehe im Gehirn, akzeptierte er die Bedeutung der individuellen Lebensgeschichte sowie die soziale und familiäre Situation des Irren, die für psychische Erkrankungen auch mitverantwortlich sein konnten. Somit widersprach er dem bio-psycho-sozialen Modell keineswegs.

Griesinger plädierte zwar für gemeindenahe Stadtasyle, in denen die Irren wie als normale Patienten mit einer organischen Krankheit ärztlich behandelt würden. Die Staats-Asyle jedoch waren schnell völlig überfüllt von Irren, so dass Griesinger sich auch für **alternative Krankenbehandlungen** aussprach, wie z. B. für die **Aufnahme gewisser Irrer in Gastfamilien**, die jedoch durch den Staat kontrolliert werden sollten. *,Missbräuche und Schändlichkeiten, wie sie in einzelnen englischen Privatanstalten vorfielen, sollten, wiewohl sich nirgends in Deutschland etwas ähnliches befürchten lässt, doch auf alle Fälle unmöglich gemacht werden'* (ebenda §. 239, S. 537).

In die staatlichen Irrenasyle jedoch sollten nur noch die wirklich schwer kranken, aggressiven und störrischen Irren aufgenommen und behandelt werden. Dies beschrieb Griesinger, etwas kompliziert formuliert, in seinem Werk: (Die Pathologie und Therapie der psychischen Krankheiten, §. 233, ab S. 527)

,*Die Ueberfüllung, über welche alle Irrenanstalten der Welt gegenwärtig klagen, der Zudrang zu ihnen, der immer wieder alle bei ihrem Bau angestellten Berechnungen* (**Anzahl der Irrenplätze eines Irrenasyls A.d.A.**) *zu Schanden macht, müssen irgendwo eine Grenze finden. ... sodann aber sollen in die Pflegeanstalten auch bloss die gefährlichen ... Unheilbaren aufgenommen werden, nicht aber ganz unschädliche und bloss lästige, und es soll der Verpflichtung der Familien und der Gemeinden, für ungefährlichen Unheilbaren zu sorgen, keine Concession gemacht, die genügende und humane Ausführung dieser Sorge vielmehr noch vom Staate überwacht und beaufsichtigt werden'.*

Die Aufnahme von kranken Irren in gut ausgesuchten **Gastfamilien zur Betreuung und Pflege** sah Griesinger als gute Alternative zur staatlichen Krankenhausbehandlung. Er trat ein beispielsweise für Patientengemeinschaften in landwirtschaftlichen Betrieben, wo diese zur Arbeit im Sinne einer Arbeitstherapie herangezogen werden konnten. Insbesondere erwähnte er die **Irrenkolonie des belgischen Dorfes Gheel,** in dem seit langer Zeit Geisteskranke mit den Einwohnern und ihren Familien zusammenleben würden (ebenda §. 239, S. 537). '*Ausser den öffentlichen Irrenhäusern möge noch der Privatanstalten gedacht werden, welche teils für Länder, in denen das öffentliche Irrenwesen noch nicht geordnet ist oder wo die Staatsanstalten der Irrenzahl nicht genügen, teils überhaupt für Kranke der höheren Classen mit Ansprüchen, wie sie in den Staatsanstalten schwerer zu befriedigen sind.*'

Somit gehörte er ebenfalls zu den Begründern eines wirksamen **sozialpsychiatrischen Ansatzes in der Psychiatrie,** wenn er dazu aufforderte, die Irren möglichst wohnortnah und wo es möglich war, auch ambulant zu behandeln, im Hinblick darauf, längere stationäre Aufenthalte in entlegenen Irrenasylen zu vermeiden. Griesinger sprach diesbezüglich von **psychiatrischen Stadtasylen,** es tönte, als sei diese Forderung die Vorstufe eines sozialpsychiatrischen Dienstes, oder die Vorstufe eine Ambulatoriums oder einer tagesklinischen Einrichtung.

Die Irren, so Griesinger, sollten in den Irrenbauten nicht alle miteinander vermischt werden, wobei er die Irrenanstalten aufteilte in **Heilanstalten,** mit noch heilbaren Irren sowie in **Pflegeanstalten** mit nicht mehr heilbaren Irren. Er unterschied also Heilanstalten von Pflegeanstalten strikte voneinander. In Pflegeanstalten gehörten gemäss Griesinger nur die ,Unheilbaren'. Wobei er betonte, dass auch in den Pflegeanstalten hin und wieder noch Irre geheilt würden.

Griesinger machte als Psychiater selbst einige Metamorphosen durch. So etwa revidierte er seinen einstigen sog. einheitspsychotischen Ansatz. Offenbar war er sich doch nicht ganz im Klaren, ob es die sog. **Einheitspsychose** wirklich gab. Dann setzte er sich auch mit den Theorien Morels (dem Begründer der Degenerationslehre) auseinander.

Es ist nicht gänzlich klar, wie stark Griesinger die Degenerationslehre Morels (siehe Band 9 dieser Reihe) wirklich verinnerlichte und akzeptierte. Aber er setzte sich mit der Frage der Erblichkeit auseinander und zitierte **Bini** und auch **Morel** innerhalb seines zweiten Kapitels (Pathologie und Therapie, die individuelle Prädisposition, Ausgabe 1861, ab S. 155).

Aussagen zur Degenerationstheorie
Neben den neuropathologischen Ursachen, die Griesinger als Hypothesen verstand, traten in den letzten Arbeitsjahren immer mehr degenerationstheoretische Hypothesen in Griesingers Aussagen und Werke. Es entwickelte sich innerhalb der Psychiatrie immer mehr ein erbtheoretisches Modell, welches man damals als Degenerationslehre bezeichnete. Die Folgen dieses Degenerationsmodells im Zweiten Weltkrieg (1939-1945) waren speziell in gewissen Staatsformen mit einer nationalsozialistischen Gesinnung verheerend.

Auch ein Griesinger hatte daran einen gewissen Anteil auf sich geladen, war er doch ein überzeugter Vertreter dieser Erbtheorien, die um 1850 en vogue wurden. Griesingers Zitat aus (Die Pathologie und Therapie der psychischen Krankheiten, 1861), möge das belegen:

‚1) Erblichkeit. Die statistischen Untersuchungen bekräftigen aufs Entschiedenste die allgemeine Ansicht der Laien und Aerzte, dass dem Irrewerden in einer grossen Zahl von Fällen eine angeborne Anlage zu Grunde liege und ich glaube, man darf ohne Anstand behaupten, dass in der That kein Moment mächtiger ist als dieses.

Man hat neuestens bezweifelt, dass der Erblichkeitsfactor beim Irresein eine grössere Rolle spiele, als bei allen übrigen Krankheiten, indem er eben dort am meisten gesucht werde und deshalb am bekanntesten sei. (Neumann, Psychiatrie, 1859, S. 141) *Es ist allerdings möglich, dass weitere Forschungen auch für viele andere Krankheiten einen ebenso grossen Einfluss der Heredität zeigen werden, besonders wenn einmal positivere Thatsachen über die Transformation der pathologischen Zustände bei ihrer Vererbung gewonnen sein werden. Bis jetzt kann man nur etwa für die Tuberculose eine gleiche Wirksamkeit des hereditären Moments wie für die Geisteskrankheiten behaupten‘* (ebenda ab §. 92, S. 155).

Aber allein diese Aussagen eines Wissenschaftlers zur Frage der Degeneration reichen niemals, Griesinger als überzeugten Anhänger der Degenerationstheorie zu verurteilen. Die Fragen um Degeneration, Heredität usw. beschäftigten jedenfalls praktische alle Psychiater und nicht nur diese, um die Zeit ab 1850.

Aussagen zum Gebrauch der Zwangsmittel resp. zum No-Restraint
Anfänglich noch nicht überzeugt davon, auf Zwangsmittel in der Behandlung von Geisteskrankheiten zu verzichten, wurde er in späteren Jahren überzeugter

Anhänger des No-Restraint (etwa ab 1860). In seiner ersten Ausgabe des oben angegebenen Werkes hatte sich Griesinger noch zurückhaltend auf die Frage der Zwangsmittel geäussert, nun aber, ab den 1860er Jahren revidierte er seine Meinung und drückte seine Ansichten diesbezüglich auch in seinem neu aufgelegten Lehrbuch (Ausgabe 1861) aus: *‚Man frage ruhig die eigene Erfahrung, wie vielen Kranken denn die Zwangsmittel wirklich entschieden gut gethan haben, man frage sich, ob denn die Gründe gegen das No-Restraint nicht dieselben Gründe seien, die vor bald 70 Jahren gegen Pinels erste Abschaffung des groben und grausamen Zwanges geltend gemacht wurden? Man lege zum mindesten ein Register an, in welchen genau jeder einzelne Fall von Anwendung des Zwangs mit seiner Begründung, Art, Dauer, Effect verzeichnet wird und vergleiche am Ende des Jahrs, was man denn eigentlich für Heilung und Besserung der Kranken durch die Beschränkungsmittel erreicht hat, wie weit diese denn wirklich das Vertrauen rechtfertigten, das man in sie setzte - wenn man in neu zu gründenden Irrenanstalten nicht lieber gleich, wie in der zu Gartnavel bei Glasgow, schon in den Grundstein die Versicherung legen will, dass für alle Zeit das System der Zwangsmittel von ihr ausgeschlossen sei‘* (**Die Pathologie und Therapie, Ausgabe 1861, S. 509**).

Griesinger äusserte sich anfänglich also noch durchaus skeptisch auf die Begründung des No-Restraint, dass dadurch eine grössere Humanität und eine leichtere Beruhigung des Kranken erzielt werde, als mit den brutalen Methoden der verschiedenen Zwangsmittel und auch auf die These, dass dadurch eine Gewöhnung zur Selbstbeherrschung eine Erhöhung der eigenen Selbstachtung des Irren erzielt werde. Zudem seien in einem No-Restraint geführten Asyl eigenmächtige Gewalttätigkeiten von Wärtern unmöglich geworden.

Dies hörte sich eigentlich sehr ambivalent an, doch es brauchte eben noch einige Jahre, um Griesinger innerlich wirklich umzustimmen und um nun, so nachzulesen in seiner Werkausgabe des Jahres 1860, das No-Restraint doch zu befürworten. Dieses Umschwenken und das schlussendlich vehemente Vertreten des No-Restraint-Prinzipes muss heute Griesinger als eines seiner grossen Verdienste angerechnet werden, insofern er sich eines geballten Widerstandes resp. und heftiger Angriffe seitens mächtigen Anstaltspsychiater gegenüber sah.

Abschliessendes

Griesingers Werk, welches man als **Magna Charta** der Psychiatrie bezeichnen kann, jedenfalls für seine Zeit, enthielt quasi eine Art von Grundgesetz- oder Grundsatzformulierung, die da hiess: ‚**Geisteskrankheiten sind Gehirnkrankheiten**‘! Dies wird wohl richtig sein, auch wenn die psychiatrische Wissenschaft mal auf dieser, mal auf jener Schiene fährt und man sich noch immer um die wirklichen Ursachen von psychischen Krankheiten streitet. Was die Meinung Griesingers anbelangt, war er diesbezüglich nicht nur ein Pionier, sondern beinahe ein Prophet. Aber dies sind jetzt hohe Worte.

Jedenfalls wird Griesinger, resp. sein Werk in der Rezeption auf diese Gleichung reduziert, was jedoch eine einseitige Interpretation darstellt. Besser umschrieben wäre die Magna Charta seines Werkes als der **Aufbruch in eine naturwissenschaftlich orientierte Psychiatrie.**

Noch in der ersten Hälfte des 19. Jahrhunderts (also bis etwa 1850) nämlich beeinflussten religiös-philosophische geprägte psychiatrische Theorien die psychiatrische Szenerie, die auf der Philosophie und Anthropologie der Romantik gründete. Die damals durchaus noch ‚geisteswissenschaftliche‘ Domäne wich langsam einer naturwissenschaftlichen Überzeugung durch Griesinger als Katalysator! Immer mehr Forscher folgten seiner biologisch-medizinisch, naturwissenschaftlich orientierten psychiatrischen Überzeugung und das ist durchaus gut so. Esoterik ist aus der Psychiatrie und Psychologie zu verbannen. Sie liefert nur Glaubenssätze, anstatt Wissenssätze.

Endlich erfuhren diese alten Theorien eine Ablösung durch ein neues, **naturwissenschaftlich ausgerichtetes Konzept**, welches Griesinger angestossen hatte und im Laufe der Jahre immer virulenter um sich griff. Daher kann sein Werk ‚Die Pathologie und Therapie der psychischen Krankheiten, für Aerzte und Studirende, 1845‘ als die **Darstellung der Psychiatrie als naturwissenschaftlich, biologisch-medizinisches Konzept** betrachtet werden.

Dies hatte auch Folgen für den Begriff der ‚Seele‘. Der psychiatrische Seelenbegriff veränderte sich durch Griesinger dadurch, dass dieser Begriff in der akademisch psychiatrischen Forschung in der Folge zunehmend isolierter wurde. Noch heute kann man im Inhaltsverzeichnis grosser Psychiatriewerke kein einziges Stichwort zum Begriff der ‚Seele‘ finden. Dies weder innerhalb der ICD (International International Statistical Classification of Diseases and Related Health Problems) noch im DSM (Diagnostic and Statistical Manual of Mental Disorders). Es ist auch dort kein Stichwort zum Begriff der ‚Seele‘ zu finden. Das Konstrukt der ‚Seele‘ ist aus der Psychiatrie und aus psychiatrischen Lehrwerken völlig verschwunden. Der Terminus blieb jedoch an der Religion und an jenen Anstaltsgeistlichen hängen, denen das religiöse Seelenheil der Irren aus beruflichem Interesse noch wichtig war. Man sollte sich jedoch fragen dürfen, ob dies nur immer gut und von Vorteil sei. Der Mensch ist ein geistes-, wie auch ein naturwissenschaftlich determiniertes Wesen.

Eine Seelenkrankheit war keine psychiatrische Krankheit mehr, viele Psychiater distanzierten sich – wegen Griesinger - vom Terminus ‚Seele‘ und von der Therapie der Seele. Der psychiatrische Seelenbegriff hatte sich durch Griesingers Wirken verabschiedet.

Griesinger hatte die ‚**Seele zum Oberbegriff für die Gesamtheit der Funktionen des lebenden Gehirns mit dem übrigen Nervensystem**' erhoben und wurde zur ‚**Summe aller Gehirnzustände**' degradiert. Ob dies wirklich eine Degradierung im eigentlichen Sinne war, bleibt dahingestellt. Vielleicht war es eher eine Befreiung aus der religiösen Umklammerung (des Sündhaften), die die Irren jahrhundertelang malträtiert und zu den Auswüchsen der **moralischen Behandlung** geführt hatte. Dem Seelenbegriff nach folgte leider der ebenso rabenschwarzer Begriff ‚Degeneration'. Auch er brachte keinerlei bessere Gesinnungen den Psychischkranken gegenüber.

Griesinger hatte sich stets über die Fragen gewisser Psychiater gewundert, ob denn bei den Irren der Körper oder die Seele erkrankt sei und etwa auch über die Frage, ob das Irresein auf Sündhaftigkeit beruhe.

Anfänglich, wie auch gezeigt bei Roller, widerstrebten einige gewichtige Anstaltsvorsteher den Ausführungen Griesinger aufs Heftigste und stellten seine Thesen und Theorien in störrischer Manier infrage. Aber mit der Zeit setzte sich Griesinger (wie etwa sein No-Restraint-Konzept) dann doch immer mehr durch. Sein früher Tod war für diese konservativen Kreise gewissermassen doch zu spät erfolgt und seine Verbesserungsvorschläge hatten sich, wie Angelhaken, in ihren Gehirnen festgehakt.

Griesingers Konzept beinhaltete auch seine Verdankens würdige Meinung, dass die Irrenkranken mit allen anderen Körperkranken gleichzustellen seien. Leider mit der Logik (oder Unlogik), dass alle Stadtasyle für Akutkranke und alle Landasyle nur für Chronischkranke gebaut und betrieben werden sollten, was aber auf die damaligen Zustände innerhalb des sich entwickelnden Psychiatriebetriebes zurückzuführen war.

Auch ‚religiös' sollten die Asyle und Irrenheilanstalten gemischt werden, denn nach Griesinger gebe es **keine ‚spezifisch christliche' Psychiatrie**. Griesinger wehrte sich gegen die Forderung, es müsse eine protestantische, eine katholische, eine jüdische und schlussendlich auch eine ‚heidnische' Psychiatrie geschaffen und betrieben werden. Mit heidnisch meinte er wohl die gottlosen Irren, die sich zu keiner Religion bekannten. Für Griesinger und für Gott sind alle Irren gleichwertig.

Trotzdem warf Griesinger die Anstaltsgeistlichen nicht aus der Psychiatrie, denn er liess den Aspekt der Religion und den Einfluss der Geistlichen und Anstaltsseelsorger nicht unberücksichtigt: *Religiöse Erbauung darf keinem Kranken fehlen, der Verlangen und Bedürfniss darnach hat; es würde aber gegen einen ersten Grundsatz der psychischen Behandlung streiten, wenn man solche Erbauung dem Kranken aufdringen und damit Interessen* *bei ihm in Bewegung setzen wollte, die keine Grundlagen in seinem Herzen haben. ... Alle solche Einwirkung kann nur den Zweck haben, dem Kranken Beruhigung, Trost und Hoffnung zu geben... '* (Griesinger, Pathologie und Therapie der psychischen Krankheiten, S. 503, § 225, 1861)

Die ‚Abschaffung' der Zwangsmassnahmen, die **Propagierung des No-Restraint** blieb Griesingers Hauptverdienst. Durch ihn kam die Frage der Zwangsbehandlungen in Deutschland auf die Bühne der Diskussion. Sein zweites Verdienst war die angestossene **Reform des Deutschen Anstaltswesens,** welche bald auch in andere, umliegende Länder übergriff. Durch die **Gleichung: Psychischkranke sind Gehirnkranke** schuf er für die klinische Psychiatrie einen brauchbaren Krankheitsbegriff, der sich immer stärker der Naturwissenschaft näherte.

Wilhelm Griesinger starb im Alter von 51 Jahren an den Folgen einer perityphlitischen Abszesses.

Der perityphlitische Abszess ist eine Blinddarmentzündung, bei der sich um einen entzündeten Wurmfortsatz bei (gedeckter) Perforation ein (perizökaler) Abszess gebildet hat.

Bernhard von Gudden

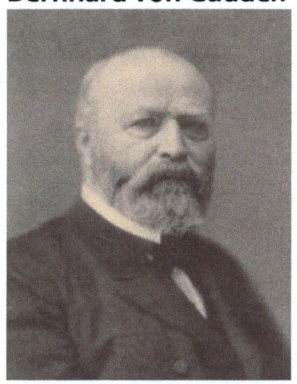

Bernhard von Gudden
Fotoherkunft: wikipedia

Neuroanatom, Psychiater, Professor für Psychiatrie, Mitglied des Vereins deutscher Irrenärzte, Gutachter, Obermedizinalrat, Arzt von König Ludwig ll von Bayern.

Von Gudden erhielt den Auftrag über König Ludwig ll. ein Gutachten zu verfassen, mit der Frage, ob dieser noch zurechnungsfähig oder seines königl. Amtes zu entheben sei.

Geboren: 07. Juni 1824 in Kleve (Preussen)
Gestorben: 13. Juni 1886 im Starnberger See, Bayern

Aus: Wikipedia

Bild https://www.wikipedia.org/

† (Todesanzeige)

‚Obermedizinalrat Dr. v. Gudden, der im Juni 1886 bei dem Versuche, den König Ludwig ll. von Bayern aus den Fluten zu retten, selber den Heldentod fand...‘

Gudden zählte zu den herausragenden deutschen Psychiatern des 19. Jahrhunderts. Nach seinem Abitur studierte er 1843 in Bonn Humanmedizin, wo er sich einer Burschenschaft anschloss, die liberales Gedankengut auf ihre Fahnen geschrieben hatte. 1848 erlangte er nach Studienjahren in Halle den Doktorgrad.

Sein Interesse galt nicht eigentlich der Psychiatrie, sondern der Neuroanatomie. Sein Doktorthema hiess denn auch *‚Quaestiones de motu oculi humani‘*, was soviel hiess wie: *‚Fragen zur Bewegung des menschlichen Auges‘*. Er beschäftigte sich neuroanatomisch lieber mit dem Gehirn und den Gehirnnerven, als mit Psychiatrie. Neuroanatomische Interessen begleiteten ihn das gesamte weitere Leben.

Im gleichen Jahr, 1848, bemühte sich Gudden um eine Assistenzarztstelle in der damaligen Irrenheilanstalt in Siegburg, die er auch erhielt. Niemand anderer als **Maximillian Jacobi** (1775-1858) war dort ärztlicher Direktor (siehe dort). Die Siegburger Anstalt war in einem ehemaligen Benediktinerkloster untergebracht und im Grunde genommen ein sanierungsbedürftiger Altbau, in seiner Inneneinrichtung absolut veraltet und abscheulich.

Gudden war bald die rechte Hand Maximillian Jacobis, der ihn kurz später für die ausgeschriebene Arztstelle in Winnenthal vorschlug. 1851 wechselte Gudden in die **Irrenanstalt Illenau**, wo er Assistent unter **Christian Roller** (1802-1878) wurde. (Siehe dort). Diese Irrenanstalt war moderner und nach englischem Vorbild in einem parkähnlichen Gelände im Pavillonstil errichtet worden.

1855 wurde Gudden dann Direktor der unterfränkischen Landesirrenanstalt in Werneck. Dieses Irrenhaus war wie die Siegburg in einem alten Bau untergebracht und zwar in einer ehemaligen fürstbischöflichen Sommerresidenz. Bereits im Jahre 1859 erreichte ihn erstmals den Ruf als Professor nach München zu gehen, um die Kreisirrenanstalt zu übernehmen. Doch diesmal lehnte Gudden den Ruf noch ab.

Zehn Jahre später, 1869, erhielt er eine Anfrage der kantonalzürcherischen Irrenanstalt Burghölzli (Schweiz), deren Leitung zu übernehmen, verbunden mit einem Lehrstuhl an der hiesigen Uni. Die Gründung dieser universitätsnahen Irrenanstalt war massgeblich von dem berühmten **Wilhelm Griesinger** (1817-1868) ausgegangen (siehe dort). Nach der Eröffnung dieser für die damalige Zeit moderne Irrenanstalt wurde Gudden ihr erster Direktor. Er blieb dort aber nicht lange (bis 1972), sodass andere Persönlichkeiten diese Klinik stärker prägten, als Gudden es tat. Zu erwähnen sind **August Forel** (1848-1931) und **Eugen Bleuler** (1857-1939).

In diesem Lehrstuhl an der Universität Zürich sah Gudden immerhin aber die Chance in einem universitären Rahmen seine neuroanatomischen Forschungen voranzutreiben. Prompt verfeinerte er die Methode des Serienschnittes durch das Gehirn. Noch heute findet diese Technik eine Anwendung innerhalb der Computer-Tomografie (CT) und auch in der Magnet-Resonanz-Therapie. Er führte das sog. **Mikrotom** ein, ein Schneidegerät, mit dem man sehr dünne Schnittpräparate z. B. des Gehirns erstellen konnte. (A.d.A. Mikro-tomie=klein-schneiden)

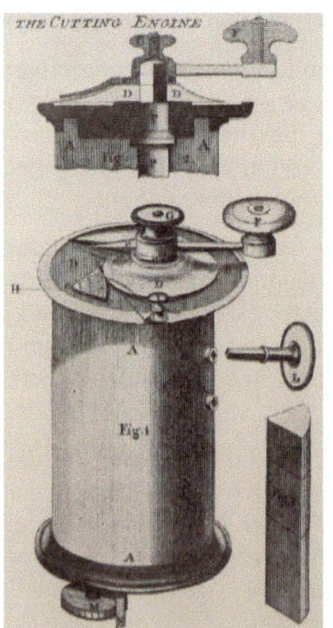

Urheber des Bildes:

John Hills 1774, File assembled by Mirko Junge from scanns fount at archive.org - http://ia360611.us.archive.org/ 1/items/-journalofroyalmi1910roya/, Gemeinfrei, https://commons.wikimedia.org/w/index.php?curid=6293205

1872 wechselte Gudden vom Burghölzli Zürich nach München, wo er die Stelle als **Direktor der oberbayrischen Kreisirrenanstalt** annahm. Kurz darauf überreichte man ihm die **Professur für Psychiatrie** an der Universität München.

Da man in den Irrenanstalten früher oft mit brachialer Gewalt gegen renitente und an manischer Tollheit auffallende, unruhige Irre vorging, erlitten diese immer wieder Rippenbrüche oder Blutgeschwulste an ihren Ohren, die durch Schläge seitens des Wartpersonals verursacht wurden. Gudden referierte, dass gerade diese körperlichen Versehrtheiten der Irren, wie auch deren Dekubital-Ulcera (Druckgeschwüre z. B. am Gesäss, an den Fersen oder am Rücken) durch eine humanere Behandlung und weniger Gewaltanwendung vermeidbar seien und verbot dem Irrenpersonal in der Folge einen solchen brutalen und inhumanen Umgang.

Gudden war überzeugt von der sog. **Non-Restraint-Methode** resp. vertrat gegenüber dem König das Non-Restraint-Prinzip, welches ab den 1850 Jahre vielerorts gewissen Anklang fand. Überhaupt war es das Verdienst Guddens, sich für eine Verbesserung der Lebensbedingungen psychisch Kranken in den Irrenanstalten einzusetzen. Insbesondere war ihm eine menschenwürdigere Unterbringung der Irren in den Anstalten ein grosses Anliegen. Er verlangte vom Pflegepersonal mehr Respekt vor den zu betreuenden Irren und forderte eine bessere, qualifiziertere krankenpflegerische Ausbildung des Wartpersonals.

So setzte er gerne ehemalige Soldaten ein, die bei den Sanitätskräften der militärischen Truppen gedient hatten und also die Pflege von Kranken und Verwundeten erlernt und durchgeführt hatten. Auf dem Arbeitsmarkt gab es damals noch keine ausgebildeten Irrenwärter.

Als Mitglied des Vereins deutscher Irrenärzte beteiligte sich Gudden ab 1870 an der Herausgabe des **Archivs für Psychiatrie und Nervenkrankheiten**. Gudden selbst schrieb keine psychiatrischen Werke.

1886 wurde er dann mit der Erstellung eines **Gutachtens über König Ludwig II. beauftragt,** mit der Frage, ob ein **Entmündigungsverfahren** gegen der verschwenderischen bayrischen König eingeleitet werden müsse, resp. mit der Frage, ob der König noch **zurechnungsfähig** sei und ob dieser seine weiteren Amtsgeschäfte zukünftig wahrnehmen könne.

König Ludwig II. war der Erbauer des **Märchenschlosses Neuschwanstein.** Dieses prächtige Schloss, welches dem damaligen Bayernstaat viel Geld kostete und die Staatskassen überaus arg strapazierte, war denn auch nicht das einzige monumentale Bauwerk, welches Ludwig II. vorangetrieben hatte. 1884 beliefen sich die Schulden der Kabinettskasse auf sagenhafte 6 Millionen Mark.

Zu erwähnen sind, neben dem Märchenschloss Neuschwanstein, auch die imposanten **Schlösser Herrenchiemsee und Linderhof.** Herrenchiemsee war quasi ein Abbild des Schlosses von Versailles. Ludwig II. von Bayern verehrte den Franzosenkönig Ludwig XIV. Alles begann mit dem 1873 erfolgten Kauf der Herreninsel.

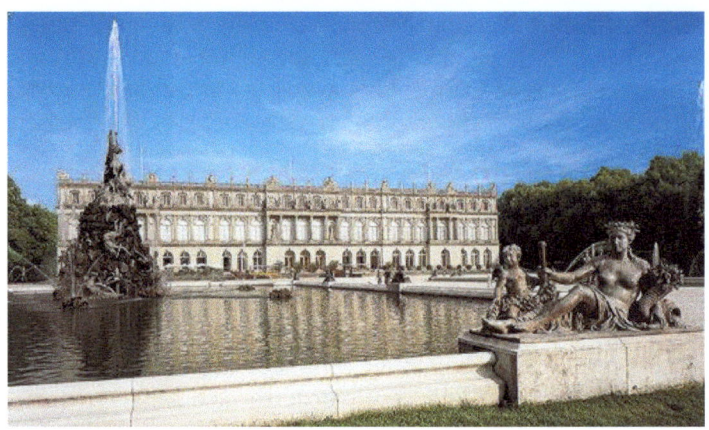

Neues Schloss Herrenchiemsee, Westfassade. (Bild: wikipedia.org)

Es folgten nach dem Kauf des Baulandes alsbald 13 Planungsphasen und im Jahre 1878 dann begann der Bau des ‚bayrischen Versailles' (Herrenchiemsee). Bezeichnend ist, dass das Schloss Herrenchiemsee zum Zeitpunkt des Todes von König Ludwig ll. noch nicht vollendet war. Auch dieses Schloss kostete den bayrischen Staat Millionen von Mark.

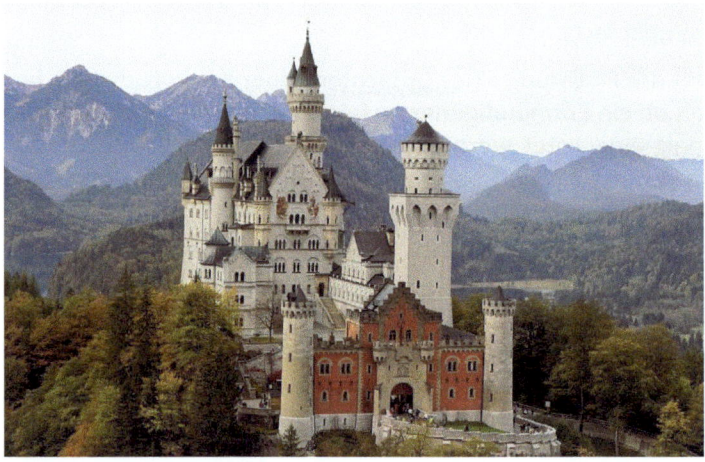

Schloss Neuschwanstein (Bild: wikipedia.org)

Schloss Neuschwanstein muss man gesehen haben. Eine Schlossbesichtigung ist ganzjährig mit Voranmeldung möglich. Spontane Besichtigungen benötigen Zeit, sind auch möglich. Man mag die überaus üppige und pompöse Inneneinrichtung als irgendwie ‚verrückt' oder ‚entrückt' ansehen, aber das Märchenschloss steht noch heute einzigartig da und ist ein Werk König Ludwigs ll.

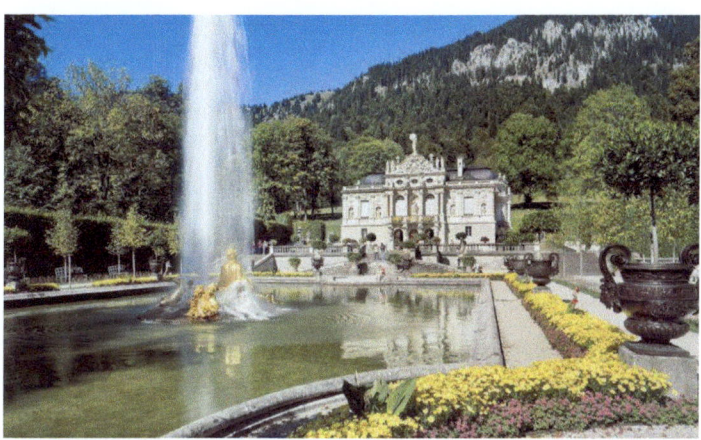
Schloss Linderhof

Schloss Linderhof wurde ebenfalls in mehreren Bauetappen zwischen 1870 – 1886 ganz im Stil des Neu-Rokoko errichtet. Es ist das einzige Schloss, welches König Ludwig ll. sozusagen vollendet erlebt hatte. Allerdings doch nicht ganz, denn die Fertigstellung des neuen Schlafzimmers erlebte er 1886 bereits nicht mehr. Zudem befand sich Ludwig ll. zu diesem Zeitpunkt (1886) ist einem kritischen Seelenzustand, welches seine Wahrnehmungen beeinträchtigt haben mussten.

Am 8. Juni 1886 beendete Gudden, zusammen mit weiteren Psychiatern, das angeforderte Gutachten. Darin bestätigte er die Vermutung, dass König Ludwig ll. geisteskrank geworden war und es zurzeit noch immer sei. Somit, so Gudden, sei der König an der weiteren Ausübung seiner Regierungsgeschäfte verhindert.

Neben Gudden waren folgende Persönlichkeiten am Gutachten beteiligt: Sein Schwiegersohn **Hubert Ritter von Grashey** (1838-1914), **Friedrich Wilhelm Hagen** 1814-1888) Psychiater sowie **Ernst Albert von Zeller** (Obermedizinalrat und ebenfalls Psychiater)

Es sei hier nebenbei vermerkt, dass auch der Bruder König Ludwigs ll., **Prinz Otto** (1848-1916) geistig schwer erkrankt war und regierungsunfähig. Es war dann einst auch König Ludwig ll., der für seinen an Epilepsie erkrankten Bruder Otto seinerzeit einen kompetenten Nervenarzt gesucht hatte und diesen in Gudden gefunden hatte. Es war quasi Ludwig ll. selbst gewesen, der Professor Bernhard Gudden nach München berufen hatte, um seinen kranken Bruder Otto medizinisch durch diesen Arzt zu versorgen. Von Gudden war beauftragt worden, ein Gutachten über Ludwig ll. zu verfassen. Welch ein Schicksal für einen König!

Gudden war bereits 1872, nach seinem Aufenthalt in der Irrenanstalt Burghölzli, Zürich, nach München berufen worden. Dort war er zum Direktor der oberbayrischen Kreisirrenanstalt in München ernannt und im Jahre 1875 sogar geadelt worden, weil er sich ärztlich um den Bruder Ludwigs II., Prinz Otto, so verdienstvoll gekümmert hatte. Inzwischen war Gudden sogar der Titel ‚Obermedizinalrat' verliehen worden.

Er war also **König Ludwig II**. (1845-1986) selbst gewesen, der für seinen epilepsiekranken Bruder Otto (1848-1916) einen ausgewiesenen Nervenarzt gesucht und diesen in Gudden gefunden hatte. 1875 wurde Gudden gar in den Adelsstand gerufen resp. geadelt, und zwar wegen genau dessen Verdienste um die Behandlung von **Prinz Otto**. Als Obermedizinalrat verfügte Gudden über eine ordentliche Machtstellung.

Es war also auch Gudden, der den Bruder König Ludwigs II., Prinz Otto, als Psychiater behandelt hatte und auch ein Gutachten über König Ludwig II. selbst anfertigen sollte. In Auftrag gegeben hatte dieses Gutachten seinerzeit der bayrische **Ministerpräsident Lutz. Prinzregent Luitpold** (ein Neffe Ludwigs II.) hatte dieses Gutachten in einem Befehl sogar verschriftlicht.

Gudden war also mit etlichen medizinischen Belangen der Königsfamilie (auch mit Ludwigs Eltern) bestens vertraut gewesen. Prinz Otto, der allsonntäglich auf Schloss Fürstenried durch Gudden und seine Mithelfer in seinem psychiatrisch engen Refugium visitiert wurde, galt bereits längere Zeit als schwer geisteskrank (Vermutung: Schizophrenie). Otto war durch sein zunehmend auffallendes Verhalten früh in die Schusslinie der Ärzte und von bayrischen Politikern geraten. Es sprach sich in die Runde, dass hier vermutlich eine hereditäre Belastung vorlag.

Im Jahre 1878 ordnete Ludwig II. ein ‚Curatel' für seinen Bruder Otto an, quasi eine irrenärztlich überwachte Unterbringung auf dem Schloss Fürstenried. Dort wurde Otto ‚verwahrt' und irrenärztlich gepflegt und durfte das Schloss nicht verlassen.

Nun also war Gudden beauftragt worden, ein Gutachten über König Ludwig II. zu verfassen.

Nach der Kenntnisnahme von Guddens Gutachten wurde König Ludwig II. daraufhin entmündigt und für regierungsunfähig erklärt. Man liess ihn aus dem Schloss Neuschwanstein entfernen und überführte ihn in die Villa Berg am Starnberger See, die zuvor quasi in ein geschlossenes Irrenrefugium umfunktioniert wurde. Gudden übernahm die Behandlung König Ludwigs als dessen Leibarzt.

Schloss Berg liegt am Ostufer des Starnberger Sees auf dem Gebiet der Gemeinde Berg im oberbayrischen Landkreis Starnberg.

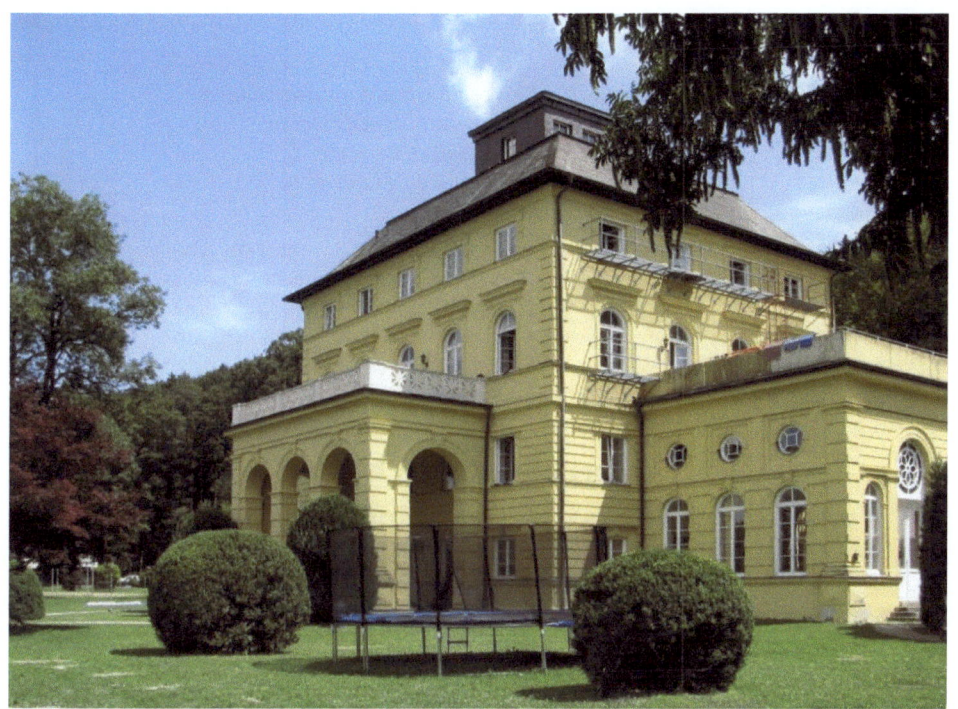

Schloss Berg, Starnberger See.

Der heutige Starnberger See hatte früher einen anderen Namen, man nannte ihn damals noch Würmsee. Im Schloss Berg wurde König Ludwig ll. von Gudden psychiatrisch betreut. Man darf sich jedoch dessen Betreuung nicht so vorstellen, wie sie damals in den Irrenanstalten praktiziert wurde.

König Ludwig ll. wurde darin sicherlich nicht verwahrt und gefangen gehalten, wie man die Irren in den Irrenhäusern behandelte. Ludwig ll. musste keine rohe Gewalt erfahren, auch keine Zwangsmassnahmen oder entwürdigende Strafen, wie Stockhiebe oder das Anlegen einer Zwangsjacke. Aber das betreuende Personal damals, welches den König pflegte und betreute, war sicherlich nicht geschult und verfügte über keine krankenpflegerische Ausbildung. Im Umgang mit dem geisteskrank gewordenen König Ludwig war man unsicher, aber seiner Majestät gegenüber weiterhin respektvoll. Gudden wird sich sicherlich um eine menschenwürdige Unterbringung seines Klienten gekümmert haben, wie er auch dessen Persönlichkeit nach wie vor sehr respektiert hatte.

"II. Die zum Zwecke der Beurteilung der Voraussetzungen
für den Eintritt der Regentschaft erstatteten
Gutachten und ärztlichen Berichte
über den Geisteszustand König Ludwig II.

Gutachten des K. Obermedizinalrates Dr. von Gudden, Direktor der oberbayer-
ischen Kreisirrenanstalt, des K. Hofrates und ausserordentlichen Professors Dr.
Hagen, Direktor der Kreisirrenanstalt von Mittelfranken, des K. ordentlichen
Universitätsprofessors der Psychiatrie an der Universität Würzburg, Dr.
Grashey, und des K. Direktors der Irrenanstalt zu Werneck, Dr. Hubrich, vom 8.
Juni 1886

Aerztliches Gutachten
über den Geisteszustand Seiner Majestät des Königs
Ludwig II. von Bayern.

(Quelle: Bayer. Hauptstaatsarchiv, Geheimes Hausarchiv: 361113 V und 361114.)

Offenbar war es für die unterzeichneten Ärzte nicht nur eine Ehre, sondern
auch peinlich, an die Beurteilung des geistigen Zustandes ‚Seiner Majestät‘, König
Ludwig II. heranzutreten. Aber die Beauftragten mussten dem erhaltenen Befehl Folge leisten und erstatten, unter ausdrücklicher Berufung auf den von
ihnen geleisteten Eid und ihrer schweren Verantwortlichkeit vollkommen bewusst, mit bestem Gewissen das von ihnen verlangte Gutachten abzuliefern.
Nicht ohne der wichtigen Bemerkung, dass sie allesamt eine persönliche Untersuchung König Ludwigs II. für überflüssig und auch ‚unthunlich‘ hielten. Zudem
sei eine solche persönliche Untersuchung bei der Fülle des ihnen vorliegenden
Aktenmaterials auch nicht notwendig gewesen.

Man muss sich dies in heutiger Zeit einmal vorstellen, da wird ein Patient weder
körperlich, noch mit bestimmten Fragen und vorgegebenen Kriterien (psychiatrische Exploration) untersucht, sondern sozusagen aus verschiedensten
Quellen stammenden Schn ippseln quasi aus der Ferne beurteilt.

Im Gutachten ging es dann weiter mit Hinweisen zur Heredität, den es folgten Erläuterungen über seine Tante, der k. Hoheit Prinzessin Alexandra, die, so wird geschrieben, lange Jahre bis zu ihrem Tod an einer unheilbaren Geisteskrankheit gelitten habe. Auch wenn man darauf nicht nicht zuviel Gewicht legen wollte, hob man gleich weiter hervor, dass auch sein Bruder, die k. Hoheit Prinz Otto unheilbar Geisteskrank sei und zwar offenbar bereits seit seiner frühen Jugend. Immerhin würden sich diese Bemerkungen schon zu Beginn aufdrängen.

Gudden schrieb dann im Gutachten weiter, dass ihm (König Ludwig ?) bereits früher einmal eingestanden hätte, dass (er?) an qualvollen Zuständen von Angst und Innerer Unruhe gelitten habe und zwar bereits in seiner frühen Jugend. Mit 17 Jahren, bei der ersten Residenzwache hätten sich Einwohner Münchens in seiner Nähe eingefunden und ihm sei es dabei vorgekommen, als stünde er per-sönlich am ‚Schandpfahle'. Dabei spürte er widerwärtige Empfindungen in seiner Brust und in seinem Unterleib, als hätte er Halluzination in seinen sämtlichen Sinnen. Er sei motorisch erregt gewesen, die sich in verschiedensten schleudernden und springenden Bewegungen seiner Arme und Beine äusserten. (Er?) sei im Gemüt in hohem Grade gereizt gewesen und er habe dann zu Gewalttätigkeiten sich geneigt gefühlt. (A.d.A. Es ist hier nicht ganz klar, ob sich dieser Passus im Gutachten auf Prinz Otto (königl. Hoheit) bezog oder auf Ludwig II. (ihre Majestät) selbst. Immerhin hatte Gudden auch Prinz Otto als Psychiater betreut und jahrelangen Umgang mit ihm gehabt. Daher bezog sich dieser Passus im Gutachten wohl eher auf seinen Bruder Otto, als auf König Ludwig. II.)

Auch bei König Ludwig II. hatten sich solche frühen Anwandlungen von innerer Angst und Aufregung gezeigt, so meinte offenbar sein Bruder Otto einmal zu Gudden zugewandt. So habe König Ludwig, so Gudden, seinem Bruder Otto aufgetragen, dass ihnen bei gemeinsamen Spaziergängen im englischen Garten keine anderen Menschen begegnen sollten. Auch Staatsrat N. habe Gudden mitgeteilt, dass auch König Ludwig II. sich bereits kurz nach der Thronbesteigung schwer getan hatte, an die Öffentlichkeit zu treten. Auch sei es Ludwig II. schwer gefallen, Audienzen zu erteilen, insbesondere solche staatsgeschäftlicher Natur. Die Scheu, Menschen zu begegnen sei immer stärker zu Tage getreten. Seine Majestät, König Ludwig II. habe sich sogar ein eigenes Kirchlein bauen lassen, in dem man ihm die Messe ohne Beisein anderer Personen lesen musste.

Gar im Theater mussten dem König Separatvorstellungen gegeben werden, damit ihm keine Menschen begegneten. Der Verkehr mit Menschen empfand Ludwig immer als entsetzlicher. Am liebsten hätte sich der König im Schloss Hohenschwangau aufgehalten und sich sehr davor gescheut, nach München zurückzukehren. So habe man den Aufenthalt in Hohenschwangau immer länger ausgedehnt und man habe ihm den Abruf nach München auch erst ganz spät mitgeteilt, damit er sich nicht lange aufregen musste.

München sei, so Ludwig II., sei für ihn ‚eine Qual, ein Gefängnis‘ und er meinte, die Rückkehr nach München sei für ihn so ‚zu Muthe, als gehe es zum Schaffot‘. Ludwig trank jeweils gut bis zu 10 Gläser Champagner, damit ihm der Wegzug erleichtert worden sei.

Während sich dann bei der Rückkehr der Zug der Stadt München genähert habe, so der k. Stallmeister Holnstein, hätten sich die königlichen Zorn- und Wutausbrüche immer stärker gesteigert. Nach Angaben des k. Ministerialraths von Z. sei bei den sog. Hoftafeln bereits lange vor der Rückkehr nach Münschen von diesem ‚Unglück‘ die Rede gewesen. Seine Majestät, König Ludwig II. habe sich während dieser schwierigen Hoftafeln bis zu 3-4 Stunden in Reden ergossen und hätten keine Ende gefunden.

An solchen Tafeln sei die allg. Stimmung bei dem Vortrag die aufgeregteste gewesen, die man sich vorstellen könne. Man sei hastig hin und her gelaufen und man habe Verwünschungen aller Art vernommen. Jedenfalls hätte man diese Tafeln mit dem König immer in der Begleitung einer Angst erlebt und man habe befürchtet, dass seiner Majestät die Kraft der Selbstbeherrschung abhanden kommen könne.

Auch habe Ludwig II. befohlen, seinen Platz mit Blumen, Aufsätzen usw. besetzt werde, damit man ihn so wenig wie möglich sehen könne. Auch wurde die lärmendste Musik befohlen. König Ludwig habe dann an diesen Tafeln oft mit wilden Blicken drein geschaut und er stiess hier und da voller Wut mit seinem Säbel auf den Boden.

Auch Oberregierungstat von M. bestätigte König Ludwigs Aufgeregtheiten vor Empfängen sowie vor und auch nach von Besuchen und Hoftafeln. Ludwig sei immer stärken in eine krankhafte Verstimmung und in innerliche Hemmungen geraten.

Und der k. Stallmeister H. berichtete in seinen Aufzeichnungen, dass König Ludwig während nächtlichen ritten, die gerne bei Mondschein unternommen worden waren, bei Festen im Walde auch Lakeien befohlen waren. Man habe unter Zelten dann mit in die frühen Morgenstunden gezecht und sich unterhalten.

Später hörten dann diese Art von Unterhaltungen auf. Bei den Aufenthalten König Ludwigs II. auf dem Schachen jedoch hätten die Stallleute in türkischen Style in orientalischer Weise sitzend, mit dem König Sorbet trinken und aus türkischen Pfeifen rauchen müssen.

Auch im beim Linderhof gelegenen Hundigshause kam solches vor. Auf Fellen ruhend hatte das Personal aus grossen Trinkhörnern Meth trinken müssen.

Inzwischen habe sich der persönliche Verkehr Ludwigs II. auf ganz wenige Personen eingegrenzt und zwar nur auf einige wenige von der untergeordneten Dienerschaft. Mit Inhabern der höchsten Hofstellen, mit dem Staatsministerium und mit dem Kabinetssekretär sei kaum mehr Verkehr erfolgt und mit dem Hofsekretär sei gar kein Verkehr mehr erfolgt. Dadurch sei Ludwig II. in eine kindlich hilflose Lage und Isolierung geraten.

Gudden sinnierte im Gutachten weiter, ob seine Majestät an eigentlichen ‚Hallucinationen' leide, was sich jedoch mit voller Sicherheit nicht behaupltet lasse. Allerdings sprechen gewissen Wahrnehmungen König Ludwigs dafür, den das geringste Geräusch erschrecke seine Majestät. Und bei Spaziergängen äussere sich König Ludwig oft, er hätte etwas gehört, etwa Tritte oder Worte. Und wenn die Begleiter nichts dergleichen gehört hätten, meinte Ludwig nur, dass diese schlecht hören würden.

Selbst in Wohnräumen habe, bestätigt durch Kammerdiener W., seine Majestät nicht selten Geräusche von Tritten in oberen Zimmer zu hören geglaubt. Man wurde dann geschickt, nachzusehen. Aber niemand sei oben zugegen gewesen.

Wenn seine Majestät allein sich im Zimmer befand, höre man ihn oft laut sprechen und lachen und man könnte dann meinen, es sei im Zimmer eine muntere Gesellschaft versammelt.

Gudden fuhr weiter fort, das dies alles vermutlich aber auf Illusionen beruhen würde. Wenigstens lasse das Verhalten seiner Majestät darauf schliessen. Dann wird Ministerialrat von Z. zitiert: *,Nicht einmal, sondern oft und oft argwöhnten Seine Majestät, ich hätte Allerhöchstdieselben beim Vortrag mit einem unziemlichen, besonderen Blick angesehen. Gleich nach dem Vortrag erhielt ich den Befehl, mich desshalb zu rechtfertigen und ich habe auf diese Rechtfertigungen unsägliche Zeit verwenden müssen'.* (Bogen 6)

Weiter zitiert Gudden Herrn von Z. glaube diesen Argwohn auf das Gefühl seiner Majestät, einen absonderlichen Eindruch zu machen und auf das Bewusstsein einer anomalen *,Eigenthümlichkeit'* zurückführen zu müssen, was, so Gudden, *,wahrscheinlich zutreffend ist und mit dem Wesen der Illusion in Übereinstimmung sich befindet'.*

Nur als Ausschweifungen der Phantasie interpretierte Gudden die Äusserungen des Stallmeisters H., wonach seine Majestät bei einigen Grade Kälte und bei Schneegestöber im Freien essend sich eingebildet habe, an einem Meeresgestade zu sitzen, wobei er sich gleichzeitig auch von heissen Sonnenstrahlen beschienen worden sei.

Ebenfalls nur als Ausschweifungen der Phantasie König Ludwigs II. interpretierte Gudden die Aussagen weiterer Zuträger. König Ludwig habe in Gedanken der Königin eine grosse Wasserflasche am Kopfe zerschlagen, sie an ihren Zöpfen auf der Erde herumgeschleift und ihr die Brüste mit seinen Absätzen zerstampft. Einmal, so zitiert nach Ministerialrath von Z. habe ihm Ludwig II. mitgeteilt, er habe in Gedanken in der Gruft der Theatinerkurche König Max aus dem Sarge herausgerissen und seinen Kopf geohrfeigt.

König Ludwig II. habe auch phantasiert, resp. den Wunsch geäussert, in einem von Pfauen gezogenen Wagen durch die Luft fliegen zu können. Er teilte, so Gudden, dem Maschinenmeister V. den Auftrag, eine Flugmaschine zu Fahrten über den Alpsee bei Hohenschwangau anzufertigen. Zweimal habe er den Stallmeister H. nach Capri geschickt um die blaute Grotte zu imitieren.

Gudden kommt dann im Gutachten zum Schluss, dass König Ludwig II. offenbar doch an Halluzinationen leide und zitierte den Kammerlakeien M.: *,Alles ertrage ich zwar, aber das ist zum Verzweifeln, wenn der König sich etwas einbildet und sich davon absolut nicht abbringen lässt, wenn er z. B. so anfängt: Thue das Messer (oder irgend einen anderen Gegenstand) weg, und wenn ich sage, Majestät, es ist keines da, so examinirt er stundenlang ununterbrochen fort, »Es soll aber eins da sein, wo wäre es denn hingekommen, Du hast es weggethan, wo hast du es hingethan, warum hast du es weggethan, gleich legst Du es wieder hin«.*

Kammerlakei M. meinte, das sei zum wahnsinnig werden.

Es soll vorgekommen sein, so Gudden, dass sich König Ludwig II. vor bestimmten Bäumen tief verneigt habe. Auch habe er einen Zaun bei Ammerland beim Vorüberfahren oder Vorbeireiten segnend begrüsst. Eine Säule am Eingang zum Linderhof umarme er, wenn er das Schloss verlasse und auch dann, wenn er es nach längerer Zeit wieder betrete. Man vermutete, diesen Ritualen läge eine krankhafte Störung der Sinnes- und Denkthätigkeit zu Grunde.

In Vernehmungen äusserten sich die Vernommenen dahingehend, dass König Ludwig II. oft in motorische Erregung geriet. So sei er nicht selten aufgeregt, mache sonderbare tanzende und hüpfende Bewegungen, fahre sich stossend und ziehend mit den Händen in die Kopf- und Barthaare, stelle sich vor den Spiegel mit verschränkten Armen und verziehe das Gesicht.

Er gerate stundenlang in Wutausbrüche, die sich äusserten im Herumtoben in Zimmern, in einer tanzenden und wiegenden Bewegung, in einem Schütteln der Hände in den Handgelenken. Auch sehe er oft ruhig sinnend auf einen Fleck, könne stundenlang mit einer Haarlocke spielen oder bringe sein Haar mit einem Kamme in Unordnung.

Gudden beschrieb im Gutachten nicht nur die Gereiztheit ihrer Majestät, seine Zorn und Wutausbrüche, sondern ging auch näher ein auf die von ihm ausgeübten Gewalttätigkeiten auf die Dienerschaft. Hass und eine unnatürliche Abscheu sei an die Stelle normaler Gemützustände getreten zu sein. So habe seine Majestät im Vorbeigehen auf die Büste des Kaysers auf Hohenschwangau gespuckt. Er habe zudem dem Marstallfourier den Befehl erteilt, in Italien eine Bande anzuwerben, um den Kronprinzen bei dessen gelegentlichen Aufenthalten in Mentone gefangen zu nehmen, um denselben in einer Höhle bei Wasser und Brot in Ketten verwahrt dort zu halten. Im Geiste habe sich dann König Ludwig II. ausgemalt, wie er den Kronprinzen dort matern lasse und zwar so, dass man ihn zwischentlich immer wieder einmal schone, damit dessen Leiden ja kein schnelles Ende nehmen soll. Er sollte so lange wie möglich Hunger und Durst erleiden.

König Ludwig II. ging sogar so weit, dass er gegenüber Ministerialrat von Z. sich äusserte, wie schön es für Ludwig wäre, wenn die eigene Haupt- und Residenzstadt an allen Ecken angezündet würde.

Gegenüber Stallmeister H. führte er aus, dass es sein Wunsch sei, dass das eigene bayrische Volk nur einen einzigen Kopf haben sollte, um es auf einen einzigen Streich hingerichtet werden könne. Verschiedene in Ungnade gefallene Beamten, wie auch königliche Prinzen und Kriegsminister wollte er einsperren lassen. Auch Herrn von Z. sollte dieses Schicksal der Einsperrung erreichen.

Seine Dienerschaft meldete dann dem König Ludwig jeweils den Vollzug seiner wirren Verdickte und Befehle, nur, um nicht selber angeklagt und ins Gefängnis geworfen zu werden. Er erteilte auch den Auftrag, seine Excellenz Herrn Finanzminister von R. aufzugreifen und nach Amerika zu verschleppen und da er dann offenbar einsehen musste, dass dies nicht so einfach ging, ihn wenigstens einsperren zu lassen. Und als auch dieses für nicht möglich erklärt wurde, dem Finanzminister von R. wenigstens aufzulauern und ihn zu durchprügeln. Andere Persönlichkeiten wiederum, falls sie den Königs Befehle nicht befolgen wollten, sollten umgebracht werden.

Beauftragte, welche die königlichen Ideen nicht ausführen konnten, sollten nach Amerika transportiert und dort überwacht werden. Wer sich die Unzufriedenheit des Allerhöchsten zugezogen hatte, z.B. der Kammerdiener W., weil er die durch König Ludwig beabsichtigte Anleihe von 25 Millionen Mark nicht zu Stande gebracht hatte oder auch der Vorreiter B., weil dieser der aus der Voliere entflogenen Vogel nicht gleich einfangen konnte. König Ludwig II. habe Vorreiter B., gemäss des Gutachtens, sogar am Halse gedrosselt.

Gerade im Falle des Kammerdieners W., der die 25 Millionen Anleihe nicht hatte beschaffen können, wird klar, wie sehr König Ludwig II. versucht hatte, zu Geld zu kommen, um seine Märchenschlösser und Prunkbauten finanzieren zu können.

Seine Majestät, König Ludwig II. habe sich öfters Strafen für Zuwiderhandlungen ausgedacht. Es habe sich stundenlang ausgemalt, wie er die ihm Zuwiderhandelnden bestrafen könne. Vor einiger Zeit sei Kammerlakai M. durch Ludwig bestraft worden, in dem er ein Jahr lang mit einer schwarzen Maske sein Gesicht hätte verdecken müssen, wenn dieser vor seiner Majestät erschienen sei. Und Kammerlakai S. musste jeweils in einem von seiner Majestät vorgeschriebenen Kostüm sich auf einen Esel setzen, um in der Umgebung von Hohenschwangau auf den Landstrassen herumgeführt zu werden. Und der Kammerlakai B. musste ein ‚Siegellacksiegel an der Stirn tragen‘, weil ihn Ludwig für Dumm empfand und zum Zeichen, dass sein Gehirn versiegelt sei.

König Ludwig ll. scheute auch nicht davor, z.B. Schloss Herrenwörth in die Luft zu sprengen. Notabene war Schloss Herrenwörth eigentlich das neue Schloss Herrenchiemsee auf der Insel Herrenchiemsee im Chiemsee.

Es wurde weiter berichtet, dass König Ludwig ll. plötzlich und unmotiviert für irgend Jemand grosse Zuneigung empfunden und geäussert habe. Aber bereits nach kurzer Zeit verkehrte sich dann diese Zuneigung plötzlich wieder ins Gegenteil, also in eine Abneigung. Diese Abneigung dann artete nicht selten in glühenden Hass gegenüber dieser Person aus, die bei Ludwig sogar in grosse Wut überging, wenn nur der Name dieser in Ungnade gefallenen Person genannt wurde. Von dieser Person durfte im Weiteren, wenn von ihm gesprochen wurde, jeweils nur der Anfangsbuchstabe ausgesprochen oder geschrieben werden.

Die Vorliebe seiner Majestät für die franz. Könige Ludwig XlV., XV. uns XVI. war bekannt, sie auch für deren absolutes Regiment und ihre Bauten. Der eigene Staat, so wie er ihn empfand, mochte Ludwig ll. nicht und so kam es, dass ein ehemaliger Secondlieutenant der bayrischen Armee mit dem Befehle betraut, eine ‚Coalition' zu gründen, sprich, eine Schaar Männer zu werden, mit deren Hilfe es gelingen sollte, in Bayern durch einen Umsturz das absolute Regierungssystem wieder herzustellen. Dies deutete darauf hin, dass König Ludwig ll. die Alleinherrschaft anstreben wollte. Zudem sollte die geltende Verfassung aufgehoben und die Landesvertretung abgeschafft werden.

Dies waren nicht geringere als Umsturzgedanken. Ludwig dachte sogar daran, das gesamt Land an seine Königliche Hoheit, Prinz Luitpolt abzutreten oder sogar an Preussen zu verkaufen. Gleichzeitig wurde Geheimrat von L. beauftragt, sich nach einem anderen Königreiche umzusehen, in dem ein absolutes Regierungssystem, nach französischem Vorbild, möglich wäre.

Geheimrat von L. machte auf Kosten der Kabinettskasse weitläufige Seereisen. Berichtete dann nach seiner Rückreise, dass sein Auftrag unmöglich auszuführen sei. Es wurde auch berichtet, dass seine Majestät, König Ludwig ll. sich geheim auch in Kostümen der französischen Könige gekleidet habe. Er unternahm in diesen Kleidern auch nächtliche Spazierfahrten und fasste sogar den Gedanken, ein zweites Versailles im Graswangthale zu bauen. Seine Verehrung für die Franzosen zeigte sich jeweils auch vor der Büste der Königin Marie Antoinette oder vor einem Bild, vor welchen seine Majestät sich nieder zu knien pflege. Dann erhebe er seine Hand wie zum Schwure.

Man beschrieb einen Bilderkult seiner Majestät. Vor einem solchen Bilde, welches eine Episode aus dem Leben von Königin Marie Antoinette darstelle, mache Ludwig Zeichen der Verehrung und schreite alsbald mit erhobenem, gläsernem Blicke langsam, dass aber rascher rückwärts.

Nun berichtete man in dem Gutachten über den persönlichen Verkehrt König Ludwigs mit seiner Dienerschaft. Er erteile Befehle in aller Regel durch die verschlossene Türe hindurch, also nicht in direkter Begegnung. Die Dienerschaft habe mittels einem Kratzen an derselben das Zeichen zu geben, dass sie seine Befehle verstanden hätten.

Und jene Dienerschaft, die hereintreten müssen und dürfe, habe tief gebückt zu erscheinen und dürfe seine Majestät nicht ansehen und kein Wort sprechen. Es habe sich nur durch Zeichen verständlich zu machen und, falls dies schwierig sei oder nicht gelinge, müsse es die Bewegung des Schreibens nachahmen, worauf das Bezügliche im Vorzimmer geschrieben und dann seiner königlichen Majestät überreicht werden dürfe.

Beim Servieren der Speisen hatte die Dienerschaft ebenso zu erscheinen: sie durften weder ihre Majestät, noch die Speisen ansehen. Sogar beim Anziehen der Kleider darf der Diener seine Majestät nicht ansehen. Auch weitere Gegenstände durften gewisse Bedienstete nicht ansehen, so die königlichen Schlösser, die Galawagen und den Schlitte. Sie würden diese Gegenstände durch ihre Blicke entweihen.

Geriet jemand von der Dienerschaft in Strafe, so hatte er sich nieder zu knien, oder sich der Länge nach auf den Bauch zu legen. König Ludwig II. habe dies so eingeführt, nachdem er über das Chinesische Zeremoniell gelesen habe.

Bei einer unangenehmen Meldung befahl Ludwig gerne einmal eine Einsperrung ins Burgverliess oder eine andere Strafe. Seine Befehl wurde dann angeblich vollzogen, nie aber in Wirklichkeit.

Gudden hat wissen müssen, das seine Majestät auch zu Gewalttätigkeiten sich hinreissen liess, führte er doch im Gutachten auch aus, König Ludwig II. schlage und stosse seine Dienerschaft mitunter sogar blutig. Immerhin beschrieb er im Gutachten, dass er gegen mindestens 30 Personen gewalttätig vorgegangen sei.

Dies habe dazu geführt, dass sich mehrere Bedienstete sich durch Vorschütz-
ung von Krankheiten der verschiedensten Art sich dem persönlichen Dienste
bei seiner Majestät entzogen hatten, so sehr mussten sie unter seinen Tätlich-
keiten gelitten haben.

Misshandlungen des Dienstpersonals durch König Ludwig bestätigte im Gutachten auch Herr Ministerialrat von Z. (Mitteilungen auf Bogen 28 und 19, die
dem Gutachten beilagen) Ein anderer Kammerdiener berichtete auch, dass
Vorreiter R., ein junger, schmächtiger und kleiner Mensch, einmal wegen eines
geringfügigen Vergehens von Ludwig geschlagen, gestossen und mit solcher
Wucht an die Wand geworfen wurde, dass andere sog. Leibjäger in Besorgnis
gerieten, der junge Mann werde durch Ludwig totgeschlagen und waren nahe
daran, ihm zur Hilfe zu kommen. Jedenfalls, so das Gutachten, war es offenbar
im Zusammenhang mit dieser Misshandlung nicht gänzlich ausgeschlossen,
dass Vorreiter R. nach Jahresfrist deswegen den Tod fand. Und einem Chevauleger, von Beruf Metzger, haben seine Majestät, König Ludwig II. diesem einen
heftigen Schlag ins Gesicht versetzt. König Ludwig habe nach diesem Ereignis
gesagt: *einem Anderen hätte ich die Gedärme herausgelassen'.*

Die Staatsangelegenheiten bezeichnete König Ludwig II. oft als sog. *Staats-
fadesen'.* (Fadessen sind gemäss Duden 'Langweiligkeiten, Fadheiten, Eintönig-
keiten, Monotonien, Stumpfsinnigkeiten, Ödnisse'. A.d.A) Diese Staatsangelegenheiten, sog. Einlaufe, waren gesiegelt zu König Ludwig II. überbracht
worden und lagen oft völlig offen und einsehbar vor den Augen der Dienerschaft herum und wurden lange Zeit nicht behandelt, obwohl sich darunter
auch wichtige Staatsgeschäfte befanden. Ludwig beantwortete diese dann mit
auf Zetteln geschriebenen Weisungen durch seine Kammerbediensteten wie-
tergeleitet an die jeweiligen Kabinettssekretäre. Somit gelangten auch die
wichtigsten Aufträge seiner Majestät durch die Dienerschaft.

König Ludwig nahm wohl kaum mehr Rücksicht auf die Autoritäten seiner
Regierung, weder vor höchsten Beamten, noch vor Ministern. Selbst Fürsten
wurden nicht geschont. Sie wurde alle mit verächtlichen Worten erwähnt. Es
ging sogar so weit, dass sich seine Majestät, König Ludwig II. sich über diese
äusserte, als seien nicht nur die Staatsminister nur Pack, Gesindel und
Geschmeiss und das Volk verdiene es nicht, dass sie seine Majestät ihm zeige.

*... ,und dieser die Abschrift eines auch noch in anderer Beziehung wichtigen Aller-
höchsteigenhändig mit Bleistift offenbar in grosser Hast geschriebenen Briefes
Seiner Majestät an Hesselschwerdt folgen zu lassen:*

»Passe recht auf und besorge es gut. Sprich eingehend mit Ziegler. Sage ihm, dass die jetzigen Minister weg müssen, sie haben sich bei mir unmöglich gemacht. Er wird es also, wenn er alles besorgt wie Ich will. Die Collegen soll er mir dann selbst vorschlagen. - Schneider gleich fort und durch einen tüchtigen ersetzen. Sind die Kammern verstockt, dann auflösen, andere her und das Volk sehr bearbeiten. Schnell aber. - Sage ihm, ausser den Rückständen, (ohne dass die Kammern wissen, wofür, können glauben, es gehöre zu den Rückständen) ein paar Millionen dazu, die anderen schaffe Du herbei.

(Mastallfourier Karl Hesselschwerdt (1840-1902), der seit der Thronbesteigung Ludwigs II. zum engeren Kreis seiner Bediensteten zählte. A.d.A.)

Daraufhin teilten die Minister dem König in einem Schreiben (5. Mai 1886) mit, dass keine Aussicht auf eine Geldbewilligung des Landtags bestehe. Im selben Schreiben forderten sie den König auf nach München zurückzukehren und forderten von ihm ebenso eine strenge Sparsamkeit. Ludwig II. reagierte mit Beschimpfungen, der Entlassung des Kabinettssekretärs Alexander von S. (1845-1909) und beauftragte seinen Vertrauten, Marstallfourier Karl Hesselschwerdt sowie seinen Friseur Richard H. nach anderen Ministern zu suchen, die ihm das geforderte Geld zur Schuldendeckung und zur Fortführung der Bauten beschaffen sollten.

‚Eines Commentars bedarf die ganze gegenwärtige Stellung Seiner Majestät gegenüber dem Lande nicht. Die geistigen Kräfte Seiner Majestät sind bereits dermassen zerrüttet, dass alle und jede Einsicht fehlt, das Denken mit der Wirklichkeit im vollen Widerspruche sich befindet, das Handeln ein unfreies ist und Allerhöchstdieselben im Wahne absoluter Machtfülle vereinsamt durch eigene Isolirung – wie ein Blinder ohne Führer am Rande des Abgrundes stehen'.

Das Bauen, so das ärztliche Gutachten weiter, sei die einzige Lebensfreude Seiner Majestät, aber diese seien Ruin der königlichen Finanzen und der Grund der Beschleunigung des Hereinbruches der Katastrophe. Alle Vorstellungen, alle Bemühungen, sie wieder zu ordnen, sind umsonst gewesen.

‚Seine Majestät muss bauen, und in einer Weise, die ebenfalls wieder den Verfall der geistigen Kräfte nur zu deutlich zu Tage treten lässt, werden versuche gemacht, das Geld dazu, gehe es, wie es gehe, herbeizuschaffen'.

Hesselschwerdt sei von Seiner Majestät beauftragt worden um ein Anlehen von 20 Millionen beim verstorbenen Fürsten Maximillian von Thurn und Taxis, Regensburg. Und sollte durch die Vermittlung Seiner Königlichen Hoheit des Herzogs Ludwig die Hilfe des Kaisers von Oesterreich in Anspruch nehmen.

Auch zu Seiner Majestät dem König von Schweden und Norwegen sollte sich Hesselschwerdt begeben und das sich H. diesem Allerhöchsten Auftrag entzog, wurde ein Flügeladjutant seiner Majestät, ohne Erfolg, dahin beordert. Ein Flügeladjutant erhielt durch H. den Allerhöchsten Auftrag, in Brasilien ein Anlehen zu Stande zu bringen, andere Personen sollten nach Brüssel, nach Konstantinopel zum Sultan und nach Teheran zum Schah.

,Sei durch Anlehen kein Geld aufzutreiben (es handelte sich schon um 25 Millionen), so sollten auf Allerhöchsten Befehl bei den Banken in Stuttgart, Frankfurt, Berlin und Paris eingebrochen und zu diesem Zwecke Leute geworben werden. (Vernehmungen von Hesselschwerdt und Welker.) Durch gleichzeitige Aufträge an mehrere, die sich gegenseitig nichts sagen durften, hoffte Seine Majestät sogar in den Besitz von 80 Millionen zu gelangen. (Aeusserung Hornigs Blatt 3.)'

,Das vorliegende Material ist geradezu erdrückend. Es erübrigt nur noch, auf den körperlichen Zustand Seiner Majestät einen kurzen Blick zu werfen. Seit langer Zeit klagen Seine Majestät über Druck und Schmerz im Hinterkopfe, wenden Eisumschläge dagegen, selbst mitunter während des Essens an; Seine Majestät leiden ferner nicht selten an Schlaflosigkeit, nahmen früher ungefähr 6 Jahre lang 2 bis 3 mal wöchentlich Chloral, gebrauchen seit 4 Jahren andere Schlafmittel, deren Zusammensetzen die Berichterstatter nicht kennen. (vgl. die Vernehmungen von Hesselschwerdt und Welker vom 3. Juni 1886 Seite 15 u. 19, die Aussagen des Lakaien Mayr, die Mittheilungen des Herrn Oberregierungsrathes von Müller Seite 6.)

Ueber die unordentliche, unappetitliche, ekelerregende Art des Speisens Seiner Majestät, um das hier noch einzuschieben, wie Allerhöchstderselbe dabei die Saucen und Gemüse herumspritze, seine Kleider damit beschmiere, berichtet Kammerlakai Mayr. Erschwert dürfte nach Herrn von Ziegler auch die Verdauung sein, da Seine Majestät keinen Zahn mehr im Munde habe, der zum Kauen tauglich sei. (Siehe Aufzeichnungen Bogen 16.) Die geschlechtlichen Beziehungen berührt Herr Ministerialrath von Ziegler in seinen Aufzeichnungen Bogen 16'.

Hiemit schliessen die unterzeichnenden Ärzte ihre Schilderung und verweisen auf die im Texte bereits an verschiedenen Stellen gezogenen Schlussfolgerungen und erklären nun, dieselben zusammenfassend und ergänzend, einstimmig:

1. *Seine Majestät sind in sehr weit vorgeschrittenem Grade seelengestört und gross. Zwar leiden Allerhöchstdieselben an jener Form von Geisteskrankheit, die den Irrenärzten aus Erfahrung wohl bekannt mit dem Namen Paranoia (Verrücktheit) bezeichnet wird;*
2. Bei dieser Form der Krankheit, ihrer allmähligen und fortschreitenden Entwicklung und schon sehr langen, über eine grössere Reihe von Jahren sich erstreckenden Dauer ist Seine Majestät für unheilbar zu erklären und ein noch weiterer Verfall der geistigen Kräfte mit Sicherheit in Aussicht;
3. Durch die Krankheit ist die freie Willensbestimmung Seiner Majestät vollständig ausgeschlossen, sind Allerhöchstdieselben als verhindert an der Ausübung der Regierung zu betrachten und wird diese Verhinderung nicht nur länger als ein Jahr, sondern für die ganze Lebenszeit andauern.

München, den 8. Juni 1886.

Von Gudden, k. Obermedizinalrath

Dr. Hagen, k. Hofrath

Dr. Grashey, kgl. Universitätsprofessor

Dr. Hubrich, k. Direktor

Es handelt sich bei diesem Gutachten Guddens vom 8. Juni 1886 um eine vom Autor abgewandelte, aber möglichst authentisch gehaltene Form.

Der Tod König Ludwigs II.

Man kann Professor B. von Gudden nicht unterstellen, er habe um die Gefährlichkeit seines zu beurteilenden, königlichen Mandanten nicht gewusst. Im Gegenteil, im Gutachten erwähnte Gudden explizit die körperlich übergriffige Gefährlichkeit (körperliche Attacken) seines psychisch völlig entfesselten Königs auf verschiedene Bedienstete.

König Ludwig II. war gegen mehrere seiner Bediensteten, spez. gegen seinen Vorreiter R., der durch ihn heftig gewürgt, geschlagen und misshandelt wurde, nicht nur mit Worten, sondern auch körperlich gewalttätig geworden. Seine Dehmütigungen gegenüber seinem Hofpersonal waren nicht nur Gudden bekannt, sondern auch vielen seiner Bedientesten (Kammerlakeien, Flügeladjutanten, Marstallfourieren und Chevauleger etc.) im täglichen Umgang vertraut und gefürchtet. Vorreiter R. sei nicht das einzige Opfer gewesen, welches gestorben sei.

Von Gudden hatte alle Anklagen, Mitteilungen und Anschuldigungen von verschiedensten Seiten akribisch gesammelt und seinem Gutachten in nummerierten Bögen beigefügt. So erstaunt es heute einigermassen, als Gudden dem Wunsch des Königs am **Abend des 13. Juni 1886** um etwa 18 Uhr entsprach und mit diesem alleine einen ‚ungeschützten Spaziergang' am Starnberger See unternahm. Nur wenige Tage zuvor, am 8. Juni 1886 hatte er seinen regierungsrätlichen Auftraggebern das von ihm und weiteren ärztlichen Sekundanten frisch erstellte Gutachten abgegeben. Daraufhin wurde der König eilends entmachtet und mit ziemlicher Sicherheit gegen dessen Widerstand und Willen auf Schloss Berg verfrachtet, worin er sich als Eingekerkerter des bayrischen Staates gefühlt haben musste.

Mutmasslich hatte König Ludwig II. den Inhalt des Gutachtens, wenigstens teilweise und einigermassen der Spur nach, eingesehen oder hatte mündlich davon Kenntnis erhalten. König Ludwig II. musste vor Wut auf dieses Gutachten innerlich aufgewühlt gewesen sein. Sicherlich war er von der frechen Einschätzung Guddens und seiner Mitbeurteiler, er sei nicht zurechnungsfähig und dadurch nicht mehr in der Lage zu regieren und an seinen Prunkschlössern zu arbeiten, alles andere als erfreut und angetan. Mit an Sicherheit grenzender Wahrscheinlichkeit hatte man dem König den Inhalt des Gutachtens vorgetragen oder sogar überreicht gehabt.

Denn dieses Gutachten war verantwortlich dafür, dass der König im Schloss Berg untergebracht und darin im Prinzip gefangen gehalten wurde. Dies geschah nur einen Tag vor seinem Tod im Starnberger See. Gut lässt sich auch heute vorstellen, dass König Ludwig II. einen heftigen Groll und Zorn gegen Gudden und die Seinen empfand und sich an ihm und allen andern rächen wollte.

Gudden respektierte also den Wunsch des abgesetzten und sicherlich in heftigen Emotionen sich befindenden Königs, mit Gudden allein sein zu wollen. Gegen jede innere Vorsicht und gegen jede vernunftmässige Empfehlung. Die zwei Pfleger, die ihn beim abendlichen Spaziergang hätten begleiten sollen, wurden von Prof. Gudden in fataler Weise, vermutlich auf Anordnung und Wunsch des Königs, nach dem Schloss Berg zurück geschickt. Sie sollten den abendlichen Spaziergang nicht begleiten und mit ihren Blicken entweihen.

Wir wissen nicht, ob Gudden dem König wirklich tief vertraute, als er diesen Rückzug der Bediensteten anordnete und die begleitenden Pfleger gegen jede Vernunft wegschickte. Möglicherweise hatte König Ludwig ihm dies vehement befohlen und Gudden gab diesem Befehl, resp. dieser königlich vorgetragenen Bitte nach. Schliesslich war Ludwig ll. zu diesem Zeitpunkt noch immer der rechtmässige König von Bayern, obschon **Prinz Luitpold** bereits **am 10. Juni 1886**, unmittelbar nach der Abgabe des Gutachtens, **zum Prinzregenten ernannt** worden war und die Regierungsgeschäfte zu führen hatte.

Der einen Tag nach dem **Tod Ludwig ll. (14. Juni 1886)** zum Nachfolgekönig von ernannte Prinz Otto l. war aufgrund seiner Geisteskrankheit nicht in der Lage, die Staatsgeschäfte zu führen. Daher übernahm der Neffe Prinz Luitpold das Zepter.

So kam es, dass der König und sein Leibarzt Gudden (gemäss den Überlieferungen) völlig allein in den Park liefen und sich dem See näherten. Im Schloss Berg bemerkte man nach einiger Zeit, ca. gegen 20 Uhr, sehr wohl die fehlende Rückkehr beider Personen. In grosse Sorge versetzt, machte man sich auf, nach ihnen zu suchen. Wenig später fand man mit der Hilfe eines Fischerbootes beide Leichen und barg sie sogleich aus dem See.

Die Situation zwischen Gudden während ihres unbegleiteten abendlichen Spazierganges und dem König bot sich den Beteiligten bald als Handgemenge an. Zumindest kam diese Vermutung schnell auf. Ein exaktes Rekapitulieren des Geschehens liess sich zwar nie genau anstellen, daher nahm der See dieses Geheimnis in seine Fluten mit.

Es gab verschiedenste Behauptungen und Vermutungen, wie die beiden ums Leben kamen. Gudden, so ergab ein medizinischer Befund, trug nämlich sichtbare Verletzungen davon: Ein **Bluterguss über der Stirn, Kratzwunden im Gesicht** und **Würgemale am Hals**. Diese schienen damals den Untersuchenden eindeutig.

König Ludwig ll. hingegen trug keinerlei Verletzungen davon, aber das Gewand, welches er trug, fehlte. Ludwig wurde in hemdsärmeliger Kleidung gefunden. Alles wies auf einen seinem Tode vorausgegangenen Kampf ums Leben hin. Es wurde spekuliert, König Ludwig ll. habe sich im See in suizidaler Absicht ertränken wollen und da Gudden ihn davon abzuhalten versuchte, könnte der König derart in rasende Wut geraten sein, dass er Gudden in einem Gerangel würgte und ihm ev. auch einen Schlag gegen dessen Stirn versetzte und Kratzwunden im Gesicht zufügte, die man bei diesem fand. Auch dies sprach für einen Kampf zwischen den Männern.

Man könnte auch kolportieren, König Ludwig II. hätte sich an Gudden (62) wegen dessen Gutachten rächen wollen. Schliesslich hatte Gudden den König damit um seine Krone gebracht, daher sei er in grosser Wut körperlich auf ihn losgegangen, habe ihn geschlagen und gewürgt und ihn im See ertränkt. Immerhin war König Ludwig II. eine grosse und kräftige Gestalt gewesen (191 cm gross und rund 100 Kilo schwer) und mit seinem Alter von erst 41 Jahren durchaus noch agil. Psychisch könnte er nach den Entmündigungs-Erfahrungen, die er am selben Tag gemacht hatte, noch immer sehr wütend und aufgebracht (aufgewühlt) gewesen sein. Das alles würde seine Aggressionen gut erklären.

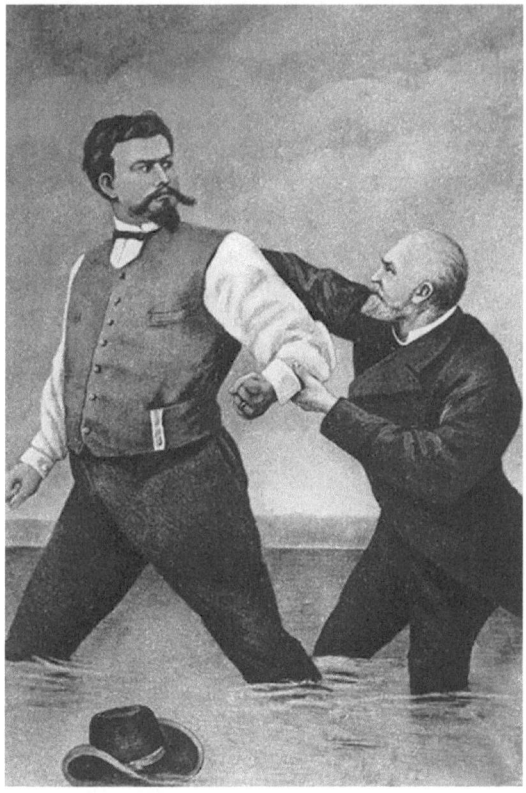

Foto Süddeutsche Zeitung: Zeitgemässe Darstellung des Geschehens um seinen Tod

Aber dies alles sind reine Vermutungen des Autors, allesamt angelesen. Nachfolgend seien einige weitere Theorien aufgeführt:

Es gab damals auch die Meinung, König Ludwig II. sei infolge eines Schlaganfalles im Wasser ertrunken, welcher ihn während des Gerangels mit Gudden ereilt habe. Auch dies ist nichts ausgeschlossen, bleibt jedoch Spekulation. Immerhin habe die Wassertemperatur an diesem Tag nur gerade **12 Grad** betragen. Allerdings: Heute beträgt die durchschnittliche Wassertemperatur des Starnberger See Mitte Juni rund 19 Grad. Daher sei der apoplektische Tod Ludwigs hier als Unklarheit und nicht als Realität dargestellt.

Es gab auch das Gerücht, Ludwig II. sei ermordet worden. Es wird kolportiert, König Ludwig II. sei im See hinterrücks mit einer Flinte erschossen worden. Auch dies ist eine Spekulation.

Nebst der offiziellen Version des Kampfes im Wasser (Handgemenge) gab es auch die Theorie, König Ludwig II. habe im Starnberger See das Weite suchen, aus seinem Kerker (Schloss Berg) fliehen wollen und sei dann schwimmend im See ertrunken. Allerdings war König Ludwig II. ein guter Schwimmer.

Es gab auch die Theorie, man habe König Ludwig ermordet (Mord). Selbst **Bismarck** musste für diese Theorie herhalten oder der damalige **Ministerpräsident Lutz** und weitere Minister, die dahinter gesteckt hätten. Immerhin hatten sie einst Gudden den Auftrag für das Gutachten erteilt und in einem gewissen Sinne das Bedürfnis, den überaus verschwenderischen König aus seinem Amt zu drängen.

Was ihnen schliesslich durch das ‚**Gefälligkeitsgutachten**' auch gelang. Somit hatten die Minister des bayrischen Staates ganz offensichtlich ein elementares Interesse daran, das legitime Staatsoberhaupt mitunter auch ‚gewaltsam' aus seinem Amt zu entfernen. Es waren die eigenen Minister des Königs, die dieses Werk in Szene gesetzt hatten.

Antrieb dazu hatte der bayrische Staat sehr wohl. Der König litt ihnen gemäss an einer sog. verschwenderischen ‚Bausucht'. Immerhin hatte sich der König seit rund 10 Jahren immer stärker von der Öffentlichkeit und auf seine Schlösser zurückgezogen und sein Amt, also seine **repräsentativen Pflichten** immer mehr **vernachlässigt**. Die Schulden stiegen bald ins Unermessliche.

1885, also ein Jahr vor seinem Tod, schlitterte König Ludwig II. und der bayrische Staat deswegen in eine **Staatskrise**. Wegen seiner Bausucht, welche man im psychiatrischen Sinne als eine Form von Sucht bezeichnen kann, hatte der Staat (als Schuldner) resp. der König inzwischen eine Schuldenlast von 14 Millionen zu tragen. Dies war selbst für einen finanzstarken Staat wie Bayern viel Geld. Der

Bankrott drohte. Dadurch hatte Bayern Mühe, seine Zahlungsverpflichtungen zu erfüllen.

Aber für König Ludwig II. waren die prunkvollen Schlossbauten eine ‚**Hauptlebensfreude**', so wie Süchte sich allgemein darstellen. Verzweifelt hatte König Ludwig II. versucht, an verschiedenste Geldquellen zu gelangen, um seine Bau- und vielleicht auch Geltungssucht zu befriedigen, aber dies gelang kaum noch. Zudem trug die Königsdynastie diese aufgehäufte **Schuld als Erbschuld**. Der Thronfolger König Ludwigs hätte nämlich diese ganze Schuldlast übernehmen müssen. Aber wer würde Thronfolger? Prinz Otto war als geisteskrank erklärt worden und fiel als solcher aus. Es blieb noch Prinz Luitpold, der Neffe. Dieser hatte zum psychiatrischen Gutachten nach einigem Zögern dann doch sein Ja-Wort gegeben, was ihn irgendwie ‚suspekt' machte. Besonders bei den sog. Verschwörungstheoretikern.

Zur Zeit dieser Zeit Staatskrise erwog König Ludwig II. die **Entlassung seiner Regierung** mit dem Erfolg, dass sich seine Minister mit Prinz Luitpold an einen Tisch setzten und innerhalb dreier Sitzungen (vom 7., 8. und 9. Juni 1886) sich über die **Entmündigung** und über die **Regentschaftseinsetzung** berieten. Minister Lutz und Gudden drängten darin offenbar auf die Entmündigung. Die Möglichkeit, dass König Ludwig II. freiwillig abdanken sollte, verwarfen sie.

Bereits am 9. Juni 1886 lag dann das psychiatrische Gutachten Guddens vor. Dieses Gutachten war von ihm sozusagen aus der Ferne erstellt worden. **König Ludwig II. war von Gudden nie persönlich untersucht oder befragt worden**. Für ein psychiatrisches Gutachten war dies nicht sonderlich professionell. Wenn man jedoch bedenkt, dass man einen König nicht so einfach im Vertrauen auf dessen Geisteszustand befragen und ihn körperlich auch nicht untersuchen konnte, war dieses aus der Ferne erstellte Gutachten für die damalige Zeit wiederum verständlich. Insbesondere, weil es sich um mehrere Quellen bemühte und nicht von Gudden allein verfasst worden war. Zudem drängte die Zeit.

Als Folge dieses Gutachtens wurde sogleich eine Kommission beauftrag, den König unverzüglich zu internieren, was auf Schloss Berg, nach einigen Querelen, sogleich geschah. Daran beteiligt waren u. a. Minister des Königl. Hauses, Legationsrat Dr. R., Freiherr von C, Oberstallmeister Graf H., Reichsrat Graf von T., Oberstleutnant a. D. Freiherr von W. und die Ärzte resp. Medizinalrat Dr. Gudden und dessen Assistenzarzt Dr. Müller, der seit Jahren den wahnsinnigen Prinzen Otto behandelte. Sie alle sollten die Rolle des ‚Judas' spielen.

Soeben hatte man den König für geisteskrank und als regierungsunfähig erklärt und Gudden, resp. die Staats- und Hofbeamten hatten dies dem König persönlich zu unterbreiten.

Wie oft Gudden mit dem König in den letzten 10 Jahren persönlich zusammen kam, ist nicht genau bekannt. Es dürfte sich aber um sehr wenige direkte Begegnungen gehandelt haben und man kann annehmen, dass König Ludwig II. ‚seinen professoralen Psychiater' und zukünftigen Therapeuten nicht sonderlich gut kannte und als Überbringer schlechter Nachrichten auch nicht sonderlich gut mochte.

Das Erscheinen dieser Kommission auf Schloss Neuschwanstein hatte zuvor zu viel Unruhe geführt. Man liess sogar die Glocken von Neuschwanstein ‚Sturm' läuten und es hatten sich bald von den naheliegenden Höfen Männer herangemacht, bewaffnet mit Sensen, Äxten, Gebirgsstöcken und Messern, um dem bedrohten König ihren Beistand zu versichern.

Auf dem Schlosshof seien Gendarmen mit dem Bajonett gestanden und hätten alle Ankommende kontrolliert. König Ludwig II. habe ihnen dieses Vorgehen diktiert und sie, die Gendarmen erklärten, sie würden gar Brauch von ihren Waffen machen, wenn jemand sich gegen sie wenden würde. König Ludwig hatte offenbar auch einige Personen im Umfeld der geplanten Deportation und Entmachtung verhaften lassen, so brenzlig war die Situation inzwischen geworden. Es ist nicht ganz klar, ob auch Gudden selbst kurzzeitig als verhaftet galt.

Die Situation der Überführung nach Schloss Berg, die Verhaftung, Gefangennahme des Königs, die Entmachtung etc. war in einen brenzligen Verlauf geraten. König Ludwig II. wehrte sich offenbar eine gewisse Zeit und widersetzte sich den Anliegen dieser Kommission. Aber seine psychischen Kräfte waren bald kaum mehr vorhanden, seine Seele resp. Psyche spielte verrückt. So kam es, dass man absah, die ‚Gefangenen' in den Kerker zu werfen, um ihnen dort die Augen auszustechen, wie es König Ludwig offenbar noch befohlen hatte.

König Ludwig II. verlangte offenbar von seiner Dienerschaft auch Gift, um sich damit in suizidaler Absicht zu töten, so bewusst muss ihm bald seine Lage vorgekommen sein. Dann habe er den Gedanken gehegt, sich in den Abgrund der Pöllachschlucht zu stürzen, sich auf den höchsten Turm zu begeben, um sich von dort oben hinunter zu stürzen. Die Situation für Gudden war heikel.

Der König verlangte nach Cognac und Arrak, offenbar um sich zu beruhigen und zu betäuben. Er habe eine ganze Flasche leergetrunken. Ihm war offenbar klar geworden, dass er auf seinem Schloss Neuschwanstein jetzt ein Gefangener geworden sei. Daher vermutlich seine einschiessenden Selbstmordabsichten. Dies erklärte sein Verlangen nach Turmschlüsseln, von da oben er sich beabsichtigt haben könnte, hinunter zu stürzen.

Nun kam Gudden dazu. Pfleger hatten den König an dessen Armen gefasst und Gudden erklärte ihm: »*Majestät, es ist die traurigste Aufgabe meines Lebens, die ich übernommen habe; Majestät sind von vier Irrenärzten begutachtet worden, und nach deren Gutachten hat Prinz Luitpold die Regentschaft übernommen. Ich habe den Befehl, Majestät nach Schloss Berg zu begleiten, und zwar noch in dieser Nacht. Wenn Majestät befehlen, wird der Wagen um vier Uhr* (morgens) *vorfahren.*«

König Ludwig habe nur ein kurzes ‚Ach‘ ausgerufen und zu Gudden gesagt: *‚Ja was wollen Sie denn‘* resp. *‚Ja was soll denn das?‘*

Gudden, zusammen mit der Entmündigungskommission, hatte dem König zu unterbreiten, dass er entmachtet sei und wegen seiner durch das Urteil des Überbringers gefällten Geisteskrankheit gleichsam auch entthront sei. Im Schlafgemach des Königs redete man auf ihn ein, worauf dieser sich des Psychiaters Gudden entsinnen konnte, der seinerzeit die Behandlung seines Bruders Otto übernommen hatte. Nach verschiedenen Nachfragen hierzu bemerkte Ludwig II. wie es denn sein könne, dass Gudden ihn für geisteskrank erkläre, ohne ihn vorgängig gesehen und untersucht zu haben.

Gudden erklärte ihm: »*Majestät, das war nicht notwendig; das Aktenmaterial ist sehr reichhaltig und vollkommen beweisend, es ist geradezu erdrückend.*«

Jetzt erschien König Ludwig den Anwesenden als jemand, dem das Selbstbewusstsein tüchtig abhanden gekommen war. Auch konnte er die Personen gegenüber nicht mehr, wie einst, lange Zeit mit seinem durchdringenden Blick fixieren, sondern wirkte alsbald verdattert und sehr unsicher.

Gegen vier Uhr morgens trat Gudden nochmals auf ihn zu und sagte: *‚Wenn Majestät befehlen fortzufahren, der Wagen ist jetzt bereit‘.* Ludwig soll geantwortet haben: *‚Ja, ja, dann fahren wir‘.* (Angaben gemäss Psychiater Müller, A.d.A.)

Die Fahrt ging los, es wurde dabei dreimal umgespannt. Um 11 Uhr morgens kamen die drei Kutschen im Schloss Berg an.

Am gleichen Abend dann geschah die tödliche Begegnung zwischen Gudden und dem König. Womöglich begleitete Gudden seinen König an die abendlichen Gestade des Starnberger Sees in der Hoffnung, diesem sein gutachterliches ‚Verdikt‘ der Geisteskrankheit und Regierungsunfähigkeit nochmals näher zu erklären und unterbreiten zu können und um diesem allfällige Nachfragen bzgl. die Konsequenzen des Gutachtens zu erläutern.

Wir wissen es nicht, es könnte sich jedoch so zugetragen haben.

Womöglich wähnte König Ludwig II., es sei gegen ihn eine **Verschwörung auf Ministerebene** im Gange. Auch hier war wohl Gesprächsbedarf vorhanden. König

Ludwig II. war nicht gefragt worden, ob er sich einen freiwilligen Rücktritt, also eine ‚Abdankung' hätte vorstellen können. Selbst Gudden und die Minister hatten sich eine solche überraschende Wende vorstellen können.

Die Realität der Festsetzung von König Ludwig II. auf Neuschwanstein und die Überführung auf Schloss Berg jedenfalls ist gewiss. Ob Gudden ihn vorgängig über das Gutachten orientiert hatte, über dessen Regierungsunfähigkeit und Absetzung gesprochen hatte, ist jedoch nicht klar. Ebenso ungewiss ist, ob Pfleger den kräftigen Ludwig ergriffen hatten, um ihn in Gewahrsam zu nehmen und um ihn in eine Kutsche zu zerren. Ebenso wissen wir leider nicht genau, ob sich der König gegen diese körperlichen Eingriffe zur Wehr gesetzt hatte.

Ein an der Abholung beteiligter Assistenzarzt der Münchner Kreisirrenanstalt, Franz Carl Müller (1857-1916), beschrieb diese nächtliche Szene wie folgt:

(aus Projekt Gutenberg: Erlebnisse des Grafen Philipp zu Eulenburg, Legations-Sekr. bei der K. Preussischen Gesandtschaft München, im Sommer 1886)

'**Ludwig II.**: „Wie können Sie mich für geisteskrank erklären, Sie haben mich ja gar nicht vorher angesehen und untersucht?"

Gudden: „Majestät, das war nicht notwendig; das Aktenmaterial ist sehr reichhaltig und vollkommen beweisend, es ist geradezu erdrückend."

Ludwig II.: „So? So? Also Prinz Luitpold hat es jetzt glücklich so weit gebracht, dazu hätte er nicht so einen Aufwand von Schlauheit gebraucht, hätte er ein Wort gesagt, dann hätte ich die Regierung niedergelegt und wäre ins Ausland gezogen. Nun, wie lange wird die ‚Kur' wohl dauern?"

Gudden: „Majestät, in der Verfassung steht: wenn der Regent länger als ein Jahr durch irgend einen Grund an der Ausübung der Regierung gehindert ist, dann tritt die Regentschaft ein, also würde ein Jahr vorläufig der kürzeste Termin sein."

Ludwig II.: „Nun, es wird wohl rascher gehen, man kann es ja machen wie mit dem Sultan, es ist ja leicht, einen Menschen aus der Welt zu schaffen."

Gudden: „Majestät, darauf zu antworten, verbietet mir meine Ehre."

Abschliessend einige Erwähnungen zu den Krankheitsbildern des Königs:

25.08.1845	Schwere Geburt (Hereditäre Belastung mit Psychosen via der Tante Alexandra und Bruder Prinz Otto
1846	längere Meningitis mit nachfolgenden Entwicklungsstörungen
1851	Auffallende Ängste und Aufregungen, kontaktscheu
1864	Gelenkbeschwerden, Kopfschmerzen. Wird König von Bayern
1870-1871	Deutsch-franz. Krieg. König Ludwig II. wirkt überfordert
1871/1872	König Ludwig II. wirkt kontaktscheu, nur private Messfeiern und Privatvorstellungen sind möglich, Sichtblenden an Kutschen, zunehmender Alkoholkonsum, stundenlanges Schimpfen, Verwünschungen. Kaum Kontakt zum Kabinett. Auffälliger Tag-Nacht-Umkehr mit nächtlichen Festen und Ausritten
1872	Zunahme eines auffallenden Verhaltens
1880	Erregungsphasen, Ambivalenz
1881	Kostümierung als franz. König XIV. bei Ausfahrten, Einführung eines chinesischen Hofzeremoniells, Bilderkult, ‚verklärter Blick'
Ab 1881	Halluzinationen? Hört Geräusche und Stimmen, redet allein vor sich hin, erlebt imaginierte (eingebildete) Tafelrunden im Freien
	Zeigt eine ungewöhnliche tanzende/hüpfende Motorik, Grimmassierungen, Haltungsverharren (Stupor? Katatonie?))
	Im Affekt erregt, gereizt. Tätlichkeiten gegen Bedienstete werden bekannt, Sympathie-/Antipathie-Probleme gegenüber Personen. (Befehl des Tragens einer Gesichtsmaske, Lakai M., Anbringen eines Siegellackes auf der Stirn des Lakai B.)
	Gewaltphantasien (Königsmutter Marie an Zöpfen ziehen und ihre Brüste zerstampfen. Vater Maximillians Schädel aus dem Sarkophag holen und ohrfeigen. München anzünden, Minister gefangen nehmen, langes Grübeln über Strafen für Missetäter)
	Kommunikation durch Gesten und Kratzen an der Türe. Verbot von entweihenden Blicken (Dienerschaft)
	Beschimpfungen von Ministern des bayrischen Staates.
1882	Lange Diskussionen über Tischgedeck. Beziehungsideen. Gedanken an Abdankung und Suizid. (Formale Störungen, Haften)

Ab 1884	Körperlicher Zerfall, schlechter Zahnstatus, Schlafmangel mit Chloralhydrat und anderen Hypnotika behandelt, Zunahme an Kopfschmerzen. Schmerzmittelabusus. Verwahrlosung. Abstammungswahn (Bourbonen-Geschlecht)
1885/1886	Phantasien zur Finanzierung seiner Bauten, Befehle von Bankrauben und Einbrüchen, betrügerische Kredite (Affäre Nanette Wagner)
13.06. 1886	Tod mit Bernhard von Gudden im Starnberger See.

König Ludwig II. - Zu diskutierende psychiatrische Diagnosen:

- Paranoia (Verrücktheit) (gegründet auf Verhaltensauffälligkeiten, Halluzinationen, paranoide Identifikation mit den Bourbonen)
- Primäre Verrücktheit (Psychiater Kraepelin, Schüler Guddens)
- Originäre Verrücktheit
- Wahn durch Sinnestäuschungen
- Plötzliche Wahneinfälle
- Wahnsystem
- Depressiv gefärbter Wahn
- Versündigungsideen
- Willenlosigkeit (Stupor, Katatonie)
- Suizidalität
- Verfolgungswahn
- Menschenscheue
- Gereiztheit, innerer Rückzug
- Grössen- und Abstammungswahn
- Alkoholismus
- Schmerzmittelabusus
- Akzentuierte Persönlichkeit (gepaart mit Königsdasein) resp. Persönlichkeitsstörung
- Narzissmus mit Übersteigerung des Selbstbewusstseins
- Soziale Phobie
- Bausucht (wie der Grossvater Ludwig I.)

Diese und weitere Diagnosen, wie z. B. die angeblich homophile Neigung (?) des Königs, stehen zur Diskussion.

Die nächtliche Audienz:

Interessanterweise gab es nebst dem Gutachten Guddens und seinen Mithelfern noch eine weitere, nicht sonderlich bekannt gewordene Beschreibung der Psyche des Königs Ludwig II. Es erschien eine kleine in Heftform gefasste ‚*Beschreibung des Charakters von Ludwig II. von Bayern (1886)*' und zwar im selben Jahr wie Guddens Gutachen. Dieses bemerkenswerte Werk wurde durch einen Dr. med. Franz Carl * wegen dessen brisanten Inhalts damals jedoch anonym verfasst und erst nach dem Tod Ludwigs veröffentlicht.

Dahinter stand der vom König im Februar 1884 auf Schloss Hohenschwangau für eine **zahnärztliche Untersuchen** empfangene Mediziner Dr. Franz Carl Gerster (1853-1929), Zahnarzt und Psychiater, der den schlechten Mundstatus des Königs zu überprüfen hatte.

Dieses rund 43 Seiten umfassende kleine Werklein schilderte die Eindrücke, die sich Zahnarzt und Psychiater Gerster vom König damals gemacht hatte und zeigte folgendes Inhaltsverzeichnis:

Der Charakter Ludwig's II. von Bayern.

Eine psychologisch-psychiatrische Studie

auf Grund

authentischer Mittheilungen und eigener Beobachtung

von

Dr. med. Franz Carl *

Inhalts-Verzeichniß.

Gerster hatte 1883 in Paris und London studiert und legte in München das medizinische Staatsexamen ab. Ab 1890 war er Herausgeber der **Monatsschrift Hygiea**. 1893 auch Besitzer und ärztlicher Leiter einer Kurpension. Im Internet wird Gerster beschrieben als **Protagonist der Verwissenschaftlichung der Psychotherapie** und der physikalisch-diätetischen Therapie. Er war auch Geheimer Sanitätsrat.

Interessant in diesem Zusammenhang war, das Dr. Gerster in Paris eine psychiatrische Ausbildung beim berühmten Arzt **Jean-Martin Charcot** (1825-1893) genossen hatte oder bei ihm zumindest einige Studien machte. (Zu Hysterie, Einsatz der Hypnose und Suggestion, veränderte Bewusstseinszustände und Trance etc.).

Im Gegensatz zu Gudden konsultierte und beobachtete Dr. Gerster den König also persönlich, es ging also um *‚Authentische Mittheilungen und eigene Beobachtung‘* wenn auch nur während seiner kurzen, etwa vierstündigen Audienzzeit zur nächtlichen Stunde im Jahre 1884. Aber auch sein oben beschriebenes Werk gründete nicht nur auf dieser persönlichen und direkten Begegnung mit dem König, sondern stützte sich auch auf verschiedenste Aussagen von Hofbediensteten etc.

Immerhin handelte es sich bei diesem persönlichen, medizinischen Konsultation Dr. Gersters mit dem König um eine mehrstündige Audienz, die der König Ludwig II. dem Arzt gewährte. Wohingegen Gudden eine solche persönliche Begutachtung nie vorweisen konnte und auch nicht vorgesehen hatte.

Im der Schrift vereint waren daher nebst Mitteilungen privater Natur, auch jene **authentischen Mitteilungen und Gespräche des Königs** während dieser zahnärztlichen Konsultation. Die von Gerster verfasste Studie über den König begründete sich im Weiteren denn auch nur aus seinem persönlichen und eigenen Antrieb und fusste nicht auf einem an ihn erteilten Auftrag (wie im Falle Guddens durch Minister Lutz der bayrischen Staatsregierung und Prinz und Nachfolgeregent Luitpold).

Gerster erstellte also auch keineswegs ein psychiatrisches Gutachten über den König, hatte also nicht zu befinden über dessen weitere Regierungsfähigkeit oder über dessen geistigen Gesundheitszustand. Aber durch seine in Paris getätigten Studien bei Dr. Charcot und dem **Neurologen Benjamin Ball** war Gerster durchaus in der Lage, sein psychiatrisches Grundwissen in die Beurteilung des Geisteszustandes von König Ludwig II. einfliessen zu lassen. Dies ersah man bereits klar in den Kapiteln seines Werkes, welche sich mit dem **Charakter des Königs** auseinander setzte.

Inhaltsverzeichnis der Schrift

- *Anomalien der Sphäre des Gemüthslebens*
- *Anomalien der vorstellenden Seite des Seelenlebens*
- *Anomalien der motorischen Seite des Seelenlebens*
- *Sinnestäuschungen*
- *Störungen der Funktion der Empfindungsnerven*

Dass Dr. Gerster in der Lage war, solche Erkenntnisse zusammenzutragen, bewies auch sein zusammen mit Hans Schmidkunz verfasstes Lehrwerk: (‚Die Psycho-logie der Suggestion‘, 1892), welches eine solche Befähigung ebenfalls nahelegte.

Gerster sprach in seinem 43-seitigen Werk also von ‚Anomalien, Sinnestäuschungen und Störungen der Funktion von Empfindungen und von Suggestionen. Allesamt waren gewichtige Erkenntnisse der damaligen Zeit auch bezgl. Phantasien,

Halluzinationen und Illusionen (Vorstellungen), wie beispielsweise auch von motorischen Anomalien des Königs.

Am 5. Februar 1884 also behandelte Gerster den König auf Schloss Hohenschwangau. Ludwig II. hatte zu diesem Zeitpunkt nur noch wenige Stockzähne im Mund, verfügte also über einen sehr schlechten Zahnstatus. Dies musste ihn beim Essen und vermutlich auch beim Sprechen und Regieren sicherlich gehindert haben. Gerster schlug ihm nach der Abklärung vor, sich eine Gaumenplatte anfertigen zu lassen.

König Ludwig II. mochte Dr. Gerster sein Vertrauen geschenkt haben, weil er dem jungen Mediziner in Paris und London ein Studium in Zahnheilkunde finanziert hatte. Daher kam es überhaupt zu dieser mehrstündigen persönlichen Begegnung zwischen den beiden Männern.

In seinem Werk bescheinigte Dr. med. F. C. Gerster dem König eine geistige Erkrankung. Diese nächtlicherweise angeordnete Audienz musste Gerster sichtlich erschüttert haben. Darin kann man auch dessen Motivation ersehen, wie es zu seinem Werk kam. Sogleich nach seiner Rückkehr nach München jedenfalls berichtete Gerster seine ihn sehr bewegenden Erlebnisse gegenüber Kabinettssekretär v. Ziegler sowie weiteren hohen Beamten des bayrischen Ministeriums und auch gegenüber einigen weiteren Landtagsabgeordneten.

Er wiederholte ihnen gegenüber mit grosser Festigkeit, dass seinem Dafürhalten nach der König eindeutig und heftig geisteskrank sei. Gersters Urteil über den König war denn auch klar und deutlich, aber es wurde von allen, die ihn angehört hatten, als solches abgelehnt. Man bedeutete ihm, der König sei ein Sonderling und von der Bauwut befallen, welche auch sein Grossvater, Ludwig I. ereilt habe. Daher könnte das Volk resp. das Land, aber auch viele hohe Beamte einen solchen Verdacht auf eine fortschreitende Geisteskrankheit als ‚Hochverrat' auslegen und brandmarken.

Es war also für alle Beteiligten, auch für den bayrischen Staat selbst, für alle Minister etc. klar, dass, wenn man dem König eine Geisteskrankheit unterstellen würde, eine solche **Behauptung als Hochverrat** sowie als **Verrat gegen den König** interpretieren würde, was einem Staatstreich gleichkäme. Nebst dessen Perfidie sei ein solcher Gedanke auch eine **erwiesene Illoyalität** gegenüber dem höchsten Vertreter und Regent des Landes. Eine solche nur schon zu äussern, war damals für die Betreffenden sehr gefährlich. Dies jedenfalls mochte dies Gerster bewogen haben, seine Schrift anonym heraus zu geben.

Hätte man jedoch Gersters Ausführungen eher geglaubt, dann hätte man König Ludwig II. bereits viel früher einer ärztlich-psychiatrischen Behandlung zuführen müssen. Dies geschah jedoch nicht.

Auch eine Veröffentlichung dieses Werk von Gerster war erst kurz nach dem Tod des Königs möglich geworden und fand daher keine Gewichtigkeit in der Beurteilung Guddens. Gersters Werk war vielen unbekannt.

Bereits auf S. 21 des Werkes von Gerster stand Folgendes: *,Wie oben erwähnt, beginnt bei den meisten Geisteskrankheiten die Störung nicht mit falschen Urtheilen, Wahnideen und Sinnestäuschungen, sondern mit krankhaften Stimmungen und Affekten.'* (Franz Carl *, Der Charakter Ludwigs II. von Bayern, eine psychologisch-psychiatrische Studie, 1886, Staackmann)

,Bei Ludwig II. waren es weniger Störungen im Inhalt, als solche im Zustandekommen der Gemüthsbewegungen, die das Krankheitsbild charakterisirten. Es bestanden in letzterer Beziehungen 1) Anomalien in der Anspruchsfähigkeit des Gemüthslebens, sowie 2) in der Kraft der Gemüthsreaktion und 3) in der Art der Gefühlsbetonung.' (daselbst S. 21)

Inhaltlich meinte den königlichen Geist und Verstand betreffend, die Klarheit seiner Wort, die Inhalte seines Denkens. Aber Gerster konstatierte, beim König bestehe ein ständiger Stimmungswechsel. *,Alle, die im Laufe der letzten Zeit sich in unmittelbarer Umgebung des Königs befanden, werden hievon zu erzählen wissen. Gnade und Ungnade konnten sofort wechseln. Niemand konnte für die nächste Minuten die Laune des Königs vorhersagen.'* (S. 22)

Gerster zählte zu diesen Anomalien auch die **ästhetische Überempfindlichkeit** des Königs. Sowohl die **Gesichtsbildung** wie auch das **Benehmen** von Menschen, die mit ihm zusammenkamen, konnte der König sofort ebenso angenehm als unangenehm berühren und es *,erklären sich hieraus die capriciösen Zu- und Abneigungen und die oft wechselnden Sympathien und Antipathien des Königs für oder gegen verschiedene Persönlichkeiten.'* (S. 22)

Es fällt bei der Lektüre Gersters auf, dass er allgemeine Beschreibungen von psychiatrischen Krankheitsbildern immer wieder für König Ludwig II. verwendete und diese auf ihn heranzog und mit ihm verglich. Manche psychiatrische Formulierungen waren leer, dann jedoch wieder ganz klar auf König Ludwig bezogen. Dies macht es nicht einfach zu interpretieren, ob er jeweils die Anomalien des Königs selbst beschrieb und charakterisierte oder diese nur in einem allg. Sinne verstanden haben wollte.

Ausgehend, dass König Ludwig II. bereits in seiner Kindheit an einer grossen Reizbarkeit und übermässigen Phantasie gelitten habe, bei denen die geringfügigsten Dinge bei diesem Zorn- und Wuthausbrüche von ganz enormer Heftigkeit erzeugen konnten, sprach er davon, dass diese in der letzten Zeit solche Dimensionen angenommen hätten, dass es geradezu lebensgefährlich sei, dem

König während derselben körperlich nahezukommen. So bestätigte Gerster in der Schrift, dass die Diener des Königs durch diesen oft auf das Ärgste misshandelt worden seien. Sie hätten nicht nur ihre eigenen Fehler büssen müssen, sondern auch diejenigen von abwesenden Personen.

Weiter beschrieb Gerster eine ernste **Abneigung König Ludwigs II. gegen das weibliche Geschlecht**, die durch eine Reihe von Vorkommnissen bestätigt seien. Hierzu will der Autor aus verschiedensten Überlegungen keine weiteren Ausführungen tätigen. Der Autor entbehrt sich jeglicher Meinung zu Fragen der Sexualität des Königs. Z. B. der Frage, ob Ludwig II. homophobe Neigungen zeigte oder selbst homosexuell veranlagt gewesen sei oder nicht. Seine Sexualität schien nicht pathologisch zu sein.

Andererseits sind die Ausführungen Gersters zu den Anomalien der vorstellenden Seiten des Seelenlebens sehr interessant. Nicht nur, dass der König während Gersters Untersuchung über die verschiedensten Dinge viele Fragen stellte, die eigentliche zahnärztliche Untersuchung rückte dabei nämlich immer mehr in den Hintergrund. ‚So vergingen fast 4 Stunden und der eigentliche Zweck der Audienz war nur so zwischenhin und kaum ein paar Minuten lang gestreift worden.‘ (S. 27)

Gerster erwähnte dies in Unterkapitel a) Beschleunigung des Vorstellens und im Zusammenhang mit einem grossen Bilder- und Wortreichtum der Sprache innerhalb geistreicher Anspielungen und ungewöhnlicher Redseligkeit des Königs während der Audienzzeit, die ‚unvermerkt übergehe in den abspringenden Ideengang. Der Kranke (König) kommt in seinem Redefluss auf die allerverschiedensten Dinge. Die Übergänge der Gedankenreihe werden wohl gedacht, kommen aber nicht mehr so klar zum Bewusstsein, dass sie ausgesprochen werden.‘ … ‚Der beschleunigte Ideengang des Königs ging oft in Gedankenflucht über, die blitzartig auftauchenden Vorstellungen wurden auch in Gedanken nicht mehr logisch aneinandergereiht (Verwirrtheit), weil der logische Vorstellungsgang durch Wahnideen, illusorische und hallucinatorische Wahnideen fortwährend gestört wurde und somit zwangsmässig gar nicht zur Sache gehörige Vorstellungen sich einschoben.‘ (S. 27)

Immerhin ein klares Verdickt Gersters. Nebst Redefluss ist hier auch die Rede von beschleunigtem Ideengang, Gedankenflucht, blitzartig auftauchenden Vorstellungen, unlogischer Gedanken, Verwirrtheit, Störung der logischen Vorstellungsgänge durch Wahnideen sowie von illusorischen und halluzinatorischen Wahnideen wie auch von zwangsmässigen Vorstellungen.

Im Abschnitt ‚b.) Störungen in der identischen Reproduktion von Vorstellungen‘ (ab S. 27), die im Werk nachfolgend angeführt sind, geht es um das glänzende Gedächtnis des Königs, der sich selbst längst vergangener Vorkommnisse noch ausgezeichnet erinnerte. Gerster widersprach der Meinung, dass gerade dieses gute Gedächtnis des Königs gegen das Vorhandensein einer Geisteskrankheit spreche, wie oft angeführt. Im Gegenteil, so Gerster, diese extreme Erinnerungsfähigkeit des Königs sei abnorm und garadezu ein Beweis (s)eines abnorm organisierten Gehirns.

Gerster meinte, dass des Königs Phantasie sich gesteigert habe durch die Darstellung und Einbildungskraft, sodass sie bald zu **Illusionen** geführt hätten. Ludwig hatte offenbar, belesen wie er war, sich gerne Theaterstücke angeschaut, mit überragenden Darstellern dieser Theaterstücke sich getroffen und zusammen mit ihnen daraus Teile oder Stücke rezitiert und selbst vorgespielt.

Ab Seite 30: ,*Auch in seiner Bauthätigkeit spiegelte sich, wie im Theaterrepertoire, das Wesen und Fortschreiten der Krankheit des Königs. Ein angeborner künstlerischer Geschmack stand seiner glänzenden Phantasie beim Ersinnen der Baupläne zur Seite und dass bei zunehmendem Grössenwahn auf die verfügbaren Mittel nicht im Mindesten Rücksicht genommen wurde, ist sehr begreiflich. Die unruhige, ewig weiterschweifende Phantasie liess dabei kein Projekt zu ruhiger Vollendung kommen, sondern es musste immer wieder verbessert, vergrössert und Neues projektirt werden. Der anfänglich seine und durch unausgesetztes Studium geläuterte Kunstgeschmack des Königs schlug mit zunehmender Krankheit in's Barocke und Monströse über, von den höchsten Meisterwerken der Renaissance und des Rococo sank er herab zum Schnörkelwerk chinesischer Architektur und Skulptur, die Pracht und Grossartigkeit sollte immer und immer wieder überboten werden, bis sie ins Überladene und Unschöne gerieth.*'

Dann kam Gerster zu sprechen auf das Königl. Finanzgebaren resp. auf die sich immer weiter auftürmende Schuldenlast, die er im Werk wie folgt darstellte: ,*Es wurde schon Manchem klar, dass die entstandene und äusserst rasch anwachsende Schuldenlast keine blosse Folge einer unrichtigen Finanzgebahrung oder durch vorübergehende kostspielige Launen des Königs bedingt war, sondern dass ein tieferes, chronisches Uebel vorliegen musste, entsprungen aus der völligen Unfähigkeit des Königs, den Flug seiner Phantasie unter die klare Einsicht der thatsächlichen Verhältnisse zu beugen, d.h. Ausgaben und Einnahmen aus eigener Kraft und Einsicht ins Gleichgewicht zu bringen.*' (daselbst S. 31)

Gerster stellte einen folgenschweren Hang König Ludwigs II. zur Einsamkeit fest. Und so Gerster habe ihn als König niemand daran hindern können, diese Einsamkeit aufzusuchen und dort nach freiem Gutdünken seine Lebensweise einzurichten. ,*Dort konnte er in stiller Nacht seinen schwelgenden Phantasien Audienz gewähren und dafür den Tag zur Nacht machen, dort ward seine durch trübe Eindrücke auf sein verletzliches Gemüth enstandene Menschenscheu bei zunehmendem Grössenwahn zur Menschenverachtung, dort wurde er in seinen Träumereien durch nüchterne Erwägung realer Dinge und lästigen Pflichten nur dann gestört, wenn er die Störung zugab.*' (S. 32)

Bezogen auf den Willen bezeichnete Gerster den König als willensschwach. Auch im nächsten Kapitel: **2. Verfälschungen im Inhalt des Vorstellungslebens (Wahnideen)** ab S. 32 ging Gerster wieder einmal in seiner eigentümlichen Manier vor und erwähnte psychopathologische Meinungen nicht explizit angewandt auf den König, sondern in allgemeiner Art. ,*Das Auftreten und allmählige Festsetzen von Wahnideen im Bewusstsein ist nicht, wie der Laie meint, ein unerlässliches Merkmal jeder Geistes-*

krankheit, aber es ist gleichwohl ein wichtiges Zeichen einer solchen.' Der offenbar durchaus gut belesene Gerster bezieht sich in seinen weiteren Überlegungen bezgl. des Auftretens von Wahnideen auch auf den berühmten Psychiater **Krafft-Ebing** (1840-1902), der in dieser Reihe in Band 9 erwähnt ist. Es folgen Beschreibungen der zwei Arten von Wahnideen, die die sog. primäre Verrücktheit begleiten. (Verfolgungs- und Grössenwahn).

Nach Gerster kam ein **Verfolgungswahn** bei König Ludwig II. nur untergeordnet und zeitweise zum Vorschein. So sei, nach Gerster, des Königs Vorhaben, einen Geheimbund zu gründen, auf diesen Verfolgungswahn zurückzuführen, resp. zu rechnen. *,Das Volk sollte scharf überwacht und jede allenfallsige Regung der Unzufriedenheit sofort unterdrückt werden, ein Bund von Verschwornen sollte sich damit beschäftigen, die Volksstimmung stets auszukundschaften und allenfallsige Unzufriedene anzuzeigen.'* (S. 33)

Diese Gedanken Gersters resp. des Königs erinnern heute an einige Terrorstaaten, welche von korrupten Regenten und Despoten geführt werden und in denen jede aufkeimende und noch so leise Protestbewegung im Volk schon ganz am Anfang durch staatsnahe Milizen niedergeknüppelt und mit dem Einsatz von Tränengas aufgelöst werden. Vorgängige Bespitzelung und Denunziation staatsfreundlicher Elemente inklusive.

Auch die der herrschenden Despotie nahen (unabhängigen) Richter verurteilen solche Aufständische ohne Augenzwinkern zur jahrelangen Haftstrafen (teils auch zu Todesstrafen) und lassen die Verurteilten überführen in brutal geführte und medizinische mangelhaft betreute Gefängnisse, notabene nach einer Deportation ,nach Sibirien' oder so. Immerhin erkannte König Ludwig II. seine Gegner als *,völlig unbegründeten Furcht vor den Sozialisten'.* (S. 33) Auf Befehl seiner Majestät hatten Gendarmen nicht nur den königlichen Wagen während der Spazierfahrten des Königs häufig zu bewachen, sondern auch die Fahr- und Gehwege des Englischen Gartens.

König Ludwig II. also dachte ebenfalls in diesen Kategorien, innerhalb seiner **,Wahnidee eines zu schaffenden Geheimbundes'**, wie auch andere Herrscher und Despoten in Ost und West, Süd und Nord, die womöglich auch solche Wahnphantasien entwickelt haben. Hierin hat sich offenbar bis heute nichts verändert. Aber fahren wir weiter mit Gerster, der die königliche Angst vor einem Anschlag zurückführte auf einen **Grössenwahn**.

,Der Grössenwahn war es, der im Laufe der Jahre das Thun und Treiben des Königs immer mehr und in der letzten Zeit völlig beherrschte', ist auf derselben Seite 33 nachzulesen. Auch die königliche Haltung mit zurückgebogenen Haupte und den Grandezza-Schritt nahm das psychologisch geschulte Auge des Betrachters als Zeichen seines Grössenwahns war. *,Und während er anfangs sicher noch mit Vernunft und Willenskraft die*

auf-tauchenden Wahnideen bekämpfen und unterdrücken konnte, stahlen sie sich ihm doch immer öfter in's Bewusstsein und blieben endlich drinnen haften' (ebenda).

Das Ganze geriet irgendwann sogar in einen Abstammungswahn, wenn Gerster von dem Nachahmungseifer sprach, der Ludwig II. bezgl. seines grossen Vorbildes, des franz. Königs Ludwig XIV. Immer mehr einübte, bis diese herkommend via Phantasie sich steigerte und erst zur Illusion und dann zur *,Hallucination'* wurde, die dann einmündete in diesen Abstammungswahn. Denn offenbar versuchte Ludwig in allem sein grosses Vorbild, nämlich den König Ludwigs XIV., zu erreichen, sei es in dessen Gang selbst, in dessen Haltung, Sprache oder in den kleinsten Gewohnheiten. Bis er seinen grossen König nicht nur als Vorbild, sondern gar leibhaftig vor sich sah, irgendwann mit ihm zu sprechen begann und schliesslich wähnte, sich in ihn selbst verwandelt zu sehen.

Auch die zunehmende Pracht seiner Bauten sei ein Gradmesser seines zunehmenden Grössenwahns gewesen. Ebenso bezeuge diesen Grössenwahn, dass selbst seine Dienerschaft dem höchsten König nicht mehr ins Gesicht blicken durfte und sie nur tiefgebeugt vor ihm zu stehen hatte. Schlussendlich, so Gerster, hätte die Dienerschaft nur noch auf dem Bauche kriechen ihm nahe kommen dürfen und seine Befehle nur noch durch die verschlossene Türe entgegennehmen und mittels Kratzen an dieser beantworten dürfen.

In seinem Grössenwahn zeigte Ludwig II. ein intensives Interesse an der Konstruktion einer Flugmaschine, was Gerster als Symptom dieses Grössenwahns interpretierte. Ebenso dazu gehörte die Einführung des chinesischen Zeremoniells zu Hof, wie auch die Ausfertigung (Befehle) zahlreicher Todesurteile. So sollte die Eisenbahn ebenso wie die Telegrafie zum König tausendmal rascher hereilen, als für irgendeinen anderen Sterblichen.

Kommen wir nun auf die Anomalien der motorischen Seites des Seelenlebens des Königs zu sprechen.

Hier fallen Beschreibungen Gersters auf, die die Symptome ,stuporöser Zustand', aber auch ,Katatonie' umschreiben. So beschreibt Gerster sog. **Zwangsbewegungen** als sicheres Symptom psychischer Schwächezustände, die besonders in letzter Zeit aufgetreten seien. *,Der König tanzte und sprang im Zimmer auf und ab, spielte stundenlang mit einer Haarlocke.'* (S. 37)

Innerhalb der Störungen des Wollens, so Gerster, sei die Beurteilung der Krankheit des Königs von ganz besonderer Bedeutung. Diese motorischen Störungen seien beim König ganz besonders aufgefallen.

,König Ludwig besass in hohem Grade die Gabe, sich nach aussen hin anders zu geben, als er wirklich war; mit geradezu bewunderungswürdiger Raffinerie wusste er gar oft seine wahren

Ansichten und Absichten lange zu verbergen, um in dem ihm geeignet erscheinenden Momente plötzlich mit denselben hervorzutreten.' (S. 37)

Gerster urteilte, dass des Königs Welt- und Selbstbewusstsein gefälscht war durch seine Sinnestäuschungen und Wahnideen. (S. 39/40) Weiter ging Gerster ein auf die Unterscheidung zwischen **‚Illusionen und Hallucinationen'** und attestierte seinem König ein *‚intensives Lustgefühl'* (S. 40), welches dieser seiner Meinung nach gehabt haben musste und sich dann ganz und gar (z. B. bei einer ihn interessierenden Erzählung oder einem Theaterstück) in den Charakter der Personen und in die ganze Szene hineindenken konnte.

Diese steigerte sich jedenfalls mit zunehmender Krankheit immer höher, bis er endlich die ihn interessierende Erzählung oder das Theaterstück nicht mehr als solches, sondern bald als pure Wirklichkeit betrachtete und so in eine Illusion geriet. Und diese Illusionen steigerten sich, je echter und wahrheitsgetreuer z. B. die Kostüme waren.

Gerster war der Ansicht, dass König Ludwig, im Gegensatz zu den sich produzieren lassenden Illusionen, in den letzten Jahren viel an seinen Halluzinationen gelitten haben musste. *‚Dass er, wie angegeben wurde, beim Besuche seiner Schlösser an der Tafel für eine Reihe von Gästen, Ludwig XIV., Marie Antoinett u. A. decken liess und sich mit diesen Personen so unterhielt, als wenn sie leibhaftig an der Tafel sässen, kann nicht bestimmt als Hallucination gedeutet werden, da solche bei primär Verrückten noch als lebhafte Träumerei angesehen werden kann. Mit Bestimmtheit deuten aber andere Vorkommnisse auf Hallucinationen: Der König glaubte oft Stimmen und Tritte neben sich zu hören, er blickte lange Zeit mit völlig starren Gesichtszügen auf einen Punkt und befahl zuweilen, Gegenstände, die er zu sehen glaubte, vom Boden aufzuheben, wobei der betreffende Diener unter allen Umständen darauf „einging". ... Im Allgemeinen sind bei primärer Verrücktheit Gehörs- und Gefühlstäuschungen am häufigsten.'* (Gerster, daselbst S. 41)

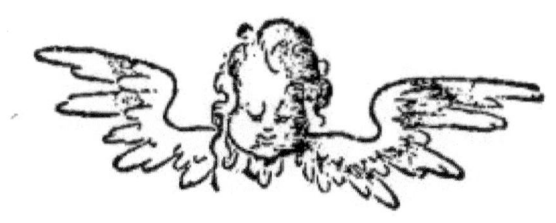

Mit diesem Bildchen endete die Schrift Gersters.

Ausblick auf Band 8:

Band 8 (**Spezialisierung der Psychiatrie**) befindet sich noch im Aufbau.
Erscheinungsdatum: ca. 2025

Die folgenden Psychiater der Pionierzeit werden in diesem Band 8 voraussichtlich
Erwähnung finden:

Jean-Martin Charcot 1825-1893 und die **Hysterie**
Georg Ludwigs 1826-1910
Ludwig Meyer 1827-1900
Karl Ludwig Kahlbaum 1828-1899
Theodor Meynert 1833-1892
Georg Miller Beard 1839-1883
Hippolyte-Marie Bernheim 1840-1919
Josef Breuer 1842-1925
Paul Dubois 1848-1918
Auguste Forel 1848-1931 und die **Trunksucht**
Iwan Petrowitsch Pawlow 1849-1936
Otto Binswanger 1852-1929
Paul Julius Möbius 1853-1907
Emil Kraepelin 1856-1926
Sigmund Freud 1856-1939 und die **Psychoanalyse**
Eugen Bleuler 1857-1939
Julius Wagner-Jauregg 1857-1940
Pierre Janet 1859-1947
Alfred Adler 1870-1936
Egas Moniz 1874-1955 und die **Psychochirurgie**
Carl Gustav Jung 1875-1961
Ernest Jones 1879-1958
Karl Jaspers 1883-1969 und die **Psychopathologie**
Kurt Schneider 1887-1967
Ernst Kretschmer 1888-1964

Literatur und Quellen